AMY WEBB • ANDREW HESSEL

# DIE NEUENTDECKUNG DER SCHÖPFUNG

AMY WEBB
ANDREW HESSEL

# DIE NEUENTDECKUNG DER SCHÖPFUNG

## WIE (UNSER) LEBEN DURCH SYNTHETISCHE BIOLOGIE NEU DEFINIERT WIRD

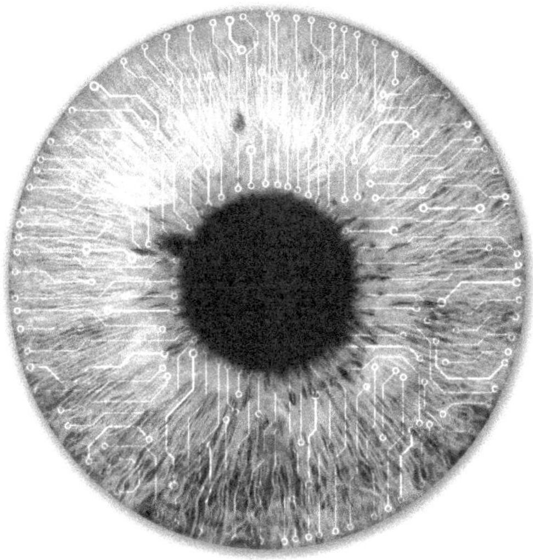

PLASSEN
VERLAG

Die Originalausgabe erschien unter dem Titel
The Genesis Machine: Our Quest to Rewrite Life in the Age of Synthetic Biology
ISBN 978-1-5417-9791-8



Übersetzung: Matthias Schulz
Coveridee: Pete Garceau
Covergestaltung: Timo Boethelt
Coverabbildung: © iStock/Getty Images
Gestaltung und Satz: Sabrina Slopek
Lektorat: Egbert Neumüller
Druck: GGP Media GmbH, Pößneck

ISBN 978-3-86470-803-9



Bibliografische Information der Deutschen Nationalbibliothek:
Die Deutsche Nationalbibliothek verzeichnet diese Publikation in der Deutschen Nationalbibliografie; detaillierte bibliografische Daten sind im Internet über <http://dnb.d-nb.de> abrufbar.

BÖRSEN MEDIEN
AKTIENGESELLSCHAFT

Postfach 1449 • 95305 Kulmbach
Tel: +49 9221 9051-0 • Fax: +49 9221 9051-4444
E-Mail: buecher@boersenmedien.de
www.plassen.de
www.facebook.com/plassenbuchverlage
www.instagram.com/plassen_buchverlage

*Für Kaiya, weise und hell.*
*Und für Steve, der mich rebootet hat.*

*– AMY WEBB*

*Für Hani, Ro und Dax, wegen der*
*Lehren über das Leben.*

*– ANDREW HESSEL*

# INHALT

# EINLEITUNG

## *Sollte das Leben ein Glücksspiel sein?*

AMY: Als ich das erste Mal ein scharfes Ziehen im Bauch verspürte, befand ich mich gerade in einem wichtigen Meeting mit einem Kunden. Rund um den Tisch saßen ranghohe Führungskräfte eines multinationalen Informationstechnologie-Unternehmens. Wir arbeiteten gemeinsam an der langfristigen Strategie der Firma, als der stechende Schmerz erneut einsetzte. Rasch übergab ich die Leitung des Meetings an einen Kollegen und rannte auf die Toilette. Als ich dort ankam, hatte eine Schicht klebriges, dunkles Blut bereits meine schwarze Strumpfhose durchnässt und haftete nun an der Innenseite meiner Oberschenkel. Ich konnte nicht atmen. Es war mir buchstäblich unmöglich, meinen Körper mit Sauerstoff zu versorgen. Ich sackte über der Toilette zusammen und erlaubte mir endlich ein Schluchzen, aber leise, damit es niemand hören konnte.

Ich war in der achten Woche gewesen. Für die folgende Woche war eine erste Ultraschalluntersuchung geplant. Ich hatte mir bereits Namen für das Baby überlegt – Zev für einen Jungen, Sacha für ein Mädchen. Während ich meine Beine und den Boden vom Blut säuberte, suchte ich nach Antworten, kehrte aber immer wieder zur selben Mischung aus Wut und Selbstvorwürfen zurück. Es war meine Schuld. Ich musste etwas falsch gemacht haben.

Als ich das Stechen zum dritten Mal spürte, wusste ich bereits, auf was ich mich einzustellen hatte – Blutverlust und einen peinlichen Gang zur Drogerie, um mir Maxi-Slipeinlagen zu besorgen, gefolgt von tiefer Depression, Schlaflosigkeit und einem Strom von Fragen, auf die es keine Antwort gab. Mein Ehemann und ich suchten die besten Fruchtbarkeitsexperten von Manhattan und Baltimore auf und unterzogen uns sämtlichen Tests, die man uns anbot – Bluttests, um meine Hormonspiegel zu messen, Tests, die feststellen sollten, dass ich ausreichend Eizellen in Reserve hatte, Tests, die feststellen sollten, ob ich gutartige Wucherungen oder Zysten hatte, die für Probleme sorgten. Was wir erhielten, waren keine Antworten, sondern grobe Hightech-Schätzungen.

Wir versuchten es weiter, bei einer erneuten Schwangerschaft schaffte ich es bis zum wichtigen Meilenstein nach vier Monaten, und endlich erlaubten wir uns, aufgeregt zu sein. Wir suchten die gynäkologische Praxis für eine Routineuntersuchung auf. Ich war in der 18. Woche, und mein Bauch begann sich zu wölben. Ich lag auf dem Untersuchungstisch, eine Technikerin spritzte mir kaltes Gel auf den Bauch und verteilte es mit dem Schallkopf des Ultraschallgeräts. Sie gab etwas in ihre Tastatur ein und zoomte dann in ein körniges, überwiegend schwarzes Video hinein. Sie entschuldigte sich, murmelte etwas über ihre alten Gerätschaften und verließ den Untersuchungsraum. Als sie zurückkehrte, hatte sie ein neues Gerät und meinen Arzt dabei. Erneut schmierte sie mich mit dem kalten Gel ein, klickte auf der Tastatur herum und zoomte herein. Sie schaute meinen Arzt an und dann zögernd mich.

An den genauen Wortlaut kann ich mich nicht mehr erinnern, aber ich weiß noch, dass der Arzt meine Hand ergriff und mein Mann in Tränen ausbrach. Man würde mir operativ das fötale Gewebe entfernen. Letztlich sagte man mir, dass aus medizinischer Sicht alles mit uns in Ordnung sei. Wir waren beide Anfang 30. Wir waren gesund. Wir konnten schwanger werden. Das Problem schien darin zu bestehen, dass ich nicht schwanger *bleiben* konnte.

Jede sechste Frau erlebt eine Fehlgeburt, und es gibt nicht *den einen* Grund dafür. Am häufigsten handelt es sich um eine Chromosomenanomalie. Das bedeutet, bei der Zellteilung des Embryos läuft etwas schief, und es hat nichts mit dem Gesundheitszustand oder dem Alter der Eltern zu tun. Es sei nicht meine Schuld, erklärte man mir. Mein Körper arbeitete einfach nicht mit.[1]

**ANDREW:** Seit ich zehn Jahre alt war, stand eines für mich unumstößlich fest: Eigene Kinder wollte ich niemals haben. Wir lebten damals auf einem Hof am Stadtrand von Montreal. Meine Eltern kamen nicht gut miteinander aus, infolgedessen auch nicht mit mir und meinen beiden Geschwistern. Wir drei waren in rascher Folge zur Welt gekommen: Mein Bruder war ein Jahr jünger als ich, meine Schwester ein Jahr älter. Als meine Eltern uns erklärten, dass sie sich trennen würden, war ich nicht aufgebracht, aber ich weiß noch, dass ich dachte: „Als Nonne wäre meine Mutter glücklicher geworden." Stattdessen lebte sie fortan als alleinerziehende Mutter und arbeitete als Nachtschwester.

Tagsüber, wenn wir in der Schule waren, schlief sie. Dass wir alle eigenständige, fähige Kinder waren, war in dieser Lage hilfreich. Ich flüchtete häufig in die Bücherei – mein zweites Zuhause –, wo ich zwischen den Regalen lebte. Bergeweise schleppte ich die Bücher nach Hause und verabschiedete meine Mutter, wenn sie um 22 Uhr zur Arbeit ging. Ich passte auf meine Geschwister auf und las ihnen häufig bis zum Morgengrauen vor, wenn meine Mutter nach Hause kam. Geschichten über traditionelle Kernfamilien kamen mir merkwürdig vor, ich hatte zu etwas Derartigem keinen Bezug. Sinn ergaben aus meiner Sicht die verlässliche Logik des Ingenieurwesens, die Wunder der Biologie und die Visionen der Science-Fiction. Manchmal blieb ich, während mein Bruder und meine Schwester einschliefen, noch wach, las und dachte über das Leben nach – woher riesengroße und mikroskopisch kleine Kreaturen wohl kamen, wie sie sich entwickelten und was wohl aus ihnen werden würde.

Als ich 18 Jahre alt war, wollte ich die Grundlagen des Lebens studieren – Genforschung, Zellbiologie, Mikrobiologie. Aber eigene Kinder? Nein, vielen Dank. Damals schrieb ich Software und Datenbanken, dachte in Gencode und Computercode und sah ein Leben vor mir, das der Forschung gewidmet war. Sex war faszinierend, Kinder nicht. Männliche Geburtenkontrolle gab es nur in mechanischer Form, nicht in medizinischer, und sie war alles andere als verlässlich. Die garantierte Lösung bestand in einer Vasektomie, also suchte ich meinen Arzt auf und bat um eine. Zunächst protestierte er: Ich war 18 Jahre alt, kaum erwachsen und wohl kaum alt genug für eine derart drastische Entscheidung. Vasektomien seien umkehrbar, hielt ich dagegen, und wenn ich Zweifel hätte, könnte ich ja Sperma einfrieren lassen. Ich hatte aber keine Zweifel. Mit meiner Entschlossenheit überzeugte ich ihn, und er verwies mich an Urologen, aber es sollte letztlich trotzdem sechs Jahre dauern, bis die Schere angesetzt wurde. Die meisten Spezialisten hielten mich für voreilig und unreif. Ich argumentierte, dass ich doch bloß versuchte, verantwortungsvoll zu sein. Aber nachdem ich die Vasektomie bekam, gab es keine Garantie, dass ich eines Tages vielleicht doch würde Kinder zeugen können.

30 Jahre später lernte ich bei einer Konferenz eine wunderschöne Frau kennen, deren Augen zu leuchten begannen, wenn ich über Zellen sprach und die meine langatmigen Ausführungen über DNA als Software geduldig über sich ergehen ließ. Eines Morgens lag ich neben ihr in ihrem Apartment in Manhattan, als mich ein furchteinflößendes neues Gefühl überfiel – ich wollte Kinder. Ich wollte diese Familie, mit dieser Frau an meiner Seite. Aber ich war mittlerweile Ende 40 und wusste ganz genau, worauf ich mich medizinisch und biologisch einzustellen hatte. Als wir beschlossen, ein Kind zu bekommen, waren wir beide voller Hoffnung, aber auch realistisch.

Am Tag des Refertilisierungs-Eingriffs hielt ich den Blick starr auf die Decke gerichtet, während mich das Personal in einen Operationsraum schob. Die Lichter schossen in einem rhythmischen Muster vorbei, und mit jedem blitzartigen Lichtschub kehrte ich zurück zur Warnung des Arztes vor so vielen Jahren. Ich dachte, wie überraschend Lebenswege sich doch verändern können. Die Samenleiter, die meine Hoden mit der Harnröhre verbinden und über die das Sperma meinen Körper hätte verlassen können, waren weder geklammert noch abgebunden worden, was den Eingriff leicht gemacht hätte. Nein, bei mir hatte der Chirurg die Samenleiter vollständig durchtrennt und ausgebrannt, damit es nicht zu Leckagen kommt. Bei mir würde ein anspruchsvolles mikrochirurgisches Vorgehen unter Vollnarkose erforderlich werden, um die Samenleiter wieder zu verbinden.

18 Monate lang versuchten wir, schwanger zu werden, aber ohne Erfolg. Ich wusste, was nicht stimmte – und wie wenig ich nun dagegen unternehmen konnte. Die Operation war erfolgreich verlaufen, aber das System in meinem Körper war zu lange heruntergefahren gewesen. Mechanisch war alles in Ordnung mit mir. Mein Körper arbeitete einfach nicht mit.

Hier und heute schreiben Wissenschaftler die Regeln unserer Realität neu. Die Angst und die Qual, die wir beide erlebten, während wir uns bemühten, Eltern zu werden, könnte in wenigen Jahrzehnten zur absoluten Ausnahme geworden sein. Ein neues Forschungsfeld kommt mit dem Versprechen daher, zu zeigen, wie das Leben entsteht und wie es für zahllose unterschiedliche Zwecke nachgebaut werden kann – um uns zu helfen, ohne verschreibungspflichtige Arzneien gesund zu werden; um Fleisch zu züchten, für das keine Tiere sterben mussten; und um in unsere Familienplanung einzugreifen, sollte die Natur uns im Stich lassen. Dieses Feld heißt synthetische Biologie und verfolgt ein einziges Ziel: Zugriff auf Zellen zu erhalten, um neuen – nach Möglichkeit besseren – biologischen Code schreiben zu können.

Im 20. Jahrhundert befasste sich die Biologie vor allem damit, Dinge auseinanderzunehmen (Gewebe, Zellen, Proteine) und zu erforschen, wie sie funktionieren. In diesem Jahrhundert dagegen versucht ein neuer Schlag von Wissenschaftlern, aus den Bausteinen des Lebens neue Materialien zu konstruieren, während viele andere auf dem jungen Feld der synthetischen Biologie bereits Erfolge vorweisen können. Ingenieure entwerfen Computersysteme für Biologie, Start-up-Unternehmen verkaufen Drucker, die Computercode in lebende Organismen verwandeln. Netzwerkarchitekten setzen DNA als Festplattenlaufwerk ein. Wissenschaftler züchten Body-on-a-Chip-Systeme: Stellen Sie sich einen durchscheinenden Dominostein vor, der menschliche Organe im Nanobereich enthält, die leben und außerhalb des menschlichen Körpers wachsen. Gemeinsam haben Biologen, Ingenieure, Computerwissenschaftler und viele andere eine Genesis-Maschine erschaffen – einen komplexen Apparat aus Menschen, Forschungslaboren, Computersystemen, Behörden und Unternehmen, die das Leben neu interpretieren oder völlig neue Formen von Leben erschaffen.

Die Genesis-Maschine wird eine große Umwandlung der Menschheit vorantreiben, ein Prozess, der bereits begonnen hat. Schon bald wird das Leben kein Glücksspiel mehr sein, sondern das Ergebnis von Design, Selektion und Auswahl. Die Genesis-Maschine wird bestimmen, wie wir Familie wahrnehmen und wie wir sie definieren, wie wir Krankheiten identifizieren und wie wir mit dem Alter umgehen, wo wir unser Zuhause aufschlagen und wie wir uns ernähren. Sie wird eine zentrale Rolle bei unserem Umgang mit dem Klima-Notstand spielen und früher oder später auch bei unserem langfristigen Überleben als Spezies.

In der Genesis-Maschine fließen viele unterschiedliche Arten Biotechnologie zusammen, aber sie alle sind dafür angelegt, das Leben zu bearbeiten und umzugestalten. Unter dem Schirm der synthetischen Biologie versammelt sich eine Reihe neuer Biotechnologien und -techniken, die es uns nicht nur erlauben werden, DNA zu lesen und zu manipulieren, sondern auch, sie zu schreiben. Und das bedeutet, dass wir schon bald lebende biologische Strukturen programmieren werden, als handele es sich um winzige Computer.

Dank einer dieser Technologien – CRISPR/Cas9 – ist es seit Beginn der 2010er-Jahre möglich, Gene zu bearbeiten.[2] Wissenschaftler sprechen hier gern von einer „Genschere“, weil diese Technologie biologische

Prozesse nutzt, um Erbgutinformationen auszuschneiden und wieder einzukleben. CRISPR macht regelmäßig Schlagzeilen im Zusammenhang mit bahnbrechenden medizinischen Interventionen, wenn etwa Gene blinder Menschen so bearbeitet werden, dass sie wieder sehen können. Bei CRISPR werden aus DNA-Molekülen physisch wie mit einer Schere Teile ausgeschnitten und anschließend wie in einer Art biologischer Collage neu sortierter Buchstaben wieder verklebt. Das Problem dabei: Die Wissenschaftler können die Änderungen, die sie an einem Molekül vornehmen, nicht sofort erkennen. Für jeden Schritt sind im Labor Manipulationen erforderlich, die dann per Experiment validiert werden müssen. Das macht diese Arbeit sehr indirekt, arbeitsintensiv und zeitaufwendig.

Synthetische Biologie digitalisiert diese Form der Manipulation. Man gibt DNA-Folgen in Softwaretools ein – stellen Sie sich einen Texteditor für DNA-Code vor – und kann dann Änderungen genauso leicht vornehmen wie bei einem Textverarbeitungsprogramm. Ist der Wissenschaftler zufrieden mit der von ihm geschriebenen oder überarbeiteten DNA, wird mit einer Art 3D-Drucker ein völlig neues DNA-Molekül geschrieben. Dieser Prozess, digitalen Gencode in molekulare DNA zu übertragen, heißt DNA-Synthese, und die dabei verwendete Technologie wird rasant besser. Heute ist es völlig normal, DNA-Ketten mit mehreren Tausend Basenpaaren zu drucken, die dann zu neuen metabolischen Wegen für eine Zelle zusammengesetzt werden oder sogar zum vollständigen Genom einer Zelle. Wir können biologische Systeme nun genauso programmieren, wie wir Computer programmieren.

Diese wissenschaftlichen Innovationen haben dazu geführt, dass eine rasch wachsende Industrie für synthetische Biologie entstanden ist, die Anwendungen von hohem Nutzen erschaffen möchte, beispielsweise Biomaterialien, Treibstoffe und Chemikalien, Arzneien, Impfstoffe und sogar konstruierte Zellen, die als winzigste Roboter fungieren. Die Fortschritte im Bereich der künstlichen Intelligenz (KI) verleihen dem Forschungsbereich spürbar Schub, denn je besser die KI wird, desto mehr biologische Anwendungen können getestet und realisiert werden. Je mächtiger die Softwaretools werden und je besser die Technik zum Drucken und Zusammenfügen von DNA wird, desto einfacher wird für

Entwickler die Arbeit an immer komplexeren biologischen Kreationen. Ein wichtiges Beispiel: Wir werden schon bald imstande sein, jedes Virusgenom von Grund auf zu schreiben. Das mag zunächst wie eine furchteinflößende Aussicht wirken, wenn man bedenkt, dass das Coronavirus SARS-CoV-2, das Covid-19 verursacht, während wir dies schreiben, weltweit bereits über 4,2 Millionen Menschenleben gekostet hat.[3]

Viren wie SARS-CoV-2 und davor SARS, H1N1, Ebola und HIV waren so schwierig einzudämmen, weil es sich bei ihnen um wirkungsvollen mikroskopischen Code handelt, der sich innerhalb eines ungeschützten Wirts ausbreiten und ungehemmt reproduzieren kann. Stellen Sie sich ein Virus wie einen USB-Stick vor, den Sie in Ihren Computer stecken. Ein Virus agiert wie ein USB-Stick, indem er sich an eine Zelle ankoppelt und neuen Code aufspielt. Während wir gerade eine weltweite Pandemie durchleben, mag das bizarr klingen, aber Viren könnten durchaus unsere Hoffnung für eine bessere Zukunft darstellen.

Stellen Sie sich einen App Store für synthetische Biologie vor, aus dem Sie neue Fähigkeiten für jede Zelle, Mikrobe, Pflanze und jedes Lebewesen herunterladen können. Forscher aus Großbritannien haben 2019 erstmals das Genom von Escherichia coli von Grund auf synthetisiert und programmiert.[4] Als Nächstes werden die Gigabasen umfassenden Erbgutinformationen mehrzelliger Organismen – von Tieren, Pflanzen, des Menschen – synthetisiert. Eines Tages werden wir über die technischen Grundlagen verfügen, um jede erbliche Krankheit der Menschheit zu heilen, und auf dem Weg dorthin werden wir eine kambrische Artenexplosion auslösen. Es werden konstruierte Pflanzen und Tiere auftauchen, die für heute nur schwer vorstellbare Zwecke eingesetzt werden, die aber dazu beitragen werden, die globalen Herausforderungen der Milliarden Menschen auf diesem Planeten zu lösen, sei es bei der Ernährung, der Bekleidung, der Unterkunft oder der Betreuung.

Das Leben wird programmierbar, und synthetische Biologie gibt das kühne Versprechen ab, die menschliche Existenz zu verbessern. Wir möchten Ihnen mit diesem Buch dabei helfen, über die Herausforderungen und die Möglichkeiten nachzudenken, die sich am Horizont abzeichnen. Innerhalb der nächsten Dekade werden wir wichtige Entscheidungen treffen müssen: Wollen wir neuartige Viren für die Bekämpfung von Krankheiten programmieren? Wie soll genetischer Datenschutz aussehen? Wem werden lebende Organismen „gehören"? Auf welche Weise sollten Unternehmen mit konstruierten Zellen Geld verdienen können? Wie lässt sich gewährleisten, dass ein synthetischer Organismus nicht unbeabsichtigt aus einem Labor entweicht? Welche Änderungen würden Sie vornehmen, wenn Sie Ihren Körper neu programmieren könnten? Würden Sie darüber nachdenken, Ihre künftigen Kinder bearbeiten zu lassen? Wenn ja, welche Änderungen würden Sie vornehmen? Wären Sie bereit, zur Eindämmung des Klimawandels GVO (genetisch veränderte Organismen) zu essen?

Wir sind gut darin geworden, unsere Spezies mit natürlichen Ressourcen und chemischen Prozessen über die Runden zu bringen. Jetzt erhalten wir die Gelegenheit, neuen Code zu schreiben, der auf derselben Architektur basiert wie alles Leben auf diesem Planeten. Die synthetische Biologie verspricht eine Zukunft, die auf der mächtigsten nachhaltigen Fertigungsplattform beruht, die der Menschheit je zur Verfügung stand. Wir stehen an der Schwelle zu einer atemberaubenden neuen industriellen Evolution.

Sprechen wir heute über künstliche Intelligenz, schlagen sich in diesen Gesprächen unbegründete Ängste und Optimismus nieder, irrationale Begeisterung über das vermeintliche Marktpotenzial und vorsätzliche Ignoranzbekundungen unserer gewählten Vertreter. Ähnliche Gespräche werden wir schon bald zum Thema synthetische Biologie führen, einem Wirtschaftszweig, in den wegen des neuartigen Coronavirus mehr und mehr Investitionen fließen. Das hat zur Folge, dass es rascher zu Durchbrüchen bei mRNA-Impfstoffen, Möglichkeiten der Eigendiagnose und bei antiviralen Medikamenten kommt. Jetzt ist der rechte Zeitpunkt, die Gespräche zu dem Thema ins öffentliche Bewusstsein zu bringen. Wir können uns schlichtweg nicht den Luxus leisten, noch länger zu warten.

Das Versprechen dieses Buches ist einfach und direkt: Wenn es uns heute gelingt, eine Haltung und eine Strategie für den Umgang mit synthetischer Biologie zu entwickeln, dann rücken Lösungen für die unmittelbaren und langfristigen existenziellen Herausforderungen näher, die der Klimawandel, die unsichere globale Lebensmittelversorgung und die immer längere Lebensdauer der Menschen darstellen. Wir können uns heute darauf vorbereiten, den nächsten Virusausbruch mit einem Virus zu bekämpfen, das wir konstruieren und in die Schlacht schicken. Zögern wir, aktiv zu werden, könnte die Zukunft der synthetischen Biologie von Grabenkämpfen über Urheberrechte und nationale Sicherheit entschieden werden, von langwierigen Gerichtsverfahren und Handelskriegen. Wir müssen gewährleisten, dass die Fortschritte bei der Genforschung der Menschheit helfen und ihr nicht unumkehrbaren Schaden zufügen.

Der Code für unsere Zukunft wird heute geschrieben. Indem wir diesen Code erkennen und seine Bedeutung entziffern, läuten wir die neue Schöpfungsgeschichte der Menschheit ein.

In diesem Buch geht es um das Leben – darum, wie es entsteht, wie es codiert ist und welche Werkzeuge es uns bald erlauben werden, unser genetisches Schicksal selbst in die Hand zu nehmen. Es geht auch um das Recht, Entscheidungen über das Leben zu treffen, für eine neue Generation definiert entlang wissenschaftlicher, aber auch ethischer, moralischer und religiöser Begriffe. Wem werden wir angesichts der mächtigen Systeme die Autorität gewähren, Leben zu programmieren, neue Lebensformen zu erschaffen und möglicherweise sogar frühere Lebensformen wieder zum Leben zu erwecken? Die Antworten auf diese Frage werden die Menschheit zwingen, wirtschaftliche, geopolitische und gesellschaftliche Spannungen zu lösen.

- Wer das Leben manipulieren kann, der kann Kontrolle über unsere Lebensmittelversorgung, Arzneimittel und die für unser Überleben unabdingbaren Rohstoffe übernehmen.
- Gesundheit und Wohlergehen hängen künftig zumindest teilweise von den Unternehmen ab, die in die Rechte an Gencode und die für Veränderungen notwendigen Prozesse investieren und sie kontrollieren.
- Genome Editing und DNA-Synthese sind die technischen Eckpfeiler der synthetischen Biologie, und der Weltmarkt für

diese Werkzeuge boomt. Es herrscht allerdings starke Uneinigkeit, ob diese Werkzeuge und unsere genetischen Rohdaten allen zur Verfügung stehen sollten oder ob man sie stattdessen in proprietären Datenbanken aufbewahrt und Lizenzen nur an jene vergibt, die sich den Zugang leisten können.

- Start-up-Unternehmen, die mit Wagniskapital ausgestattet werden, können allein mit Grundlagenforschung die Investitionen nicht zurückzahlen, insofern stehen sie häufig unter Druck, innerhalb überschaubarer Zeitrahmen Produkte zu entwickeln, die sich vermarkten lassen. Privat finanzierte Unternehmen haben den Freiraum für Innovation, während staatlich finanzierte Biotechnologie-Forschung eher langsam vonstattengeht und traditionellen Praktiken folgt.
- Ohne ein Mandat („Wir wollen das Rennen ins All gewinnen", „Wir benötigen einen wirksamen Impfstoff") belohnen staatliche Fördermittel Kompetenz und Konservatismus, anstatt Anreize für Schnelligkeit, Innovation oder weit vorausschauende Ansätze zu geben.
- Die Kreise, die Gesetze erlassen, die Politik beeinflussen, Regulierungen entwickeln und durchsetzen und die Einhaltung von Gesetzen überwachen, verfügen über gewaltige Macht, was unsere Zukunft anbelangt. Derzeit herrscht kein Konsens, was beim Manipulieren von menschlichem, tierischem oder pflanzlichem Leben akzeptabel ist und was nicht.
- Ebenfalls kein Konsens herrscht bei der Frage, wie Entscheidungen zu treffen sind, von denen die Menschheit auf planetarer Ebene profitieren könnte. In den Vereinigten Staaten sind völlig neue Lebensformen in der Entwicklung, wie es sie nie zuvor gegeben hat, einige haben bereits den Sprung von Computercode zu lebendem Gewebe hinter sich.
- Chinas Präsident Xi Jinping hat verkündet: „China muss Wissenschaft und Technologie energisch entwickeln und danach streben, der führende Wissenschaftsstandort und

ein innovatives Hochland zu werden", wobei ein zentraler Schwerpunkt darauf liegen soll, Leben umschreiben zu können.[5] Chinas strategischer Fahrplan sieht eine umfassende Datenbank für Erbgutinformationen ebenso vor wie einen aggressiven Zeitrahmen für die Kommerzialisierung konstruierter lebender Systeme. Die Landesführung will innerhalb der Wertschöpfungskette aufsteigen – weg vom Image als „Werkbank der Welt" und hin zum globalen Anführer in modernen Wirtschaftszweigen wie Biotechnologie und künstliche Intelligenz.[6]

- Die Vereinigten Staaten und China mögen voneinander abhängig sein und einander benötigen, damit die eigene Volkswirtschaft gedeihen kann, aber das Streben Chinas, zur Nummer 1 in Technologie, Forschung und Wirtschaft aufzusteigen, belastet das Verhältnis der beiden Staaten seit Langem. Ein abgestimmter und umsetzbarer Plan ist von zentraler Bedeutung, denn unsere aktuellen geopolitischen Spannungen verlaufen anders als frühere Konflikte.
- Die Möglichkeit, Leben zu überarbeiten und neu zu schreiben, bringt tiefgreifende gesellschaftliche Folgen mit sich. Wir müssen nach einem Gleichgewicht streben, das dafür sorgt, dass die Öffentlichkeit nicht das Vertrauen verliert, gleichzeitig aber den biotechnologischen Fortschritt nicht allzu stark bremst. Wir werden unseren Wunsch nach Datenschutz mit den Neuerungen vereinbaren müssen, die gewaltige Gencode-Datensätze mit sich bringen.
- Wir müssen festlegen, wie diese Technologie gerecht und allen zugänglich gestaltet werden soll. Eine Spaltung ist dennoch unvermeidbar, denn nicht jeder wird der Wissenschaft trauen oder Zugang zu den modernsten Werkzeugen haben. Aus diesem Grund müssen wir uns darauf einstellen, dass es schwierige Gesellschaftsthemen zu verhandeln geben wird, etwa was den Umgang mit einer „genetischen Kluft" anbelangt. Teil des Problems wird der Graben zwischen Menschen

mit verbessertem Gencode (vielleicht verfügen sie über besondere Fähigkeiten oder genießen spezielle Privilegien) und Menschen sein, die keinerlei Eingriffe in ihr Erbgut haben vornehmen lassen.

In diesem Buch geht es auch um Sie und Ihr Leben und um die Entscheidungen, die Sie im Verlauf Ihres weiteren Lebens werden treffen müssen. Wir stehen vor gewaltigen Veränderungen, und Sie müssen Ihre eigene Zukunft aktiv mitbestimmen, indem Sie heute wohldurchdachte Entscheidungen fällen. Sie werden Entscheidungen treffen müssen, die Konsequenzen haben – etwa, ob Sie Ihr eigenes Erbgut sequenzieren lassen möchten und was Sie mit diesen Daten anstellen wollen. Vielleicht möchten Sie auch Kinder und stehen vor der Frage, ob Sie Ihre Eizellen einfrieren lassen, ob Sie Reproduktionstechnologie wie In-vitro-Fertilisation (IVF) in Anspruch nehmen möchten oder ob Sie mithilfe einer genetischen Untersuchung unter Ihren Embryos den stärksten aussuchen wollen. Das sind Entscheidungen, mit denen wir sehr vertraut sind. Tatsächlich sind sie der Grund dafür, dass wir dieses Buch schreiben wollten.

Um erkennen zu können, welche Zukunft die Genesis-Maschine eines Tages errichten könnte, ist es wichtig, einen Blick in die Vergangenheit zu werfen. Im ersten Teil des Buches werden wir die Ursprünge der synthetischen Biologie erläutern und erzählen, wie Wissenschaftler das Leben entschlüsselten – und es schließlich sogar manipulierten –, in der Absicht, synthetische Organismen zu erschaffen, deren Eltern Computer sind. Im zweiten Teil stellen wir die neue Bioökonomie vor, die durch die Genesis-Maschine entsteht. Dazu gehören die unzähligen fantastischen Arzneien, Lebensmittel, Beschichtungen, Stoffe und sogar Biere und Weine, an denen Unternehmer arbeiten. Wir gehen auf die möglichen Lösungsansätze ein, die uns Biotechnologie etwa für die Ausbreitung von Plastik in den Weltmeeren bietet, für die Zunahme von Extremwetter und für die fortwährende Möglichkeit, dass gefährliche Viren uns angreifen und eine neue Pandemie verursachen. Wir sprechen über die Risiken, die die synthetische Biologie darstellt, sei es durch

Cyberbiologie-Hacker oder durch die drohende „genetische Kluft", bei der sich vermögende manipulierte Menschen und Menschen gegenüberstehen, die nicht über die Mittel verfügen, sich mithilfe von Technologie fortzupflanzen. In Teil drei spielen wir unterschiedliche Zukünfte durch, kreative, spekulative Szenarien, die für die vielen unterschiedlichen Möglichkeiten stehen, wie die Genesis-Maschine die Welt umkrempeln könnte. In Teil vier schließlich geben wir Empfehlungen ab, wie man dafür sorgen kann, dass die Genesis-Maschine die beste dieser möglichen Zukünfte hervorbringt.

Aber erst einmal sollten Sie einen jungen Mann kennenlernen. Sein Name ist Bill.

TEIL

1

# URSPRÜNGE

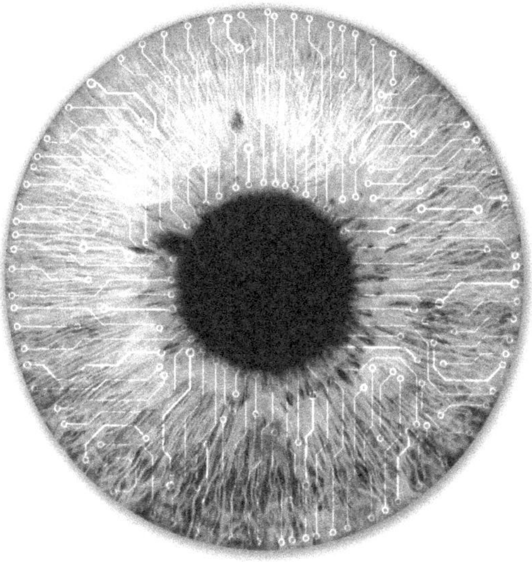

# 1

# SCHLECHTE GENE LEHNEN WIR AB

## *Die Geburt der Genesis-Maschine*

Die Tage wurden wieder kürzer, die Nächte kühler. Der Herbst setzte ein in Duxbury, Massachusetts, einer schönen Küstenstadt gleich südlich von Boston. Bill McBain war ein begabter Schüler mit vielen Interessen, etwa an Fotografie, Mathematik und Journalismus. In anderer Hinsicht war er unauffällig – am ersten Tag in der achten Klasse, war es offensichtlich, dass Bill genau wie seine Freunde im Sommer einen echten Wachstumsschub hingelegt hatte. Er war nun zehn Zentimeter größer. Aber im Gegensatz zu den anderen Kindern hatte er dabei abgenommen. Seine Freunde wurden massiger und legten sich jugendliche Muskeln zu, aber Bill war spindeldürr und schien nur aus Ellenbogen, Rippen und Knien zu bestehen.

Jeden Abend ging Bill früh zu Bett, jeden Morgen erwachte er ganz erschöpft. Er begann, Wasser zu trinken, sehr viel Wasser, aber sein Durst schien unstillbar. Man schrieb das Jahr 1999, und durchsichtige Nalgene-Trinkflaschen, die eigentlich für Aktivitäten wie Märsche durch die Wildnis gedacht waren, waren an Bills Schule der letzte Schrei. Für Bill war die Flasche jedoch mehr als ein Modeartikel – er füllte sie zwischen den Stunden ständig auf und trank und trank. Einmal starrte er beim Trinken auf die Markierungen auf der Flasche, und weil er Mathe liebte, stellte er im Kopf einige Berechnungen an. Er schätzte, dass er ungefähr 15 Liter Wasser am Tag trank, an manchen Tagen auch 19 Liter. Eines Nachmittags im Februar war eine Freundin der Familie zu Besuch und verfolgte nervös, wie Bill wieder und wieder zur Wasserflasche griff. Als Krankenschwester erkannte sie auf der Stelle die Signale und holte sich bei einem diskreten Abstecher ins Badezimmer die Bestätigung für ihre Vermutung: Der Toilettensitz fühlte sich klebrig an, und als sie sich darüberbeugte, umwehte ein unangenehm süßer Geruch ihre Nase.

Sie bat Bills Eltern, am nächsten Tag mit ihrem Sohn ins Krankenhaus zu fahren und sein Blut untersuchen zu lassen.

Auf dem Weg dorthin hielt die Familie für ein rasches Frühstück. Bill bestellte einen Zimt-und-Zucker-Bagel und dazu ein großes Glas Gatorade. Das war definitiv nicht die beste Mahlzeit kurz vor einer Nüchternblutzucker-Untersuchung, aber das wusste Bill nicht. Im Krankenhaus stach der Arzt Bill mit einer winzigen Nadel in den Finger und drückte einen Tropfen Blut auf einen Teststreifen an einem Messgerät. Nach wenigen Sekunden piepte das Gerät, und auf dem Bildschirm war „hoch" zu lesen, was bedeutete, dass der Blutzuckerspiegel bei über 500 Milligramm pro Deziliter (mg/dL) lag. Bei Menschen mit einer gesunden Bauchspeicheldrüse erwartet man einen Nüchternwert zwischen 70 und 99 mg/dL, was knapp einem Tausendstel Gramm pro Zehntelliter entspricht ... oder anders formuliert: kaum zu bemerken, denn im Körper eines gesunden Menschen wird der Zucker rasch aufgespalten und in Energie umgewandelt, sodass gar nicht erst viel Zucker ins Blut gelangt. Wenn eine gesunde Person diesen Test direkt nach einer Mahlzeit durchführt, wird der Wert, einige Stunden lang höher ausfallen, während der Körper die Nahrung verarbeitet aber er sollte noch immer unter 140 mg/dL liegen.

Der Arzt nahm Bill noch mehr Blut ab und schickte es für ausführlichere Untersuchungen ins Labor. Die Ergebnisse machten ihn sprachlos. Er ging mit Bill und seinen Eltern in sein Büro und setzte sich. Er blickte von der Akte auf Bill und seine Eltern, dann wieder auf die Akte.

Bills Blutzucker lag bei atemberaubenden 1.380 mg/dL. Natrium, Magnesium und Zink waren dermaßen hoch, dass sich sogar der pH-Wert von Bills Blut verändert hatte. Bill stand kurz davor, in ein diabetisches Koma zu fallen ... und das wäre möglicherweise noch das geringere Übel, denn bei solchen Blutwerten können Menschen sterben.

Bill und seine Eltern erhielten einen Crashkurs in der Funktionsweise von Typ-1-Diabetes und wie man diese Krankheit behandelt. Eine gesunde Bauchspeicheldrüse sondert ständig langsam das Hormon Insulin ab, das unsere Zellen benötigen, um Energie zu produzieren. Wenn man etwas isst, erhöht die Bauchspeicheldrüse die Insulindosis, um den Zucker, den man mit der Nahrung aufnimmt, verstoffwechseln zu können. Bei Bill jedoch hatte die Bauchspeicheldrüse die Insulinproduktion schlagartig eingestellt. Typ-1-Diabetes macht sich üblicherweise in der Pubertät bemerkbar, und Bill wies alle klassischen Symptome auf – Erschöpfung, übermäßiger Durst, klebrig-süßer Urin und ständig das Gefühl, auf die Toilette zu müssen. Der Drang, ständig zu trinken, war der hilflose Versuch von Bills Körper, sich selbst zu behandeln – viel Wasser hilft, den nicht verstoffwechselten Zucker aus dem Körper zu spülen. Früher oder später jedoch würde eine lebensbedrohliche Kettenreaktion in Gang kommen. Um an die Energie zu gelangen, die der Körper zum Überleben benötigte, würde er Fett verbrennen. Bei diesem Prozess werden Ketone freigesetzt. Diese stark sauren Chemikalien würden im Blutkreislauf hängenbleiben und dort giftig wirken. Bei zu hohen Werten würde Bill in eine diabetische Ketoazidose fallen, auch bekannt als „diabetisches Koma“. Unbehandelt würde dies rasch zum Tod führen.

Bills Eltern waren besorgt, dass sie auf irgendeine Weise zu dieser Erkrankung beigetragen hatten, deshalb fragten sie, was Bills Zustand verursacht hatte. Das Frühstück mit einem hastig heruntergeschlungenen Bagel und einer Gatorade sei nicht typisch, versicherten sie dem Arzt. Normalerweise würden sie gesunde Mahlzeiten essen und sich viel bewegen. „Das sind einfach schlechte Gene“, erwiderte der Arzt. Die Wissenschaft könne nicht genau erklären, warum bei manchen Menschen der Körper resistent gegen Insulin wird oder warum bei manchen Heranwachsenden – wie Bill – die Bauchspeicheldrüse auf einmal nicht mehr richtig arbeitet. Es gebe jedoch einen Hoffnungsschimmer: einen Behandlungsplan, bei dem all die Aufgaben, die sein Körper eigentlich automatisch erledigen sollte, manuell abgearbeitet würden. Dazu würde Bill sich ein Medikament namens Humulin Normal spritzen müssen, ein künstlich hergestelltes menschliches Insulin, das zu den Mahlzeiten kurze Insulinschübe liefern würde, sowie Humulin NPH (Neutral Protamin Hagedorn), das ihm während der Nacht langsam Insulin verabreichen würde.[1]

## Die Entdeckung des Insulins

Häufiges Wasserlassen, Verwirrung, Reizbarkeit, Konzentrationsschwierigkeiten und manchmal auch der Tod – die klinischen Symptome, die mit Typ-1-Diabetes einhergehen, wurden vor rund 3.500 Jahren in Ägypten erstmals verzeichnet. Etwa um 1550 vor unserer Zeitrechnung empfahl ein Ägypter, bei übermäßigem Harndrang „ein Messglas gefüllt mit Wasser aus dem Vogelteich, Holunderbeere, Fasern der Asit-Pflanze, frischer Milch, Bier, Blüte der Gurke und grünen Datteln“ zu trinken. Die ägyptischen Ärzte vermuteten bereits damals, dass eine Verbindung zwischen dem bestand, was die Menschen aßen, und den Symptomen, die wir heute Diabetes zuschreiben. Doch es sollte weitere 1.500 Jahre dauern, bevor der Griechisch sprechende kappadokische Arzt Aretaios ein „Abschmelzen des Fleisches und der Gliedmaßen in den Urin“ beschrieb und die Erkrankung nach dem griechischen Wort für den „Weinheber“ Diabetes taufte. Zur selben Zeit machten Ärzte in China und Südasien ähnliche Entdeckungen.[2]

1674 begann Thomas Willis, ein Arzt der Universität Oxford, mit seiner eigenen Forschung. Dafür griff er zu einer Prozedur, die ziemlich eklig klingt. Er ließ Patienten, die Diabetes-Symptome aufwiesen, in ein kleines Glas urinieren, aus dem er dann (Sie essen hoffentlich gerade nicht) einen Schluck nahm und an dem er roch. Ähnlich wie später das elektronische Messgerät, das die Milligramm Zucker pro Deziliter in Bills Blut maß, suchte Willis nach übermäßiger Süße.[3]

Bis die Medizin ein klares Verständnis der Ursachen von Diabetes entwickelte, gingen allerdings noch einige Jahrhunderte ins Land. Im frühen 20. Jahrhundert empfahlen einige Ärzte eine „Hungerdiät" mit der Logik, wenn man den Patienten Zucker in sämtlichen Formen vorenthalte, verschwinde der Diabetes möglicherweise von allein. Wenig überraschend verschlimmerte dies die Probleme bloß, denn die Patienten hungerten sich zu Tode, anstatt dass sich ihr Zustand besserte.

1921 erfolgte ein Durchbruch.[4] Damals kursierte in medizinischen Kreisen seit Langem die – noch unbewiesene – Theorie, wonach ein Sekret aus der Bauchspeicheldrüse für die Regulierung des Blutzuckers verantwortlich war. Nun arbeiteten der kanadische Arzt Frederick Banting und sein Schüler Charles Best mit der Hypothese, Verdauungsenzyme würden dieses Sekret zerstören, bevor ein Wissenschaftler es extrahieren konnte. Sie beabsichtigten, die Pankreasgänge abzuschnüren, bis die Enzyme produzierenden Zellen verfielen, dann wollten sie die Überreste analysieren.[5] Unglücklicherweise besaß keiner der beiden Männer eine chirurgische Ausbildung, und die ersten an Laborhunden durchgeführten Versuche verliefen gelinde gesagt gruselig – die meisten Hunde starben. Sie begannen, auf dem Schwarzmarkt Streuner zu kaufen, und nach einigem Üben gelang es ihnen endlich, eine Bauchspeicheldrüse zu entfernen, ohne das Tier dabei zu töten. Sie froren die Bauchspeicheldrüse ein, zermahlten sie zu einer Paste, filterten sie und injizierten dem Hund diese Flüssigkeit. Sie nahmen ihm alle 30 Minuten Blut ab, um zu kontrollieren, ob sich sein Blutzuckerwert überhaupt veränderte. Zu ihrem Erstaunen kehrte der Spiegel in den Normalbereich zurück – und das, obwohl der arme Hund nun keine Bauchspeicheldrüse mehr hatte. Sie beobachteten messbare Veränderungen dessen, was später als Insulin bekannt werden sollte.[6]

Bei Hunden hatte es funktioniert, warum also nicht auch beim Menschen? Aber woher die Bauchspeicheldrüse eines gesunden Menschen nehmen, ganz zu schweigen davon, dass man, sollte sich die Behandlung als erfolgreich erweisen, Tausende benötigen würde, um der Nachfrage Herr zu werden? Das war ein offensichtliches Problem. Also befassten sich Banting, Best und das nunmehr erweiterte Forschungsteam mit

Rindern. Bei einer örtlichen Schlachterei bestellten sie Bauchspeicheldrüsen und drehten sie durch einen Fleischwolf. Stellen Sie sich eine gewaltige Maschine vor, in die jemand mit übergroßen Handschuhen eine Bauchspeicheldrüse nach der nächsten hineinschiebt, während unten aus einem Ausguss pulverisiertes Gewebe in einen Eimer strömt.

Sie extrahierten Insulin, reinigten es und spritzten es einem heranwachsenden jungen Mann wie unserem Bill – 14 Jahre alt, juveniler Diabetes mellitus und ohne medizinische Behandlung dem Tode geweiht. Der Teenager erholte sich dramatisch. In einem Gefühl von Großzügigkeit und Voraussicht vergaben die Forscher Lizenzen an Arzneimittelhersteller, die es ihnen erlauben würden, ihre Arbeit kostenlos zu reproduzieren. Das war der Startschuss für die kommerzielle Herstellung von Insulin. Banting, Best und ihr Team wurden 1923 mit dem Nobelpreis ausgezeichnet, es war die Anerkennung dafür, wie sehr sich ihre Arbeit auf das Leben von Millionen Menschen in aller Welt ausgewirkt hatte.[7] Dennoch nahm im Verlauf der Zeit die Zahl der Diabetiker immer weiter zu. Die Menge an geeigneten Rinder-Bauchspeicheldrüsen hingegen war begrenzt.

## Die Geburtsstunde der Biotechnologie

Gab man Rinder-Insulin, behandelte man das Problem der „schlechten Gene“, von dem Bills Arzt gesprochen hatte, aber es löste das eigentliche Problem nicht. Und es half auch nicht bei der wachsenden Zahl Erwachsener, denen die Diagnose Typ-2-Diabetes gestellt wurde. Für Typ-2-Diabetes sieht die Wissenschaft die Hauptursachen bei Umweltfaktoren wie Fettleibigkeit, Inaktivität und übermäßigem Konsum zuckerhaltiger Lebensmittel. Veranlagung ist ebenfalls ein Faktor, weshalb scheinbar topfitte, sportliche Menschen auf geheimnisvolle Weise dieselben Warnsignale entwickeln können wie Bill. Es gibt Theorien zu der Frage, was da möglicherweise schiefläuft: Das körpereigene Immunsystem hat den Auftrag, schädliche Viren und Bakterien zu bekämpfen, aber manchmal gerät es in Verwirrung und beginnt stattdessen, Insulin produzierende Zellen zu attackieren. Laut anderen Theorien wird Diabetes von einem

Virus verursacht oder könnte eine nachrangige Folge eines Virus sein, das still und heimlich den Körper auf andere Weise attackiert. Die Standardbehandlung hat sich in den vergangenen 100 Jahren nicht groß verändert: Man bittet die Patienten, genau Buch darüber zu führen, was sie essen und wie viel Energie sie verbrauchen. Dazu werden ganz stumpf Kalorien gezählt, seit einiger Zeit arbeiten die Ärzte aber auch verstärkt mit digitalen Blutzuckermessgeräten. Mithilfe von Medikamenten, sei es Insulin oder Tabletten, versucht man, den Blutzuckerspiegel im Normbereich zu halten.

Wie gelangten wir vom Zertrümmern und Mahlen einer Kuh-Bauchspeicheldrüse zu den Hightech-Pumpen und dem synthetischen Humaninsulin, das der mittlerweile erwachsene Bill heutzutage verwendet? Banting und Best hatten kurz zuvor bewiesen, dass Rinder-Insulin funktionierte, da begann das Pharmazieunternehmen Eli Lilly bereits mit der Herstellung. Damals, 1923, war das ein langwieriger und kostspieliger Prozess, der zu einem unvorhergesehenen Problem in der Lieferkette führte – die Liste der Menschen, die auf Insulin warteten, wuchs viel schneller, als die Bauern Vieh züchten und schlachten konnten.[8] Wissenschaftler stießen auf andere Methoden, die beim Menschen funktionierten, beispielsweise ließ sich aus den Bauchspeicheldrüsen von Schweinen nutzbares Insulin gewinnen. Doch es gab keine nachhaltige Methode, Vorräte in einer vernünftigen Größenordnung zu produzieren. Um ein Pfund Insulin zu gewinnen, benötigte man 8.000 Pfund Bauchspeicheldrüse, wofür ungefähr 23.500 Tiere geschlachtet werden mussten. Aus diesem Pfund Insulin ließen sich etwa 400.000 Ampullen Insulin gewinnen, in etwa genug, um 100.000 Patienten pro Monat behandeln zu können. Angesichts der steigenden Nachfrage war das nicht viel.[9] 1958 benötigten etwa 1,6 Millionen Menschen Insulin, bis 1978 stieg die Zahl allein in den Vereinigten Staaten auf mehr als fünf Millionen.[10] Das bedeutete, allein für die Versorgung der amerikanischen Patienten mit Insulin würde Eli Lilly 56 Millionen Tiere im Jahr schlachten müssen. Das Unternehmen benötigte eine andere Methode, und zwar rasch.

Kurz vor seinem Tod im Jahr 1977 rief Eli Lilly Jr., der Enkel des Firmengründers, eine strategische Initiative ins Leben, die darauf abzielte, das Problem mit den Bauchspeicheldrüsen aus der Welt zu schaffen.[11]

Wenn Rinder und Schweine geeignet waren, würde es im Tierreich doch gewiss zahlreiche weitere geeignete Kandidaten geben. Lilly vereinbarte mit mehreren Universitäten, darunter Harvard und die University of California in San Francisco (UCSF), gemeinsam aus anderen Tierarten neue Insulin-Prototypen zu entwickeln. Die Hochschulen begannen mit der Arbeit an Rattenversionen des Insulingens. Der Einrichtung, die das Lieferproblem beseitigen und die Insulinproduktion endlich beschleunigen konnte, stellte Lilly einen lukrativen Kontrakt in Aussicht.[12]

Eine andere Gruppe von Wissenschaftlern verfolgte parallel dazu eine radikal andere Idee – eine, bei der überhaupt keine Organentnahme nötig wäre. Solange es für Diabetes keine Heilung gab und solange die Zahl der Erkrankten weiter stieg, würde Eli Lilly – und natürlich auch jeder andere Pharmakonzern – irgendwann erneut in Lieferprobleme geraten. Aus Sicht dieser Gruppe gab es zwei lösbare Probleme, die einen längeren Zeithorizont umfassten. Problem eins waren die Versorgungsengpässe. Die ließen sich lösen, indem man für die Insulingewinnung nicht länger Tiere züchtete und das Insulin praktisch aus ihnen herausquetschte, sondern stattdessen manipulierte Bakterien Humaninsulin produzieren ließ. Das zweite Problem sollte zu einem späteren Zeitpunkt angegangen werden, denn dabei ging es darum, die „schlechten Gene" so umzuprogrammieren, dass sie sich wie gewünscht verhielten. Harvard, die USCF und das Start-up-Unternehmen Genentech arbeiteten alle mit der rDNA-Technologie. Der Unterschied bestand darin, dass Genentech beschloss, sofort zum Klonen überzugehen und Humaninsulin aus E. coli zu gewinnen.

Genentech war erst ein Jahr zuvor gegründet worden, und die Forscher dort arbeiteten an einer umstrittenen neuen Technologie namens rekombinante DNA. Die alteingesessenen Universitäten und Pharmakonzerne mit ihren Heerscharen hochdekorierter Biomedizinforscher verfeinerten etablierte Vorgehensweisen, aber Genentech werkelte auf molekularer Ebene herum, nahm sich zwei unterschiedliche DNA-Stränge und rekombinierte sie zu einem einzigen Strang.[13] DNA (kurz für Desoxyribonukleinsäure) ist die genetische Grundlage des Lebens und mithilfe der Rekombinante-DNA-Technologie ist es möglich, Genmaterial unterschiedlicher Spezies (beispielsweise Mensch und Bakterie) zu spleißen, sodass sie sich replizieren, synthetisieren und unser bestehendes Erbgut verbessern können.[14]

1977 konnte Genentech erste Erfolge vorweisen, aber in der Forschungsgemeinde nahm man das Unternehmen dennoch nicht erst. Dafür gab es mehrere Gründe: Erstens war „Synthetisieren" dem „Klonen" von Genmaterial ähnlich, und das konnte im weiteren Verlauf zu Risiken wie genetischen Manipulationen führen. Mit Blick auf die Fortschritte, die bei einer anderen umstrittenen Technologie erzielt wurden, nämlich der In-vitro-Fertilisation (IVF), sahen einige eine Zukunft aufziehen, bei der sich die Menschen Designerbabys mit Haarfarbe, Augenfarbe, Muskulatur und anderen Aspekten nach Wunsch zusammenstellten. Es gab wilde, dystopische Spekulationen und heftigen Widerstand gegen diese Entwicklung.[15] Aus diesem Grund galt die rDNA-Technologie, mit der Genentech arbeitete, als hochgradig unorthodox und als sehr gründlich zu regulieren.

Verschlimmert wurde die ganze Angelegenheit dadurch, dass die Mittel für Genentechs Forschungsarbeit von Wagniskapitalgebern stammten und nicht von der Bundesregierung, ein weiteres rotes Tuch für das Establishment. Der damals als Kleiner Perkins Caufield & Byers firmierende Wagniskapitalgeber steckte Berichten zufolge eine Million Dollar (was inflationsbereinigt heute etwa 4,6 Millionen Dollar entspricht) als Startfinanzierung in Genentech.[16,17] Auch die Partner waren neu in diesem Feld und hatten sich zuvor hauptsächlich mit Halbleitern befasst. Mit Genentechs Zukunftsvision gingen sie ein Risiko ein – ebenso wie sich Genentech auf ein Risiko einließ, indem es mit Gründern arbeitete, die im Gegensatz zur Bundesregierung eine Rendite einfordern würden.

Als neugegründetes Unternehmen hatte Genentech kein Geld für große Sperenzchen übrig. Während etwa zur selben Zeit Steve Jobs und Steve Wozniak in einer Garage Computer bauten, errichtete Genentechs wissenschaftliche Abteilung ein Biochemie-Labor in einem Luftfracht-Lagerhaus in einem entschieden unattraktiven Industriegebiet in South San Francisco. Mit der rekombinanten DNA erzielte Genentech einige erste Erfolge und stellte in den Laboren beispielsweise synthetisches Somatostatin her, ein Hormon aus der Bauchspeicheldrüse, das zur Regulierung des Hormonhaushalts beiträgt. Dann wurde bekannt, dass Eli Lilly einen Insulin-Wettbewerb ins Leben gerufen hatte. Bei Genentech war man überzeugt, eine zwar völlig andersartige, aber dennoch tragfähige Lösung für die Lieferprobleme anbieten zu können.

Genentechs Arbeit mit rekombinanter DNA stellte herkömmliche Denkweisen infrage, insofern standen die Forschungs-Unis nicht gerade Schlange, um mit dem Unternehmen zusammenarbeiten oder Labore für entsprechende Arbeiten zur Verfügung stellen zu dürfen. Wollte Genentech eine echte Wettbewerbschance haben, würde es mehr Wissenschaftler an Bord holen müssen, die bereit waren, für die Herstellung von Insulin die Grenzen dessen auszuloten, was mit rekombinanter DNA möglich ist. Der Hauptpreis war immens, aber Silber- und Bronzemedaillen würde Eli Lilly nicht verteilen. Das Unternehmen war nur an dem Team interessiert, das ein sicheres, skalierbares Produkt liefern konnte. Genentech würde entweder Erster werden und den Großauftrag erhalten, oder es würde später über die Ziellinie kommen und für all die fieberhafte Arbeit nicht das Geringste vorweisen können.

Man würde rund um die Uhr daran arbeiten müssen, die Genspleiß-Methode zu verbessern, die Genentech für Somatostatin entwickelt hatte. Lilly schoss Geld zu, und die Gründer erweiterten ihr Team um junge Wissenschaftler, die direkt von der Uni kamen. Anstelle der üblichen Kohorten stellte Genentech eine Supergruppe mit einer breiten Spanne von Fachgebieten zusammen, darunter Organiker (Dennis Kleid und David Goeddel, die am Stanford Research Institute daran gearbeitet hatten, DNA zu klonen), der Biochemiker Roberto Crea (ein Fachmann für das Modifizieren von Nukleotiden), der Genforscher Arthur Riggs (der das erste künstliche Gen in Bakterien produziert hatte) und der Molekular- und Zellbiologe Keiichi Itakura, der an der Entwicklung der rekombinanten DNA mitgewirkt hatte.[18,19]

Bei der künstlichen Herstellung des Insulinmoleküls stand Genentech nun vor der Herausforderung, dass Insulin über lange Stränge von Aminosäuren verfügt (51, während es bei Somatostatin 14 sind) und dass es zwei Ketten gibt, A und B, die chemisch miteinander verbunden sind. Man würde für jede Kette die korrekten Abschnitte des DNA-Codes zusammenfügen müssen, sie in zwei unterschiedliche Bakterienstränge übertragen müssen und für die künstliche Herstellung der Ketten die Zellmaschinerie des Bakteriums kapern müssen. War man so weit gekommen, hatte man trotzdem erst die Hälfte des Weges zurückgelegt. Für das Genentech-Team war eines klar: Um Insulin zu züchten, würde es auf die Proteine ankommen, denn sie katalysieren den Hauptteil der Reaktionen in lebenden Zellen und kontrollieren nahezu alle zellulären Prozesse.

Vorausgesetzt, dem Team gelang es, 51 Aminosäuren – also die Moleküle, die sich zur Herstellung von Proteinen zusammenfügen – in exakt die richtige Reihenfolge zu bringen, würde es sie immer noch neu erschaffen müssen, um Insulin herstellen zu können.[20] Dazu müsste man chemisch die richtigen Schnipsel von DNA-Sequenzen verbinden, sie miteinander verknüpfen, in Bakterien einsetzen und die Bakterien dann dazu zwingen, die künstlichen Insulinketten zu produzieren. Keine leichte Aufgabe. Und wenn bis dahin alles gut lief, würde man die Insulinketten noch reinigen müssen, sie so wieder kombinieren, dass sie ein vollständiges Molekül ergeben, und dann hoffen, dass es exakt dem Molekül entsprach, wie es in einer menschlichen Bauchspeicheldrüse hergestellt wird.

Was eine kleine Gruppe finanziell schlecht ausgestatteter Forscher, deren Ideen für die Zukunft auf einige mysteriös wirkten und auf andere ausgesprochen gefährlich, da in Angriff nahm, war sozusagen ein Griff nach den Sternen auf Zellebene. So komplex war die Aufgabe und so stark die Konkurrenz, dass das Genentech-Team gezwungen war, geheim in den eigenen vier Wänden zu arbeiten, sich Zeit in Laboren zu erschnorren und ansonsten in einem vergessenen Lagerhaus zu arbeiten, weit entfernt von den geheiligten Hallen Harvards und der University of California, ständig unter gewaltigem Stress stehend und eine unerbittliche Deadline vor Augen. Als Erstes musste das Team ein künstliches Gen bauen, das über exakt die korrekte DNA-Sequenz verfügte, um als Befehl für ein Protein fungieren zu können. Dann musste dieses Gen an die richtige Stelle eines Organismus übertragen werden, der die Anweisungen verarbeiten und das gewünschte Protein, in diesem Fall Insulin, produzieren konnte.

Mühsam mischten die Forscher Chemikalien zusammen und testeten wieder und wieder unterschiedliche Abwandlungen auf der Suche nach der richtigen Abfolge von DNA-Strängen. Parallel dazu mussten sie auch mit dem Bakterium selbst arbeiten und herausfinden, wo genau sie E. coli mit dem künstlichen Gen spleißen mussten, um das gewünschte Protein zu erhalten. Stellen Sie sich diesen Prozess in etwa so wie einen Backwettbewerb vor: Die Preisrichter übergeben Ihnen eine Kiste mit sämtlichen Zutaten, eine weitere Kiste mit Küchenutensilien, sie zeigen Ihnen den Ofen und erklären Ihnen, Sie hätten nun einen zwölfschichtigen Schokoladenkuchen zu backen – das Ganze unter dem irren Zeitdruck einer Realityshow, in einer alten heruntergekommenen Küche und ohne jegliche Anweisung.

Doch tatsächlich holten die Wissenschaftler in den frühen Morgenstunden des 21. August 1978 einen perfekten Kuchen aus dem Ofen – deutlich früher als die Konkurrenz und zur großen Überraschung aller (das schließt die eigenen Teammitglieder ausdrücklich ein).[21] Genentech war es gelungen, die exakte DNA-Sequenz zu produzieren und einen Organismus anzuweisen, Befehle umzusetzen und Humaninsulin herzustellen. Es war die Geburtsstunde der Biotechnologie und die Genesis eines neuen wissenschaftlichen Feldes, der synthetischen Biologie.

Lilly und Genentech vereinbarten einen viele Millionen Dollar schweren Vertrag mit 20 Jahren Laufzeit über die Herstellung und Vermarktung des weltweit ersten Biotechnologieprodukts: Humulin, das von der amerikanischen Arzneimittelbehörde FDA 1982 zugelassen wurde.[22]

## Die Fabrik des Lebens

Genentech war etwas wahrlich Erstaunliches gelungen, und es lenkte die Menschheit auf einen neuen Kurs. Erstmals hatte der Mensch in einen biologischen Prozess eingegriffen und Zellen und Moleküle so manipuliert, dass sie abänderten, was der Körper von Natur aus tun würde. Bei gesunden Menschen sind die Zellen eine Art futuristische, automatisierte und computerisierte Fabrik, die extrem effizient arbeitet. Stellen Sie sich Netzwerke hochmoderner Roboter vor, die alle zusammenarbeiten: 3D-Drucker stellen alles Benötigte in beliebigen Mengen her. Die Lieferkette und die Logistik sind für maximalen Output optimiert. Und im Hintergrund läuft ein Betriebssystem, das gleichzeitig Milliarden Zeilen Code ausführt. Keine Maschine, keine Fabrik in der Geschichte der Menschheit war jemals derart fortschrittlich oder elegant. Ihr Körper ist schlicht ein mobiler Gigakomplex, in dem nahezu 40 Billionen futuristische Zellfabriken untergebracht sind, die alle gemeinsam daran arbeiten, Sie am Leben zu erhalten.[23]

Jede einzelne Zellfabrik setzt sich vor allem aus drei Komponenten zusammen – einem Satz Anweisungen, einem Kommunikationssystem, das diese Anweisungen übermittelt, und einer Produktionsanlage, die das vorgegebene Produkt herstellt. Diese Komponenten sind die DNA, die RNA und Proteine. Das genetische Ökosystem, das für sämtliche Lebensformen verantwortlich ist, ist unvorstellbar groß, besteht aber dennoch in erster Linie einzig aus diesen drei Faktoren.

Im Biologieunterricht haben wir alle die verdrehte Leiter der DNA-Doppelhelix kennengelernt. Sie ist einzigartig und legendär, und sie besteht aus Nukleotiden – repräsentiert durch die Buchstaben A (Adenin), T (Thymin), G (Guanin) und C (Cytosin) –, die chemisch an ein Gerüst aus Zucker (Desoxyribose) und Phosphat gebunden sind. Paart man diese Nukleotide, verzahnen sie sich fest. Gleichzeitig lassen sie sich aber auch relativ einfach wieder trennen. Auf diese Weise kann sich die Doppelhelix teilen, ein Prozess ähnlich wie bei einem Reißverschluss. Wird die DNA aufgezogen, kann eine Zelle präzise Kopien ihrer DNA erstellen, indem sie die offene DNA als Vorlage dafür nutzt, ergänzende Stränge zu schreiben, bevor sie beide Stränge wieder hochzieht. Die Reihenfolge der vier Nukleotide in der DNA-Kette enthält sämtliche Informationen, die die Zelle zum Leben und Gedeihen benötigt. Die DNA speichert unsere genetischen Anweisungen, und während andere Mikroben (wie beispielsweise Viren) imstande sind, ihre eigenen Anweisungen zu tragen, ist es innerhalb der Zelle die DNA, die das Sagen hat.

Es wäre wohl nicht übertrieben, zu behaupten, dass das DNA-Molekül das wichtigste Molekül aller Zeiten ist (obwohl auch Wasser und Koffein ihre Anhängerschaft haben).

Die DNA speichert die genetischen Anweisungen innerhalb der Zellen, benötigt aber Ribonukleinsäure (RNA), um der Zellfabrik zu übermitteln, was sie zu tun hat. Die RNA wird im Rahmen der sogenannten Translation in eine Sequenz von Aminosäuren umgewandelt. Das findet in einer komplexen Vorrichtung innerhalb der Zelle statt, dem Ribosom. Während die RNA sich auf den Weg in das Ribosom macht, geschieht etwas Magisches. Boten-RNA (mRNA) hängt sich an das Ribosom und sucht nach dem biologischen „Start-Schalter", einer aus drei Buchstaben bestehenden, Codon genannten Sequenz. Das Ribosom verarbeitet den mRNA-Strang und liest jeden 3-Buchstaben-Satz, bis es zum „Stopp-Schalter" kommt. Während dieser Zeit wird das Produkt der Zellfabrik hergestellt – Protein.

Proteine sind Ketten von Aminosäuren und das strukturelle Hauptmaterial von Zellen. Sie übernehmen den Großteil der operativen Arbeit, und es gibt Tausende unterschiedliche Arten, die eine Spanne von Funktionen abdecken. Es gibt beispielsweise Strukturproteine wie Kollagen, die für Sehnen und Knorpel verantwortlich sind. Hämoglobin ist ein Transportprotein, das in roten Blutkörperchen den wichtigen Sauerstoff transportiert. Antikörper sind Y-förmige Proteine mit besonderen Fähigkeiten im Wiedererkennen: Treffen sie das erste Mal auf eine Mikrobe, koppeln sie an diese an und versuchen gemeinsam, die Mikrobe zu zerstören oder daran zu hindern, andere Zellen zu befallen. Wenn Sie einen Infekt überwunden haben, bleibt eine kleine Menge Antikörper produzierender Immunzellen im Körper und dient als Gedächtniszelle. Bekommen Sie es erneut mit der Mikrobe zu tun, die den Infekt verursacht hatte, werden die Gedächtniszellen wieder aktiv. Impfstoffe sind darauf ausgelegt, dieselbe Reaktion herbeizuführen. Es sind über 500 Aminosäuren bekannt, aber nur 20 tauchen regelmäßig in biologischen Systemen auf.[24]

Wenn die Zelle eine futuristische Fabrik ist, ist das Genom ein futuristisches Betriebssystem, bei dem Gene ein- oder abgeschaltet werden können. Zwei Organismen können über dasselbe Gen für ein bestimmtes

Merkmal verfügen, aber wenn dieses Gen nicht eingeschaltet ist, wird es nicht exprimiert. Die Kontrolle darüber, welche Gene eingeschaltet und welche abgeschaltet werden und in welchem Maß, ist ein komplexer und regulierter Prozess. Involviert sind codierende Nichteiweiß-Sequenzen wie Promotoren und Enhancer sowie diverse Protein-Transkriptionsfaktoren. Diese Faktoren lassen sich in Echtzeit kaum messen, was ihr Studium erschwert, aber hier ist ein wildes Beispiel: Der Winterrochen schaltet automatisch seine Gene ein, um seine Körperstruktur zu verändern. Auf diese Weise passt er sich daran an, dass der Klimawandel für wärmere Wassertemperaturen im Winter sorgt.[25]

In einer traditionellen Fabrik oder bei einem herkömmlichen Computer sind Logikmaschinerie und Strukturmaschinerie getrennt. Das Betriebssystem für das Leben dagegen verlangt eine uneingeschränkte Kompatibilität. Wie das alles ineinandergreift und zusammenarbeitet, beginnen wir gerade erst zu deuten. Ein Beispiel: Auf einem neuen PC ist üblicherweise die aktuellste Windows-Version installiert, aber Sie müssten Spiele und Arbeitssoftware separat erstehen und installieren. In der Biologie ist das nicht so, hier sind Maschine und Information voll und ganz miteinander verwoben. Die heutigen Computer sind im Vergleich dazu wenig mehr als aufgemotzte Taschenrechner.

Nicht nur das: Sie sind energiehungrig, können zerbrechen, können sich nicht eigenständig reparieren oder herstellen, und ohne angeschlossenen Drucker können sie nichts Greifbares produzieren. Zellen sind die Art Computer, die ein Computer gern werden würde, wenn er träumen könnte: Ein Computer, der selbstständig Dinge herstellen kann, der sich selbst reparieren kann und der mit nahezu jeder Energiequelle betrieben werden kann.

Genau aus diesem Grund war die Pionierarbeit, die Genentech geleistet hat, so bahnbrechend, und genau aus diesem Grund wird die synthetische Biologie das Leben, wie wir es kennen, ganz neu prägen. Sobald wir die Sprache der Biologie beherrschen und sie manipulieren können, haben wir ein Mitspracherecht bei dem, was in Zellen geschieht. Wir werden nicht nur den Code lesen und ändern können, etwa um Insulin zu klonen oder kleinere Reparaturen vorzunehmen, nein, wir werden auch neue Anweisungen schreiben können, diese Anweisungen überbringen lassen können und dafür sorgen, dass am anderen Ende neue biologische Produkte hergestellt werden. Humulin war ein frühes Produkt der synthetischen Biologie, eines Feldes, das noch immer brandneu ist, sich aber entwickelt. Forscher, die auf diesem Feld aktiv sind, haben Mühe, es zu definieren, aber unter seinem Dach kommen Chemie, Biologie, Informatik, Ingenieurwesen und Design zusammen, um an einem gemeinsamen Ziel zu arbeiten: Zugang zur Zellfabrik und zum Betriebssystem des Lebens zu erlangen, um dann neuen – und möglichst besseren – biologischen Code schreiben zu können.

Die synthetische Biologie überschneidet sich mit dem Feld der Informatik und insbesondere dem Feld der künstlichen Intelligenz. Sie arbeitet mit maschinellem Lernen und findet in großen Datenmengen Muster von Bedeutung. Maschinelles Lernen steckt hinter vielen Dienstleistungen, die Sie die ganze Zeit verwenden, etwa den Empfehlungen auf Youtube oder Spotify, und hinter Interaktionen mit Sprachassistenten wie Alexa und Siri. Im biologischen Kontext können Wissenschaftler mithilfe von maschinellem Lernen unzählige Muster testen. Wenn man ein Experiment mit mehreren Variablen durchführt, werden häufig winzige methodische Korrekturen an Messungen, Materialien und Eingaben erforderlich – und am Ende des Prozesses ist ein brauchbares Produkt keineswegs garantiert. Die Google-Sparte DeepMind studiert und entwickelt KI-Systeme, die dann auf vertrackte Probleme angesetzt werden. Sie hat einen Weg entwickelt, die komplexen Faltmuster langer Aminosäureketten zu testen und zu modellieren. Auf diese Weise konnte ein Problem gelöst werden, an dem Wissenschaftler lange verzweifelt waren. Das DeepMind-System AlphaFold prognostizierte die Struktur von über 350.000 Proteinen des Menschen und 20 Modell-Organismen. 2022 dürfte der Datensatz über 130 Millionen Strukturen umfassen.[26] Wissenschaftler können mithilfe dieser Informationen deutlich rascher Arzneimittel zur Behandlung von Krankheiten entwickeln als mit der Trial-and-Error-Methode, mit der Genentech bei Humulin vorging.[27] Diese Methode und andere Entwicklungen aus der synthetischen Biologie können dazu führen, dass Labore vielversprechendere Ansätze verfolgen und auch mehr davon. Das senkt die Entwicklungskosten neuer Arzneien.

Als das Genentech-Team sein Humaninsulin künstlich herstellte, war das Zeitalter der künstlichen Intelligenz und der Computer, die mit gewaltigen Datensätzen, maschinellem Lernen und tiefen neuralen Netzen arbeiten, die klüger sind als die klügsten Köpfe der Menschheit, noch nicht angebrochen. Heute stehen riesige Datenbanken zu Proteinen und zum Stoffwechsel bereit, und Computer können auf der Suche nach Lösungen Milliarden Simulationen wieder und wieder durchspielen. Würde sich dieselbe Forschergruppe heute daran machen, das Insulinproblem zu lösen, müsste sie dafür nicht monatelang rund um die Uhr im Labor schuften, gebeugt über Reagenzgläser und Petrischalen. Mithilfe einer KI-gesteuerten Plattform könnte sie alle nur denkbaren Kombinationen dieser 3-Buchstaben-Codes durchspielen und innerhalb weniger Stunden die ideale Lösung entwickeln.

40 Billionen winzige Fabriken befolgen Anweisungen, treffen Entscheidungen, kopieren, kommunizieren autonom miteinander, und das den ganzen Tag lang, ohne dabei jemals Ihre Erlaubnis oder Ihre Meinung einzuholen. Innerhalb des nächsten Jahrzehnts wird die synthetische Biologie die Macht, den ultimativen Supercomputer – Zellen – zu programmieren, in die Hände der Menschheit legen.

## Schlechte Gene überschreiben

Was, wenn wir eine fest verwurzelte Annahme hinterfragen, nämlich dass schlechte Gene wie die, die bei Bill Typ-1-Diabetes verursacht haben, schlicht und einfach Pech sind und zum Menschsein dazugehören? Bill hatte Glück. Seine Eltern wussten, wie sie ihm sehr gute Betreuung zukommen lassen konnten, und wichtiger noch: Sie konnten es sich finanziell erlauben. Sein Zustand wurde zu einem Familienprojekt. Nach Abschluss des Schuljahrs meldeten ihn seine Eltern für den Sommer in Diabetes-Lagern an, wo er Zeit mit anderen Kindern und Ärzten verbrachte und dabei lernte, wie er mit seinem Diabetes umzugehen hatte. Doch selbst heute würde ein Kind wie Bill, das ein besonderes Ferienlager besucht und Eltern hat, denen seine Gesundheit sehr am Herzen liegt, vor Ungewissheiten stehen, was seinen Diabetes anbelangt.

Auf dem Höhepunkt der Covid-19-Pandemie verloren Millionen Amerikaner ihre Arbeit und damit auch ihre Krankenversicherung. Auf Facebook schossen Untergrund-Netzwerke für Diabetiker wie Pilze aus dem Boden.

Versicherte, die Ampullen mit Insulin übrig hatten, gaben sie an Menschen ab, die sich das Insulin nicht leisten konnten und zu sterben drohten.[28,29] Wir sprechen hier nicht von zwielichtigen Drogengeschäften, die in den dunkelsten Ecken des Internets ablaufen. Hier nutzten Menschen das System, um Leben zu retten. Aber selbst vor Covid-19 waren 25 Prozent der Diabetiker in den Vereinigten Staaten gezwungen, ihr Insulin wegen der hohen Kosten zu rationieren.[30] (Das gilt insbesondere für lateinamerikanische, indigene und schwarze Menschen, Bevölkerungsgruppen also, in denen der Anteil von Diabetikern und Armen überdurchschnittlich hoch ist.) Bevor aufgrund der Pandemie die Grenzen geschlossen wurden, fuhren amerikanische Diabetiker häufig nach Mexiko oder Kanada, um dort Insulin zu erstehen, denn es kostete nur einen Bruchteil dessen, was in den USA verlangt wurde.[31]

Schätzungen zufolge benötigen zehn Prozent der Amerikaner jeden Tag Insulin. Hergestellt wird es ausschließlich von den drei Unternehmen Sanofi, Novo Nordisk und Eli Lilly, und der Preis ist explodiert.[32,33] Von 2012 bis 2016 verdoppelten sich die monatlichen Kosten von 234 auf 450 Dollar.[34] Heute kann eine einzige Ampulle Insulin 250 Dollar kosten. Einige Menschen benötigen sechs Ampullen im Monat, weshalb manche Amerikaner, die nicht über eine gute Krankenversicherung verfügen, ihre Dosen rationieren müssen – oder sich entscheiden müssen: Bezahlen sie für Insulin? Für das Essen ihrer Familie? Die Miete? Die Pharmaunternehmen behaupten, die steigenden Preise würden die Innovationskosten spiegeln. Immer wirksamere Formeln, Tests und Technologien zu entwickeln kostet Geld und Zeit – wie wir bei Genentech und Banting/Best gesehen haben – und als börsennotierte Unternehmen müssen sie das, was sie in die Forschung und Entwicklung investiert haben, auch wieder einspielen.

Das Ganze entbehrt nicht einer historischen Ironie. Wir erinnern uns: Als Banting, Best und ihr Team 1923 das Insulin entdeckten und erschufen, weigerten sie sich, ihre Erfindung kommerziell zu nutzen oder Geld damit zu verdienen. Sie verkauften das Patent für einen Dollar an die Universität Toronto, denn sie wollten, dass alle Menschen, die die lebensrettende Arznei benötigten, sie sich auch würden leisten können. „Während man über Lösungen der Insulinkostenkrise nachdenkt, lohnt es sich, sich noch einmal in Erinnerung zu rufen, dass [sowohl Banting als auch Best] der Meinung waren, Insulin gehöre der Allgemeinheit", schrieb die Redaktionsleitung des *New England Journal of Medicine*. „Jetzt, nahezu 100 Jahre später, steht Tausenden Amerikanern wegen der hohen Kosten kein Insulin zur Verfügung."[35]

Heutzutage wird Insulin synthetisch in Fabriken hergestellt, aber es wurde einfach dafür entwickelt, das nachzuahmen, was der Körper eigentlich von sich aus tun sollte. Wenn sich die synthetische Biologie weiterentwickelt, müssen wir uns nicht mehr mit Imitationen begnügen – wir können dann einen maßgeschneiderten Strang insulinproduzierender Zellen entwerfen, der viel präziser arbeitet und viel ausgeklügelter ist. Im Mittelpunkt einer der vielversprechendsten Entwicklungen stehen Zellen, die so überarbeitet sind, dass sie Insulin nur im Bedarfsfall herstellen. Die Folgen wären gravierend: Was, wenn in Zukunft keine kostspieligen Insulin-Ampullen mehr benötigt würden? Was, wenn Diabetiker ihre Pumpen und Spritzen wegwerfen könnten und man ihnen stattdessen eine einzige Dosis synthetischer Zellen verabreicht, die auf den Blutzuckerspiegel reagieren und dann eigenständig Insulin produzieren?

Das mag nach Zukunftsmusik klingen, aber diese Zukunft ist näher, als Sie es vielleicht vermuten würden. 2010 leitete John Craig Venter, einer der weltweit führenden Biotechnologen, ein Team an, das die DNA eines ganzen Bakteriums synthetisierte. Aber die Wissenschaftler kopierten nicht einfach nur etwas, das es in der Natur bereits gab, sondern fügten ihm eine eigene Note hinzu. Das neue Genom enthielt die Namen der 46 Wissenschaftler, die geholfen hatten, das Projekt zu schreiben, dazu Zitate von J. Robert Oppenheimer, Gedichte von James Joyce und geheime Botschaften, die sich wie ein Puzzle entschlüsseln ließen. Als sich das Bakterium reproduzierte, gab es diesen neuen biologischen Code an künftige Generationen weiter, Gedichte, Zitate und Botschaften inklusive. Es war der erste Beleg dafür, dass der Mensch eine neue Lebensform erschaffen kann, die dafür programmiert ist, vorgegebene Aufgaben zu erschaffen, und dass diese Lebensform auch überleben kann.[36]

Hier ging es um mehr als nur darum, Humaninsulin künstlich herzustellen. Es handelte sich vielmehr um eine geplante und absichtliche Entwicklung von Leben, das mithilfe eines im Computer erzeugten Genoms entwickelt wurde. Als Forscher, die mit Venter arbeiteten, 2019 zeigten, dass es möglich war, Gencode zu schreiben, konnten wir einen Blick auf die Macht erhaschen, die dahintersteckt. Es wird eine Zukunft kommen, in der Menschen wie Bill das Blatt, das ihnen das Gen-Roulette zugeteilt hat, verbessern können.[37] Oder anders formuliert: Lassen sich Zellen umprogrammieren, können Menschen mit Diabetes vielleicht ihre eigenen internen Apotheken werden.

Die allgemeineren Folgen sind gleichermaßen weitreichend und problematisch: Wenn eine Gruppe Wissenschaftler einen neuen Bakterienstamm erschaffen kann, der das biologische Wasserzeichen „Leben, irren, fallen, triumphieren, Leben neu erschaffen aus Leben!"* in sich trägt, welche weiteren Funktionen und Eigenschaften können dann unserer lebenden Maschinerie hinzugefügt werden?[38] Ist eines Tages alles Leben programmierbar, werden die Menschen mit dem richtigen Wissen und den richtigen Fähigkeiten unermessliche Macht besitzen. Sie könnten Leben erschaffen und bestehende Lebensformen dazu bringen, nahezu alles zu tun – Gutes wie Schlechtes.

Deshalb ging es bei einem zweiten Wettlauf um sogar noch höhere Einsätze. Hier stand nicht wie beim Insulin nur eine einzelne Zelle oder ein Protein im Mittelpunkt, sondern das gesamte menschliche Erbgut. Das Ergebnis dieses Wettlaufs: ein Überraschungssieger und besorgte Fragen, wem es erlaubt sein sollte, an unser aller gemeinsamem biologischen Code Änderungen vornehmen zu dürfen.

---

* Anm. d. Übers.: Ein Zitat aus *Ein Porträt des Künstlers als junger Mann* von James Joyce (Manesse Verlag, aus dem Englischen von Friedhelm Rathjen)

# 2

# WETTRENNEN ZUR STARTLINIE

Wissenschaftler hatten die Hypothese aufgestellt, wenn wir das Leben entschlüsseln könnten, könnten wir es auch nachbauen und reparieren – oder es so umbauen, dass es an unzählige Verwendungszwecke angepasst ist. Es fehlte ihnen aber am passenden Werkzeug, um diese Hypothese zu bestätigen. Bei der Entdeckung und Synthese von Insulin bauten wir eine Karte, Werkzeuge und schließlich auch ein Computersystem und hatten damit Erfolg. Gleichzeitig warf dieser Prozess jedoch auch eine ganze Serie neuer Probleme auf. Wie sich herausstellte, war es viel einfacher, etwas zu entdecken, als es mit den politischen und organisatorischen Strukturen des Wirtschaftsapparats aufzunehmen. Alles begann mit einem Wettrennen bemerkenswerter Konkurrenten. Auf der einen Seite standen Vertreter der jungen Garde, der neuen Wissenschaft und privater Geldgeber, auf der anderen Seite fand man die Traditionalisten, die konservative Herangehensweisen bevorzugten und deren Geld vom Staat kam.

Erstmals zeichnete sich das Ausmaß dieses Wettstreits ab, als die Wissenschaft nach einer Antwort auf eine zentrale Frage suchte, die es zu beantworten galt, bevor man sich daran machen konnte, Gene zu sequenzieren: Wie dicht waren Gene auf einem DNA-Strang gepackt?

Anfang der 1980er-Jahre veranstalteten das amerikanische Energieministerium und das dem US-Präsidenten unterstellte Office of Science & Technology Policy ein Treffen in Utah, um über Genforschung und Energie zu sprechen. Das Thema war abgeleitet von einem wirklich schrecklichen Ereignis und dessen Folgen. 1945 hatten die Vereinigten Staaten Atombomben auf Nagasaki und Hiroshima abgeworfen. In den Jahren danach führte die US-Regierung fortlaufende (und nicht freiwillige) Untersuchungen an japanischen Überlebenden durch. Beauftragt damit, die Auswirkungen von radioaktiver Strahlung zu untersuchen, hatte der amerikanische Kongress die Atomenergiekommission und die Energy Research & Development Commission, zwei Vorgängerorganisationen des Energieministeriums.[1] Jahrzehntelang studierten und analysierten fortan Forscher, welche Folgen die eingesetzten Chemikalien und die verursachte Strahlung gehabt hatten, in der Hoffnung, auf diese Weise zu verstehen, wie das menschliche Erbgut aufgebaut ist und wie Mutationen entstehen.

Als 1984 die Gäste der Konferenz in Utah eintrafen, war diese Forschung noch im Gange.[2] Es waren einige große Namen anwesend, etwa der MIT-Biologe David Botstein, der Stanford-Biochemiker Ronald Davis und die Genetiker Mark Skolnick und Ray White von der Universität Utah.[3] Doch die Gespräche nahmen eine unerwartete Wendung, als der Genetiker George Church von der Uni Harvard begann, über die Folgen von Atomenergie und menschlicher Evolution zu sprechen. Laut dachte Church darüber nach, wie wichtig eine vollständigere genetische Landkarte wäre. Das führte zu einer neuen Debatte: Theoretisch konnte man zwei Gene nehmen, die DNA spalten und wieder kombinieren, und abhängig davon, wie oft sie getrennt waren, konnte man prognostizieren, wie eng sie miteinander verbunden waren. Dies, so die Überlegung, würde es erlauben, Genkopplungskarten für den Menschen zu entwerfen. Das machte es plausibel, eine Landkarte des menschlichen Genoms zu erstellen, auch wenn es technisch zum damaligen Zeitpunkt nicht umsetzbar war.

Je länger Church und die anderen Mitglieder dieser Gruppe darüber nachdachten, desto sinnvoller erschien das Vorhaben, das menschliche Erbgut zu entschlüsseln. Allerdings wären dazu sehr große Anstrengungen erforderlich. Church schob erste Anstrengungen an, ausführlicher über ein derartiges Projekt nachzudenken. Das zog eine Reihe weiterer Meetings nach sich und mündete schließlich in eine Initiative, das gesamte menschliche Erbgut zu sequenzieren.[4] Kurz darauf brach heftiger Streit zwischen mehreren Bundesbehörden aus, was Umfang, finanzielle Ausstattung und Führung des Vorhabens anging. Einige argumentierten: Wollte man versuchen, das gesamte menschliche Genom zu erfassen (was noch nie zuvor getan worden war), müsste diese Aufgabe doch gewiss unter der Ägide der National Institutes of Health (NIH) stattfinden und nicht unter der Leitung des Energieministeriums, des Gastgebers in Utah.[5] In der Zwischenzeit hatte Amerikas Nationale Akademie der Wissenschaften einen Sonderausschuss ins Leben gerufen, der nun seine Meinung beisteuern und die Parlamentarier beraten sollte. 1987 beschloss der Kongress, man benötige eine neue Organisation, die zum NIH gehören und Humangenomprojekt (HGP) heißen würde. James Watson, der für die Entdeckung der Doppelhelixstruktur der DNA den Nobelpreis erhalten hatte und beim NIH beschäftigt war, trat 1988 vor den Kongress und erklärte, wie wichtig es sei, das Erbgut zu entschlüsseln. Dieses Ziel müsse unbedingt verfolgt werden, selbst wenn die Arbeit Jahrzehnte in Anspruch nehmen und Milliarden Dollar verschlingen sollte.[6]

NIH und Energieministerium unterzeichneten eine Absichtserklärung, „Forschung und technische Aktivitäten bezüglich des menschlichen Genoms zu koordinieren", und Watson wurde als Leiter der neuen NIH-Abteilung Office of Human Genome Research eingesetzt.[7] Ursprünglich war geplant, das menschliche Genom bis 2005 zu entschlüsseln – ein auf 15 Jahre angelegtes Vorhaben mit drei Finanzierungszyklen à fünf Jahre. Der Großteil der Mittel würde an das NIH gehen, aber das Energieministerium würde unterstützend mitwirken.[8]

Damals arbeitete beim NIH ein vielversprechender junger Forscher, der nicht nur für sein rasantes Arbeitstempo bekannt war, sondern auch für die Schwierigkeiten, die er mit Obrigkeiten hatte – John Craig Venter. Jahre später würde er die Nachlassverwalter von James Joyce gegen sich aufbringen, indem er innerhalb einer Zelle ein Gedicht veröffentlichte, ohne vorher die Erlaubnis dazu eingeholt zu haben.

Venter wuchs in Millbrae auf, einer Arbeiterstadt westlich des internationalen Flughafens von San Francisco.[9] Schon früh zeigte er eine ungewöhnliche Lust daran, Risiken einzugehen. Er jagte auf seinem Fahrrad auf der Rollbahn neben Flugzeugen her und ließ sich davon auch dadurch nicht abhalten, dass es ihm das Wachpersonal des Flughafens (lautstark) zu verbieten versuchte. Das bescheidene Haus seiner Eltern lag in der Nähe der Bahnstrecke, und manchmal stellte er sich auf die Gleise und sprang den entgegendonnernden Zügen erst in letzter Sekunde aus dem Weg. In der Highschool war er sowohl im Werkunterricht wie auch in Biologie vielversprechend. Ständig werkelte er an irgendetwas herum, und als er seinen Abschluss machte, hatte er bereits zwei Rennboote gebaut. Er verbrachte auch gern Zeit am Strand, wo er surfen ging, wann immer das Wetter es zuließ ... und oft genug auch dann, wenn es das Wetter eigentlich nicht zuließ.[10]

1964 meldete sich Venter freiwillig zur Kriegsmarine, um nicht eingezogen zu werden. Er arbeitete im Marinehospital in San Diego als Sanitäter. Morgens führte er Lumbalpunktionen und Leberbiopsien durch, nachmittags fuhr er zu den Sandstränden von La Jolla hinaus, um dort surfen zu gehen. Schließlich musste er doch noch nach Vietnam, wo er während der Tet-Offensive von 1968 im Marinehospital von Da Nang sehr viel Blut zu sehen bekam. Und die ganze Zeit über geriet er immer wieder mit seinen Vorgesetzten aneinander. Nach seiner Rückkehr machte er an der Universität von Kalifornien in San Diego seinen Doktor unter dem berühmten Biochemiker Nathan Kaplan, der am Manhattan-Projekt mitgearbeitet hatte.[11]

Venter stieß 1984 zum NIH. Damals war es für die meisten Wissenschaftler sehr arbeitsaufwendig, ganze Sequenzen des Gens zu lesen, an dem sie gerade arbeiteten. Venter beobachtete sie bei ihrer Arbeit und fühlte sich an die Zeiten erinnert, als er an seiner Werkbank herumwerkelte und als er sich in Vietnam um schwer verwundete Patienten kümmern musste – in beiden Situationen hatte er gelernt, Probleme auch dann zu lösen, wenn ihm längst nicht alle Informationen vorlagen. Das führte ihn zu der Überlegung, dass das Lesen von Gensequenzen schneller vonstatten gehen würde, wenn er Fragmente isolieren und sie dann zusammensetzen könnte, ganz so, wie man ein Puzzle zusammensetzt.

Er kam auf die unorthodoxe Idee, anstelle ganzer Sequenzen nur Teile von Genen zu entschlüsseln. Er isolierte die sogenannten Expressed Sequence Tags (EST), mRNA-Stränge, die mithilfe des Enzyms Reverse Transkriptase zurück in die DNA kopiert werden.[12] Diese kurzen DNA-Fragmente können Erkenntnisse dazu liefern, welche Gene existieren, wo sie im Genom vorkommen und ob sie in einer bestimmten Zelle oder einem bestimmten Gewebe eingeschaltet werden. Mithilfe der EST identifizierte Venter Schnipsel zuvor unbekannter menschlicher Gene. Waren die EST Puzzleteile, dann müsste man doch mithilfe spezieller Computer diese Puzzleteile identifizieren und zuordnen können, um das größere genetische Gesamtbild zu erkennen, überlegte sich Venter.

Bei seinen Kollegen kam diese Vorgehensweise nicht gut an, sie hielten Venters Methoden für schlampig und zu flüchtig im Gegensatz zu der gründlichen Arbeit, die sie traditionell leisteten. Venter ignorierte sie. Bis 1991 hatte er neue Teilsequenzen von etwa 350 menschlichen Genen identifiziert, und damit deutlich mehr als jeder andere. Zum damaligen Zeitpunkt stellte dies das umfassendste Wissen über das menschliche Erbgut dar.[13] Zur Verdeutlichung: Das menschliche Genom umfasst mindestens 6,4 Milliarden Zeilen Gencode, was etwa der Buchstabenmenge entspricht, die sich in 4.000 Exemplaren von *Moby Dick* findet.[14] Aber 350 war zumindest ein Anfang, und Venters neue Methode erwies sich als einfacher, wirkungsvoller und deutlich schneller als die herkömmliche Herangehensweise. Doch wenig überraschend fühlten sich einige Wissenschaftler dadurch bedroht. Als Venter seine Forschungsergebnisse aufbereitete, um sie bei einem Fachmagazin zur Begutachtung einzureichen, baten ihn einige Kollegen, das nicht zu tun. Sie fürchteten, dass ihr Ruf in Mitleidenschaft geraten könnte und dass man ihnen die Mittel für weitere Sequenzierungsarbeit streichen würde. Venter ließ sich davon nicht beirren und reichte seine Arbeit ein. Er hatte das Gefühl, mit extrem mächtigen Rechnern und Sequenzierern würde die von ihm vorgeschlagene Methodik rasch sehr reichlich Früchte tragen – und dass es für mehr Unterstützung sorgen würde, wenn er eine Arbeit zu seinen Methoden veröffentlichte.[15]

James Watson ärgerte sich über diesen aggressiven jungen Untergebenen.[16] Das Humangenomprojekt war ein ausgesprochen komplexes Unterfangen, ein Vorhaben, das sich nach Watsons Meinung am besten durch viele eigenständig arbeitende Teams würde bewältigen lassen. Er sorgte dafür, dass unterschiedliche akademische Einrichtungen im gesamten Land DNA sequenzieren würden, eine herkulische Anstrengung, für die er atemberaubende drei Milliarden Dollar Kosten ansetzte (in heutigem Geld etwa sechs Milliarden Dollar) – Geld, das er von mehreren Regierungseinrichtungen in den USA und dem Londoner Wellcome Trust erhielt, einer der größten wohltätigen Medizinstiftungen der Welt.[17,18] Watson und seine Kollegen entwickelten einen zunächst auf fünf Jahre angelegten Plan, in dem die Ziele des Projekts festgelegt wurden. Zunächst einmal sollte die für die Sequenzierung benötigte Technologie, die jedes Chromosom isoliert und Fragmente klont, um Klonbibliotheken zu erschaffen, entwickelt oder verbessert werden. Zur besseren Absicherung würden die Klone sowohl mit gentechnischen als auch mit physischen Methoden hergestellt werden. Mitte der 1990er-Jahre würde man diese Klone sequenzieren und die Sequenzen mit Computern analysieren, um die Gene zu identifizieren und eines Tages erkennen zu können, welche Gene mit unheilbaren genetischen Krankheiten wie beispielsweise Chorea Huntington oder dem Fragiles-X-Syndrom zusammenhingen. Parallel dazu würde man versuchen, schnellere, stärker automatisierte Methoden zu entwickeln, insbesondere für die DNA-Sequenzierung.

Watson stand stellvertretend für die alte Garde, die Traditionalisten, die nicht nach neuen Herangehensweisen suchten und denen die Geschwindigkeit, mit denen Venter Fortschritte erzielte, Sorgen bereitete. Aber Watsons Engstirnigkeit beschränkte sich nicht nur auf wissenschaftliche Entdeckungen. Bevor Watson und Francis Crick berühmt dafür wurden, die Doppelhelix der DNA entdeckt zu haben, arbeitete am Londoner King's College eine brillante junge Forscherin namens Rosalind Franklin mit einer Kristallstrukturanalyse genannten Methode daran, das DNA-Molekül mithilfe von Röntgenstrahlen zu erforschen.[19] Man wusste, dass die DNA bei der zellulären Transformation eine Rolle spielte, und Franklin ging nun der Frage nach, wie die DNA genetische Informationen verschlüsselte. Sie bestrahlte eine kristallisierte Molekülprobe mit Röntgenstrahlung und stellte ein charakteristisches Muster fest, aber wovon? Da war sie sich nicht sicher. Ein ranghoher Akademiker zeigte Franklins Forschungsarbeit ohne ihr Wissen Watson, und der Rest der Geschichte ist bekannt: Gemeinsam mit Crick postulierte Watson, dass das DNA-Molekül eine Doppelhelix bildet und aus zwei Ketten von Nukleotiden besteht. Watson behauptete, Franklin habe mit seiner Entdeckung überhaupt nichts zu tun gehabt, aber nicht nur das – in seinem Buch *Die Doppelhelix* brachte er später auch noch eine sexistische Darstellung Franklins zu Papier. Er behandelte sie wie ein Kind und sprach von ihr als „Rosy" – ein Spitzname, den sie nie benutzte – und ging einzig auf ihr Aussehen ein und nicht auf ihre wissenschaftlichen Leistungen:

> *Ich nehme an, Maurice hatte anfangs noch die Hoffnung, Rosy werde sich beruhigen. Doch man brauchte sie nur anzusehen, um zu wissen, dass sie nicht leicht nachgeben würde. Sie tat ganz bewusst nichts, um ihre weiblichen Eigenschaften zu unterstreichen. Trotz ihrer scharfen Züge war sie nicht unattraktiv, und sie wäre sogar hinreißend gewesen, hätte sie auch nur das geringste Interesse für ihre Kleidung gezeigt. Das tat sie nicht. Nicht einmal einen Lippenstift, dessen Farbe vielleicht mit ihrem glatten schwarzen Haar kontrastiert hätte, benutzte sie, und mit ihren einunddreißig Jahren trug sie so phantasielose Kleider wie nur irgendein blaustrümpfiger englischer Teenager. Insofern konnte man sich Rosy gut als das Produkt einer unbefriedigten Mutter vorstellen, die es für überaus wünschenswert hielt, dass intelligente Mädchen Berufe erlernten, die sie vor der Heirat mit langweiligen Männern bewahrten.*[20] [zitiert nach der deutschen Ausgabe]

Watson hatte klare und deutliche Ansichten, was Frauen, People of Color und die LGBTQ-Gemeinschaft anbelangte, und sie alle hatten seiner

Meinung nach in den exakten Wissenschaften oder der Forschungsarbeit nichts zu suchen. Dem britischen *Sunday Telegraph* erklärte Watson 1997, falls man jemals ein „Schwulen-Gen" entdecke, sollte man Schwangeren eine Abtreibung erlauben, wenn dieses Gen beim Fötus nachgewiesen werde.[21] Und bei einer Vorlesung an der University of California in Berkeley erklärte Watson den Studierenden, er würde keine fette Person einstellen. Außerdem behauptete er zu Unrecht, es gebe eine genetische Verbindung zwischen dunklerer Haut und sexuellem Appetit.[22] In einer *BBC*-Dokumentation aus dem Jahr 2003 führte er als Beispiel für eine nützliche praktische Anwendung der Genforschung an, dass man ausmerzen könne, was er als Plage unattraktiver Frauen bezeichnete: „Die Leute sagen, es wäre doch furchtbar, wenn wir alle Mädchen hübsch machten. Ich fände das großartig."[23] Und der britischen *Times* erklärte er 2007, Afrikaner seien „aufgrund ihrer Aufzucht" nicht so intelligent wie Europäer: „Die Sozialpolitik [Englands] basiert auf dem Fakt, dass ihre Intelligenz genauso wie unsere ist – dabei bestätigen sämtliche Tests das nicht wirklich."[24] Im selben Jahr verbreitete in einem Interview mit *Esquire* Klischees über Juden: „Warum sind nicht alle so intelligent wie aschkenasische Juden?", fragte er und deutete an, dass kluge, reiche Menschen – wenn auch nicht unbedingt Juden – mehr Geld dafür bekommen sollten, mehr Kinder in die Welt zu setzen.[25] Noch pointierter wurde Watson 2019, als er in einer *PBS*-Dokumentation erklärte: „Es gibt einen Unterschied, was das durchschnittliche Abschneiden von Schwarzen und Weißen bei Intelligenztests anbelangt, und ich würde sagen, dieser Unterschied ist genetisch bedingt."[26]

Vor diesem Hintergrund fällt es nicht schwer, zu verstehen, warum sich Watson von Venter bedroht fühlte – einem Mann, der den Großteil seines Lebens die Haare lang trug, sich für Frauen einsetzte und nach Möglichkeit mit den klügsten Menschen zusammenarbeiten wollte, die er finden konnte, unabhängig davon, wer oder was sie waren. Für Venter zählte einzig die Wissenschaft.

Venter hielt mit seiner Verärgerung ebenfalls nicht hinter den Berg, was zu Spannungen in der NIH führte. Er war überzeugt, dass man mit seiner Vorgehensweise die Arbeit deutlich rascher und deutlich billiger würde erledigen können. Bei der NIH fühlte man mit sich althergebrachten Strukturen und Methoden am wohlsten, das wusste Venter, und das war seiner Meinung nach Teil des Problems. Aber er gab auch Watson die Schuld, weil dieser seiner Meinung nach unfähig als Verwalter war. Der von Watson erschaffene bürokratische Apparat hatte sich Venter zufolge zu einer „zwecklosen, ärgerlichen und frustrierenden Ablenkung von der Wissenschaft" entwickelt.[27] Aber Venter brachte seine eigenen Defizite mit: Ihm mangelte es an der Geduld – oder der Fähigkeit –, sanftere Überzeugungsarbeit zu leisten. In großen Organisationen hängt vieles davon ab, wie viel Charme man aufbringen kann und wie gut man verhandeln kann. Mit seiner herausfordernden und brüsken Art hingegen machte sich Venter keine Freunde. Tatsächlich hassten ihn die Kollegen. Zu anderen sagte er: „Nun verschwendete ich Zeit, Energie und Gefühle auf einen Streit mit einer Gruppe, die kein ernsthaftes Interesse daran hatte, dass ein Außenseiter das Genom des Menschen analysierte."[28] [Originalübersetzung aus dem Buch]

Und trotzdem beschloss man bei der NIH, die von Venter entdeckten Genfragmente patentieren zu lassen. Dieser Schritt war wichtig, denn wer auch immer die Patente besaß, konnte bestimmen, an wen Lizenzen vergeben wurden. Venter selbst versuchte nicht, das biologische Material patentieren zu lassen – einem derartigen Antrag hätte das amerikanische Patentamt auch nicht stattgegeben –, aber er stellte einen Antrag auf den Code, den er sequenziert hatte. Daraufhin bekam Watson einen hysterischen Anfall. Er schrie Bernadine Healy an, die Direktorin der NIH, und verlangte, dass die Behörde die Mittel für den Patentantrag strich (Healy stimmte zu).[29] Aber der Streit schwappte von der NIH auf den Kongress über. 1991 bestellte der Senat Watson und Venter zu einer Anhörung ein. Der Saal war größtenteils leer. Die Vereinigten Staaten hatten gerade begonnen, alle ihre 540.000 Soldaten aus dem Golfkrieg abzuziehen, und in Los Angeles hatten vier Polizisten Rodney King verprügelt und waren dabei gefilmt worden. Für ein obskures Thema, das zum damaligen Zeitpunkt kaum jemand definieren konnte, blieb da nicht viel Platz in der Berichterstattung.[30,31] Es waren einige Senatoren anwesend, aber keiner von ihnen ließ erkennen, dass er viel von Genetik verstand. Sie stellten primitive Fragen zum Projekt und den Patenten. Irgendwann geriet Watson bei dem Versuch, seine Bedenken zu Venters Arbeit deutlich zu machen, dermaßen außer sich, dass er Venter mit einem Affen verglich. „Das ist keine Wissenschaft!", rief Watson.[32]

Im Oktober lehnte das Patentamt den Antrag der NIH ab.[33] Venter, dessen Frustration über Watson und die NIH immer weiter zunahm, wollte einen Teil der Fördermittel, die er von der Behörde zuvor für die Sequenzierung von DNA erhalten hatte, dafür nutzen, EST-Sequenzierungen durchzuführen. Er bat um die Erlaubnis dafür – vielleicht hatte er ja doch ein, zwei Sachen über den Umgang mit der Bürokratie gelernt –, aber das Genomprojekt lehnte seine Anfrage und seine Beteiligung ab. Angewidert zahlte Venter das Geld zurück und schrieb Watson einen bitterbösen Brief. Kurz darauf verließ Venter die NIH, und der Wagniskapitalgeber Wallace Steinberg bot ihm an, gemeinsam ein Unternehmen zu gründen, das mit Venters EST-Methode arbeiten würde. Venter wollte sich ausschließlich auf die Grundlagenforschung konzentrieren und nichts mit dem Führen eines Unternehmens zu tun haben, also verständigten sich die beiden auf einen Kompromiss: Venter würde zusammen mit seiner Frau Claire Fraser, einer Genomforscherin und Spezialistin für mikrobielle Genomik, am Institute for Genomic Research (TIGR) arbeiten. Steinberg würde ein kommerzielles Unternehmen ins Leben rufen, Human Genome Sciences, und die beiden Organisationen würden gemeinsame Sache machen – Human Genome Sciences würde Venters Forschungsarbeit am TIGR für kommerzielle Zwecke nutzen. Watson unterdessen musste 1992 als Leiter des Humangenomprojekts zurücktreten, was auch damit zusammenhing, wie er mit Venter und dem Patentdebakel umgegangen war.[34] Empört zog sich Watson aus der Öffentlichkeit zurück, aber still und heimlich steuerte und beriet er das Humangenomprojekt weiterhin.

1994 hatte HGP so viel Technologie und Verfahren entwickelt, dass man das Genom der Fruchtfliege, von Hefe, dem Spulwurm und E. coli kartografieren (aber nicht sequenzieren) konnte.[35] Venter und sein Kollege Hamilton O. Smith (damals an der Johns Hopkins School of Medicine) schlugen unterdessen vor – wer hätte es gedacht? –, die Dinge mithilfe einer anderen kontroversen Technologie zu beschleunigen, nämlich der Schrotschuss-Sequenzierung. Das Kartografieren eines Genoms nach der althergebrachten Methode ist ein arbeitsaufwendiger Prozess, bei dem jedes Chromosom isoliert wird, aus dem dann in regelmäßigen Abständen kleine Stücke DNA herausgetrennt werden, die Stücke in die richtige Reihenfolge gebracht werden und man dann eine Sequenziermaschine mit den Stücken füttert, damit das Gerät die Buchstaben „liest". Dieser Prozess ist logisch und geordnet, aber langsam. Es war in etwa so, als führe man in einem Schneesturm auf einer langen Autobahn und könne nur ein kurzes Stück der vor einem liegenden Strecke ausmachen.[36]

Bei der Schrotschuss-Sequenzierung nahmen Smith und Venter zahlreiche Kopien genomischer DNA, schredderten sie und klonten die Fragmente dann in bakterielle Plasmide. Jedes Plasmid enthielt ein paar Hundert Buchstaben der DNA, die man dann sequenzierte. Eine Software las sämtliche Stücke aus und fand Überlappungen. Auf diese Weise ließ sich ein vollständiges Genom zusammensetzen, die zeitaufwendige Bestellung geklonter Plasmide würde wegfallen.

Aber einfach würde auch diese Methode nicht werden – die Schrotschuss-Sequenzierung war zuvor bei kleineren Projekten zur Anwendung gekommen, aber noch nie bei etwas derart Komplexen und Großem wie dem menschlichen Genom. Um Überlappungen zu erzeugen, würde man die DNA nach dem Zufallsprinzip zertrümmern müssen, sodass man es mit einer gewaltigen Menge von Stücken zu tun haben würde, die sequenziert und wieder zusammengesetzt werden müssten. Dafür würde man spezielle Software und Hardware benötigen. Doch es handelte sich auch um eine raffinierte Methode. Leider jedoch bekamen weite Teile der wissenschaftlichen Gemeinschaft bei diesem Thema einen Anfall.

Smith und Venter beantragten bei der NIH Mittel für die Schrotschuss-Sequenzierung von Haemophilus influenzae, einem Bakterium, das bei Kindern Meningitis auslöst. Sie erklärten der NIH zudem, sie würden für diese Arbeit nur ein Jahr benötigen.[37] Dieses Bakterium verfügt über 1,8 Millionen Zeilen Code, was bedeutete, man müsste jeden Tag, auch an den Wochenenden, grob geschätzt 5.000 Stücke Code korrekt auslesen.[38] Der Prüfungsausschuss der NIH bewertete den Vorschlag schlecht und ermahnte die beiden Wissenschaftler: Die Schrotschuss-Sequenzierung eines Genoms sei nicht nur unmöglich, sondern auch riskant! Smith und Venter legten Einspruch gegen das Urteil ein. Gleichzeitig stürmte Venter aber weiter voran, überzeugt, dass es sich nicht lohne, zu warten, bis sich der Bürokratie-Apparat eines Tages durch den Einspruch gequält hätte.

Ein Jahr später, im Mai 1995, hielten Venter und Smith die Keynote-Rede beim Jahrestreffen der American Society of Microbiology (ASM) in Washington.[39] Andrew war im Publikum. Gemeinsam mit seinen Kollegen Ken Sanderson und Ken Rudd hatte er an der Hybridkarte (halb genetisch, halb physisch) des Bakteriums Salmonella typhimurium geforscht. Er erinnert sich, dass Tausende Wissenschaftler vor Verblüffung schweigend zuhörten, als Venter und Smith verkündeten, das Genom von H. influenzae komplett sequenziert zu haben. Die beiden führten ihr Publikum durch sämtliche Schritte des Prozesses und zeigten anhand von computergenerierten Karten den Aufbau des Genoms verblüffend detailgetreu. Es war das erste Mal, dass das Genom eines frei lebenden Organismus vollständig sequenziert worden war. Und dann – vier Jahre, bevor Steve Jobs seine „Eine Sache hätte ich da noch"-Masche begann – beschlossen Venter und Smith ihre Keynote-Rede mit der vollständigen Genomkarte *eines weiteren* Bakteriums, Mycoplasma genitalium.

Andrew wusste um die Bedeutung dieser Ankündigung. Er war davon ausgegangen, dass das vielerorts studierte und kartografierte Bakterium E. coli als erstes sequenziert werden würde. Nun kamen Venter und Smith und rollten das gesamte Feld der Mikrobiologie von hinten auf. Andrew beschloss kurz darauf, die akademische Welt zu verlassen und sich dem biopharmazeutischen Unternehmen Amgen anzuschließen, das über die technischen und finanziellen Möglichkeiten verfügte, Venters Art der Genomsequenzierung in großem Stil durchzuführen.

Das renommierte Fachmagazin *Science* veröffentlichte einige Monate später genau wie von Venter und Smith geplant Einzelheiten zu den Genomen der beiden Bakterien.[40,41] Der Artikel erschien etwa zu der Zeit, als Venter und seine Kollegen ihren endgültigen negativen Bescheid vom

Berufungsausschuss der NIH erhielten – eine Ironie, die Venter zweifelsohne gut gefallen haben dürfte. Ihre Schrotschuss-Sequenzierung sei nicht umsetzbar, hieß es in dem Schreiben an Smith und Venter.

Unterdessen war nach dem Rauswurf Watsons der angesehene medizinische Genetiker Francis Collins zum neuen Leiter des Humangenomprojekts berufen worden. Aber Watson war keineswegs völlig verschwunden – er agierte hinter den Kulissen und ließ Collins regelmäßig seine Meinung wissen. TIGR-Forscher waren zu anderen Projekten weitergezogen, aber Venter war noch immer empört, denn er wusste, dass es eine andere, bessere Methode gab, das Genom fertigzustellen. Und er hatte recht. Interne Prüfungen zeigten: Sollte das Tempo nicht anziehen, hätte man 2005, wenn die Frist ablief, erst einen Bruchteil der Gene erfolgreich sequenziert. Watson hatte auf einer komplexen Organisationsstruktur bestanden, vollgestopft mit Gruppen, die allesamt Fördermittel erhalten hatten, aber längst nicht alle erfüllten die Erwartungen. Ein bürokratischer Wasserkopf bremste alles aus, vielleicht sogar das Humangenomprojekt insgesamt.

## Es muss rasch gehen

Wohl niemand würde Perkin-Elmer mit Exxon oder Procter & Gamble verwechseln, aber in gewissen Kreisen kannte den Namen durchaus jeder: Das Unternehmen hatte rund 90 Prozent Marktanteil bei den Chemikalien, die die Wissenschaft benötigte, um DNA zu sequenzieren. In den 1990er-Jahren arbeitete das Tochterunternehmen Applied Biosystems an einem Geheimprojekt – einem vollautomatischen Sequenzierer, dem ABI Prism 3700. Er sollte ununterbrochen mit hoher Geschwindigkeit DNA sequenzieren, und gelingen sollte das, indem man die damals verwendeten großen flachen Sequenziergele durch dünne, mit Gel gefüllte Kapillaren ersetzte.[42]

Einige Monate vor dem ASM-Treffen hatte Andrew im kanadischen Edmonton Dr. Norm Dovichi besucht, einen bekannten analytischen Chemiker mit Erfahrung in Systemen zur Einzelmolekül-Detektion, und dort bekam er einen Prototyp des Geräts zu sehen. Andrews Besuch hatte den Grund, dass man über eine Zusammenarbeit an dem Konzept der „Sequenzierung durch Synthese“ sprechen wollte. Dr. Dovichi hatte sich Andrews Vorschlag geduldig angehört, erklärte dann jedoch, er sei dafür leider zu beschäftigt. Außerdem arbeite er bereits an einem neuen Sequenziergerät, das er Andrew nur zu gern zeigen würde. Der Prototyp verfügte über 32 Kapillaren, wovon jede einzelne einer „Gelspur“ bei den herkömmlichen Modellen entsprach. (Die endgültige Version sollte über 96 Kapillaren verfügen, was der Zahl der Löcher auf einer handelsüblichen Mikroplatte entspricht, wie sie in robotergestützten Laborsystemen eingesetzt wird.) Dovichi erzählte Andrew auch von den Leistungszahlen. Andrew stellte einige Überschlagsrechnungen an, und ihm wurde klar, dass eine einzige solche Maschine ein Bakterium innerhalb weniger Wochen würde sequenzieren können.[43]

Ein einzelner ABI Prism 3700 würde das menschliche Genom nicht ganz allein ausrechnen können, aber bei Perkin-Elmer waren einige Führungskräfte der Meinung, dass man mit mehreren Hundert dieser Geräte durchaus imstande sein könnte, das menschliche Erbgut rascher zu entschlüsseln als mit herkömmlichen Methoden. Das Ergebnis würde möglicherweise einige Lücken aufweisen, aber man könnte es als einen ersten Durchlauf ansehen. Jagte man die Daten wieder und wieder durch die Computer, würden alle fehlenden oder verstümmelten Passagen mit der Zeit korrigiert. Bei diesem Teil wurde die Finanzabteilung des Unternehmens hellhörig, denn eine sogenannte Resequenzierung könnte Monate, wenn nicht Jahre dauern, und Perkin-Elmer erzielte mit seinen Chemikalien deutlich bessere Gewinnmargen als mit dem Verkauf von Computern.

Die Perkin-Elmer-Manager kannten Venter und seine Schrotschuss-Methode. Sie glaubten, ihre Computer und sein Ansatz könnten der Genforschung zu einem großartigen Durchbruch verhelfen. Venter wiederum wusste, dass seine Vorgehensweise die Entschlüsselung beschleunigen würde. Also traten Venter und seine Kollegen 1998 vor die NIH und erklärten, sie würden ein privatwirtschaftliches Unternehmen gründen, das sich mit der Entschlüsselung des menschlichen Genoms befasst, ein Unternehmen, das Venters Technik und Heerscharen von

Computern des Typs ABI Prism 3700 kombinieren würde.[44] Sie argumentierten für eine Public-Private-Partnership – ihre Methodik und ihre Rechner könnten im Zusammenspiel mit dem traditionelleren Ansatz der staatlichen Forscher die Entschlüsselung des Genoms bis zum Ablauf der Frist im Jahr 2005 schaffen und dabei dem Staat viel Geld sparen.[45] Venter schlug vor, die Daten zu teilen, und nach Veröffentlichung des menschlichen Genoms könnten sich alle in dem Glanz sonnen, eine der größten wissenschaftlichen Leistungen in der Geschichte der Menschheit erreicht zu haben. Niemand wagte, offen darüber zu sprechen, aber sollte es einen Nobelpreis geben, würden sie sich diese Ehre ebenfalls alle teilen.

Collins erklärte Venter, er werde über den Vorschlag nachdenken, aber möglicherweise war Venters Angebot nicht völlig aufrichtig. Er hatte bereits die *New York Times* kontaktiert und der Zeitung vorab eine Pressemitteilung zugespielt, wonach sein neues Unternehmen Celera (von Latein „celer" für „schnell") das menschliche Genom bis 2001 entschlüsseln werde, also volle vier Jahre vor dem Termin, den das Humangenomprojekt versprochen hatte. In der Pressemitteilung war auch zu lesen, dass Celera dies für einen Bruchteil dessen leisten würde, was die staatlichen Bemühungen kosteten – weniger als 300 Millionen Dollar, nicht einmal ein Zehntel der Kosten für die staatlich finanzierten und geleiteten Anstrengungen. In dem Artikel, den die *New York Times* letztlich veröffentlichte, wurde angedeutet, dass Venters Team mit seiner bewährten Methode und den brandneuen Supercomputern die langsamere und traditionellere Methode des HGP überflüssig machen könnte.[46] Nach Erscheinen des Artikels erschien Venter bei einem Meeting des Humangenomprojekts, machte sich über die Teilnehmer lustig und erklärte ihnen, sie könnten ihre Arbeit genauso gut gleich aufgeben, denn schon bald würden sie weit zurückliegen.

Venters Seitenhiebe waren damit aber noch nicht vorüber. Nach dem HGP-Meeting gab es eine Pressekonferenz, bei der erklärt werden sollte, welche Fortschritte man erzielt hatte. Venter saß oben auf dem Podium neben Collins und erklärte den versammelten Medien, das HGP täte besser daran, auf ein Ziel hinzuarbeiten, das man eher erreichen könne

– das Genom einer Maus zu sequenzieren. Möglicherweise wurde ihm klar, dass er zu weit gegangen war, denn Venter ruderte (mehr oder weniger) zurück: „Die Maus ist sehr wichtig für die Interpretation des menschlichen Genoms", erklärte er. Nach der Pressekonferenz explodierte Watson, der nicht mit Collins und Venter auf der Bühne gewesen war, draußen im Foyer und zog öffentlich Vergleiche zwischen Venter und Hitler.[47] Später putzte Watson Collins vor anderen herunter und erklärte ihm, er solle sich mal mehr am Riemen reißen und wie Churchill handeln, nicht wie Chamberlain.[48]

Andere HGP-Wissenschaftler störten sich nicht nur an Venters Methoden oder seinen beißenden Kommentaren. Sie fanden, es zeuge von schlechtem Geschmack, für derart zentrale Forschungsarbeiten ein gewinnorientiertes Unternehmen zu gründen. Außerdem waren sie nicht nur wegen der Möglichkeit besorgt, Venter könne schneller als sie sein, sondern auch weil er es anderen erschweren könnte, mit den Forschungsergebnissen zu arbeiten. Celera könnte den Gencode für alle einsehbar und nutzbar machen, aber ohne das richtige Computersystem und ohne weitgehende Kenntnisse von Venters Vorgehen bliebe die öffentliche Datenbank komplett unverständlich. Und wenn jemand eine echte Analyse wollte – also die wichtigen Dinge, etwa wo was auf dem Genom war –, musste er das Portemonnaie zücken.

Auch auf der Führungsetage des Wellcome Trust, des großen Londoner Geldgebers des HGP, reagierte man alarmiert auf all den Tumult. Auf einmal steckte ein privatwirtschaftliches Unternehmen – noch dazu eine Firma, die von einem Abtrünnigen geführt wurde, der lange für das von ihnen unterstützte Projekt gearbeitet hatte – seine Nase in die Angelegenheit und erklärte, das öffentliche Vorhaben verschwende immense Summen. Manager des Wellcome Trust flogen in die USA, getrieben von der Sorge, dass ihre nicht unerhebliche wohltätige Spende verschwendet würde und dass womöglich das gesamte Projekt gefährdet wäre. Collins versuchte sie zu überzeugen, dass alles in Ordnung sei, dass es sich bei Venter um ein Großmaul mit Riesen-Ego handele und dass sein Ansatz mit Schrotschuss-Sequenzierung und Computern nicht funktionieren werde. Und um dem ganzen die Krone aufzusetzen, erklärte Collins *USA Today*, Celera werde die „CliffsNotes oder die *Mad*-Version“* des menschlichen Genoms produzieren.[49]

Und damit begann das Rennen. Venter erklärte, seine Gruppe würde 2001 einen Arbeitsentwurf des Humangenoms besitzen und 2003 eine vollständige Version vorlegen. Das HGP hatte keine Wahl: Es musste ebenfalls aufs Gas treten. Watson warb beim Kongress um mehr Geld, damit das Humangenomprojekt seine eigenen ABI 3700 kaufen konnte (Stückpreis: um die 300.000 Dollar). Die NIH verdichtete das Projekt und bündelte die Arbeit in drei akademischen Zentren: der Baylor-Universität, dem Massachusetts Institute of Technology (MIT) und der University of Washington. Das bedeutete jedoch zugleich, viele andere Menschen auszusperren. Zu diesem Zeitpunkt hatten Hunderte Wissenschaftler seit nahezu einem Jahrzehnt an diesem Projekt mitgewirkt, und nun wurden ihnen schlagartig die Mittel gestrichen. Die Gründe dafür lagen auf der Hand – ganz plötzlich war ein neues, konkurrierendes Vorhaben auf der Bildfläche erschienen und hatte es erforderlich gemacht, das Projekt neu auszurichten.

## Der Code wird geknackt

Obwohl das Rennen in vollem Gang war, gab es Versuche, eine Zusammenarbeit zwischen dem internationalen Konsortium und Celera herbeizuführen, aber im Februar 2000 scheiterten diese Gespräche vor dem Hintergrund stetig zunehmender Spannungen. Größtenteils wurde dieser Streit in den Medien ausgetragen. Venter war empört, dass das HGP ein Schreiben an Celera an die Presse durchgestochen hatte, in dem auf Probleme mit Celeras Methoden eingegangen wurde. Gegenüber Reportern erklärte Venter, das HGP wisse sich nicht besser zu helfen und greife deshalb zu schmutzigen Tricks. Parallel dazu sagte ein ranghoher Vertreter des HGP, Celeras Vorhaben, die eigenen Forschungsergebnisse gemeinsam mit öffentlichen Genomdaten zu verkaufen, sei „ein Schwindel“.[50]

---

* Anm. d. Übers.: CliffsNotes ist ein Unternehmen, das Lernmaterialien für Schulkinder und Studium produziert. *Mad* ist ein Satiremagazin.

Im März 2000 hatte Venter Großes zu verkünden: Mithilfe seiner Technik und der Prism-Geräte war es Celera gelungen, das Genom der Fruchtfliege Drosophila zu sequenzieren.[51] Diese Leistung war die Bestätigung von Venters Behauptungen und Celeras Methoden. Hunderte Prism-Geräte brummten nun vor sich hin und verarbeiteten Code, ganz so wie die modernen Serverfarmen, die man in aktuellen Filmen wie James Bond *Skyfall* sieht, aber mit einem Unterschied: Damals sollten noch Jahre vergehen, bevor jemand Begriffe wie „Serverfarmen" prägte. Venter erklärte, Celera habe mit der Arbeit an der menschlichen DNA begonnen und werde schon bald einen Entwurf des menschlichen Genoms vorlegen – etwa 1,2 Milliarden Buchstaben Code – sowie vorläufige Patente für 6.500 menschliche Gene.

Patente versprachen ein lukratives Geschäftsmodell, denn wer die Patente besaß, der würde unermessliche Reichtümer einstreichen. Man stelle sich eine Partie Monopoly vor, bei der nicht Würfel und Zufall, sondern wissenschaftliche Entdeckungen darüber entscheiden, welche Züge zulässig sind und welche Privilegien gewährt werden. Das erste Team, das auf ein „Gen-Feld" zog, konnte es für sich beanspruchen. Sich das Gen patentieren zu lassen war so, als baute man ein Haus oder ein Hotel auf das Feld – andere, die dieses Gen nutzen wollten oder mussten, hatten für das Privileg zu bezahlen (in diesem Fall eine Lizenzgebühr). Hinter Venters Vorgehensweise stand eine einfache und deutliche Strategie: Durch provisorische Patentanmeldungen beanspruchte er für sich praktisch jedes Gen, bei dem das möglich war. Entscheiden, bei welchem Gen sich das überhaupt lohnte, konnte er später immer noch.

Im Gesundheitswesen, der Medizin und der Genomforschung sind Patente wichtig, weil sie dem Besitzer die Möglichkeit geben, lukrative kommerzielle Produkte zu entwickeln, beispielsweise neue Arzneien für hartnäckige Krankheiten. Celeras Patente bedeuteten, dass alles nur Denkbare, was aus diesen Genen erlangt wurde, dem Unternehmen 17 Jahre lang gehören würde. Aber stellen Sie sich vor, was es bedeuten würde, wenn unterschiedliche Unternehmen unterschiedliche Rechte an zentralen Komponenten des menschlichen Lebens hielten – wenn also beispielsweise Celera bestimmte Gene für sich beanspruchte, während das Humangenomprojekt das für andere Gene tat und wieder andere Firmen oder Behörden wieder andere zu ihrem Eigentum erklärten. Es blieb eine ausgesprochen wichtige Aufgabe, das menschliche Genom zu entschlüsseln, aber wenn man die Landkarte zerteilte, konnte das den Prozess ausbremsen, die durch all die Arbeit angesammelten Informationen auszuwerten. Um für vertrackte Gesundheitsprobleme Lösungen in Form neuer Gentherapien anbieten zu können, waren Zusammenarbeiten notwendig, und diese Arbeit würde in einem solchen Szenario schwierig und unnötig kostspielig werden. Beim Monopoly sind die roten und die orangefarbenen Grundstücke diejenigen, auf denen die Spielenden statistisch am häufigsten landen, und deshalb diejenigen, die mit der größten Wahrscheinlichkeit viel Geld einbringen. Sollten sich HGP und Celera um das Monopoly-Spielfeld jagen bei dem Versuch, sich so viele rote und orangefarbene Grundstücke wie möglich unter den Nagel zu reißen (sprich, diejenigen Gene, die für weitverbreitete Gentherapien den größten Nutzen haben, zu sequenzieren und zu patentieren), konnte das zum Problem werden.

Das wissenschaftliche Establishment plagte sich mit diesen Fragen zum geistigen Eigentum herum. Es konnte gut sein, dass Celera Tausende menschlicher Gene patentierte und wer konnte schon sagen, was sich das Unternehmen im Anschluss überlegen würde?

Einige dieser Bedenken waren existenzieller Natur. Sollte Celera Erfolg haben, könnte dies von der außenstehenden Welt als Botschaft verstanden werden: Die übliche Grundlagenforschung in großen Forschungseinrichtungen und Regierungsbehörden ist möglicherweise nicht der beste Weg in die Zukunft. Kleinere und wendigere Elitegruppen arbeiten möglicherweise effektiver. Venters unkonventionelle Methoden waren eine Bedrohung.

Celera arbeitete nicht nur an experimentellen neuen wissenschaftlichen Methoden, das Unternehmen versuchte auch, für das Feld der Biotechnologie ein neues Geschäftsmodell zu entwickeln.[52] Venter beabsichtigte, die Rohdaten der Öffentlichkeit zur Verfügung zu stellen, aber sein Unternehmen würde Software, Abonnements zu verarbeiteten Daten und Zugang zu den herausragenden Sequenziergeräten verkaufen, die die Daten nutzbar machten. Zwischenzeitlich belief sich die Bewertung von Celera auf 3,5 Milliarden Dollar – eine halbe Milliarde Dollar mehr als die geplanten Kosten des Humangenomprojekts.

Auch das Motiv, aus etwas so Universellem und Natürlichem wie dem menschlichen Genom Kapital zu schlagen, beunruhigte viele. Sollte das menschliche Genom nicht der Allgemeinheit gehören? Und war bis zu diesem Punkt die Forschung nicht mit Steuergeldern aus mehreren Ländern finanziert worden? Warum sollte nun ein einziges Unternehmen damit einen großen Reibach machen dürfen?

Während das wissenschaftliche Establishment noch debattierte, gab Venter am 6. April 2000 bekannt, dass Celera ausreichend DNA sequenziert habe und nun mit der „ersten Montage" eines menschlichen Genoms beginnen werde.[53] Jetzt würde es nur noch wenige Wochen bis zur Fertigstellung des ersten Genomentwurfs dauern – deutlich früher, als es alle erwartet hatten.[54] Dieses spezielle Genom war das eines einzelnen Mannes. (Der Name des Mannes wurde nicht veröffentlicht, aber es kamen Fragen auf, ob es sich um Venters eigene DNA handele. Venter bestätigte nicht, dass es sich um seine handelte – er dementierte es aber auch nicht.) Beim Humangenomprojekt dagegen war Genmaterial mehrerer Personen verwendet worden.

Jetzt war klar, dass Celera früher als das staatliche Projekt über die Ziellinie gehen würde, aber aufgrund all der öffentlichen Mittel, die bereits geflossen waren, verständigten sich alle Parteien darauf, dass das Rennen um die erste Sequenzierung des menschlichen Genoms unentschieden ausgegangen sei und dass dies auch für alle aus dieser Arbeit entstandenen Erkenntnisse, Entdeckungen und neuen Prozesse gelten würde – Celera und das HGP würden sich den Ruhm teilen. Dennoch blieben einige knifflige Fragen unbeantwortet. Pharma-Unternehmen und Biotech-Firmen war klar, dass Dritte – akademische Forscher, staatliche Einrichtungen, Start-up-Unternehmen – früher oder später Zugang zur Sequenzierung und zu den Daten würden haben wollen. Sie würden die Rohdaten und die Möglichkeit benötigen, diese zu lesen, um daraus neue Therapiemöglichkeiten entwickeln zu können – aber sie wollten dafür nicht bezahlen müssen. Zudem gab es die beiden kleineren Celera-

Konkurrenten Human Genome Sciences und Incyte, die für den Versuch, das menschliche Genom zu sequenzieren, gewaltige finanzielle Risiken eingegangen waren. Sie mussten zurückverdienen können, was sie ausgegeben hatten.

All diese Komplikationen standen sinnbildlich für die gewaltigen Folgen, die diese Forschungsarbeit hatte. Wer den Zugang zu den Genen kontrollierte, kontrollierte den Zugang zur Zukunft der Biologie. In keinem anderen Geschäftsfeld diskutierte man darüber, welche Organisation die Kontrolle bekommen darf und wie sie ihre Forschungsergebnisse verpacken kann. (Die engste Analogie findet sich möglicherweise bei den aktuellen Debatten in der Frage, wer Zugang zu unseren persönlichen Daten hat und wer sie kontrollieren darf, aber zumindest zu dem Zeitpunkt, da wir dies schreiben, ist noch keine echte Maßnahme beschlossen worden und auch nicht in Sicht.) Aber das unterstreicht, warum das Feld der Biotechnologie – und die inzwischen im Blickfeld auftauchende synthetische Biologie – wie kein anderes Geschäft ist, das je zuvor von irgend jemandem auf diesem Planeten gegründet wurde.

## Friedensgespräche

Schließlich erreichten die Bedenken über all die Aspekte, die es zu berücksichtigen galt, auch die allerhöchste Regierungsebene. Zu einer Lösung fand man, als sich Venter und Collins mit gespielter Kollegialität am 26. Juni 2000 zu Präsident Bill Clinton im Weißen Haus gesellten, während per Satellit der britische Premierminister Tony Blair – dessen Labour-Regierung von Collins und Wellcome Trust angespornt wurde – zugeschaltet wurde.[55] Watson war nicht auf das Podium eingeladen worden, allerdings bedachte Clinton ihn großzügigerweise auch:

> *Vor nahezu zwei Jahrhunderten breiteten in diesem Raum und auf diesem Fußboden Thomas Jefferson und ein zuverlässiger Berater eine großartige Landkarte aus, eine Karte, um die Jefferson lange gebetet hatte, dass er sie noch zu Lebzeiten zu sehen bekäme. Dieser Berater war Meriwether Lewis, und die Landkarte war das Produkt seiner*

> *mutigen Expedition entlang der Grenzen des Wilden Westens bis zum Pazifik. Es war eine Landkarte, die die Umrisse unseres Kontinents und unserer Fantasie definierte und auf ewig erweiterte.*
>
> *Heute gesellt sich die Welt hier zu uns im East Room, um eine Landkarte von sogar noch größerer Bedeutung zu sehen zu bekommen. Wir sind hier versammelt, um die Fertigstellung der ersten Erfassung des gesamten menschlichen Erbguts zu feiern. Es handelt sich ohne Zweifel um die wichtigste und wundersamste Karte, die die Menschheit je hervorgebracht hat.*
>
> *Vor nicht einmal 50 Jahren entdeckten ein junger Engländer namens Crick und ein forscher und sogar noch jüngerer Amerikaner namens Watson als Erste die elegante Struktur unseres genetischen Codes. Dr. Watson, die Art und Weise, wie Sie Ihre Entdeckung im Fachmagazin* Nature *ankündigten, ist eine der größten Untertreibungen der Geschichte: „Diese Struktur verfügt über neuartige Eigenschaften, die von beträchtlichem biologischen Interesse sind.“*[56] *Vielen Dank, Sir.*

Der Präsident verkündete anschließend, dass der Wettlauf um die Fertigstellung der Karte abgeschlossen sei und dass fortan staatliche und private Forschungsteams gemeinsam zum Nutzen aller daran arbeiten würden, einen fehlerfreien endgültigen Entwurf des Genoms zu erstellen. Anschließend würden sie jedes Gen identifizieren und schließlich all diese Daten dafür nutzen, neue medizinische Behandlungsmethoden zu entwickeln.

Aber die historische Ankündigung endete mit einer Warnung. Clinton sagte, die Wissenschaft dürfe nicht die einzige Schiedsrichterin über die „ethische, moralische und spirituelle Macht“ sein, die sich nun im Besitz der Menschheit befinde. Gen-Informationen dürften nicht dazu genutzt werden, irgendeine Gruppe von Menschen zu stigmatisieren oder zu diskriminieren. Sie dürften niemals dazu genutzt werden, die Tore der Privatsphäre aufzustemmen. Und Premierminister Blair betonte: „Wir, wir alle, sind in der Pflicht, dafür zu sorgen, dass das Gemeingut menschliches Genom frei für das Allgemeinwohl der gesamten menschlichen Rasse eingesetzt wird.“[57]

Bevor Clinton Venter und Collins gratulierte und den Männern die Hand schüttelte, hatte Venter noch etwas zu sagen: „Eine der wunderbaren Entdeckungen, die meine Kollegen und ich gemacht haben, während wir die DNA von mehr als zwei Dutzend Spezies entschlüsselten, von Viren über Bakterien zu Pflanzen, Insekten und nun menschlichen Wesen, ist die, dass wir alle durch die Gemeinsamkeit des genetischen Codes und der Evolution miteinander verbunden sind. Reduziert man das Leben auf seine absolute Essenz, stellen wir fest, dass wir mit jeder Spezies auf der Erde zahlreiche Gene teilen und dass wir uns gar nicht so sehr voneinander unterscheiden. Es wird Sie vielleicht überraschen, zu hören, dass Ihre Sequenzen zu mehr als 90 Prozent mit den Proteinen in anderen Tieren identisch sind."[58]

Der Atheist Venter klang sehr nach jemandem, der einen Blick auf das Göttliche erhascht hatte und mit neu entdeckter Bescheidenheit darauf reagierte.[59] Tatsächlich hatte er andere Gründe zur Bescheidenheit. Ihm war bei der Sequenzierung des menschlichen Genoms etwas Fantastisches gelungen, aber er wusste, dass er nur das Rennen zur Startlinie gewonnen hatte. Das wahre Spiel, bei dem es darum ging, die Zukunft der synthetischen Biologie zu entwickeln, sollte erst kurz darauf beginnen.

# 3

# DIE BAUSTEINE DES LEBENS

Zellen sind universelle, elegante Maschinen, die Informationen übermitteln. Sie speichern Daten, rufen sie ab und verarbeiten sie, aber obwohl sie agieren wie ein Computer, besteht nicht die geringste Ähnlichkeit. Sie agieren auch wie vollautomatisierte Hightech-Fabriken, in denen bestimmte Abteilungen bestimmte Aufgaben erledigen, die zur Herstellung der gewünschten Produkte erforderlich sind. Diese Analogien stellen unser geistiges Bild davon in Frage, wie wir das Leben sehen – als Blackbox, bei der wir die Eingabe erkennen (und möglicherweise sogar steuern) wie auch das Resultat. Aber welche internen Abläufe stattfinden und es möglich machen, dass Leben entsteht und die Systeme des Lebens manipuliert werden, bleibt uns größtenteils verborgen. Könnten wir Zellen, die grundlegenden Bausteine des Lebens, manipulieren, könnten wir die Maschinen dazu bringen, unsere Anweisungen zu befolgen.

Wenn wir uns darauf verständigen können, dass Zellen wie feuchte biologische Computer sind, die Anweisungen zur Herstellung von Produkten und Dienstleistungen befolgen, dann wäre es hilfreich, sich die

Programmsprache der DNA als digital, aber nicht binär, vorzustellen. Der Computer auf Ihrem Schreibtisch und der Chip in Ihrem Handy verstehen eine Sprache mit zwei Symbolen – Einsen und Nullen (deshalb binär), wobei die Symbole für „wahr" (1) oder „falsch" (0) stehen. Diese Einsen und Nullen werden aneinandergereiht, üblicherweise in Achtergruppen. Das wird als ein Byte bezeichnet und ist eine Standardeinheit digitaler Informationen. Der Binärcode für den Buchstaben A lautet 01000001. Wollten Sie „Amy" buchstabieren, würden Sie dafür drei Byte mit der korrekten Reihenfolge von Einsen und Nullen benötigen.

Die DNA-Sprache benutzt A, C, T und G, und das DNA-Gegenstück zu einem Byte ist ein Codon, das nicht mit acht, sondern mit drei Positionen arbeitet. „ATG" beispielsweise ist der Code für die Aminosäure Methionin. Sieht die Zelle das allererste „ATG", weiß sie, dass sie dort beginnen muss, Protein zu produzieren. „ATG" ist das „Hallo Welt" der Biologie.

Als das Humangenomprojekt und das Team von Craig Venter das menschliche Genom sequenzierten, identifizierten sie die rund 20.000 Gene, die man im Menschen findet. Dadurch gewannen wir ein besseres Verständnis für den Quellcode, also den Satz Anweisungen, der die Struktur, den Aufbau und die Funktion unserer Entwicklung und Evolution im Detail regelt. Der detaillierte Überblick über menschliche Zellen würde Erkenntnisse liefern, wie man Krankheiten identifizieren, behandeln und verhindern kann ... und eine Gelegenheit, viel größer zu denken.

Zellen enthalten vollständige Kopien des Genoms, und jede Zelle besitzt die Fähigkeit, Entscheidungen über ihre Zukunft zu treffen. Eine Zelle kann nicht gleichzeitig eine Muskelzelle und eine Hautzelle sein – es muss eine Entscheidung getroffen werden. Im Verlauf ihrer Lebenszeit kann sich eine Zelle teilen und verzweigen und mit jeder neuen Generation noch weiter spezialisieren. Stammzellen dagegen, eine andere Form von Zelle, sind nicht exklusiv und universell. Sie können sich teilen und sich wieder und wieder reproduzieren. Das macht sie zu einer erneuerbaren Quelle von unschätzbarem Wert. Stammzellen erzeugen Ersatz für Zellen, die bei einer Chemotherapie beschädigt wurden, sie helfen dem Immunsystem bei der Bekämpfung von Blutkrankheiten, und sie unterstützen bei der Regeneration beschädigten Gewebes.

In der Frühphase des 21. Jahrhunderts besaßen wir eine Karte des Genoms – ein grundlegendes Verständnis davon, wo welches Gen zu finden war und wie groß der Abstand zwischen ihnen auf den Chromosomen war – und dazu kühne Theorien, wie wir mit diesem Wissen das Leben würden besser machen können. Was noch fehlte, waren die Werkzeuge und eine standardisierte Programmiersprache für Zellen. Wissenschaftler, die an den äußersten Rändern dieser kühnen neuen Schnittstelle zwischen Biologie und Technologie forschten, fragten sich, ob das Leben letzten Endes doch gar nicht so geheimnisvoll sei, sondern schlicht eine Frage der Mechanik – ein anspruchsvolles ingenieurtechnisches Projekt, das auf seine Lösung wartete. Aber ohne Standardisierung, ein allgemeines gemeinsames Lexikon und hierarchische Systeme (Teile, Geräte, Methoden) konnten die Forscher ihre Entdeckungen nicht teilen, Patente zu neu identifizierten biologischen Konfigurationen veröffentlichen und auf den Erkenntnissen der anderen aufbauen. Die grundlegenden Bausteine anderer materieller Reiche wurden standardisiert, deshalb können Sie in ein Baugeschäft gehen und eine Handvoll Bolzen kaufen, ohne fragen zu müssen, welcher Art das Gewinde ist. Bolzen, Schrauben und Nägel sind nur einige der vielen Dinge, die standardisiert produziert werden. Im Ingenieurwesen gilt dasselbe für Metalle, Polymere und andere Materialien. In der Computerindustrie werden Festplatten und Speicher mit denselben grundlegenden Formfaktoren hergestellt. Fällt eine Festplatte aus, können Sie also online eine neue bestellen, ihren Rechner aufschrauben und die Platte austauschen. Warum galt dasselbe nicht für biologische Teile?

Stellen Sie sich bloß vor, zu was für einer Form von Magie dies führen würde. Mit der Zeit würden die Ergebnisse atemberaubend werden – ein Wetware-Geschäft für standardisierte biologische Teile und spezielle Drucker zur Synthetisierung von Molekülen. DNA könnte als überschreibbarer Datenspeicher fungieren, und Zellen als mikroskopische Produktionsstätten. Bei denjenigen, die begriffen, dass all dies wahr werden könnte, brach eine Nachfrage nach Biotechnologen aus, nach Menschen also, die eine gemeinsame biologische Schnittstelle bauen können. Bevor wir neuen Code schreiben können, der es uns erlaubt, die Natur zu steuern (und vielleicht sogar Programme, die die künftige

Evolution der Menschheit insgesamt beeinflussen), musste zunächst erst einmal jemand den Baumarkt errichten.

Als Junge träumte Marvin Minsky Meta-Tagträume: Er dachte über das Denken nach. Er trug eine runde Brille und hatte dichtes, braunes Haar voller Wirbel, das er sich weiter zerzauste, während er in der Bibliothek seines Vaters saß und las. Während andere Kinder in der New Yorker Bronx Baseball spielten, verschlang Minsky die gesammelten Werke Freuds. Er stellte sich vor, wie es wäre, eine Kopie des menschlichen Gehirns zu bauen – keinen Automaten, sondern eine echte kognitive Maschine, eine, die unsere Rechenleistung erreichte und wie wir über die Fähigkeit verfügte, zu erschaffen, zu träumen und zu fühlen. Gelegenheit, dieser Idee nachzugehen, erhielt er als sympathischer und umgänglicher Schüler der renommierten Bronx High School of Science, zu deren Absolventen einige Nobelpreisträger zählen, sowie an der Phillips Academy in Andover, Massachusetts, wo später auch der berühmte Genetiker George Church studierte.

1946 schrieb sich Minsky in Harvard ein, um dort Mathematik zu studieren, aber schon bald wurde sein weiterer akademischer Werdegang unklar. Er studierte Mathematik und Physik ... und Psychologie, Sprachen, sogar Musikkomposition bei Irving Fine, der unter anderem Aaron Copeland und Leonard Bernstein unterrichtet hatte. Als Bachelor-Student betrieb Minsky zudem seine eigenen Labore. Das war für einen Studenten schon ungewöhnlich genug, aber noch ungewöhnlicher war, dass die Arbeit, die dort betrieben wurde, disziplinenübergreifend war. Das eine Forschungsfeld war Biologie, das andere Psychologie. Dennoch verbrachte er den Großteil seiner Forschungszeit mit dem Versuch, den menschlichen Geist zu verstehen: Warum funktioniert er? Wo entstehen Gedanken? Wie befehligt der Geist andere Funktionen des Körpers? Wie interagiert er mit Organen und Zellen? Besitzen wir tatsächlich einen freien Willen? Mehr und mehr führte ihn seine unersättliche Neugier in Richtung von drei Problemen, die er für die interessantesten auf der Welt hielt – Genetik, Physik und menschliche Intelligenz.[1,2,3]

Mitte der 1950er-Jahre: Minsky hatte einen Doktor der Mathematik, aber weiterhin fesselte ihn die Frage, wie das Gehirn funktioniert. 1956 schlugen er und einige Freunde (der Mathematiker John McCarthy, der Mathematiker Claude Shannon, der als Kryptograf bei den Bell Labs arbeitete, und Nathaniel Rochester, ein Computerwissenschaftler von IBM) einen zweimonatigen Workshop vor, bei dem es darum gehen sollte, den menschlichen Geist zu erforschen und der Frage nachzugehen, ob Maschinen eines Tages ganz genauso wie Menschen denken könnten. Zusammen mit einer interdisziplinären Gruppe unabhängiger Wissenschaftler aus vielen Bereichen – Informatik, Psychologie, Mathematik, Neurowissenschaften und Physik – verbrachten sie zwei Sommermonate in Dartmouth und beschäftigten sich mit der Verbindung zwischen Geist und Maschine. Das Ergebnis war der Vorschlag für ein neues Forschungsfeld, das sie als „künstliche Intelligenz" bezeichneten, also dieselbe KI, wie wir sie heuten kennen.[4]

Minsky und Kollegen waren in jenem Sommer beileibe nicht die Ersten, die sich mit dem menschlichen Gedanken und der Frage befassten, warum unsere Zellen scheinbar autonom funktionieren. Schon Platon und Sokrates im alten Griechenland fragten sich, was es bedeuten könnte, „sich selbst zu kennen". Auch sie versuchten, Gedanken und Identität auf ihre Ursprünge zurückzuführen. Aristoteles entwickelte die Syllogistik und unser erstes formales System der Deduktion. Das brachte Euklid dazu, den ersten mathematischen Algorithmus zu entwickeln, als er dahinterkam, wie man den größten gemeinsamen Teiler zweier Zahlen herausfinden kann. Das hatte mit Zellen und dem menschlichen Erbgut auf den ersten Blick nichts zu tun, aber diese Arbeiten ebneten den Weg für zentrale Ideen der synthetischen Biologie – dass nämlich bestimmte physische Systeme als Satz logischer Regeln operieren können und dass das menschliche Denken selbst ein Symbolsystem sein könnte, ein Satz von Codes und Regeln.

Diese ersten Ideen der Philosophie und der Mathematik führten dazu, dass Wissenschaftler über hunderte Jahre hinweg herauszufinden versuchten, wie unser Geist und unser Körper verbunden sind und wie sie für die Ansammlung von Millionen Zellen, die alle eigenständig und als komplexe Systeme agieren, Entscheidungen fällen und uns am Leben erhalten. Warum ist unsere Biologie laut einem häufig vorgebrachten Vergleich wie eine ausgeklügelte Standuhr? Der französische Mathematiker und Philosoph René Descartes stellte das Bewusstsein infrage und sinnierte darüber, wie wir überhaupt wissen können, dass unsere Gedanken real sind. In seinen „Meditationen über die Erste Philosophie" entwickelt Descartes ein Gedankenexperiment: Die Leserschaft wird gebeten, sich vorzustellen, ein Dämon habe vorsätzlich eine Illusion ihrer Welt erschaffen. Wenn ihre körperliche und sensorische Erfahrung vom Schwimmen in einem See nichts als ein Konstrukt dieses Dämons wäre, könnte sie auch nicht wirklich wissen, dass sie schwimmt. Sei man sich hingegen seiner eigenen Existenz bewusst, so Descartes, dann habe man die Bedingungen für Wissen erfüllt. Er schrieb, dass der Satz „Ich bin, ich existiere" notwendig wahr sei, „so oft ich ihn ausspreche oder im Geiste auffasse". Anders formuliert: Selbst wenn es in unserer Mitte einen betrügerischen Dämon gebe, steht der Fakt unserer Existenz außer Zweifel. Oder, wie es in Descartes' wohl berühmtestem Zitat heißt: „Ich denke, also bin ich." In „Über den Menschen" argumentiert Descartes, dass Menschen möglicherweise einen Automaten herstellen könnten – in seinem Fall handelte es sich um ein kleines Tier –, das vom echten Lebewesen nicht zu unterscheiden wäre, dass aber ein mechanischer Mensch niemals als echt durchgehen würde, denn es fehle ihm ein Geist und damit eine Seele. Im Gegensatz zum Menschen könne eine Maschine niemals die Kriterien für Wissen erfüllen, denn sie könne niemals wie wir über Selbsterkenntnis verfügen. Descartes zufolge ist Bewusstsein etwas, das intern auftritt. Die Seele ist der Geist in der Maschine namens Körper.

1836 kehrte Charles Darwin von seiner Weltumsegelung an Bord der *HMS Beagle* in die Heimat zurück. Neben vielen anderen Dingen hatte er auf seiner Reise gewaltige Schädelknochen entdeckt, die Überreste uralter Riesenfaultiere sowie andere Fossilien aus der Frühphase der Erdgeschichte. Auf den Galapagosinseln beobachtete er unterschiedliche Finkenarten und Riesenschildkröten und wunderte sich, dass sich die Tiere von Insel zu Insel leicht unterschieden. In den Jahren nach seiner Rückkehr befasste sich Darwin obsessiv mit dem Kreislauf des Lebens – Geburt und Auslöschung –, sinnierte über Hierarchien und Vererbbarkeit nach und entwickelte schließlich eine Theorie, wonach alle Spezies durch einen Prozess der „natürlichen Auslese" überleben. Lebewesen, die sich erfolgreich anpassen oder weiterentwickeln, um den Herausforderungen ihrer Umwelt gewachsen zu sein, pflanzen sich erfolgreich fort und gedeihen. Arten, die sich nicht anpassen oder entwickeln können, sterben mit der Zeit aus. Das gilt für Vögel und Schildkröten, für die versteinerten Tiere, die er gefunden hatte, für Farne und Bäume – und für menschliche Wesen. Sämtliches Leben, so seine These, lässt sich auf gemeinsame Vorfahren zurückführen und entwickelte sich über sehr lange Zeiträume hinweg. Es gab keine göttliche Intervention, nicht den einen Tag, an dem Gott sämtliche Tiere erschuf, die die Erde bevölkern, und erst anschließend den ersten Mann und die erste Frau, wie es Darwins viktorianische Mitmenschen glaubten. Gott war kein Schöpfer, sondern eine starke, tief verwurzelte Überlebensstrategie des Stammes, die wir als Teil unseres eigenen Prozesses der natürlichen Auslese entwickelt hatten.[5]

Während Darwin eine gemeinsame biologische Sprache fand, die alle Lebewesen miteinander verband, versuchten die englische Mathematikerin Ada Lovelace und der Wissenschaftler Charles Babbage, einen Teil unserer Biologie künstlich nachzuahmen, nämlich die kognitive Funktion. In den 1820er-Jahren erfanden sie die „Differenzmaschine", einen Apparat, der Zahlen ordnete. Anschließend postulierten sie eine ausgeklügeltere „analytische Maschine", die mithilfe vorbestimmter Schritte mathematische Probleme löste. In den Fußnoten zu einer wissenschaftlichen Arbeit, die Lovelace 1842 übersetzte, sprach sie von einem noch komplexeren System, das Anweisungen befolgen und Musik und Kunst hervorbringen konnte. Im Grunde schrieb sie damit das allererste Computerprogramm, auch wenn es noch ein reines Konzept war. Der Sprung von theoretischen Denkapparaten zu Computern, die erstmals menschliche Gedanken nachahmten, fand erst in den 1930er-Jahren statt. Zwei bahnbrechende Arbeiten erschienen damals – „On Computable Numbers, with an Application to the Entscheidungsproblem" des Mathematikers Alan Turing und Claude Shannons „A Symbolic Analysis of Switching and Relay Circuits". (Shannon sollte später in diesem magischen Sommer in Dartmouth mit Minsk weiter daran arbeiten, die Grenzen von Mathematik, Ingenieurwesen und menschlichem Denken zu erweitern.)[6]

Alle diese Hintergrundinformationen sind wichtig, zeigen sie doch, wie lange wir schon darüber nachdenken, was Leben ist – von unserer biologischen Maschinerie bis zu unserem Geist und wie die beiden zusammenarbeiten.

Mitte der 1960er-Jahre hatte Minsky bahnbrechende Arbeiten zur KI veröffentlicht, in denen es um die Zukunft ging und um die Herausforderungen, die Maschinen mit sich bringen würden, die sich ihrer selbst bewusst sind. Er gründete das KI-Labor am MIT und begann, an einer Vielzahl von Mensch-Maschine-Problemen zu forschen, etwa an der Frage, wie man Computern beibringt, sich zu reproduzieren und Sprache zu verstehen. Einer seiner vielversprechendsten Schüler war Tom Knight, streng genommen kein Student Minskys, sondern ein Highschool-Schüler aus Wakefield, Massachusetts, einer ruhigen alten Stadt mit gewaltigen Wäldern und Seen, mit dem Auto 20 Minuten nördlich vom MIT-Campus gelegen. Knight arbeitete in den Sommerferien für Minsky und belegte gleichzeitig am MIT Kurse in Programmieren und organischer Chemie. Nach der Highschool schrieb er sich am MIT ein, aber ähnlich wie Minsky tat er sich schwer, die richtige akademische Richtung zu finden. Damals gab es noch keinen Hauptstudiengang Informatik – das Feld entstand zu dieser Zeit erst –, und die Universitäten rieten davon ab, unterschiedliche Studienfächer zu kombinieren.[7]

Also machte es Knight wie Minsky und konzentrierte seine ganze Energie auf die Aufgabe, Maschinen das Denken zu lehren. Mit seinem Vollbart, der sauber rasierten Oberlippe, dem dichten dunklen Haar und seiner Brille sah Knight wie ein mennonitischer Nerd aus, aber er entwickelte sich rasch zu einer Kultfigur auf dem Campus. 1967 schrieb er den Original-Kernel für ein Betriebssystem, das erfasste, wie viel Zeit die Nutzer an Computern verbrachten – eine bedeutsame Aufgabe, denn damals waren Computer ausschließlich an Hochschulen und in staatlichen Laboren zu finden, und nur eine Person auf einmal konnte sie benutzen. Knight gehörte dem Team an, das das Arpanet entwickelte, aus dem später das NSF Net wurde und schließlich das Internet, wie wir es heute verwenden. In den 1970er-Jahren entwickelte er einen Bitmap-orientierten Drucker. Mit seinem MIT-Kollegen Richard Greenblatt machte er sich 1978 daran, einen einfacheren Computer zu entwickeln, für dessen Bedienung man kein ausgebildeter Programmierer sein musste, sondern der von allen Menschen genutzt werden konnte. Es gelang ihnen, einen derartigen Rechner zu bauen, aber sie scheiterten an der kommerziellen Umsetzung. Beide riefen später jedoch andere Unternehmen ins Leben, die Computer herstellten – Greenblatt gründete Lisp Machines, Knight gründete Symbolics, das 1985 die erste jemals registrierte Dotcom-Domain wurde.[8]

Auf dem Weg dorthin häufte Knight Dutzende Patente für seine Beiträge zur Computerwissenschaft und der Elektrotechnik an. Im Rahmen seiner 1983 fertiggestellten Doktorarbeit fand er einen Weg, integrierte Schaltkreise zu entwickeln. Das Moore'sche Gesetz, wonach sich die Zahl der integrierten Schaltkreise, die sich zu unveränderten Preisen auf einer Platine platzieren lassen, alle 18 bis 24 Monate verdoppelt, hatte noch immer Bestand, und Knight sagte voraus, dass es in naher Zukunft physisch unmöglich werde, die integrierten Schaltkreise mithilfe traditioneller Ingenieurmethoden noch weiter zu verdichten. Ab einem bestimmten Punkt würde man durch die Verdopplung im Nanometer-Bereich angekommen sein, erkannte Knight. Zehn Nanometer entsprechen einer Breite von gerade einmal 60 Atomen. Es würde dann statistisch unwahrscheinlich (wenn auch nicht technisch unmöglich) werden, ordnungsgemäß funktionierende Systeme zu entwickeln.

Knight erinnerte sich an die Kurse in organischer Chemie, die er als Teenager am MIT belegt hatte. Er fragte sich, ob man Moleküle zur Selbstmontage bewegen könnte und auf diese Weise einen besseren Computerchip erhielt. Er tauchte zunächst zum Auffrischen in seine alten Biologiebücher ein, dann fand er modernere Bücher über einfache Organismen. Er las die Werke des Biophysikers Harold Morowitz, der argumentiert: „Sämtliche biologischen Prozesse beginnen damit, dass Sonnenphotonen eingefangen werden, und enden damit, dass Wärme an die Umgebung abgegeben wird." Außerdem erklärte Morowitz, welche thermodynamischen Effekte wirken, wenn man die perfekte Pizza herstellt.[9] Tatsächlich war eine bewährte Technologie bereits weitverbreitet im Einsatz und konnte Atome präzise an bestimmte Orte transportieren – die Chemie.[10]

Während er als Professor am MIT lehrte, schrieb sich Knight dort 1995 gleichzeitig als Student ein und belegte die Grundkurse in Biologie.[11] Er wollte mehr über den Fluss biologischer Informationen und über die physische Architektur erfahren, die dafür erforderlich ist. Die Basiseinheit für Erbinformationen ist ein Gen. DNA ist sowohl der Code als auch das Speichermedium. Und die Genexpression lässt die Proteinproduktion zu oder unterbricht sie. Proteine sind die Moleküle, die Befehle innerhalb von Zellen ausführen. Enzyme genannte Proteine katalysieren chemische Reaktionen. Diese verknüpfte Reihe von Reaktionen bildet einen metabolischen Pfad, auf dem das Produkt einer Reaktion zum Input für die nächste wird. Welche Gene wann exprimiert werden, steht für den Fluss biologischer Informationen. Biologen sprechen hier vom zentralen Dogma. Für Knight war es brachliegendes Potenzial.

Im Biologieunterricht in der Oberstufe hat Ihr Lehrer Sie möglicherweise aufgefordert, einen Frosch und seine Organe zu sezieren, Ihre Beobachtungen festzuhalten und das Tier dann wieder zusammenzusetzen (zumindest war es damals bei Amy in der Schule so). Im jungen Feld der Biotechnologie lief es Mitte der 1990er-Jahre ganz ähnlich, auch hier konzentrierte man sich auf Dekonstruieren und Beobachten. Knight aber wollte nicht am molekularen Gegenstück zu Froschkadavern arbeiten. Er wollte auch nicht einfach nur Klone von Genen, Zellen und Geweben entwickeln, was damals eine der zentralen Aktivitäten auf dem Feld der Biotechnologie war. Damit käme er den Antworten auf die Fragen, die ihn umtrieben, nicht näher: Sind Menschen einfach nur matschige Maschinen? Lassen sich Zellen wie Computer programmieren? Könnten Computer aus biologischen Teilen neu gestaltet werden?

Für die Antworten auf diese Fragen würde man sehr tief in die Materie eintauchen müssen, und man würde nicht umhinkommen, an einigen tief verwurzelten Ansichten der akademischen Welt zu rütteln, etwa was die strikte Trennung von Forschung in unterschiedlichen Fachgebieten anging. Informatik, Robotik und künstliche Intelligenz allein würden nicht zu Antworten führen, genauso wenig herkömmliche Ansätze aus Biologie oder Chemie. Die ingenieurwissenschaftliche Vorgehensweise zum Verstehen der Informatik, von deren Maschinen, Informationstransfer, Konnektivität, Netzwerken und dem Fällen autonomer Entscheidungen ließ sich auf die Maschinerie der Zellen übertragen, aber die Forscher würden sich dann mit der Komplexität und der Variabilität der Biologie auseinandersetzen müssen.

Neue Werkzeuge und ein Versuch der Standardisierung könnten unterschiedliche Vorgehensweisen eröffnen. Eine Reihe sogenannter Bioparts („biologische Teile") könnte biologische Funktionen kodieren. Geräte aus Bioparts könnten definierte Funktionen verschlüsseln. Systeme würden Aufgaben erfüllen. Als Knight 1995 seinen eigenen Sommer-Workshop in Cape Cod auf die Beine stellte, hatte er im Hinterkopf, welch weitreichenden Einfluss Minskys interdisziplinäre Gruppe in Dartmouth gehabt hatte und dass sie zum Entstehen der künstlichen Intelligenz als Fachrichtung, der nächsten Generation der Computer und zu Durchbrüchen in zahllosen Forschungsbereichen geführt hatte. Knight versammelte ein Forscherkollektiv um sich, das sich darauf konzentrieren sollte, Ingenieurwissenschaften, Informatik, Biologie und Chemie zu verschmelzen. Dahinter stand der beispiellose Versuch, Biologie als Technologieplattform zu definieren, das Genom als Code und lebende Materie als programmierbare Objekte. Er nannte das Cellular Computing.[12]

Im folgenden Jahr konnte Knight das MIT davon überzeugen, ein Molekularbiologie-Labor zu finanzieren, das innerhalb des berühmten Informatik-Labors der Uni entstand. Aber er stieß rasch auf die nächste Hürde auf dem Weg zu programmierbaren Zellen. Für jedes Experiment des Labors musste zunächst das benötigte Stück DNA gebaut werden, und zwar häufig von Grund auf. Dazu waren eigene Experimente erforderlich, und das Ganze war sehr zeitintensiv.

## Das Zeitalter der synthetischen Biologie

Während Tom Knight an einem neuen Wissenschaftsfeld arbeitete, wurde Afrika gerade von einem Malaria-Stamm heimgesucht, der sich als immun gegen die üblichen Medikamente erwies. Ein einziger Stich einer infizierten Mücke konnte zu schweren Erkrankungen oder sogar zum Tode führen. Tatsächlich infizierten sich jedes Jahr 200 Millionen Menschen durch Stechmücken, und nahezu zwei Millionen der Erkrankten starben.[13] Chloroquin, das am meisten verwendete Medikament, verlor rasch an Wirkung, denn ein neuer Stamm hatte eine Resistenz gegen das Mittel entwickelt. Dieser Stamm wurde sogar an Orten dominant, wo Chloroquin noch nie angewendet worden war. Die große, sich rasch vermehrende Mückenpopulation übertrug aber auch andere Formen dieser Krankheit. Erschwert wurde die Situation durch die Malaria selbst, denn sie ist schwer zu entdecken und tarnt sich häufig als andere Krankheit. Die Symptome reichen von Schüttelfrost und Schweißausbrüchen über Durchfall und Kopfschmerzen bis hin zu einem leichten Gefühl allgemeinen Unwohlseins. Manchmal ist diese Krankheit ein Jahr lang inaktiv und bricht dann schlagartig und scheinbar aus dem Nichts aus.[14]

China hat es wie so viele andere Teile der Welt seit Jahrtausenden mit Malaria zu tun. Kräuterkundige der Antike schworen auf *qinghao* (Einjähriger Beifuß), ein aromatisches Kraut mit einer vergleichsweise kurzen Wachstumsperiode. Die Blätter sehen aus wie dichte grüne Möhrenspitzen. Der chinesische Arzt Ge Hong empfahl bereits 340 in seinem „Handbuch der Rezepte für Notfällen“, die Symptome von Malaria mit Beifuß zu behandeln – zu einem Zeitpunkt, als weder die Krankheit einen Namen hatte noch ihre Übertragung verstanden wurde. Während des Vietnamkriegs erwiesen sich für sämtliche Kriegsparteien Stechmücken als unerwartete Komplikation. Lange bevor in Afrika Chloroquin seine Wirkung praktisch vollständig eingebüßt hatte, breiteten sich in Südostasien resistente Malaria-Stämme aus und überwältigten die Soldaten. Um die Verbündeten in Nordvietnam zu unterstützen, rief die chinesische Regierung ein Geheimprojekt ins Leben, das an einer wirksamen Methode zur Behandlung von Malaria forschen sollte. Die chinesische Phytochemikerin Tu Youyou brachte sich ein (eine Phytochemikerin ist eine Forscherin, die auf die Chemie von Pflanzen spezialisiert ist) und ging mit ihrem Team alte medizinische Texte durch, darunter auch das Handbuch von Ge Hong. Dank ihres Wissens um traditionelle chinesische Medizin identifizierten sie 640 Pflanzen und 2.000 potenzielle Heilmittel für Malaria. Schließlich entdeckte das Team in einem uralten Kraut einen aussichtsreichen Kandidaten – Ge Hongs Beifuß. 1972 isolierte es einen Wirkstoff aus einem ungiftigen Extrakt und taufte ihn auf den Namen *quighaosu* oder Artemisinin. Chinas Wissenschaftlern war es zur damaligen Zeit untersagt, ihre Entdeckungen mit dem Rest der Welt zu teilen, also konnte Tu die Ergebnisse ihrer Arbeit nicht veröffentlichen. Als ihre Entdeckung Anfang der 1980er-Jahre endlich öffentlich wurde, diente ihre Arbeit als Grundlage für neue, bessere Behandlungsmethoden. 2015 erhielt Tu dann auch mit einiger Verspätung für ihre Entdeckungen den Nobelpreis.[15]

Das Problem beim Einjährigen Beifuß besteht darin, dass die Wachstumsbedingungen absolut perfekt sein müssen. Das Kraut benötigt direkte Sonne und gut entwässerten Boden, und wenn es zu feucht ist, gedeiht es nicht. Um die neue Nachfrage nach Beifuß zu bedienen, wurde in China, Südostasien und Afrika die kommerzielle Produktion angekurbelt, allerdings erwies sich die Pflanze als derart anspruchsvoll, dass Qualität, Menge und Kosten nur schwer kalkulierbar waren. Erntemengen ließen sich im Voraus nicht abschätzen, entsprechend instabil war die globale Lieferkette für Artemisinin. Anfang der 1990er-Jahre war das in Kombination mit anderen Medikamenten eingenommene Artemisinin die einzige dauerhaft wirksame Behandlung gegen Malaria, aber die Nachfrage war deutlich größer als die Kapazität der Bauern, die Pflanze anzubauen und zu ernten.

Während Knight in Cambridge über programmierbare Zellen nachsann, grübelte einige Tausend Kilometer entfernt in Berkeley an der University of California der Biochemie-Ingenieur und Assistenzprofessor Jay Keasling über die Schnittstelle von Ingenieurwesen, Informatik, Chemie und Molekularbiologie nach. Ältere Kollegen empfahlen ihm, er solle sich doch besser an die laufende, althergebrachte Forschung halten, beispielsweise Prognosen dazu abzugeben, was geschieht, wenn man neue Gene in Zellen einbringt. Doch Keasling begeisterte sich eher für die Vorstellung, ganz neue Werkzeuge zu entwickeln. Besonders interessierten ihn die Stoffwechselwege und neue Methoden, Zellen so umzufunktionieren, dass künftige Organismen mehr zu leisten imstande wären, als es die Evolution vorgesehen hatte. Er hatte bereits eine Art biologischen Rheostat entwickelt – einen Schalter, der die Spannung der Gene kontrollieren konnte (ähnlich wie der Dimmer, mit dem Sie im Schlafzimmer das Licht stufenlos heller oder dunkler machen können). Er setzte diese Methode bei unterschiedlichen Stoffwechselwegen unterschiedlicher Organismen ein und versuchte, neue biologische Schaltkreise zu entwerfen. Dahinter stand die Absicht, Ergebnisse anpassen zu können – oder gleich völlig neue Ergebnisse zu erfinden.

Keasling und sein Team begannen, sich mit Terpenoiden zu befassen, Nebenprodukten der Stoffwechselwege in Pflanzen.[16] Der markante, süße Geruch einer Pfingstrose, der satte Gelbton von Kurkuma und Senfkorn, die klebrigen Harzrückstände, mit denen Boote wasserdicht gemacht werden, die nützlichen Inhaltsstoffe von Cannabis – all das sind Beispiele für Terpenoide. 1995 waren sie keineswegs leicht herzustellen. Einige Forscher hatten versucht, Terpenoide von null an herzustellen und hatten dazu Mikroben unterschiedliche Pflanzengene eingepflanzt. Der Prozess war jedoch kostspielig, und die Ergebnisse waren überschaubar. Keasling und sein Team entwickelten deshalb die Idee, es mit einem anderen Stoffwechselweg zu versuchen.[17] Anstatt an eng verwandten Pflanzen zu arbeiten, versuchten sie es mit etwas ganz anderem – Hefe.

Haben Sie schon einmal Pizzateig selbst gemacht oder ein Brot gebacken? Dann erinnern Sie sich gewiss an den magischen Schritt, wenn man Körnchen brauner Hefe in warmes Wasser und Zucker einrührt, das Ganze etwas vermischt und dann zusieht, wie ein dünner, schaumiger Brei entsteht. Hefe ist ein einzelliger Mikroorganismus, der sich von Zucker ernährt (und bei diesem Prozess Kohlendioxid freisetzt, was dazu führt, dass der Teig aufgeht). Keasling und sein Team setzten den Stoffwechselweg in Kolonien ein und lösten damit eine überschießende

Reaktion aus. Dann gaben sie einen anderen Stoffwechselweg einer Pflanze hinzu, in der Hoffnung, dabei werde ein Terpenoid-ähnliches Nebenprodukt entstehen. Aber welches sollte man reproduzieren? Ein Carotinoid, wie es Narzissen ihre strahlend gelbe und Tomaten ihre rote Farbe gibt? Oder Menthol oder Kampfer?

Ein Teammitglied kannte die Forschungsarbeit von Tu zu Beifuß und Artemisinin. Das Ganze sah vielversprechend aus, aber zum damaligen Zeitpunkt hatten die großen Pharmakonzerne noch nicht reagiert, denn sie setzten lieber auf ihre bestehenden Malariamittel. Chloroquin war billig und hochrentabel. Angeboten wurde es zu etwa zehn US-Cent pro Behandlung. Die Zugabe von Artemisinin konnte den Preis auf 2,40 Dollar treiben, und das war nur der legale Preis, auf dem Schwarzmarkt wurden bis zu 27 Dollar aufgerufen.[18] Aber Keaslings Team wurde klar: Alle Probleme, die es mit natürlich geerntetem Artemisinin geben mochte, wären hinfällig, wenn sich der Stoff künstlich herstellen ließe. Sie drehten den Rheostat hoch und brauten ein Vorläufermolekül namens Farnesylpyrophosphat (FPP) zusammen, während sie gleichzeitig die Gene herunterdrehten, die FPP in ein Material umwandeln, welches das Gerüst der Hefe-Zellwände bildet. Dann nahmen sie ein Beifuß-Gen, das FPP in Artemisininsäure verwandelt, und setzten es dem Hefe-Genom ein. Tatsächlich reproduzierten sich die Mikroben. Es war zwar noch nicht Artemisinin selbst, aber es war ein guter Anfang.

An den entgegengesetzten Küsten Amerikas gelangten Keasling und Knight zu ähnlichen Schlussfolgerungen. Wenn sie sich Zellen als programmierbare Computer oder Fabriken vorstellten und wenn sie über Werkzeuge zum Steuern des Informationsflusses verfügten, dann würde die Menschheit nicht länger die Unvermeidbarkeit der natürlichen Auslese erdulden müssen. Das Zeitalter der modernen synthetischen Biologie war angebrochen.

Keasling und Knight wussten: Sollte der synthetischen Biologie der Sprung hinaus aus ihrer Randexistenz in den Mainstream der akademischen Welt und schließlich hinaus in die große weite Welt gelingen, würde diese neue Hybrid-Disziplin auf solideren Füßen stehen müssen. Es müsste mehr Studierende geben, die sich für die Schnittstelle von Ingenieurwesen, Informatik und Biologie interessieren. Und auch Möglichkeiten, wichtige Komponenten zu standardisieren. DNA-Stücke wieder und wieder von Grund auf bauen zu müssen und dann unterschiedliche Stoffwechselwege zu entdecken war ein mühseliger und zeitaufwendiger Prozess und hinderte die Forschungsteams daran, der interessanteren – und für die Gesellschaft nützlicheren – Arbeit nachzugehen, neue Organismen herzustellen. Es wäre viel besser, sozusagen über einen biologischen Baumarkt zu verfügen, der ein großes Lager mit Bioparts, Geräten und Systemen besitzt.

2002 brach sowohl die Truppe um Keasling als auch die um Knight zu gewagten neuen Initiativen auf. Der Biotechnologe und Bioingenieur Drew Endy aus dem Team von Knight arbeitete daran, die DNA-Assemblierung so zu standardisieren, dass Teile zu funktionsfähigen Geräten, Stoffwechselwegen und Systemen zusammengefügt werden konnten. Knight war sein Leben lang ein Lego-Fan gewesen und ließ sich nun von den legendären Bausteinen inspirieren. Ihm schwebte eine Art Werkzeugsatz vor, BioBricks, bestehend aus biologischen Teilen mit standardisieretn Sequenzen, die sich nach Bedarf zusammensetzen und zerlegen ließen. Damit es funktionieren konnte, mussten er und sein Team aber zunächst einmal lernen, was andere mit einem derartigen System anstellen würden und wie groß das Interesse auf dem MIT-Campus war, wo das Projekt lief und wo es zunächst zur Anwendung kommen sollte.[19] Sie erwogen, einen Kurs in synthetischer Biologie abzuhalten, aber die Ideen waren noch so frisch, dass es keinen pädagogischen Rahmen dafür gab, keine Lehrbücher, keinen Lehrplan und nur sehr wenige reale Experimente, die als Fallstudien dienen konnten.

Sie riefen den Kurs dennoch ins Leben und nahmen sich die berühmten Vorlesungen zum Vorbild, die Lynn Conway im Sommer 1978 am MIT gehalten hatte. Conway, eine Informatikerin und Elektrotechnikerin, hatte mit ihrem Kollegen Carver Mead, Professor an der Universität Caltech, einen Kurs zu einer neuen Art von Mikrochipdesign abgehalten, während sie noch mitten dabei waren, dieses Design zu erfinden. Gemeinsam mit ihren Studenten entwickelten Conway und Mead rasch Schaltkreis-Prototypen und sandten ihre Entwürfe per Arpanet an eine Chipfabrik in Kalifornien. Das Projekt wurde unter anderem aus Mitteln der Defense Advanced Research Projects Agency (DARPA) finanziert und brachte bereits nach einem Monat Kopien funktionstüchtiger Halbleiter hervor. Der Kurs hatte die Art und Weise, wie Chips entworfen und eingesetzt werden, revolutioniert und bewiesen, dass eine alternative Infrastruktur für Chipdesign und Chipherstellung skalierbar war. Dieser Kurs gab den evolutionären Weg vor, wie Chips designt werden, welche Geräte sie nutzen und welche Geschäftsumfelder diese Geräte benötigen.[20]

Das MIT bietet im Wintersemester etwas an, das sich Independent Activities Period (IAP) nennt. Studierende und Lehrkräfte können dann kurze Kurse zu einer breiten Spanne ungewöhnlicher, experimenteller Themen belegen. Endy und Knight erinnerten sich an den Erfolg von Conways Kurs und welche Revolution dadurch losgetreten wurde. Sie beschlossen, einen ähnlichen Weg zu versuchen und einen IAP-Kurs zu BioBricks und synthetischer Biologie anzubieten. Studenten sollten einen DNA-Schaltkreis entwerfen und bauen, der dann (nicht mehr über das Arpanet, sondern über das moderne kommerzielle Internet) zum Drucken in eine Chipfabrik in Seattle geschickt würde.[21] Eines der ersten Ergebnisse aus diesem Kurs war im Jahr 2000 der von den Studenten Mike Elowitz und Stanislas Leibler entwickelte Repressilator.[22] Der Repressilator sollte als kleiner Schaltkreis mit drei Repressor-Genen in Escherichia coli eingebaut werden. Nennen wir sie der Einfachheit halber A, B und C. Diese Repressor-Gene sollten in einer Feedbackschleife verbunden werden. Das Protein, das Gen A herstellte, würde die Protein-Produktion durch Gen B unterdrücken, das von Gen B hergestellte Protein würde die Protein-Produktion durch Gen C unterdrücken. Und um die Schleife zu schließen, würde das Protein aus Gen C die Proteinproduktion durch Gen A unterdrücken. Protein C würde zudem noch das Gen unterdrücken, das grün fluoreszierendes Protein (GFP) produziert und ein optisches Signal dafür generiert, was innerhalb des Systems geschieht. Wird das System gestartet, wird jedes Protein produziert, auch GFP, die Zelle leuchtet also grün. Dann setzen die unterschiedlichen Unterdrücker der jeweiligen Gene ein und es entsteht ein Kreislauf. C unterdrückt A (und GFP, die Zelle leuchtet also nicht mehr so hell), was B erhöht, das dann C unterdrückt (und die Zelle leuchtet wieder heller). Stabilisiert sich die Dynamik des Systems, oszilliert die produzierte GFP-Menge zwischen niedrig und hoch. Im Grunde bedeutet dies nichts anderes, als dass die Zelle langsam blinkt.

Zumindest ist es das, was *hätte geschehen sollen*. Als Endy die Sequenzen aus dem Werk in Seattle erhielt, funktionierten sie nicht exakt so wie beabsichtigt. Die erste Generation BioBricks passte wie beabsichtigt zusammen, brachte aber nicht die gewünschten Ergebnisse hervor. Das Problem: Sie arbeiteten schlichtweg nicht mit ausreichend Genmaterial. Man hatte sich mit viel zu wenig Legosteinen an einem Master-Level-Projekt versucht.

Glücklicherweise war der IAP-Kurs 2003 von Endy und Knight ausgesprochen beliebt, also teilten sie die Klasse in Gruppen auf, und jede Gruppe arbeitete an einem anderen Projekt.[23] Jede Gruppe wurde mit einigen bereits bestehenden Standardteilen ausgestattet und erhielt Mittel, um ungefähr 5.000 Basenpaare neuer DNA zu synthetisieren. Doch die Entwürfe der Teams waren allesamt zu lang. Sie benötigten eine größere Bibliothek von Standardteilen und ein Verzeichnis, das es ihnen erlauben würde, ihre Daten nachzuverfolgen.

Im Sommer 2004 organisierten Endy und Knight am MIT das erste International Meeting on Synthetic Biology (SB1.0).[24] Zu der dreitägigen Veranstaltung kamen Forscher, die daran interessiert waren, wie man standardisierte biologische Systeme entwirft und baut, und daran, was das für die Gesellschaft bedeuten könnte. Dies führte schließlich dazu, dass der Wettbewerb iGEM (International Genetically Engineered Machine) ins Leben gerufen wurde und dass die erste Bibliothek, die Registry of Standard Biological Parts, gegründet wurde. Untergebracht ist sie am MIT. Andrew verfolgte die Entwicklungen dieser Gruppe aufmerksam und wollte sich einbringen. Er half, an einem neuen Genomzentrum in Oklahoma ein kleineres Treffen mit Endy und anderen auf die Beine zu stellen, arbeitete 2005 mit dem iGEM-Team in Toronto und wurde 2006 ein iGEM-Botschafter, der dazu beitrug, dass das Programm von 13 auf 39 Teams anwuchs.

Zusätzlich zu den Teilen würde man auch standardisierte Messmethoden benötigen. BioBricks mussten mithilfe von Daten beschrieben werden, die es Forschern ermöglichen, eine umfassendere Wissensbasis zu erschaffen, die auch von anderen genutzt werden kann. Schon bald begann die Gemeinschaft der Forschenden damit, die Beschreibung von benötigten Bioparts, Geräten und Systemen zu katalogisieren und für eine kodifizierte Datenbank aufzubereiten, die der Begutachtung durch Fachleute (Peer Review) unterlag. Eine größere Gemeinschaft würde beginnen, an der Standardisierung einer speziellen Computersprache (Synthetic Biology Open Language, SBOL) zu arbeiten. Auf diese Weise sollten die Daten maschinell lesbar werden und sich reibungslos in unterschiedliche Software-Tools integrieren lassen.

Der Physiker Rob Carlson, einer von Endys Freunden, hatte ein Auge darauf gehabt, in welchem Tempo sich unterschiedliche Biotechnologien entwickelten. Ihn interessierte insbesondere die DNA-Synthese. Nach seinen Berechnungen würde ein Labormitarbeiter im Jahr 2010 jeden Tag mehrere menschliche Genome von Grund auf produzieren können, und das zu einem Preis von gerade einmal zehn bis zwölf US-Cent pro Basenpaar. Eine gewagte Prognose, wenn man bedenkt, wie lange das Humangenomprojekt und Craig Venters Team für ihre Arbeit benötigt hatten und dass dabei Kosten in zehnstelliger Höhe angefallen waren. Aber Carlson unterfütterte seine Prognose mit Daten und anscheinend vernünftigen Modellen. Endy, Knight, Keasling und andere sahen eine Zukunft aufziehen, die die Herstellung biologischer Systeme in großem Stil ermöglichen würde. Eine neue Revolution brach an.

## Unternehmen Nummer 1

2002 gelang es Keaslings Forschungsteam, mithilfe ihrer Stoffwechselweg-Technologie einige Mikrogramm Artemisinin herzustellen. Die Wissenschaftler veröffentlichten ihre Ergebnisse im angesehenen Fachmagazin

*Nature Biotechnology* und gingen dabei ausführlicher auf diesen neuen Prozess ein, Gene in E. coli einzufügen.[25] Keasling wusste aber auch, dass ein Erfolg im Labor noch lange nicht bedeutete, dass man nun Millionen Menschen vor Malaria schützen konnte. Er sicherte sich 42,6 Millionen Dollar an Fördermitteln von der Bill & Melinda Gates Foundation, um der Frage nachzugehen, wie man die Produktion in großem Stil aufziehen könnte. 2003 gründete er das Unternehmen Amyris Biotechnologies, die erste Firma auf dem Gebiet der synthetischen Biologie, die Produkte auf den Markt bringen wollte. Ausdrückliches Ziel des Unternehmens war es, eine Artemisinin-Therapie zu erschaffen, die allen Menschen offenstand.[26] Gemeinsam mit Endy rief Keasling zudem als Gegengewicht zu den iGEM BIOFAB ins Leben, dessen Ziel die professionelle Entwicklung und Katalogisierung neuer und bestehender Bioparts ist.[27]

2008 hatte Amyris Artemisinin im Labor entwickelt, besaß aber nicht die technischen Möglichkeiten, es im großen Stil kommerziell herzustellen. Nun erteilte Amyris dem französischen Pharma-Riesen Sanofi-Aventis eine abgabefreie Lizenz. Der Konzern versprach im Gegenzug, mit Keaslings Methode Artemisinin herzustellen und zu vertreiben, und das zu einem Selbstkostenpreis von 350 bis 400 Dollar pro Kilogramm. Spätestens 2012 sollte das Medikament auf dem Markt sein, aber diese Entwicklungen und die Einschätzung, wonach Millionen Menschenleben vor Malaria geschützt werden könnten, sorgten weltweit für Schlagzeilen. Nun wurde vielen Anbauern erst bewusst, wie wertvoll ihr Einjähriger Beifuß war. Sie begannen, Tausende und Abertausende Hektar zu bepflanzen, und schon bald war der asiatische Markt gesättigt. So viel Beifuß war zu bekommen, dass die Preise einbrachen und von 1.100 Dollar pro Kilogramm auf unter 200 Dollar abstürzten.[28] Verschlimmert wurde die Situation noch dadurch, dass Sanofi andere Produkte auf Märkten verkaufte, auf denen Einjähriger Beifuß natürlich vorkam, etwa in China. Örtliche Pharma-Unternehmen zögerten, sich auf Geschäfte mit Sanofi einzulassen, weil sie das Unternehmen nun als Konkurrenz betrachteten.

Dennoch lohnt sich ein Blick darauf, was Amyris gelungen war. Der gewaltige Agrarkonzern Monsanto war zum damaligen Zeitpunkt global vertreten und pumpte jährlich Milliarden Dollar in die Forschung und Entwicklung. Dennoch hatte Monsanto damals nur den Gencode einer Maispflanze mit acht neuen Genen bestückt. Amyris arbeitete von einem vergleichsweise kleinen Labor im kalifornischen Emeryville aus, ganz in der Nähe von Berkeley, und es war dem Unternehmen gelungen, mit einem deutlich kleineren Budget Hefe mit 13 neuen Genen auszustatten.

Kein Wunder, dass berühmte Wagniskapitalgeber aus dem Silicon Valley vorstellig wurden. John Doerr von Kleiner Perkins Caufield & Byers wollte bei Amyris Anwendungen der synthetischen Biologie finanzieren. Ebenso Vinod Khosla, einer der Gründer von Sun Microsystems, und Geoff Duyk von TPG Biotech. Malaria war ihnen keine Herzensangelegenheit, und ihr Interesse an offenen Datenbanken oder freien Lizenzen war ebenfalls gering. Sie sahen in diesen Innovationen vielmehr eine Möglichkeit, die Erdölindustrie zu stören. Sie wollten, dass sich das Unternehmen darauf konzentriert, mithilfe der synthetischen Biologie Biotreibstoffe herzustellen. Als er Amyris gegründet hatte, lud Keasling vier Postdoktoranden ein, weil ihn interessierte, was sie mit Artemisinin anstellen konnten. Keiner von ihnen verfügte jedoch über den Hintergrund oder die Erfahrung, die Art Unternehmen zu leiten, von der die Investoren träumten. Sie wollten als CEO eine kampferfahrene Führungskraft haben.[29]

Und wie so oft bekamen auch hier die Investoren ihren Willen. Amyris verwandelte sich in ein Biotech-Unternehmen, das sich auf Treibstoffe und Chemikalien konzentrierte, die man mit Keaslings Hefe-Technologie verändern kann. Das Unternehmen holte John Melo, einen ehemaligen Leiter des US-Treibstoffgeschäfts von BP für den CEO-Posten. Fast sofort kam es zu Problemen. Melo und seine neue Führungsriege wollten bei einem Team altgedienter Wissenschaftler mit Produktivitätskennzahlen arbeiten, dabei waren die Forscher es überhaupt nicht gewohnt, dass ihre Produktivität überwacht wird. Und ohnehin wussten sie, dass Durchbrüche nicht auf Befehl geschehen. Melo gründete zudem einen Ableger in Brasilien, um dort billig und in großen Mengen den Zucker herzustellen, den die Hefe benötigte, um die Biotreibstoff-Produkte des Unternehmens zu produzieren.

In der Hoffnung, Hunderte Millionen Dollar einzuspielen, beschlossen Melo und der Verwaltungsrat von Amyris, ihr Unternehmen an die Börse zu bringen. 2010 gab es vor dem Börsengang eine Roadshow, bei der man über die künftige Nachfrage nach Treibstoff sprach und über Möglichkeiten, Treibstoff billig aus Hefe zu gewinnen. Die Begeisterung nahm ebenso zu wie die Schätzungen zu der Frage, wie viel Treibstoff sich mithilfe synthetischer Biologie produzieren ließe. Im September 2010 erfolgte an der New Yorker Börse Nasdaq der Börsengang von Amyris, für 16 Dollar pro Aktie, wodurch es bei einer Bewertung von 680 Millionen Dollar 85 Millionen Dollar einnahm. Bei einem Interview an der Nasdaq erklärte ein breit lächelnder Melo: „Brasilien ist wie das Saudi-Arabien der Biomasse."[30]

Spätestens 2012, versprach Melo, werde Amyris 50 Millionen Liter Farnesen herstellen können, eine Chemikalie, die sich in einen Ersatz für Diesel verwandeln lässt und in Autos und sogar Flugzeugen eingesetzt werden kann, ohne der Umwelt zu schaden. Das würde das Aus für den natürlichen Treibstoff bedeuten und das Zeitalter des Biotreibstoffs einläuten, versprach Amyris. Also wieder die vertraute, selbst auferlegte Frist: Sanofi hatte bereits angekündigt, man werde 2012 künstliches Artemisinin für den Massenmarkt produzieren. Aber 2012 kam und ging wieder, ohne dass groß etwas geschehen war. Am Ende des Jahres gab es weder ein neues Medikament noch eine günstige Alternative zu Diesel.[31]

## Wissenschaft vs. Unternehmertum

Jede neuartige und komplexe Technologie leidet unter demselben Problem: Sie weckt Hoffnungen und bringt gleichzeitig unrealistische Zeitpläne für neue Produkte und Dienstleistungen hervor. Die Erfassung des menschlichen Genoms war ein Projekt mit einem klaren Start und einer klaren Ziellinie. Die synthetische Biologie zu erschließen eröffnete aufregende Möglichkeiten, wie das Leben gesteuert werden und wie es sich entwickeln könnte, aber es handelte sich noch immer um Grundlagenforschung, die gerade ihre ersten Schritte als neue wissenschaftliche Fachrichtung machte.

Das Versprechen von Amyris war seine neuartige Herangehensweise an die künstliche Herstellung biologischer Materialien. Doch genau wie die Forschung benötigte auch das Unternehmen Zeit zum Reifen. Keaslings ursprüngliches Konzept sah vor, dass ein Biologe eines Tages virtuellen Gencode auf einem Computer entwerfen würde, ihn dann mithilfe von Algorithmen prüft und die erfolgreiche Kombination schließlich druckt, woraufhin Roboter und Maschinen automatisch die benötigten Organismen herstellen. Könnten das eines Tages die Farnesene sein? Natürlich ... aber eben eines Tages. Doch allein das Versprechen, Zucker in Treibstoff zu verwandeln, war schon eine Art chemisches Reagenz, das eine Kettenreaktion bei Investoren in Gang brachte: Die Begeisterung kochte hoch, der Geduldsfaden riss, und schon bald hatten sie sich auf die Biotreibstoff-Branche gestürzt wie Teenager auf Red Bull und Skittles.

Aber der eigentliche Punkt ist ein anderer: Betrachtete man diese neue Ära der Wissenschaft einzig durch die Brille von Technologie-Startups, dann führte dies dazu, dass Erwartungen zuerst geschürt und dann zermalmt wurden. Synthetische Biologie mag das Kind von Ingenieurwesen, Computerwissenschaften und KI sein, aber es handelt sich um etwas grundlegend anderes – um eine Technologie, die aus Biologie gebaut wird. Es ist ein Feld, das rasch wächst, aber alles andere als ausgereift ist. Den Investoren gelang es nicht, die Geschwindigkeit der synthetischen Biologie korrekt zu kalibrieren, insofern begriffen sie auch nicht, dass das Feld noch in der Phase von Spitzhacke und Schaufel steckt. Ja, es wird unglaubliche Produkte geben, die unsere Existenz auf diesem Planeten (und vielleicht auch außerhalb davon) verändern werden, aber es wäre besser gewesen, hätten die Investitionen das Baumarkt-Umfeld aufgebaut und verbessert, die Materialien und das Inhaltsverzeichnis, die Lieferkette und alle Glieder der Wertschöpfungskette.

Artemisinin wird als erstes erfolgreiches Produkt der synthetischen Biologie bejubelt, obwohl sich das Unternehmen, das in der Absicht gegründet wurde, dieses Produkt herzustellen und zu verkaufen, als Fehlschlag erwies. Der Fall Amyris ist eine Mahnung. Keasling hat einmal geschätzt, dass sein Team ungefähr 150 Personenjahre gebraucht hat, um seine Entdeckungen zu Stoffwechselwegen anzustellen.[32] Die nächsten Schritte hätten darin bestehen sollen, alle Jungunternehmen mit Anschubfinanzierungen auszustatten. Stattdessen schimpften Investoren, Journalisten und ehrlich gesagt auch viele Wissenschaftler über die synthetische Biologie und stellten kritische Fragen dazu, ob all der Hype wirklich im Einklang mit dem steht, was das Feld für die Wissenschaft und für den Markt leistet.

Vergleicht man das, was die Vorväter der synthetischen Biologie – Keasling, Knight, Endy, Venter, Church, Collins und ja, auch Watson – in nicht einmal zwei Jahrzehnten erreicht haben, mit anderen Feldern wie der Physik, der Luft- und Raumfahrt und der Chemie, so ist die Leistung wirklich beeindruckend. Verblüffend. Atemberaubend. Dass Behörden und philanthropische Einrichtungen nicht Schlange stehen und darum betteln, die nächsten Schritte finanzieren zu dürfen, verrät uns viel über die Schwierigkeiten, die es mit sich bringt, ein neues Forschungsfeld zu etablieren. Künstliche Intelligenz steht heute auf festen Füßen und verfügt über ein enormes, globales Ökosystem, musste aber in den 1980er-Jahren eine Phase durchstehen, die als „KI-Winter" bekannt wurde. Die Investitionen und die kühnen Versprechungen der 1960er- und 1970er-Jahre hatten damals noch keine spekulativen kommerziellen Produkte hervorgebracht – etwa Computer, die in Echtzeit automatisch Fremdsprachen übersetzen – und auch keine Werkzeuge, die die Arbeit der Behörden auf ein neues Niveau angehoben hätten.[33]

Dieses neue Zeitalter der Wissenschaft vereint alles in sich, was Traditionalisten gern verabscheuen – Schnelligkeit, neuartige Technologie und das Vermischen unterschiedlicher Disziplinen. Unsere lieb gewonnenen Glaubenssätze zum Leben und dessen Ursprung werden auf den Kopf gestellt. Allein schon die Existenz der synthetischen Biologie rüttelt am Status quo, und das bereitet vielen Menschen Unwohlsein. Viele Wissenschaftler kritisieren BioBricks. Die Methodik dahinter sei zu langsam, zu einfach, zu ... zu sehr wie Lego-Steine. Knight arbeitete damals regelmäßig mit seiner Lego-Analogie, um Nicht-Biologen das Konzept der Bioparts und den Baumarkt zu beschreiben, denn das war ein Vergleich, mit dem die Menschen etwas anfangen konnten. Aber eine Gruppe nahm diese Erklärung wortwörtlich und argumentierte, es möge für Kinder ja eine tolle Sache sein, mit Lego herumzuspielen, aber es würde doch wohl niemand ernsthaft in einem Lego-Haus leben wollen.

Wenn sich hier eine Lektion verbirgt, dann diese: Wissenschaft verlangt einen offenen Geist und eine Menge Geduld. Wir mögen noch nicht imstande sein, Biotreibstoffe in großem Stil herzustellen, aber wir haben eine großartige Grundlage für unsere Zukunft gelegt. In den folgenden Kapiteln werden wir ausführlich darauf eingehen, wie sich unser Leben – im Großen wie im Kleinen und manchmal beides zugleich – in den kommenden Jahrzehnten durch synthetische Biologie verändern wird. Wir verfügen bereits über brandneue Grundlagen der Forschung und der Lehre, auf der andere aufbauen können. Ein neues Lexikon zum Beschreiben biologischer Werkzeuge und Prozesse. Bioteile, Geräte und Systeme sowie Blaupausen für neue Ansätze, biologische Daten zu speichern und abzurufen. Eine neue Codierungssprache, die DNA maschinenlesbar macht. Die Anfänge eines Baumarkts, der alles enthalten wird, was wir dafür benötigen, die Zukunft des Lebens zu entwerfen.

4

# GOTT, EINE KIRCHE UND EIN WOLLHAARMAMMUT

Im Mai 1816 stiegen ein Mann, seine minderjährige Mätresse und ihre Stiefschwester im Hôtel d'Angleterre ab, einem bescheidenen Haus in der Nähe des Genfersees. Zwei Jahre zuvor hatte der Mann, ein Dichter, seine junge Geliebte Mary geschwängert, aber nur wenige Tage, nachdem sie einen Jungen zur Welt gebracht hatte, fand Mary das Baby tot auf, dabei hatte sie sich noch nicht einmal für einen Namen entschieden. In ihrer Naivität und ihrer Sorge, was zum Tod des Neugeborenen geführt haben konnte, fragte sich Mary, ob möglicherweise die Milch aus ihren geschwollenen Brüsten vergiftet war und ob dieses Gift auch ihr schaden könnte. In Träumen erschienen ihr Szenen einer anderen, glücklicheren Realität, aber sobald sie die Augen aufschlug, begannen wieder die Albträume. „Habe geträumt, dass mein kleines Baby wieder zu Leben begann, dass ihm nur kalt gewesen war, dass wir es vor dem Feuer abgerubbelt haben und es wieder lebte."[1]

Zu dem Zeitpunkt, als Mary am Genfersee eintraf, war sie erneut schwanger gewesen und hatte einen gesunden Sohn zur Welt gebracht. Aber der Verlust setzte ihr weiterhin sehr stark zu. Eines Nachts schlug ein anderer Dichter aus dem Kreis der Freunde, der am See seine Zelte aufgeschlagen hatte, vor, sie alle sollten Geistergeschichten schreiben. Mary, eine eifrige Schreiberin, kanalisierte ihren Schmerz in einen neuen Roman über einen leblosen Leib, den ein Schweizer Wissenschaftler namens Viktor aus Kadavern zusammenflickt und dann zum Leben erweckt. Dem Monster selbst gab sie keinen Namen. Sie veröffentlichte das Buch anonym, aber heute wissen wir, dass Mary Shelley die Verfasserin von „Frankenstein oder Der moderne Prometheus“ war. In einem Abschnitt des Buches ruft Viktor: „So vieles also ist schon errungen worden [...] ich aber will noch mehr, noch weit mehr erreichen: Voranschreitend auf dem schon vorgezeichneten Pfade will ich der Menschheit bislang unerkannte Wege erschließen, will auch noch unentdeckte Kräfte entdecken und der Welt das tiefste Geheimnis der Schöpfung offenbaren!“

Dass „Frankenstein“ die Zeit überdauert hat, liegt daran, dass uns das Werk zwingt, uns mit unseren eigenen Ursprüngen auseinanderzusetzen wie auch mit unserem fortwährenden Ringen darum, die Schöpfung und die Kontrolle darüber zu verstehen. „Was ist dieses Ding namens Leben? Wie hat es begonnen? Endet es wirklich? Können wir es unserem Willen unterwerfen?“ Fragen wie diese faszinieren die Menschen seit Anbeginn der Zeit.

Nahezu jede Kultur beantwortet Fragen nach dem Ursprung des Lebens mit einer Reihe von Charakteren und einer Geschichte. In der griechischen Mythologie gab es „Chaos“ – die gähnende Leere. Aus dieser Leere erschien Gaia, die Erde, die Uranus gebar, den Himmel. Daraus entstanden die Titanen, die einäugigen Zyklopen, Wesen mit hundert Händen, die Götter (Hestia, Demeter, Zeus) und schließlich die Menschen. Die alten Sumerer glaubten an eine Gottheit namens Nammu, eine Mutterfigur, die die Himmel und die Erde gebar, dann die Pflanzen und die Tiere und schließlich den Menschen. Gemäß der Tradition der nordamerikanischen Lakota gab es vor dieser Welt eine andere Welt. Die Menschen dort benahmen sich jedoch nicht anständig, also überflutete der Große Geist die Erde, und ausschließlich die Krähe Kangi überlebte. Drei weitere Tiere wurden entsandt, um Schlamm zu sammeln, und der Große Geist formte daraus Land, verteilte überall auf der Erde Tiere und formte zuletzt Männer und Frauen aus rotem, weißem, schwarzem und gelbem Schlamm. Im Christentum erschuf Gott einen wüsten, formlosen Raum, dann Licht, den Himmel, Land, Tiere und schließlich Adam und Eva. Ihnen übertrug Gott die Herrschaft über alle Lebewesen, und sie wurden zu den Eltern der menschlichen Rasse.

All diese Geschichten wurden zu einer Zeit geschrieben, als wir noch sehr viel weniger von Biologie wussten, von natürlicher Auslese oder davon, wie sich das Leben entwickelt. Das Buch Genesis enthält dramatische Geschichten über eine Welt in Gefahr, über eine Familie, die Probleme hat, Kinder zu bekommen, und über das Streben, ein Land für die Zukunft aufzubauen. Die Autoren wussten nichts von Darwins Beobachtungen zur natürlichen Auslese oder den Grundgesetzen der Vererbungslehre, die Gregor Mendel Jahrhunderte später formulierte. (Bei einigen berühmten Familien der Bibel – jenen von Sarah, Rebekka und Rachel – hätten Genuntersuchungen möglicherweise erklären können, warum es einigen so schwer fiel, schwanger zu werden und das Kind auch auszutragen.)

Der schottische Philosoph David Hume bemerkte, dass unsere universellen Schöpfungsmythen existieren, weil wir Geschichten von Ursache und Wirkung benötigen, um einen Sinn hinter unserer Umwelt zu erkennen, und weil Gesellschaften besser funktionieren, wenn Regeln einen Kontext haben.[2] Aber was geschieht nun, wenn die synthetische Biologie unsere Glaubenssätze zunichtemacht, unsere Schöpfungsgeschichten hinterfragt und uns zwingt, die Regeln neu zu überdenken? In Hunderten Laboren sitzen heute Wissenschaftler und stellen sich die Zukunft des Lebens vor, entwerfen sie und produzieren sie. In einem dieser Labore sitzt ein ausgesprochen beliebter Forscher und bittet uns, unseren Glauben und unser Vertrauen in die Wissenschaft miteinander zu vereinen.

Es steht außer Frage: In der Welt der Biologie ist George Church eine herausragende Figur, was nicht nur mit seiner Körpergröße von 1,96 Meter zusammenhängt. Am MIT und in Harvard, wo er Labore leitet und als

Professor arbeitet, muss er nicht selten den Kopf einziehen, wenn er durch eine Tür schreitet. Er besitzt ein breites, engelhaftes Lächeln, rosige Wangen, dichtes weißes Haar und einen langen Rauschebart – er ist quasi der Bruder des Weihnachtsmanns, genauso sympathisch, aber halt auf dem Feld der Genetik tätig. Mit Blick auf seine Forschungsarbeit vergleichen ihn einige eher mit Charles Darwin oder noch größeren Wissenschaftlern. Als er bei dem Talkshow-Moderator Steven Colbert in der Sendung war, führten die beiden ein weitreichendes Gespräch darüber, wie mithilfe der synthetischen Biologie die Zukunft des Lebens manipuliert wird. Colbert unterbrach Church im Gespräch mit der dringenden Frage: „Müssen wir neu erfunden werden?" Colbert weiter: „Wir sind bereits einmal erfunden worden – von Gott, dem Allmächtigen Vater, dem Schöpfer von Himmel und Erde. Spielen Sie Gott, Sir? Den Bart dafür haben Sie jedenfalls schon mal."[3] Egal, ob sich Colbert dessen bewusst war, aber der Vergleich war mehr als nur eine Frotzelei, denn Church ist sehr stark involviert in Bemühungen, neue Lebensformen zu erschaffen und die Toten wieder zum Leben zu erwecken. Geboren wurde Church 1954 auf dem Luftwaffenstützpunkt MacDill in Florida, aufgewachsen ist er in einem unscheinbaren Mittelschichtviertel in der Nähe von Tampa Bay. Sein Vater war Leutnant in der Air Force – und fuhr Autorennen, fuhr barfuß Wasserski und war grundsätzlich mehr an adrenalinlastigen Aktivitäten interessiert als an einem ruhigen Familienleben. Georges Mutter war Anwältin, Psychologin und Autorin, eine brillante Denkerin, die wenig Geduld für die Possen ihres Mannes hatte. Sie heiratete noch zweimal, zuletzt den Arzt Gaylord Church. Er adoptierte den damals neunjährigen George, der sich auf den ersten Blick in die medizinischen Geräte im Arztkoffer seines Stiefvaters verguckte. Gaylord zeigte seinem neugierigen Sohn, wie man Nadeln sterilisiert, und manchmal ließ er sich von George sogar echte Medikamente spritzen.[4]

Gleichzeitig bereitete Church den Lehrkräften an seiner katholischen Schule Kopfschmerzen. Er war höflich, hatte aber deutlich mehr Fragen, als die Nonnen zu beantworten bereit waren. Häufig führten die Diskussionen tief in theologische Kaninchenbauten. Als Highschool-Schüler war er an der altehrwürdigen Phillips Academy, dem Internat in

Massachusetts, das auch Marvin Minsky besucht hatte. Dort passte er besser hin. Er tauchte in die Themenfelder Computer, Biologie und Mathematik ein, stellte aber immer häufiger fest, dass er nicht imstande war, nachts fest zu schlafen oder tagsüber wach zu bleiben – noch nicht einmal in seinem geliebten Mathe-Unterricht. Seine Mitschüler zogen ihn deswegen unerbittlich auf, aber was noch schlimmer war: Sein Lehrer erklärte ihm, er brauche nicht mehr zum Unterricht zu erscheinen. Wenn er so häufig in der Stunde einschlafe, dann solle er doch das Material gefälligst allein lernen. Church war es peinlich, seinen Lehrer enttäuscht zu haben, und er hasste es, dass es ihm nicht gelang, in der Menge mitzuschwimmen.

Auch nachdem er sich an der Duke University eingeschrieben hatte, litt er unter diesem Problem. Während eines Treffens oder einer Vorlesung döste er ungewollt für einige Minuten weg. Hörte er seinen Namen, war er schlagartig da und antwortete, als wäre er die ganze Zeit aufmerksam und hellwach gewesen. Einmal warf ein Dekan mit Kreide nach ihm, weil er empört war, wie ein Schüler es wagen konnte, in seinem Unterricht einfach einzunicken. Und trotzdem schaffte Church sein Vordiplom in Chemie und Zoologie innerhalb von gerade einmal zwei Jahren. Er blieb weiter an der Uni und studierte Biochemie. Schon bald driftete er in das Feld der Kristallografie ab, einen neuen Ansatz, die dreidimensionalen Strukturen der Transfer-RNA zu studieren, die DNA entschlüsselt und genetische Anweisungen in andere Teile von Zellen transportiert.[5]

Church hatte weiterhin Probleme mit seinem Wach-Schlaf-Rhythmus. Die meisten Menschen vermuteten, er würde einschlafen, weil ihm langweilig sei oder er vor sich hin träumte, tatsächlich jedoch rutschte er ungewollt rasch in REM-Schlaf – die Schlafphase, in der wir träumen – und nahm dabei seine Wach-Gedanken mit. In diesem klaren Traumzustand hatte er Visionen von alternativen Zukünften, in denen er unterschiedliche Ausprägungen wissenschaftlicher Lösungen mit wilden, verrückten technologischen Anwendungen untersuchte, die außerhalb eines Traumzustands niemand ernsthaft erwägen würde.

Seine intellektuelle Neugier und seine Bereitschaft, seinem Geist die Zügel schießen zu lassen (und natürlich die Sache mit dem Schlaf) sorgten dafür, dass Church als Schüler und Student häufig in Schwierigkeiten geriet. Er verbrachte 100 Stunden in der Woche oder noch mehr mit seiner bahnbrechenden Kristallografie-Forschung und erschien überhaupt nicht mehr zu den Vorlesungen für seine Hauptfächer, wo er dann wenig überraschend in den Prüfungen auch durchfiel. In der Biochemie war Schluss für ihn, und er versuchte, in andere Fachbereiche zu wechseln, um seine Forschung fortführen zu können. Aber die wilde Mischung von Kursen, die er belegt hatte, sein Ruf als Kauz und sein schräger Forschungsbereich sorgten in Summe dafür, dass er nicht gerade der Liebling der Professoren war. Church war mittlerweile 20. Er hatte bemerkenswerte Arbeiten veröffentlicht und ein prestigeträchtiges Stipendium der National Science Foundation erhalten. Doch die Bürokratie der akademischen Welt engte ihn ein.[6]

Dennoch gelang es ihm, nach Harvard zu wechseln, wo er seinen Abschluss machen wollte. An einem Herbsttag in seinem ersten Semester kam er zu einer Vorlesung einige Minuten zu spät, also schlich er sich leise in den Saal und setzte sich in die letzte Reihe. Er zückte seinen Notizblock und blickte auf die Dia-Präsentation, die bereits begonnen hatte. Verblüfft stellte er fest, dass das Thema der Vorlesung eine Arbeit war, die von Church höchstselbst stammte. Sein Professor, der bahnbrechende Molekularbiologe Walter Gilbert, hatte keine Ahnung, dass Church seinen Kurs belegte. (Drei Jahre später sollte Gilbert den Nobelpreis dafür erhalten, dass er eine der ersten Methoden zur DNA-Sequenzierung entwickelt hatte.)

Church träumte weiter die Biochemie und ließ sich einige kühne Ideen einfallen. Eine davon war eine Maschine, mit der sich rasch und günstig DNA auslesen ließ. Bei einer anderen ging es darum, mit handelsüblichen Molekülen Genome umzuschreiben und auf diese Weise die von der Natur geschaffenen Dinge zu verbessern. Er stellte sich Enzyme vor, die Teile von Genomen verändern können, und hatte Vision von neurodiversen Menschen, also Menschen mit beispielsweise Zwangsneurosen und Autismus, denen man die Möglichkeit an die Hand gab, ihre besonderen Fähigkeiten hoch- oder herunterzuregeln, anstatt sie medikamentös zu unterdrücken. Diese Ideen fanden ihren Weg ins

Labor, wo sich Church auf die Sequenzierung des Genoms und auf Multiplexing konzentrierte, eine Methode, bei der mehrere DNA-Stränge gleichzeitig sequenziert werden, anstatt ein Strang nach dem anderen, wie es zur damaligen Zeit die gängige Methode war. Neu war das Multiplexing nicht, aber die Wissenschaftler hatten sich noch nicht weiter damit befasst, weil es für sie absurd klang. Church wies nach, dass die Methode funktionieren konnte, und sie setzte sich durch, wodurch die Kosten für die DNA-Sequenzierung drastisch fielen.[7]

In der Zwischenzeit hatte er Chao-ting Wu kennengelernt, eine Molekularbiologin mit Doktortitel aus Harvard. Sie bewunderte seine unbändige Arbeitsmoral und Kreativität und stellte sich hinter seine wilden Ideen. Sie verliebten sich heftig ineinander und heirateten 1990. Wenige Jahre später bekamen sie eine Tochter, die ebenfalls ein ungewöhnliches Schlafverhalten an den Tag legte. Wu schlug vor, dass sich die beiden untersuchen lassen sollten, und sowohl bei Church wie auch bei ihrer Tochter wurde Narkolepsie diagnostiziert. Church wurde klar, dass die Standardbehandlung ihn um seine Klarträume bringen würde, also beschloss er, mit den Symptomen zu leben. Er hörte auf, selbst Auto zu fahren, lernte aber auch einige Tricks, wie er wach bleiben konnte (etwa indem er sich hinstellte und das Gewicht zwischen seinen Füßen verlagerte).[8]

Inspiriert von seiner Familie, die all seinen Eigenarten zum Trotz hinter ihm stand, konnte er sich weiterentwickeln und sich für Ideen anderer stark machen. Anfang der 2000er-Jahre hatten er und seine wild wuchernde Gefolgschaft Hunderte Arbeiten veröffentlicht, von denen viele die Grundlagen für die heutige synthetische Biologie legten. In einer Arbeit von 2004 wurde für günstigere DNA-Synthese argumentiert und aufgezeigt, wie man Stränge auf Mikrochips drucken kann.[9] In einer bahnbrechenden Studie wurde 2009 eine neue Technologie vorgestellt, die es möglich machen würde, Millionen Gensequenzen gleichzeitig zu analysieren.[10] Dann kam Church eine Idee, wie man das Konstruieren und Montieren von Genen beschleunigen konnte, indem man sich im Labor von der Evolution helfen ließ. Wir erinnern uns: Artemisinin künstlich herzustellen kostete ungefähr 25 Millionen Dollar und rund

150 Personenjahre Laborarbeit. Und da ging es nur darum, ein paar Dutzend Gene zu manipulieren, was etwas völlig anderes war als die Aufgabe, einen Organismus künstlich herzustellen. Church überlegte sich: Anstatt die perfekte DNA von Grund auf zu formulieren, könnte man doch eine Maschine einsetzen, die mit einem groben Entwurf beginnt, automatisch zahlreiche Varianten entwickelt und dann die besten Versionen auswählt.

Mit einer kleinen Gruppe machte er sich in seinem Labor daran, genau so eine Maschine zu entwickeln. Es war ein zusammengewürfeltes System aus Roboterarmen, Flaschen, Röhren, Drähten und Sensoren, alles gesteuert von einem Computer. Im ersten Experiment ging es darum, einen Stamm E. coli dazu zu bringen, mehr Lycopin zu produzieren, die Sorte Carotinoid, die dafür sorgt, dass Tomaten rot werden. Der Prozess führte zu 15 Milliarden neuen Stämmen, allesamt genetisch verändert, und einige mit fünfmal so viel Lycopin wie das Original. Church nannte diese Methode *Multiplex-automated genome engineering* (MAGE). Es war Evolution mit Turbolader. Church stellte sich praktische Anwendungsmöglichkeiten vor, etwa menschliche Zelllinien mit unterschiedlichen Variationen, die man dann studieren kann. Mit dieser Methode würden Forscher beispielsweise herausfinden können, wie Mutationen Krankheiten verursachen. Das würde unsere Herangehensweise an die Medizin radikal verändern. Wir könnten Stammzellen entwickeln, die gegen Viren resistent sind, und sie dann bei Zelltherapien anwenden. Oder wir könnten neue, gegen Krankheiten resistente Organe entwickeln und züchten. Theoretisch könnten wir sogar virenresistente Babys erschaffen, indem wir Genome manipulieren und Embryonen per IVF implantieren.

Doch möglicherweise am bemerkenswertesten war, dass Church 2012 herausfand, wie man bequem DNA-Sequenzen verändern und Genfunktionen modifizieren kann. Auf diese Weise half er, die Grundlagen für CRISPR zu legen, eine für Genmanipulationen zentrale Technologie. CRISPR ist die Abkürzung von *clustered regularly interspaced short palindromic repeats* und bezieht sich auf bestimmte Arten sich wiederholender DNA-Sequenzen in einem Genom, die sich vorwärts genauso wie rückwärts lesen lassen (Palindrome). Allgemeiner gesprochen handelt es sich um eine Technologie mit vielfältigen Anwendungsmöglichkeiten, vom Korrigieren von Gendefekten über die Entwicklung widerstandsfähigerer Pflanzen bis hin zum Auslöschen von Krankheitserregern.

Church und sein ehemaliger Postdoc Feng Zhang vom Broad Institute in Harvard veröffentlichten im Fachmagazin *Science* Arbeiten, in denen sie aufzeigten, wie man mit der CRISPR-Technologie das bakterielle Enzym Cas9 anleiten kann, DNA in menschlichen Zellen präzise anzuvisieren und auszuschneiden. Ihre Arbeiten setzten auf früheren Entdeckungen der Mikrobiologin Emmanuelle Charpentier und der Biochemikerin Jennifer Doudna auf, die damals am Zentrum für mikrobielle Forschung der schwedischen Universität Umeå beziehungsweise der Universität von Kalifornien in Berkeley arbeiteten. Charpentier und Doudna hatten gezeigt, wie man „CRISPR-assoziierte Proteine" (kurz Cas) dazu nutzen kann, DNA erfolgreich auszuschneiden und wieder einzukleben.[11] Ihr System löste in den 2010er-Jahren einen Goldrausch aus und brachte ihnen 2020 den Nobelpreis in Chemie ein – das erste Mal überhaupt, dass ein reines Frauenteam einen Nobelpreis der Naturwissenschaften gewann.[12] Church erhielt für seine Rolle nicht im selben Maß Anerkennung, aber der Schatten, den die Frauen geworfen hatten, störte ihn nicht. Gegenüber einer Reporterin erklärte er: „Ich halte es für eine großartige Entscheidung. Die zentrale Entdeckung kommt von ihnen." Auch später lobte er Charpentier und Doudna für ihre Arbeit.[13]

Über einen Zeitraum von zwei Jahrzehnten hinweg hat Church durchschnittlich ein neues Unternehmen pro Jahr mitgegründet, in erster Linie in der Absicht, seine vielversprechendsten Postdocs aus dem Labor in die wirkliche Welt hinauszuführen. Er hat 60 Patentanträge gestellt und als Mentor für eine neue Generation Gentechniker fungiert, deren Arbeit die Welt von morgen formt.[14] Mitte der 2000er-Jahre begann er darüber nachzudenken, wie man den Plastikbecher neu, also ohne den Einsatz von Petrochemikalien, erfinden könnte. Vereinfacht gesagt haben Church und sein Team Mikroben genetisch so programmiert, dass sie Zucker essen und Polyhydroxybutyrat ausscheiden, ein festes und biologisch abbaubares Material, das für kurze Zeit imstande ist, Flüssigkeiten zu halten. Sie waren natürlich die perfekten Kandidaten für Getränkestände, und 2009 gaben sie ihr Debüt am Kennedy Center in Washington. Auf den Bechern stand voller Stolz der Aufdruck: „Plastik, zu 100 Prozent aus Pflanzen“.[15]

Church gehörte auch zu einer kleinen Gruppe von Wissenschaftlern, die die Idee der „BRAIN Initiative“ entwickelten, einer ehrgeizigen gemeinsamen Anstrengung von Privatwirtschaft und Staat. In Zusammenarbeit mit der National Science Foundation, der DARPA und anderen Einrichtungen will man das Verständnis von der Arbeitsweise des Gehirns erweitern. 2005 rief Church das Personal Genome Project als Clearinghouse für öffentliche Daten zu Genom, Gesundheit und Charakterzügen ins Leben.[16] Im Rahmen dieses Projekts veröffentlichten er und andere prominente Stimmen der wissenschaftlichen Gemeinschaft (darunter die Investorin, Philanthropin und ausgebildete Kosmonautin Esther Dyson, der Technologie-Dekan der Harvard Medical School John Halamka, Rosalynn Gill, die Gründerin des Gesundheitsunternehmens Sciona, der bekannte Psychologe und Autor Steven Pinker und natürlich Church selbst) – Daten aus ihrem eigenen Genom. Auf diese Weise soll Forschung an den Genen und Eigenschaften, die uns prägen, leichter zugänglich werden, und es soll ein Dialog angestoßen werden, was die Balance zwischen Transparenz und Intimsphäre betrifft, wenn es um unser eigenes persönliches Erbgut geht.[17,18,19,20] Überlegen Sie mal, was es für Auswirkungen hat, dass derart prominente Personen ihre Gen-Daten zur Verfügung stellen! Zehn Genome machen längst keine großen Datenmenge aus, und obwohl die Daten anonymisiert wurden, wurden doch die Namen der Teilnehmer veröffentlicht. Absolute Privatsphäre war damit nicht zu garantieren. Diese Personen nahmen nur deshalb teil, weil es Church gewesen war, der sie darum gebeten hatte.

## Reanimation

Mittlerweile ist Ihnen gewiss klar geworden, dass Church ein brillanter und provokanter Denker ist, ein inspirierender Mentor und jemand, der möglicherweise dazu neigt, sich zu viele Projekte für einen einzelnen Menschen aufzuhalsen. Und dass er, anders gesagt, genau der Typ Mensch ist, der dahinterkommt, wie man ausgestorbene Tiere wieder zum Leben erweckt – insbesondere das Wollhaarmammut, das vor ungefähr 4.000 Jahren während des Pleistozäns ausstarb.

Bis dahin streiften Wollhaarmammuts jahrtausendelang durch die nördlichsten Regionen des Planeten. Stellen Sie sich einen nahen Verwandten des Elefanten vor, aber mit dichtem Fell und dicken Fettschichten, die das Tier vor der Kälte schützten, die während der Eiszeit herrschte. Dazu lange Stoßzähne, die ihm dabei halfen, nach Essbarem zu graben. (Viel, viel später sollten die Mammuts als Inspiration für die fiktiven Banthas in *Star Wars* dienen.) Die genauen Gründe für das Aussterben der Mammuts sind unklar, aber Wissenschaftler vermuten eine Mischung aus Bejagung und Temperaturschwankungen. Beides dünnte die Herden aus und reduzierte die Nahrungsvorräte.

Wollhaarmammuts waren eine „Schlüsselart", eine Art, von der viele andere Spezies im Ökosystem aus Gründen der Stabilität abhängig waren. Sie stampften in Herden durch die Gegend, entwurzelten dabei Bäume und trugen auf der Suche nach abgestorbenen Gräsern Schneeschichten ab. Das trug zur Stabilität des Permafrosts bei. Als die Mammuts und andere große Weidetiere nicht länger den Schnee verdichteten und die toten Gräser wegfraßen, veränderte sich das Ökosystem – der Schnee schmolz schneller, was es der Sonne leichter machte, den Permafrost zu erreichen. Der Permafrostboden schmolz nun mit beunruhigender Geschwindigkeit und setzte Treibhausgase frei, wodurch ein Teufelskreis in Gang kam: Höhere Temperaturen führen zu vermehrtem Abschmelzen, wodurch wiederum mehr Gase in die Atmosphäre gelangen, weshalb die Temperaturen steigen und so weiter und so weiter. Wenn man das Wollhaarmammut wiederbeleben und in Kanada und Russland auswildern könnte, ließe sich möglicherweise das Ökosystem wiederherstellen. Und seien wir mal ehrlich: Es wäre eine neuartige und ultracoole Abwehrwaffe gegen die existenziellen Bedrohungen, die der Klimawandel mit sich bringt.

Church hat viel darüber nachgedacht, wie eine „Wiederbelebung" funktionieren könnte. Er war keineswegs der erste, der sich mit diesem Thema befasst hat. 1996 kam das Schaf Dolly zur Welt, das weltweit erste geklonte Säugetier.[21] Bei ihm arbeiteten die Wissenschaftler mit einer Kerntransfer genannten Methode, und Dollys Geburt eröffnete die

Möglichkeit, ausgestorbene Lebewesen zurückzuholen. Beim Zelltransfer wird der Kern einer intakten Zelle sorgfältig extrahiert und in eine Eizelle derselben oder einer eng verwandten Spezies implantiert. Der Rest läuft ähnlich ab wie bei einer In-vitro-Fertilisation: Das Hybrid-Ei wird zum Reifen in die Gebärmutter eingesetzt, und wenn alles gut läuft, kommt ein gesundes, lebendiges Tier zur Welt. Im Jahr 2000 starb der letzte Pyrenäensteinbock, aber Zellen dieses Tieres wurden in flüssigem Stickstoff eingefroren. Dank der Kerntransfer-Methode konnten Forscher 2003 erfolgreich ein Kitz klonen und zur Welt bringen lassen. Leider überlebte es nur einige Minuten.[22] Diese Methode kann nur funktionieren, wenn vollständige, intakte, funktionale Genome verfügbar sind, beispielsweise durch einen ungewöhnlich gut erhaltenen eingefrorenen Kadaver. Wie es der Zufall will, finden sich innerhalb des Polarkreises jede Menge hervorragende Exemplare des Wollhaarmammuts. Dennoch ist es alles andere als gewiss, dass Bemühungen, eine ausgestorbene Spezies wieder zum Leben zu erwecken, von Erfolg gekrönt sein werden. Ein Klon ist möglicherweise nicht überlebensfähig. Bei einem Tier, das vor Tausenden Jahren ausgestorben ist, kann man nicht automatisch erwarten, dass das Erbgut für das Leben auf der heutigen Erde ausgelegt ist.

Deshalb entwickelte Church eine völlig andere Herangehensweise: Er wollte mit einer intakten und gesunden Zelle einer eng verwandten Spezies anfangen und sich von dort aus rückwärts vorarbeiten, wobei ihm Genfragmente erhaltener Exemplare helfen sollten.[23] Nehmen wir beispielsweise die Wandertaube. Sie starb 1914 aus, dabei gab es einst dermaßen viele Exemplare in den Vereinigten Staaten, dass die Schwärme die Sonne verdeckten.[24] Die Wandertaube ließ sich mithilfe der Stammzellen von Felsentauben, einem noch lebenden engen Verwandten, zum Leben erwecken. Das würde bedeuten, einige Gene der Wandertaube in Stammzellen einzusetzen, sie in Spermien umzuwandeln und dann in Eier zu injizieren, damit sich daraus Embryos entwickeln können. Das Ergebnis wäre eine gewöhnliche Taube mit einigen Eigenschaften der Wandertaube.

Vorstellungen wie diese faszinieren Menschen wie Stewart Brand, den legendären Technologie-Unternehmer, der das Magazin *Whole Earth*

*Catalog* und mit The Well die erste Online-Community ins Leben rief, oder auch die Biotechnologie-Managerin Ryan Phelan (Brands Ehefrau). Brand, Phelan und Church riefen gemeinsam eine Initiative ins Leben, ausgestorbene Schlüsselarten wie die Wandertaube und das Wollhaarmammut auferstehen zu lassen. Um genau zu sein, würde es sich nicht um ein Wollhaarmammut handeln, sondern um ein größtenteils wolliges Mammut, denn zur Wiederbelebung würde man die Gene der ausgestorbenen Art in die Stammzellen eines neuzeitlichen asiatischen Elefanten spleißen müssen, des engsten noch lebenden Verwandten des Mammuts.

Bei einer speziellen TED-Konferenz zum Thema „Wiederbelebung ausgestorbener Arten" im Jahr 2013 nahm die Idee Fahrt auf. Damals kamen Molekularbiologen, Naturschützer und Journalisten zusammen und diskutierten die Aussicht, Wollhaarmammuts, Beutelwölfe und andere Arten wiederauferstehen zu lassen. Brand hielt eine provokante Rede über den Verlust an Biodiversität und das Versprechen, mit Churchs Technologie ausgestorbenen Tieren eine neue Chance zu geben. Die Konferenz und die TED-Plattform nutzte er als Sprungbrett für „Revive and Restore", eine Initiative, die sich mit den Gründen für das Aussterben von Arten befassen soll, die die biologische und genetische Vielfalt erhalten soll und die mithilfe von Biotechnologie unsere Umwelt reparieren soll.[25]

Brands TED-Vortrag kam ausgesprochen gut an.[26] Gleichzeitig zog er sich damit jedoch auch von vielen Seiten Kritik zu, von Wissenschaftlern, Umweltschützern und anderen, die erschrocken waren über der Aussicht, seit Langem ausgestorbene Kreaturen könnten wieder zum Leben erweckt werden. Hier ging es nicht um Klonen oder nur darum, eine Kopie von etwas zu erstellen, das früher einmal gelebt hatte. Hier wurden vielmehr die klaren Trennlinien zwischen „existent" und „ausgestorben" verwischt. Und Church machte deutlich, dass sein Interesse sich nicht auf Mammuts und Tauben beschränkte. Er wollte auch mit der DNA von Neandertalern herumspielen – nicht, um eine andere Spezies wieder zum Leben zu erwecken, sondern um unsere eigene Art zu verbessern.[27]

Sie glauben vielleicht, dass Neandertaler primitive Untermenschen waren, eine gröbere und ungehobeltere Version unserer selbst. Diese Einschätzung herrschte lange auch in der Wissenschaft vor, aber aktuelle Studien belegen, dass die Neandertaler hochintelligent waren. Sie hatten eine gut funktionierende Zivilisation aufgebaut und waren als Art ziemlich erfolgreich. Sie überdauerten 250.000 Jahre (der älteste Homo sapiens ist Schätzungen zufolge 300.000 Jahre alt). Die Körper der Neandertaler konnten gut Wärme speichern, was es ihnen ermöglichte, auch unter widrigen Umständen zu überleben. Sie waren unglaublich stark – dieses Klischee trifft in der Tat zu –, aber sie verfügten auch über eine exzellente Motorik. Eine „Neuauflage" des Neandertalers, eine Kreuzung aus Homo sapiens und Homo neanderthalensis, könnte zu einer robusteren Spezies führen, die besser für die modernen Herausforderungen des Klimawandels und extreme Wetterlagen gewappnet wäre und die einen notwendigen Umzug in eine neue und völlig andersartige Umgebung mit höherer Wahrscheinlichkeit überleben würde.

Aus Fossilien, die man in Europa und Asien gefunden hat, wurden mehrere Neandertaler-Gene sequenziert. Wenn die Wissenschaftler das Genom in kleineren Häppchen analysieren und sequenzieren, sollten sie irgendwann imstande sein, in einer menschlichen Stammzelle die korrekte Reihenfolge zu erstellen, was theoretisch zu einem Neandertaler-Klon führen würde. Aber lassen wir es doch besser Church selbst erklären:

> *Man beginnt mit dem Stammzellgenom eines menschlichen Erwachsenen und rückentwickelt es schrittweise in das Neandertaler-Genom oder ein angemessen ähnliches Äquivalent. Diese Stammzellen können Gewebe und Organe produzieren. Falls sich die Gesellschaft an das Klonen gewöhnt und in echter menschlicher Diversität einen Wert sieht, könnte das gesamte Neandertaler-Wesen geklont werden.*[28]

Natürlich stünde der moderne Neandertaler vor Herausforderungen. Ein Beispiel ist die Ernährung der westlichen Welt, denn sie ist sehr stark von Milchprodukten, gemahlenem Getreide und stark verarbeiteten

Lebensmitteln geprägt. Selbst die erfahrensten Mägen haben mit dem Nacho Cheese Doritos Locos Taco von Taco Bell ordentlich zu kämpfen. (Falls Sie nur Bahnhof verstehen: Stellen Sie sich einen aus Doritos-Tortillachips hergestellten Taco-Shell vor, der mit einer Mischung aus stark gewürztem Billigfleisch und Cheddar-Käse befüllt wird.) Neandertaler mögen zähe Kerle gewesen sein, aber ein paar dieser Tacos dürften sie und ihren prähistorischen Verdauungstrakt vermutlich außer Gefecht setzen.

Es mag nach einer schlechten Idee klingen, den Neandertaler wiederauferstehen zu lassen, aber was, wenn wir nur ein paar Neandertaler-Gene borgen könnten, um bei uns selbst an einigen Stellschrauben zu drehen? Neandertaler litten beispielsweise nicht unter Zöliakie, einer leidvollen Erkrankung von Menschen, die allergisch gegen Klebereiweiße (Gluten) sind. Die Immunsysteme der Neandertaler sind anders als unsere aufgebaut, was Wissenschaftlern wertvolle Hinweise darauf liefern könnte, wie sich Autoimmunkrankheiten wie Gelenkrheumatismus, multiple Sklerose und Morbus Crohn behandeln lassen. Außerdem waren die Knochen der Neandertaler ausgesprochen stark, vielleicht könnten wir uns also die für die Knochendichte zuständigen Gene ausleihen, um Osteoporose zu behandeln. Bislang erkranken Hunderte Millionen Frauen mit zunehmendem Alter daran.

Sie finden, es klingt nach Horrorfilm oder verstörender Science-Fiction, Neandertaler-Gene mit unseren zu vermischen und sie in einer Ersatz-Gebärmutter zu implantieren? Allzu weit daneben liegen Sie mit diesem Gefühl nicht. Nahezu immer, wenn Menschen sich in Gottes Werk einmischen, kommt es zur Katastrophe: „Die Insel des Dr. Moreau“ (1896) von H.G. Wells, „Schöne neue Welt“ (1931) von Aldous Huxley, „Dune“ (1965) von Frank Herbert, „Die linke Hand der Dunkelheit“ (1969) von Ursula Le Guin, „Bettler in Spanien“ (1991) von Nancy Kress oder „Das Unsterblichkeitsprogramm“ (2002) von Richard Morgan. Bei den Filmreihen *Star Trek* und Marvels *X-Men* taucht dieses Thema immer wieder auf und hält sich hartnäckig, etwa wenn der Bösewicht Magneto darauf hinarbeitet, dass sich „der Homo sapiens vor dem Homo superior verneigt".

Historisch betrachtet stieß es weder in den Kreisen der Wissenschaft noch der Gesellschaft auf viel Gegenliebe, wenn Menschen versuchten, Gott nachzueifern, oder auch nur mit dem Thema, Gott nachzueifern, herumspielten. Mary Shelley hatte eine Geschichte über ein Monster erschaffen (kein echtes Monster, sie hatte bloß darüber geschrieben!), aber dennoch war ihre Geschichte derart subversiv, dass sie aus Furcht, die Behörden würden ihr ihre Kinder wegnehmen, ihren Namen nicht in Zusammenhang mit der Arbeit sehen wollten. Nachdem man das Schaf Dolly erfolgreich geklont hatte, wurden weltweit Notfalltreffen und Pressekonferenzen einberufen. Fast alle gingen an dem erklärten Sinn und Zweck des ganzen Projekts vorbei, nämlich dass die Wissenschaftler mehr darüber lernen wollten, wie sich Zellen im Laufe ihrer Entwicklung verändern. Stattdessen fielen die Urteile rasch und ausgesprochen negativ aus. Der Medizinethiker Dr. Ronald Munson von der University of Missouri in St. Louis sagte der *New York Times*: „Der Geist ist aus der Flasche." Was würde wohl als Nächstes kommen, verlangte er zu wissen: Würde man mithilfe eines Tropfen Blutes vom Kreuz Jesus Christus klonen?[29] Professor George Annas, Leiter der Abteilung für Gesundheitsrecht an der Medizinischen Fakultät der Universität Boston, richtete mahnende Worte an die Biologie- und Genetik-Gemeinde: „Als Reaktion ist jetzt Horror angesagt", erklärte er. Der nächste logische Schritt bestehe darin, einen ganzen Menschen zu klonen. „Eltern haben nicht das Recht, Zellen von einem Kind zu sammeln und dieses Kind zu reproduzieren. Der generelle Aufschrei der Öffentlichkeit gegen das Klonen von Menschen ist gerechtfertigt."[30] Die Church of Scotland forderte in einem offiziellen Dekret die Vereinten Nationen auf, ein durchsetzbares Verbot gegen das Klonen zu verabschieden. Mit Verweis auf das Buch Jeremia aus dem Alten Testament argumentierte die Kirche, dass der Mensch nicht Gottes Platz einnehmen dürfe: „Und des Herrn Wort geschah zu mir: Ich kannte dich, ehe ich dich im Mutterleibe bereitete, und sonderte dich aus, ehe du von der Mutter geboren wurdest ..."[31] Amerikas damaliger Präsident Bill Clinton verkündete in einer vom

Fernsehen übertragenen Veranstaltung, dass keine Bundesgelder mehr für Forschung fließen würden, bei der es um das Klonen von Menschen gehe.[32]

Eine am 1. März 1997 veröffentlichte Umfrage von *CNN* und *Time* zeigte, dass sich die Mehrheit der Amerikaner schlagartig eine Meinung zur Klonmethode des Kerntransfers gebildet hatte.[33] Schwer vorstellbar, dass sie vor Dolly groß über das Klonen im Allgemeinen oder diese Methode im Speziellen nachgedacht hatten. Ein Drittel der Befragten erklärte, allein die Existenz Dollys wühle sie derart auf, dass sie sich öffentlichen Demonstrationen und Protesten anschließen würden. Inzwischen ist seit Dolly nahezu ein Vierteljahrhundert vergangen, und wir haben wichtiges Wissen ebenso gewonnen wie neue biologische Technologien und ein umfassenderes Verständnis davon, wie das Leben funktioniert. Und soweit wir es beurteilen können, ist der Planet noch nicht von Dämonenschafen überrannt worden. Dank Dolly haben Wissenschaftler begonnen, adulte Stammzellen zu klonen, was zur Entstehung von iPSC führte (induzierte pluripotente Stammzellen), die sich in der Medizinforschung verwenden lassen. Das führte dazu, dass die Forschung weniger Embryos benötigt, etwas, was vielen Menschen aus ethischen Gründen seit Langem Kopfschmerzen bereitet hatte. Die Forscher konnten den Alterungsprozess studieren – es war das erste Mal, dass eine adulte Zelle umprogrammiert worden war und man sie wie eine junge Zelle agieren ließ. Diese Arbeit öffnete die Tür zu allen möglichen Arten neuer stammzellbasierter Therapien für Menschen: Gelang es, aus dem Gencode des Patienten selbst einen Therapieansatz zu gewinnen, umging man das Risiko, dass sich das Immunsystem dagegen zur Wehr setzt. Heute existieren mehrere regenerative Therapieansätze für die Behandlung von Blutkrankheiten und mit Blut zusammenhängenden Krankheiten wie Leukämie, Lymphomen und Morbus Kahler sowie anderen degenerative Zuständen wie Herzinsuffizienz.

Unsere Ansichten und Wahrnehmungen verändern sich manchmal nur langsam, was auch verständlich ist – unsere Art und Weise, zu denken, wird von Jahrhunderten der Vorgeschichte und tiefsitzenden gesellschaftlichen Wertvorstellungen beeinflusst. Bahnbrechende wissenschaftliche

Ankündigungen werden zumeist mit nur wenig Vorwarnung publik, entsprechend fühlen wir uns manchmal schockiert, verwirrt oder sogar verängstigt, wenn eine Nachricht unsere mentalen Modelle in Frage stellt. Auch die wissenschaftliche Gemeinschaft selbst ist dagegen nicht immun.

Als 2013 Churchs Ansichten zur Wiederbelebung ausgestorbener Spezies öffentlich wurden, schrieben die Herausgeber des *Scientific American* eine vernichtende Rüge, bei der es in erster Linie darum ging, dass das Geld, das man in diese experimentelle Technologie steckte, in traditionellen Anstrengungen zum Erhalt von Flora und Fauna viel besser angelegt wäre.[34] Church antwortete mit einem eigenen Artikel in *Scientific American*, in dem er ruhig erklärte, das Ziel der Wiederbelebung und seines Projekts bestehe nicht darin, „perfekte lebende Kopien ausgestorbener Organismen herzustellen, noch geht es darum, in einem Labor oder einem Zoo ein einmaliges Kunststück vorzuführen". Vielmehr, so legte er dar, gehe es darum, zu lernen, wie wir bestehende Ökosysteme an die von uns verursachten Umweltveränderungen so anpassen können, dass unser eigenes Überleben gewährleistet ist.[35]

Im Dezember 2020 waren Church und sein Team von Harvard-Wissenschaftlern bei ihrem Mammutprojekt (haha, sehr witzig) auf einem guten Weg. Das Erbgut des asiatischen Elefanten mag zu grob geschätzt 99,96 Prozent identisch mit dem des Wollhaarmammuts sein, aber diese fehlenden 0,04 Prozent entsprechen 1,4 Millionen Unterschieden in der DNA. Die meisten sind nicht von Bedeutung, aber während wir dies schreiben, hat Churchs Team 1.642 Gene ausgemacht, die wichtig sind. Die Arbeiten dauern an – derzeit sind die Wissenschaftler dabei, die im Labor gezüchteten Zellen mühselig eine nach der anderen zu designen, zu testen und zu manipulieren, bis die richtige Gensequenz für einen überlebensfähigen asiatischen Elefanten mit Mammut-Einschlag gefunden ist. Sie zielen auf eine gewöhnliche Elefanten-Grundlage ab, die aber über das dichte Fell des Mammuts verfügt, auf das Hämoglobin, das auf einzigartige Weise an Kälte angepasst ist, auf die Fähigkeit, Fett schichtweise einzulagern, und auf andere Verbesserungen wie beispielsweise Zellen, die Natriumionen durch ihre Membran lassen können, wodurch sie besser an die harschen Winterbedingungen angepasst sind.[36] Haben sie erst einmal die richtige Kombination von Eigenschaften zusammengestellt, können sie damit beginnen, diese Hautzellen in Stammzellen zu injizieren und lebende, überwiegend wollige Mammuts zu produzieren. Im September 2021 riefen Church und der texanische Unternehmer Ben Lamm das Unternehmen Colossal ins Leben, welches das Wollhaarmammut-Projekt unterstützen soll.

Sollte es gelingen, diese Wollhaarmammuts des 21. Jahrhunderts zu erschaffen, werden sie einen Platz an einem Ort finden, für den der Autor Michael Crichton die Inspiration geliefert hat – allerdings mit dem Unterschied, dass dieser Ort nicht nach dem Jura, sondern nach dem Pleistozän benannt ist. Pleistocene Park (ja, das ist wirklich der Name) ist ein Experiment in Sibirien, ein Naturreservat, auf dem Jakuten-Pferde, Elche, Bisons, Yaks und andere eingeborene Arten ausgewildert wurden, nachdem die jahrelange Industrialisierung die Populationen dieser Arten drastisch dezimiert hatte.[37] Die veränderten Mammuts könnten zeigen, ob es unser Klimaleid lindern hilft, wenn schwere Tiere auf dem Schnee und dem Permafrostboden herumstampfen.

Wenn der Mensch derartige Tiere wieder zum Leben erweckt und auswildert, übernimmt er stärker als je zuvor Gottes Rolle als Schöpfer, könnte man meinen. Tatsächlich jedoch agieren wir bereits seit Jahrtausenden als Schöpfer. Das eigentliche Problem dabei: Wir stellen uns dabei ganz furchtbar an.

Als die Europäer im 15. Jahrhundert den Atlantik überquerten, veränderten sie dabei systematisch die Umwelt. Sie entdeckten nicht nur „neue Welten“ (oder, genauer gesagt, Welten, die für die Europäer neu waren), sie brachten die Menschen, denen sie begegneten, auch in Kontakt mit europäischen Pflanzen, Tieren und Krankheiten. 1492 landete Christoph Kolumbus in der heutigen Dominikanischen Republik. Ein Jahr später kehrte er zurück, im Gepäck 1.500 Menschen, Dutzende Samen und Triebe von Pflanzen (Weizen, Gerste, Zwiebeln, Gurken, Melonen, Oliven und Wein) sowie Hunderte Pferde, Kühe und Schweine. Es begann der sogenannte kolumbianische Austausch, bei dem in großem Stil Organismen quer über die Ozeane in neue Gebiete verschoben wurden. Aus heutiger Sicht mag es seltsam klingen, aber vor dem kolumbianischen Austausch waren die brasilianischen Paprikapflanzen noch kein fester Bestandteil des scharfen indischen Essens, und kein einziger Ire hatte je eine Kartoffel gegessen. Vor dem 16. Jahrhundert gab es in Afrika keine Erdnüsse und in Italien keine Tomaten. Es gab in ganz Nordamerika vor dem kolumbianischen Austausch keinen Weizen. Der kolumbianische Austausch verwandelte die Landwirtschaft grundlegend, veränderte die Essgewohnheiten von Mensch und Tier gleichermaßen und beeinflusste Leben und Kulturen.[38]

Aber während die Europäer die ihnen unbekannten Gebiete erkundeten, schleppten sie auch gefährliche Krankheitserreger ein, gegen die die indigenen Völker nicht immun waren. Jedes neue Schiff voller Menschen hatte auch neue Wellen von Infektionskrankheiten geladen – Pocken, Lungenentzündung, Scharlach, Malaria, Gelbfieber, Masern, Keuchhusten, Typhus und Rhinoviren. Die neuen Krankheiten rafften 80 Prozent aller Indigenen dahin und dezimierten weite Teile der örtlichen Flora und Fauna (auch Kolumbus und viele seiner Landsleute wurden krank).[39]

Dieser Austausch führte schließlich zu globalen wirtschaftlichen Rahmenbedingungen. Die resultierenden dystopischen Konsequenzen suchen die Menschheit bis heute auf eine Art und Weise heim, wie es sich die Seeleute vor Hunderten Jahren niemals hätten vorstellen können. Die Ausbreitung von Krankheiten, die Umwandlung von Land für die Nutzung durch eine industrielle Agrarwirtschaft, die übermäßige Bejagung von Tieren, der jahrhundertelange Bergbau und die Umweltverschmutzung, die unsere globalen Handelswege anrichten – all das ebnete den Weg für das, was wir heute an Verlusten von Biodiversität und an Klimaveränderungen erleben.

Zwischen 2000 und 2019 gab es weltweit 7.348 große Naturkatastrophen, von denen viele der Klimawandel verursachte.[40] Die Zahl der schweren Überflutungen hat sich verdoppelt. Stürme, die stark genug waren, um beträchtliche Sachschäden anzurichten, nahmen um 40

Prozent zu. Die historischen Waldbrände, die 2019/2020 Australien heimsuchten, bliesen dermaßen viel Asche und Ablagerungen in die Atmosphäre, dass das Sonnenlicht blockiert wurde und es zu einer Art Nano-Eiszeit kam: Meteorologen meldeten, dass sich die Erde vorübergehend abkühlte (um einen Wert von weniger als einem Grad, das genaue Ausmaß ist noch nicht bekannt). Pyrocumulonimbus – mit Feuer gefüllte Gewitterwolken – erschufen ihren eigenen Wind, was in anderen Ländern zu gefährlichen Wirbeln führte. Waldbrände haben die Weltwirtschaft bislang insgesamt nahezu 3.000 Milliarden Dollar gekostet.[41]

Schätzungen zufolge werden sich die Großstädte auf diesem Planeten bis zum Jahr 2100 um bis zu 4,4 Grad Celsius erwärmen. Das ist eine gewaltige zusätzliche Energiemenge in unseren Wettersystemen. Wenn Sie in einer Wohnung mit guter Klimatisierung und guter Luftzirkulation leben, mag Ihnen ein derartiger Anstieg nicht als Katastrophe erscheinen, aber in Städten wie Paris und London, wo die Metropolregion Heimat von 25 Millionen Menschen ist, verfügen viele alte Gebäude nicht über Kühlkanäle und sind auch nicht für Klimaanlagen ausgelegt. Schon einige wenige heiße Tage im Sommer reichen aus, um Menschenleben ernsthaft in Gefahr zu bringen. Wenn Sie anfangen zu überhitzen, lenkt Ihr Körper das Blut um – Blut, das normalerweise die Organe versorgt, strömt nun durch die Haut, um sie abzukühlen. Hält die extreme Hitze an, hört dieser Prozess nicht auf, und weil die Organe mit zu wenig Blut versorgt werden, versagen sie irgendwann. Normalerweise versucht der Körper, sich durch Schwitzen abzukühlen, aber wenn es heiß *und* feucht ist, funktioniert das nicht mehr. Forscher der University of Hawaii in Manoa haben 27 unterschiedliche Wege gezählt, wie eine Hitzewelle sogar kerngesunde Menschen töten kann.[42] Den derzeitigen Klimaprognosen zufolge wird die Mehrheit der Menschen im Jahr 2100 regelmäßig potenziell tödlicher Hitze ausgesetzt sein. Und vergessen wir dabei nicht, dass die Weltbevölkerung in den nächsten Jahrzehnten voraussichtlich von 7,7 Milliarden auf 9,7 Milliarden ansteigen wird. Selbst wenn wir die landwirtschaftlichen Folgen des Klimawandels außer Acht lassen könnten, sind wir nicht imstande, weitere zwei Milliarden Menschen zu ernähren. Ein Großteil des Bevölkerungswachstums wird in

Indien erwartet, wo ungefähr zehn Prozent der Lebensmittel mit den rasch schwindenden und nicht erneuerbaren Grundwasserreserven bewässert werden. Dasselbe gilt für das Central Valley in Kalifornien, für Chinas Nordosten und für Pakistan. Diese Hochburgen der Lebensmittelproduktion versorgen die Menschen mit Getreide, Gemüse, Obst, Baumwolle, Heu und Reis – Grundnahrungsmittel und Produkte, von denen wir und unsere Volkswirtschaften abhängen. Wir haben enorme Fortschritte in der Landwirtschaft erzielt, aber noch immer benötigen etwa 80 Prozent der weltweiten Feldfrüchte Regenwasser, insofern ist die Landwirtschaft weltweit abhängig von Wettermustern, die sich verlässlich vorhersagen lassen. Extreme Niederschlagsereignisse richten in der globalen Nahrungsmittelversorgung schwere Schäden an. Akzeptiert man die evidenzbasierte Forschung zu den Themen Klimawandel, Bevölkerungswachstum und Extremwetter, gelangt man zu der logischen Schlussfolgerung, dass der Weg, auf dem wir uns aktuell befinden, bestenfalls zu einer Vielzahl unnötiger Todesfälle und schlimmstenfalls zu globalen Hungersnöten und Chaos führt.

Darüber hinaus ist die Biodiversität auf diesem Planeten stark zurückgegangen. Die Menschheit insgesamt macht keine 0,01 Prozent der Biomasse auf diesem Planeten aus, aber wir haben 83 Prozent aller Tierarten vernichtet. Die UN-Organisation Intergovernmental Science-Policy Platform on Biodiversity and Ecosystem Services (auch: Weltbiodiversitätsrat) veröffentlichte 2019 apokalyptische Zahlen. Den Daten zufolge sind eine Million Tier- und Pflanzenarten vom Aussterben bedroht. Nicht eine Million Hasen oder eine Million Nelken, sondern eine Million *Arten*. Unwiederbringlich verschwunden.[43]

Das ist die Welt, die wir erschaffen haben – nicht durch wohlüberlegte Planung und absichtliches Handeln, sondern durch eine gedankenlose Evolution als Produkt von jahrhundertelangen Entscheidungen und Handlungen, die alle bis heute auf unvorhersehbare Weise Folgen zeitigen. Ein kleines Beispiel: Überlegen Sie mal, wie der Anstieg des Meeresspiegels die Landschaft und die Tierwelt im Südosten der Vereinigten Staaten verändert hat. Es entstanden perfekte Bedingungen für die winzige unauffällige lilafarbene Sumpfkrabbe Sesarma reticulatum. Ihre Populationen explodierten, und die Tiere begannen, sich über die heimischen Schlickgräser herzumachen, die jedoch viel dazu beitragen, eine Erosion der Küstenmarschen zu verhindern. Die Folge: Was einst große Flächen zusammenhängender Grasländer war, zerbricht, und Priele breiten sich aus.[44] Die Gewässer versanden stärker, bei Sturm werden größere Flächen überflutet, und die Bereiche, in denen kommerzieller Fischfang betrieben werden kann, nehmen ab. So groß sind die Schäden, die diese Krabben anrichten, dass man sie bereits vom Weltraum aus erkennen kann. Und die Wissenschaftler waren gezwungen, die Hierarchie innerhalb dieses Ökosystems neu zu ordnen – die Sumpfkrabben gelten nunmehr als Schlüsselart. Tatsächlich ist es allerhöchste Zeit, sich mit alternativen Geschichten zu befassen, die unsere früheren Ansichten widerlegen und uns zwingen, Risiken objektiv statt emotional zu bewerten. Hier nur zwei Beispiele, wie synthetische Biologie etwas Positives beitragen könnte.

**Ein Upgrade für den Menschen**: Wir tun das bereits, wenn auch nicht unter diesem Namen. Menschen werden mit der Anfälligkeit für bestimmte Viren geboren, darunter Rotaviren, Hepatitis A, Hepatitis B, Kinderlähmung, Lungenentzündung, Haemophilus influenzae Typ B, Windpocken, Masern, Mumps, Röteln, Diphtherie, Wundstarrkrampf und Keuchhusten. In den Vereinigten Staaten und anderen Industrienationen werden den meisten Babys innerhalb ihres ersten Lebensjahrs „Upgrades“ verabreicht – in Form von Impfungen. Erwachsene lassen sich einmal im Jahr gegen Grippe impfen und ab 50 vielleicht noch gegen Gürtelrose. Und Anfang 2021 riefen viele von uns nach dem wichtigsten Upgrade unseres Lebens – dem Impfstoff gegen Covid-19.

Was könnte als Nächstes kommen? Wir könnten uns von Church inspirieren lassen und Werkzeuge entwickeln, die es neurodiversen Menschen erlauben, ihr Leben zu verbessern. Als Amy in den Dreißigern war, diagnostizierte man bei ihr eine Zwangsstörung und bestätigte damit, was sie bereits seit Langem vermutet hatte. Sie durchlebte lähmende Phasen, während deren sie stumm ihre einzelnen Schritte zählte, während deren es ihr unmöglich war, statistische Modelle nicht wieder und wieder durchzugehen, oder während deren sie sich gezwungen sah, jeden Tag den exakt gleichen Weg zur Arbeit zu nehmen, ohne die geringste Abweichung. In diesen „Schleifen“ gefangen, musste sie sich von anderen Menschen isolieren, aber sie verliehen ihr auch ein geradezu übermenschliches Durchhaltevermögen: Sie konnte ihre Konzentration über Tage aufrechterhalten und ohne Pause an schwierigen Problemen arbeiten. Zwangsstörungen entstehen, wenn Serotonin die Kommunikationskanäle zwischen dem Vorderlappen des Gehirns und weiter innen und tiefer liegenden Strukturen stört. Im Rahmen der Behandlung werden Medikamente gegeben, die den Serotoninspiegel normalisieren, man führt eine kognitive Verhaltenstherapie durch, eine Form der Gesprächstherapie, bei der mit der Zeit die Neurotransmitter neu verknüpft werden, oder man greift zu beiden Mitteln. Ein Serotoninhemmer hätte Amy daran gehindert, in diese „Schleifen“ zu verfallen, hätte gleichzeitig aber auch ihre Kreativität und ihren Antrieb gebremst. Es würde keinen Dimmer geben, keine Möglichkeit, ihr Serotonin je nach Bedarf zu erhöhen oder zu senken. Auf Anraten ihrer Ärzte wählte Amy die kognitive Verhaltenstherapie, aber sie muss häufig an den Repressilator von Endy und Knight denken – vielleicht könnte ein derartiges Gerät ihr dabei helfen, ihre Zwangsstörung zu ihrem Vorteil zu nutzen. Auf diese Weise wäre die Zwangsstörung nicht länger ein Fehler im System, sondern eine Besonderheit.

**Ein Upgrade für die Landwirtschaft:** Mandeln sind großartige Lebensmittel – schmackhaft, nährstoffreich und vielfältig verwendbar. Aber sie sind auch ausgesprochen durstige Feldfrüchte. 2019 wurde das Genom des Mandelbaums sequenziert. Man könnte ihn so manipulieren, dass er weniger Wasser benötigt, doppelt so viele Nüsse pro Pflanze produziert und kompakter wächst, anstatt als großer, ausladender Baum.[45]

In so einem Fall könnte der Baum völlig anders angebaut werden. Nahezu alle unsere Lebensmittel wachsen im Freien, wo wir keinerlei Kontrolle über das Wetter haben. Dank Genmanipulation, maßgeschneiderter Mikroben und hochpräziser Agrarsysteme, die künstliche Intelligenz und Robotik einsetzen, können wir alternative Produktionsmöglichkeiten ausloten – beispielsweise vertikale Farmen, bei denen die Pflanzen in gestapelten Schichten innerhalb gewaltiger Lagerhäuser wachsen. LED-Lampen fungieren als Sonne, während Sensoren und KI-Systeme die Bewässerung und die Versorgung mit Nährstoffen kontrollieren und je nach Bedarf anpassen. Roboter gleiten durch Reihen von Zuckererbsen, Knoblauch, Spinat und Kopfsalat. Auf diese Weise lassen sich die Erträge gegenüber herkömmlichen Höfen um das Zehn- bis Zwanzigfache steigern, während gleichzeitig deutlich weniger verschwendet wird.

Wir sind imstande, den nächsten Abschnitt unserer Evolution intelligent zu gestalten (tatsächlich wird uns möglicherweise schon bald keine andere Wahl bleiben), aber dazu müssen wir bereit sein, unsere althergebrachten Vorstellungen zu Schöpfung und Schöpfer zu überdenken. Heute sind einige religiöse Gelehrte und Glaubensgemeinschaften der Ansicht, dass die synthetische Biologie (wie auch andere Wissenschaften und Technologien) Beispiele für Wachstum und menschlichen Fortschritt sind und dass es Teil von Gottes Mission ist, die Schöpfung zu verändern und zu erneuern. Zahlreichen Religionen ist es sehr wichtig, gegen Krankheiten, Hunger und Tod vorzugehen. Synthetische Biologie ist ein natürlicher Ausdruck dieses Fortschritts.

Dr. Francis Collins, der Leiter der amerikanischen Gesundheitsbehörde National Institutes of Health (NIH), ist überzeugter Christ. Er hat Bestseller über das Verhältnis von Wissenschaft und Religion geschrieben, darunter „The Language of God“, in dem er wissenschaftlich für die Existenz Gottes argumentiert, und „Belief: Readings on the Reason for Faith“, in dem er den Geheimnissen Gottes und des Glaubens auf den Grund geht. Ähnlich wie George Church und Craig Venter ist auch Collins ein Pionier der Genetik und hat wertvolle Erkenntnisse beigetragen. 2009 berief ihn Präsident Barack Obama zum Leiter der NIH und damit zum Chef über 20.000 Wissenschaftler und Mitarbeiter, über 325.000 externe Forschende und über 27 Institute und Forschungszentren.[46] In seiner Amtszeit ließ er Stammzellenforschung zu und machte sich dafür auch trotz des Widerstands vieler Menschen stark, die seinen Glauben teilen – und trotz seiner eigenen, seinem Glauben entspringenden Bedenken. Collins hat unter den Präsidenten Obama, Trump und Biden gedient und setzt sich weiterhin dafür ein, Genom-Editierung zu betreiben.

Gelingt es uns, wie Collins alternative Zukünfte objektiv statt emotional zu betrachten, werden wir gleichermaßen Raum für Gott wie für Eingriffe ins Erbgut finden. Wenn wir wie Church zulassen, dass unser Geist auf produktive Weise ins Träumen gerät, erwartet uns eine neue Welt – eine Welt, die sich durch eine neue Biowirtschaft auszeichnet, durch innovative wissenschaftliche Lösungen für knifflige Probleme und durch zahllose clevere Ideen, dank derer wir das Leben, wie wir es bislang kennen, kategorisch verbessern und sogar retten können.

TEIL

2

# JETZT

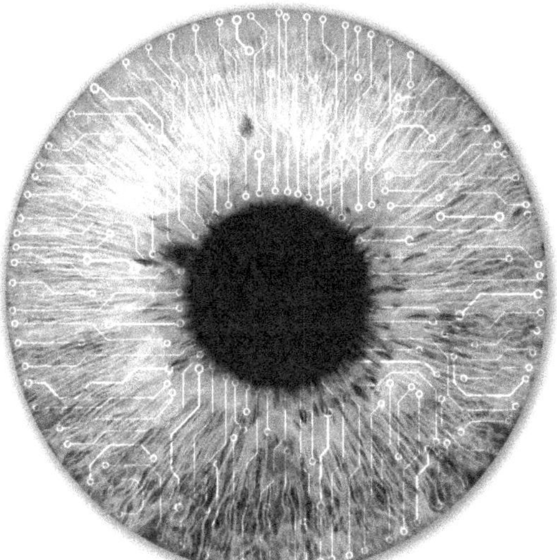

# 5

# DIE BIOÖKONOMIE

Während die chinesische Regierung Ende 2019 aktiv Beweise für ein neu aufgetauchtes und extrem gefährliches Coronavirus unterdrückte, wuchs bei Dr. Zhang Yongzhen die Sorge angesichts des geheimnisvollen Krankheitserregers. Gemeinsam mit seinem Team hatte Zhang, ein Virologe des Shanghai Public Health Center, über 2.000 Viren entdeckt, aber dieses neue Virus, das derzeit in der nur acht Stunden westlich von seinem Labor gelegenen Großstadt Wuhan wütete, wies Eigenschaften auf, die ihn beunruhigten. Neben vielen anderen Dingen war da die Tatsache, dass jemand bereits zehn bis 14 Tage infiziert sein konnte, bevor die ersten Symptome auftraten. Zhang fürchtete: Sollte die Regierung nicht rasch handeln, würde sich die Krankheit von den Menschen in Wuhan – den chinesischen Staatsbürgern, den ausländischen Arbeitnehmern und den Touristen – rasch auf die Gemeinden ausbreiten, in die diese Menschen reisten. Wie auch andere Forscher in chinesischen Laboren, die von diesem neuen Erreger gehört hatten, begannen Zhang und sein Team mit der Sequenzierung des Coronavirus.[1]

Dank seiner umfassenden Erfahrung beim Aufspüren neuer Viren und modernster Technologie gelang es Zhangs Team, das Genom innerhalb von nur 40 Stunden zu entschlüsseln.[2,3] Wie sie vermutet hatten, ähnelte dieses Virus dem Erreger von SARS (Severe Acute Respiratory Syndrome), dem schweren akuten Atemwegssyndrom, das 2003 viele Länder heimgesucht hatte.

Da sich die chinesische Regierung weiterhin schwertat, die Gefahren dieses Coronavirus einzuräumen, stand Zhang vor einer heiklen Entscheidung: Welche persönlichen und politischen Konsequenzen würde es haben, wenn er die Informationen veröffentlichte? Gleichzeitig wurde das Zeitfenster, innerhalb dessen man das Virus vielleicht noch an einer weiteren Ausbreitung hindern konnte, immer kleiner. Zum Glück für die Welt wartete er nicht lange. Am 5. Januar 2020 veröffentlichte Zhang die Sequenz in GenBank, einer Art „Biologie-Wikipedia".[4,5] Wissenschaftler reichen dort von ihnen entschlüsselte Gensequenzen und die dazugehörigen Anmerkungen ein. Moderatoren überprüfen die Sequenzen und veröffentlichen sie, wenn sie nichts zu beanstanden haben (ähnlich wie bei Wikipedia wird für diese Arbeit niemand bezahlt, aber alle profitieren davon). Doch Zhang reichte das nicht: Obwohl dieser Prozess deutlich schneller abläuft als die Prüfung durch Kollegen vor Veröffentlichung in einem Fachmagazin (Peer-Review), würde es immer noch zu lange dauern, bis sich die Neuigkeit herumsprach. Ein australischer Freund meldete sich und bat darum, etwas auf Virological.org veröffentlichen zu können, einer deutlich ungezwungeneren Diskussionsplattform (stellen Sie sich eine Art Reddit für Virologen vor). Am 10. Januar 2020 ging der Beitrag online und löste umgehend rasche Reaktionen auf GenBank aus.[6]

Wenige Tage später saß der Unternehmer Noubar Afeyan in Cambridge im US-Bundesstaat Massachusetts in einem Restaurant und feierte dort den Geburtstag seiner Tochter, als ihn eine dringende Kurznachricht seines CEO Stéphane Bancel erreichte. Afeyan ist der Gründer von Moderna, zu diesem Zeitpunkt noch ein eher unbekanntes Unternehmen. Der Firmenname ist eine Kombination aus „MODifiziert" und „RNA" und soll die Idee ausdrücken, dass sich Boten-RNA (mRNA) mit Methoden der synthetischen Biologie so umfunktionieren lässt, dass man sie für personalisierte Krebsbehandlungen nutzen kann. Im Labor funktionierte die Technologie, aber es gab noch keine marktreifen Produkte, weshalb sich das Moderna-Team darauf verlegt hatte, mRNA für andere Anwendungen umzurüsten. Beispielsweise programmierte man Code, der den Zellen beibringen soll, neue Aufgaben zu übernehmen, etwa Antikörper zu produzieren und Gewebe zu heilen.

Afeyan stürzte aus dem Restaurant hinaus in die Kälte, um Bancel zurückzurufen. Bancel hatte die Debatten um Zhangs Sequenz aufmerksam verfolgt und im Hintergrund an einem mRNA-Impfstoff für das neue Virus gearbeitet. Damit hatten sie reichlich Erfahrung: Moderna hatte mit der NIH Prototypen von mRNA-Impfstoffen für Coronaviren entwickelt. Noch jedoch hatten sie keinen derartigen Impfstoff auf den Markt bringen können, und Moderna verfügte nicht über die üppigen Barmittel, die es bräuchte, um eine großangelegte Impfstoffproduktion aus dem Boden zu stampfen. Trotz dieser Risiken hatte Bancel das Gefühl, dass etwas Großes im Gange war, und Afeyan teilte diese Einschätzung: „Legen Sie los", wies er Bancel an.[7]

Mithilfe der Sequenzen, die Zhang auf GenBank veröffentlicht hatte, begann Moderna, spezifische RNA-Sequenzen zu erstellen, die auf das Spike-Protein des Coronavirus abzielten. Wie wir inzwischen alle nur zu gut wissen, ähnelt das Virus einem Ball mit Stacheln. Aufgrund seiner Forschungsarbeit wusste das Team, dass es aller Wahrscheinlichkeit nach diese Spike-Proteine sein würden, die eine Reaktion auslösen – das menschliche Immunsystem lenkt seine Aufmerksamkeit gern auf große, offensichtliche Hinweise. Kurz gesagt würde der Impfstoff von Moderna so etwas sein wie eine Art biologischer Steckbrief aus dem Wilden Westen: „Gesucht! Achten Sie auf diesen Ball mit Stacheln. Wenn Sie ihn sehen, töten Sie ihn sofort!"

Von den schweren Vorarbeiten, die die Entwicklung von mRNA-Impfstoffen erfordert, hatte Moderna bereits große Teile erledigt und beispielsweise herausgefunden, wie man diese mRNA zu den äußeren Regionen der Zelle, dem Zytoplasma, dirigieren kann, dorthin also, wo die Proteine konstruiert werden. Die mRNA würde vorübergehend ihre Zelte außerhalb des Zellkerns aufschlagen, ihre eigene Abfolge von Buchstaben in ein

Protein übersetzen und kurz darauf wieder verschwinden. Das würde die Zellen anspornen, die sicheren Bestandteile des Coronavirus zu produzieren, und auf diese Weise das Immunsystem ankurbeln. Die mRNA würde dann zerfallen und ausgeschieden werden, während der Körper auf seine eigenen Abwehrmaßnahmen würde zurückgreifen können.

Die Forscher setzten eigens entwickelte Werkzeuge ein, um den Gencode nach bestimmten Eigenschaften abzusuchen – nach An-und-aus-Schaltern, Nukleinsäure-Sequenzen, die während der Transkription das Ende eines Gens signalisieren, und Anweisungen, die den Start- und den Stopppunkt unterschiedlicher Proteine darstellen. Es dauerte nur zwei Tage, den Code zu knacken. Gerade einmal zwölf zusätzliche Buchstaben im Genom machen den Unterschied zwischen SARS-CoV-2 und anderen Coronaviren aus: CCU CGG CGG GCA. Es sind diese zwölf Buchstaben, die SARS-CoV-2 dermaßen ansteckend machen. Sie machen es möglich, dass das Spike-Protein aktiviert wird und das Virus in menschliche Zellen eindringen kann. Aber mRNA konnte den Zellen die Anweisung liefern, diese Buchstabenfolge ins Visier zu nehmen und den Angriff des Virus zu vereiteln.[8]

Es auf diesem Weg mit synthetischer RNA zu versuchen würde deutlich effektiver und variabler sein als die althergebrachten Impfprotokolle, bei denen beispielsweise mit abgeschwächten Viren gearbeitet wurde oder bei denen – wie bei der jährlichen Grippeimpfung – Millionen Eier die erforderlichen Dosen produzieren müssen. Moderna stellte im Grunde genetische Instruktionen her, die man wie Software schreiben und, um im Bild zu bleiben, auf nanoskopischen USB-Laufwerken ablegen konnte. Wurden diese biologischen USB-Laufwerke an Zellen angeschlossen, würden diese pflichtschuldig die mRNA-Anweisungen herunterladen und befolgen. Derartige Impfstoffe wären sicherer und leichter kontrollierbar. Gentherapie kann dauerhafte oder sogar vererbte Genveränderungen bewirken, aber mRNA existiert in unseren Zellen nur für sehr kurze Zeit. Das Programm, das Impfstoff herstellt, würde ganz kurz laufen und sich dann selbst zerstören.

Ebenso wie das Biotech-Start-up BioNTech stieß Moderna schließlich auf eine handfeste Anwendungsmöglichkeit für etwas, das alle für eine unpraktische, wunderliche Technologie hielten. Aber die Impfstoffe, über die wir heute verfügen, würde es ohne die jahrzehntelangen Fortschritte bei Maschinerie und Technologie in den Abläufen der synthetischen Biologie nicht geben. All diese Technologien, Geräte, Hilfssysteme und die Dinge, die sie herstellen, machen in Summe die Bioökonomie aus – die Produktions- und Konsumaktivitäten im Zusammenhang mit und gewonnen aus der synthetischen Biologie, die kollektiv die Bedürfnisse derjenigen Unternehmen erfüllen, die in ihr agieren. Von den zahlreichen Wundern, die die künftige Bioökonomie erschaffen wird, sind die mRNA-Impfstoffe für COVID-19 nur der Anfang.

Klang dieser letzte Satz abstrus? Die Geschichte lehrt uns, dass dem nicht so ist.

Alexander Graham Bell und Thomas Watson standen auf der Bühne der Chickering Hall in New York und präsentierten den 300 Personen im Publikum ein merkwürdiges Gerät aus Holz und Metall. Es war der 17. Mai 1877. Jahrelang hatten die beiden im Verborgenen vor sich hin gewerkelt und unbeirrbar auf etwas hingearbeitet, was damals als sehr exotisch galt – ein Gerät, das mithilfe der elektrischen Impulse eines Telegrafendrahts die menschliche Stimme überträgt. Mit der Zeit erfanden sie einen Empfänger und eine Membran, die Sprache in elektrische Impulse und diese Impulse dann wieder zurück in Sprache verwandeln konnte. In der Chickering Hall demonstrierten sie diese neue Technologie erstmals vor Publikum. Sie erklärten der Menge, dass ihr Gerät über eine Leitung mit einem Gerät in New Brunswick im Bundesstaat New Jersey verbunden sei und von dort mit einem anderen Gerät in New York, wo ein Mann mit einer tiefen Baritonstimme die beliebte Hymne „Hold the Fort“ singen würde.[9]

Bell sprach in ihre Erfindung – und die zusammengeschusterten Verbindungen – und auf einmal hörte das Publikum einen Mann singen, ohne dass er zu sehen gewesen wäre. Dieses „sprechende Telefon“ sei doch nur ein ausgeklügelter Trick, verkündeten einige Zuschauer und forderten lautstark, hinter der Bühne nach dem verborgenen Sänger suchen zu können. Bell führte seine Vorführung fort und legte in einer erschöpfenden Vorlesung das elektrische Design und die Wissenschaft vom Schall dar. Das – und ein Blick hinter die Kulissen – überzeugte schließlich auch die Zweifler: Das Telefon war real.[10]

Es sollte noch Jahre dauern, bis Unternehmern deutlich wurde, welchen Wert diese bahnbrechende Technologie besaß. Dann jedoch entstanden Dutzende Unternehmen, um die Bedürfnisse der neuen Telefonwirtschaft zu erfüllen – Batteriesysteme, Metallschaltkreise, Kabel, Schalter, Hörer und Wandtelefone, Netzgestaltung für Telefonanlagen, gewaltige Antennen, die Telefonsignale übertrugen, und Unternehmen, die diese Antennen installierten, Vermittlungsstellen und Betreiber, und Stromversorger, die Elektrizität erzeugten und verteilten. Es gab sogar spezialisierte Handwerksbetriebe, die die Gerüste, die die Leitungen mit geerdeten Masten verbanden, mit ausgeklügelten Girlanden und Fahnen dekorierten.

1918 gab es in den Vereinigten Staaten zehn Millionen Bell-System-Telefone und es existierten ähnliche örtliche Netzwerke in Europa. Das Problem: Diese Netzwerke waren geografisch beschränkt. Damit Telefonate die Meere überqueren konnten, mussten zunächst noch weitere Dinge erfunden werden, elektronische Schaltanlagen beispielsweise, Richtfunkanlagen und Transistoren.[11] Netzwerkbetreiber konzentrierten sich in den nächsten Jahrzehnten darauf, die Dinge Schritt für Schritt zu verbessern, aber ein Mitglied der britischen Royal Air Force namens Arthur C. Clarke trieben deutlich kühnere Vorstellungen um, was die Kommunikation anbelangte. 1945 legte er in einer Arbeit dar, wie man mithilfe von „extraterrestrischen Schaltstellen" und futuristischen Vermittlungsstellen Botschaften ohne Zeitverzögerung von einem beliebigen Punkt auf dem Planeten an einen anderen schicken könnte. Diese Sendemasten würden nicht in den Boden gerammt und mit schönen Girlanden verziert, sondern weit jenseits des Horizonts die Erde umkreisen.[12] Clarke, der später als Science-Fiction-Autor zur Legende wurde, stellte sich ein Objekt vor, das sich in knapp 36.000 Kilometer Höhe mit derselben Geschwindigkeit wie die Erdrotation bewegte. Eine Antenne auf dem Boden würde ständig auf das Objekt gerichtet sein und somit überall auf dem Planeten eine Funkverbindung gewährleisten.

Diese exotische Idee stieß auf wenig Begeisterung. Es bedurfte schon eines Ereignisses von globaler Bedeutung – dass die UdSSR eine Metallkugel namens Sputnik I in der Größe eines Wasserballs in eine Umlaufbahn um den Planeten schoss –, bevor das Projekt schlagartig regen Zuspruch erhielt. 1958 riefen die Vereinigten Staaten das Projekt „SCORE" (Signal Communication by Orbiting Relay Equipment) ins Leben. Es handelte sich um einen Satelliten, der eine einzige Botschaft verbreitete: Die Stimme des damaligen US-Präsidenten Dwight D. Eisenhower, der Friede auf Erden wünschte und der Menschheit das Wohlwollen der Vereinigten Staaten übermittelte.[13,14]

In den 1960er-Jahren arbeitete Bell Labs, eine Sparte der American Telephone & Telegraph Company (AT&T), gemeinsam mit der Raumfahrtbehörde NASA an einer Verbesserung dieser Technologie, was schließlich zu einer der wichtigsten Erfindungen der modernen Geschichte führte – einem Satelliten, der senden und empfangen kann und in einer erdsynchronen Umlaufbahn über einem festen Punkt auf der Erdoberfläche verharrt. Diese Satelliten ermöglichen die Ausstrahlung von Fernsehprogrammen, beschleunigen das Vordringen der Menschheit in den Weltraum, erlauben Zugang zu GPS und machen unsere Smartphones überhaupt erst möglich. Bells Erfindung, das „sprechende Telefon", wurde einstmals als zu exotisch verspottet, um in irgendeiner Form alltagstauglich zu sein. Es entwickelte sich daraus eine gewaltige Kommunikationsindustrie, die heute einen Wert von 1.700 Milliarden Dollar hat.[15]

Das Telefon und das Netzwerk, das es trägt und aus dem heraus es gewachsen ist, spielten bei der Entwicklung nahezu jedes Unternehmens und jedes Aspekts der Gesellschaft eine Rolle, auch bei einem anderen Fortschritt, der aus einer weit hergeholten wissenschaftlichen Arbeit aus dem Jahr 1962 entsprang. Der MIT-Forscher J.C.R. Licklider, der auch für die Defense Advanced Research Projects Agency (DARPA) arbeitete, eine Behörde des US-Verteidigungsministeriums, umriss eine Hypothese, die dermaßen unglaubwürdig klang, dass einige seiner ersten Leser das Ganze für einen Witz hielten. Vielleicht lag es am Namen? Licklider schlug ein „galaktisches Netzwerk" von Computern vor, die miteinander sprechen können.[16] Seine Arbeit erschien zu einer Zeit, als die Spannungen des Kalten Krieges ihren Höhepunkt erreichten, und Licklider legte dar, dass sein Netzwerkkonzept es Regierungseinrichtungen erlauben würde, auch dann noch zu kommunizieren, wenn die Sowjetunion das Telefonsystem zerstört hatte. (Nach dem Sputnik schossen die Ängste über, wenn es um Vermutungen ging, welchen Schaden die UdSSR den Vereinigten Staaten wohl technisch zufügen könnte.) 1969 baute das amerikanische Verteidigungsministerium ein Pilot-Netzwerk namens Arpanet auf und verband Rechner an der UCLA mit Rechnern in Stanford, um Lickliders Idee in der Praxis zu erproben. Ein UCLA-Professor wollte den Kollegen im Norden Kaliforniens ein einfaches Wort schicken, „Login", aber nach dem Buchstaben „o" stürzte das System ab. Insofern war die erste Übertragung über das Internet enttäuschenderweise die einsame Nachricht „Lo".[17]

Dann erfand in den späten 1970er-Jahren der Informatiker Vinton Cerf das Transmission Control Protocol (TCP), das als eine Art virtuelle Begrüßung zwischen entfernten Computern funktioniert und es ihnen ermöglicht, Informationen zu senden und zu empfangen.[18] Dieser Fortschritt bereitete den Weg für Tim Berner-Lee, 1991 ein dezentralisiertes „World Wide Web" der Informationen vorzuschlagen, in dem jeder Mensch auf diesem Planeten Informationen teilen und abrufen kann.[19] 1992 erschuf eine Gruppe Studenten der Universität Illinois den Browser Mosaic, eine anwenderfreundliche Methode, das junge Web zu durchsuchen.[20] Mit Mosaic waren die Anwender nicht mehr auf eine simple Text-Schnittstelle beschränkt, und sie mussten auch über keinerlei Programmier-Kenntnisse verfügen. Sie konnten Bilder betrachten und auf Links klicken, um sich mit anderen Seiten im Internet zu verbinden. Es folgten das kommerzielle Internet und zahllose Unternehmen: Webhosting-Anbieter, E-Mail-Provider, neue Netzwerke wie CompuServe und America Online, dazu Google und andere Suchmaschinen sowie Online-Händler wie Amazon. Spricht man heute von „dem Internet", denken viele Menschen an die hasserfüllten sozialen Netzwerke, aber sie machen in Wirklichkeit nur einen winzigen Bruchteil dessen aus, was das Internet ist. Das Internet ist die unsichtbare Infrastruktur, auf der wir nahezu jeden Aspekt des modernen Lebens errichtet haben, von unseren Gehaltssystemen bis zu städtischen Dienstleistungen, von medizinischen Unterlagen über Klassenarbeiten bis hin zu Lieferketten der Lebensmittelhändler.

Führende Ökonomen wie Austan Goolsbee, Peter Klenow und Erik Brynjolfsson haben versucht, den Wert zu beziffern, der durch das Internet erschaffen wird.[21] Sie alle gelangten zu derselben Schlussfolgerung: Jede Studie wäre fehlerbehaftet, denn das Internet ist mittlerweile eine Basistechnologie wie die Elektrizität. Nähme man die Elektrizität aus der Gesellschaft heraus, hätte das schwerste wirtschaftliche Folgen für die Produktivität, das Einkommen und unsere Fähigkeit, Waren und Dienstleistungen zu produzieren. Dasselbe gilt für das Internet.

Die synthetische Biologie ist gerade in der Sprechendes-Telefon-in-der-Chickering-Hall-Phase. Sie existiert. Sie funktioniert. Aber das gewaltige Netzwerk unterstützender und damit zusammenhängender Vorhaben, Firmen und Hilfsakteure muss erst noch entstehen. Synthetische Biologie wird eines Tages eine Basistechnologie sein. Wie beim Telefon und dem Internet wird der Wert, den sie für die Gesellschaft hat, eines Tages weit über das hinausgehen, was wir uns heute vorstellen können. Allerdings gibt es erste Indikatoren: Die National Academies of Science, Engineering & Medicine veröffentlichten im Januar 2020 eine umfassende Studie, in der der Wert der amerikanischen Bioökonomie mit fünf Prozent des Bruttoinlandsprodukts (BIP) beziffert wurde, was über 950 Milliarden Dollar entspräche.[22] (Und bedenken Sie: Das war vor COVID-19 und den mit enormen Folgen einhergehenden Fortschritten, die Unternehmen wie Moderna im Bereich der synthetischen Biologie erzielten.) Eine Studie von McKinsey vom Mai 2020 analysierte die Folgen, die 400 aktuell in der Entwicklung befindliche Innovationen aus dem Bereich der synthetischen Biologie für die Weltwirtschaft haben könnten. Die Schlussfolgerung: Diese Fortschritte könnten bis 2040 durchschnittlich 4.000 Milliarden Dollar einbringen – pro Jahr, wohlgemerkt.[23] Und in diesen 4.000 Milliarden Dollar sind nicht einmal alle indirekten finanziellen

Auswirkungen für die Unternehmen, Dienstleistungen und Produkte enthalten, die zwingend entstehen werden, um die Industrie zu unterstützen.

Wenn solche Folgewirkungen entstehen, spricht man von einem Wertschöpfungsnetzwerk. Diese Idee stellte der Harvard-Professor Clayton Christensen 1997 in seinem bahnbrechenden Buch „The Innovator's Dilemma: Warum etablierte Unternehmen den Wettbewerb um bahnbrechende Innovationen verlieren" erstmals vor. Allgemein gesprochen ist ein Wertschöpfungsnetzwerk ein gesundes Ökosystem von Unternehmen, die gemeinsam daran arbeiten, Waren und Dienstleistungen hervorzubringen, die für Kunden attraktiv sind. Nehmen wir nur einen kleinen Teil des Internets, das Internet der Dinge. Dort gehören zum Wertschöpfungsnetzwerk Software, Plattformen, Schnittstellen, Konnektivität, Sicherheit, Landwirtschaft, Gesundheitswesen, Fahrzeuge, Lieferketten, Robotik, Wearables für die industrielle Nutzung und Dutzende Unterkategorien von Unternehmen, in denen Hunderte Start-up-Firmen und etablierte Betriebe daran arbeiten, dass internetfähige Geräte besser miteinander kommunizieren und so das Leben für alle einfacher und genussvoller machen.

Das Wertschöpfungsnetzwerk der synthetischen Biologie entsteht gerade erst. Die Reaktion der Branche auf COVID-19 mag das Wachstum beschleunigt haben, aber bislang gibt es in jedem Segment erst einige wenige Akteure. Doch das ändert sich rasch. 2020 haben die Investoren acht Milliarden Dollar in Start-up-Unternehmen aus der synthetischen Biologie gesteckt.[24] Wenn man sich überlegt, dass Bytedance, das Unternehmen hinter TikTok, Anfang 2021 bei der Marktbewertung in Richtung 400 Milliarden Dollar steuerte, sind acht Milliarden Dollar nicht viel, aber seit 2018 hat sich das Investitionsvolumen in der synthetischen Biologie jedes Jahr verdoppelt.[25] Es gibt mittlerweile Exchange-Traded Funds (ETFs), die sich ausschließlich aus Biotech-Aktien zusammensetzen. Noch vor wenigen Jahren gab es nichts dergleichen. Das riesige Vermögensverwalter BlackRock legte im Oktober 2020 einen ETF für synthetische Biologie auf und folgte damit dem Vorbild von ARK Capital Management und Franklin Templeton, deren ETFs besser als erwartet liefen. Der ETF von ARK erzielte 2019 eine Rendite von 44 Prozent und atemberaubenden 210 Prozent im Jahr 2020. Und betrachtet man die Börsengänge im Bereich der synthetischen Biologie, sieht man, dass die mittlere Größe zunimmt: 2020 war die durchschnittliche Erstemission doppelt so hoch bewertet wie 2019.[26]

All das sorgt dafür, dass die bestehenden Firmen, die sich um die Infrastruktur der Bioökonomie kümmern, gut zu tun haben – die Hardware-Hersteller, die Maschinen zur Synthetisierung sowie Roboter und Assembler herstellen; die Wetware-Firmen, die die DNA, Enzyme, Proteine und Zellen verkaufen; und die Software-Firmen, die spezielles Werkzeug herstellen, die sind wie Photoshop, aber für Biologie.

Diese Unternehmen benötigen allesamt schnelles Internet, Automatisierung und die Cloud, ganz zu schweigen von verschlüsselten Netzwerken, verlässlichen IT-Dienstleistungen und Datenbank-Management. Hinzu kommt: Viele der alten Werkzeuge der Biotechnologie reichen nicht mehr für die Art hochpräziser Arbeit, die die synthetische Biologie heutzutage erfordert. Aber wie wir erklären werden, unterliegen auch die Technologie und die Werkzeuge der Bioökonomie einem raschen Wandel.

Wenn man sich anschaut, wie rasch Zhang und sein Team SARS-CoV-2 sequenziert haben, fällt es schwer, sich die alte Art und Weise der DNA-Sequenzierung vorzustellen. Bevor computerisierte und automatisierte Werkzeuge weitverbreitet im Einsatz waren, musste DNA sorgfältig vorbereitet werden, wobei häufig Protokolle zum Einsatz kamen, die die einzelnen Labore mühsam selbst erstellt hatten. Die einfach zu nutzenden Werkzeuge zur DNA-Aufbereitung, mit denen die Labore heute arbeiten, gab es damals ebenso wenig die Sequenzierer, die viele komplexe Laborschritte automatisieren. Stattdessen mussten die Wissenschaftler die Reaktionen manuell vornehmen, große Gele herstellen und einsetzen und die Daten selbst ablesen und von Hand erfassen. Es war nahezu unmöglich, etwas Bedeutsames über die produzierten Sequenzen zu sagen, denn Gen-Datenbanken und speziell auf die Arbeit mit Genomen zugeschnittene Suchsoftware gab es natürlich ebenfalls nicht.

Im Laufe der Zeit führten die Fortschritte zu den automatisierten Prism-Sequenzierern, die Venter und Collins 2003 bei ihrem Wettrennen um die Fertigstellung des menschlichen Genoms die schwersten Arbeiten abnahmen. Das erste menschliche Genom zu entschlüsseln dauerte 13 Jahre, und die Gesamtkosten des Humangenomprojekts – inklusive nicht trivialer Ausgaben, die mit der eigentlichen Sequenzierung nichts zu tun hatten – beliefen sich auf 3,2 Milliarden Dollar. Hätten Venter und Collins das Projekt 2003 erneut mit all der damals mittlerweile zur Verfügung stehenden Technologie in Angriff genommen, wären sie nach weniger als einem Jahr und für gerade einmal 50 Millionen Dollar fertig gewesen. 2007 baute ein Start-up-Unternehmen ein sogar noch schnelleres System, das die DNA von James Watson für eine Million Dollar sequenzierte. Nur zehn Jahre später konnte eine neue Generation Geräte einzelne DNA- oder RNA-Moleküle lesen, was es den Wissenschaftlern ermöglichte, in einzelne Zellen zu schauen und zu erkennen, welche Gene angeschaltet und welche abgeschaltet waren. Das britische Unternehmen Oxford Nanopore Technologies hat einen Sequenzierer entwickelt, der so teuer wie ein iPhone und gerade einmal halb so groß ist. Die Astronautin Kate Rubins nutzte das Gerät 2016, als sie die erste erfolgreiche DNA-Sequenzierung im Weltraum durchführte. Sequenzierer werden immer kleiner – und immer klüger.[27] Das Unternehmen Roswell Biotechnologies aus San Diego entwickelt für die molekulare elektronische Sequenzierung Geräte, die DNA-Enzyme unmittelbar auf Halbleitern anbringen. Derartige Chips können elektronisch aufzeichnen, was einzelne Enzyme tun, sie hören sie quasi ab. Innerhalb der nächsten ein, zwei Jahre soll es möglich sein, ein gesamtes Genom in weniger als einer Stunde für unter 100 Dollar zu sequenzieren.

Vor 30 Jahren kostete eine Sequenzierung 3,2 Milliarden Dollar und nahm 13 Jahre in Anspruch, schon bald wird dasselbe für 100 Dollar innerhalb von 60 Minuten machbar sein – das Tempo, mit dem in diesem Bereich Fortschritte erzielt werden, sucht seinesgleichen. Aber wir sprechen hier nur über das Auslesen des Genoms. Was die wirklich großen Sachen angeht, stehen wir erst ganz am Anfang.

Zellen sind schwieriger zu programmieren als ein typischer Computer. Das liegt zum Teil daran, dass wir die Maschinerie der Zelle nicht vollständig verstehen, und zum Teil daran, dass Biologie eine auf Wasser fußende Technologie ist. Das unterscheidet sie von Technologie, die beispielsweise auf Siliziumchips und Elektronik basiert, wo Elektronen entlang festgelegter Pfade sausen und ihr Strom von präzisen Hochgeschwindigkeitsschaltern gesteuert wird. Die Zelle ist ein Bottich voller Suppe, die Tausende unterschiedliche Moleküle enthält, die alle ständig herumzappeln und interagieren, sich dabei im Vergleich zu den rasanten Elektronen aber sehr langsam bewegen. Zellprozesse und Zellcode laufen nicht völlig zufällig ab, aber auch nicht linear und logisch. Das erschwert die Aufgabe, genau vorherzusagen, wie sich ein beliebiges biologisches System verhalten wird. Für Zellen und ihre Bestandteile gibt es keine Handbücher, und es gibt auch nicht die Standards oder Spezifizierungen, die einem Ingenieur üblicherweise die Aufgabe erleichtern würden, ein Gerät zu bauen.

Traditionell wurden Experimente der Molekularbiologie entweder in lebenden Organismen durchgeführt („in vivo") oder im Reagenzglas („in vitro"). Synthetische Biologie jedoch nutzt maschinelles Lernen, was es möglich macht, Experimente im Computer zu simulieren. Insofern heißt es nun: Willkommen im Zeitalter der „In silico"-Experimente. Ein Beispiel: Eine Polypeptidkette mit über 100 Aminosäuren gilt als Protein. Bereits diese winzige Kette enthält mehr mögliche Sequenzen, als es Atome im sichtbaren Universum gibt. Mit In-silico-Modellen hingegen können Wissenschaftler testen, wie unterschiedliche genetische Kombinationen möglicherweise interagieren, sie können lernen, das Verhalten einer Zelle vorherzusagen, und sie können durch Experimente herausfinden, wie biologische Prozesse nach einer synthetischen Intervention ablaufen.

Aber auch Entwürfe lassen sich nicht endlos in silico testen. Die Wissenschaftler müssen die biologischen Aktivitäten auch in der echten Welt beobachten, und dazu müssen sie Zellen züchten und Moleküle bauen. Und sie benötigen schnellere und immer schnellere Wege, DNA zu synthetisieren. Wie unsere ersten Computer waren auch die ersten DNA-Synthesizer bestens ausgebildete Personen, die imstande waren, anspruchsvolle und sich wiederholende Aufgaben abzuarbeiten. Aber mit Blick auf die giftigen Labordämpfe und die monotone Arbeit hatten Chemiker großes Interesse daran, diesen Teil ihrer Aufgaben automatisieren zu lassen.

1980 kam der erste DNA-Synthesizer auf den Markt. Das Gerät von Vega Biotechnologies war so groß wie ein Mikrowellenofen und konnte die DNA-Produktion automatisieren.[28] Die Maschine kostete 50.000 Dollar (nach heutigem Geld etwa 160.000 Dollar) und stellte pro Tag ein DNA-Fragment her (ein Oligonukleotid oder Oligo), vorausgesetzt, das Fragment war höchstens 15 Basen lang. Seit damals sind die Kosten für die Herstellung von Oligos dramatisch gesunken, die Base kostet ein paar Cent oder weniger. Mittlerweile lassen sich Millionen gleichzeitig künstlich herstellen.

Moderne Synthesizer sind sehr präzise und können mit 99,5-prozentiger Wahrscheinlichkeit die korrekte DNA-Base einer Kette zuordnen. Aber erhöht man die Zyklen, bei denen einer Kette Basen hinzugefügt werden, erhöht man angesichts der gewaltigen Mengen an Basen, um die es hier geht, auch die Wahrscheinlichkeit von Fehlern. Das begrenzt die Zahl der Oligos, die sich mit chemischer Synthese herstellen lassen, auf einige wenige hundert. Das reicht für viele Aufgaben aus, etwa für den PCR-Test (Polymerasekettenreaktion), der als Goldstandard für COVID-19 gilt und spezielle RNA des Virus aufspürt. Aber um ein Fragment in Gengröße oder darüber hinaus zu schreiben, müssen die Oligos zu längeren Ketten zusammengesetzt werden. In der Natur laufen die Synthetisierung und das Assemblieren symbiotisch ab, doch im Labor handelt es sich für den Augenblick um getrennte Prozesse. Und ein einziger Fehler in einem Gencode reicht aus, um alles, was weiter hinten in der Kette geschieht, zu stören.

Innerhalb der Bioökonomie wurden Unternehmen für die spezifische Aufgabe gegründet, diese Ungewissheit zu reduzieren. Ein Beispiel ist Twist Bioscience. Die Firma hat ein System entworfen, das gewaltige Mengen an DNA-Sequenzen zu sehr geringen Kosten und mit geringen Fehlerraten produzieren kann. Bei der Technologie des Unternehmens kommt ein Siliziumprozessor mit kleinen „Brunnen" zum Einsatz. Diese „Brunnen" sind mit Genmaterial gefüllt, und die DNA wird dann zu präzisen Sequenzen assembliert. Im Vergleich zu den herkömmlichen Methoden, wie sie in den Life-Sciences-Laboren zum Einsatz kommen, reduziert die von Twist entwickelte Innovation die Notwendigkeit kostspieliger Reagenzien um den Faktor eine Million, während die Zahl der synthetisierbaren Gene zugleich um den Faktor 9.600 steigt.[29] Wissenschaftler können Twist einen DNA-Entwurf zuschicken, und sie erhalten die DNA-Moleküle einige Tage später. Aber zügeln Sie Ihre Begeisterung: Twist verkauft seine Dienste nicht an alle. Sie müssen ein verifizierter und autorisierter Nutzer sein, also jemand, der mit einem eingetragenen akademischen Labor oder einem zugelassenen Unternehmen arbeitet. Und man synthetisiert dort auch nicht einfach alles. Jede DNA-Sequenz wird mit einer Datenbank potenziell gefährlicher Sequenzen abgeglichen, etwa jener von Viren oder Toxinen. Leider arbeiten nicht alle Unternehmen, die DNA synthetisieren, nach diesem Prinzip, und so unglaublich es auch scheinen mag: Derartige Kontrollen sind vom Gesetz nicht vorgeschrieben. Mehr dazu in einem späteren Kapitel.

Die Synthese von DNA findet innerhalb eines Rahmens statt, der an Science-Fiction-Filme erinnert, die in ferner Zukunft spielen: Gewaltige weiße Roboterarme fahren vorgegebene Pfade in sterilen, hell erleuchteten Räumen ab. Diese Roboterarme durchqueren den Raum und greifen sich die Platten und die Halbleiter mit den winzigen Brunnen, die die unterschiedlichen Genmaterialien enthalten. Die Roboter arbeiten gemeinsam, saugen Flüssigkeiten ab und verteilen sie, während die

DNA-Moleküle aus Computercode synthetisiert und assembliert und dann für den Versand vorbereitet werden.

Ein modernes Biolabor wie das von Twist Bioscience zu bauen und einzurichten kann Dutzende Millionen Dollar verschlingen. Aber auch kleineren Unternehmen stehen Möglichkeiten offen. Biofoundries sind Einrichtungen, in denen für hohen Umschlag und den Umgang mit Flüssigkeiten ausgelegte Roboter und Computersysteme in steriler Umgebung lebende Systeme per Gentechnik herstellen, wobei Computer sämtliche Aktivitäten und Daten erfassen. Sie sind im Bau und Betrieb ähnlich kostspielig, können aber gemietet werden. Biofoundries sind für die synthetische Biologie das, was in der Gastronomie Ghost Kitchens sind, geteilte kommerzielle Küchen, in denen ausschließlich für Lieferdienste gekocht wird. Man teilt sich Ressourcen, deshalb können Biofoundries viele Experimente skaliert durchführen. Foundries wie die Emerald Cloud Labs in San Francisco oder Strateos in Menlo Park haben sich voll und ganz der Laborvirtualisierung verschrieben, was es Wissenschaftlern möglich macht, sie von praktisch überall auf der Welt aus zu programmieren und zu betreiben.

Biofoundries wie diese erhalten Unterstützung von unerwarteter, aber sehr prominenter Seite – Microsoft. Eine der Forschungsabteilungen des Konzerns arbeitet in Cambridge (dem englischen, nicht dem in Massachusetts). Die Außenstelle wurde 1997 gegründet und betreibt ein eigenes Labor für Molekularbiologie. Der Ort ist gut gewählt: Watson und Crick haben ihre DNA-Entdeckungen in Cambridge gemacht. 2019 rief Microsoft die Plattform Station B ins Leben. Dahinter stand die Absicht, vernetzte End-to-End-Anwendungen und –Dienstleistungen für die synthetische Biologie zu erschaffen.[30] Microsoft tut sich dafür mit Start-up-Firmen zusammen, um die Open-Source-Programmiersprache zu entwickeln, die bei biologischen Experimenten zum Einsatz kommt, und mit anderen Unternehmen, die die Arbeit der Labormaschinen unterschiedlicher Hersteller automatisieren. Die Plattform dient beispielsweise dazu, Anleitungen zu ersetzen, die noch aus der Anfangsphase der synthetischen Biologie stammen. „Reagenzglas kräftig schütteln“ etwa wird von präzisem digitalen Code für Laborroboter abgelöst.

Gemeinsam mit Wissenschaftlern der Universität Washington und Twist Bioscience forscht Microsoft auch an einer neuen und ungewöhnlichen Anwendungsmöglichkeit für DNA im Bereich der Informationsspeicherung. Schon jetzt ist DNA die Festplatte von Mutter Natur. Heute suchen Sie ein Bild des Schauspielers Dwayne „The Rock" Johnson und speichern es, indem Sie eine vollständige Datei in den Speicher Ihres Computers schreiben lassen. Künftig würde dasselbe Bild in Tausende winziger Bruchstücke aufgespalten und auf Tausende unterschiedliche Stränge DNA geschrieben. Nach der Sequenzierung könnten Computer die DNA-Informationen wieder zur ursprünglichen Datei zusammenfügen.[31] 2019 erstellten Forscher den ersten Prototyp eines Schreib-Lese-DNA-Speichers, speicherten das Wort „Hello" in gerade einmal fünf Byte Daten und lasen es anschließend wieder aus.[32] Und die schlechte Nachricht? Die Durchlaufzeit betrug 21 Stunden und nicht die Millisekunden, die ein herkömmlicher Computer benötigt hätte, um die Datei abzurufen. Es war ein frühes Beispiel für eine neue Form von Computerspeicher, bei dem zum Speichern der Daten Moleküle zum Einsatz kommen und die Kontrolle und Verarbeitung von Elektronik übernommen wird. Mit diesem funktionsfähigen Prototyp gründeten Microsoft, Twist, die Universität Washington, das Sequenzierunternehmen Illumina und Western Digital, ein Hersteller von digitalen Speichern, die DNA Data Storage Alliance, die Standards erarbeiten will, auf deren Grundlage sich ein Ökosystem für DNA-Speicherung aufbauen lässt. Ein weiteres Dutzend Organisationen schloss sich rasch an.

Warum die DNA-Datenspeicherung dermaßen attraktiv ist, liegt auf der Hand – die Welt generiert Jahr für Jahr atemberaubende Datenmengen. Die optischen, magnetischen und Festkörperspeicher, mit denen heute gearbeitet wird, können da nicht mehr lange Schritt halten. Eine winzige Menge DNA jedoch kann enorme Mengen an Informationen speichern – ein einziges Gramm könnte die Informationen von über 200 Millionen DVDs speichern.[33] Bei dieser Dichte ließen sich theoretisch sämtliche digitalisierten Informationen weltweit in DNA-Molekülen speichern, die in neun Litern Lösung enthalten sind, und eines Tages in weiter entfernter Zukunft könnten dann einzelne digitale Dateien je nach Bedarf abgerufen werden.

Dank der Fortschritte bei der DNA-Synthese ist eine der höchsten Hürden der Gentechnik weggefallen – die Übersetzung von digitalem DNA-Code in Code, mit dem eine Zelle arbeiten kann. Aber heutzutage ist der Großteil der synthetisierten DNA nur einige Tausend Basen lang, was gerade mal für ein einzelnes Protein ausreicht. Wenn man etwas Komplexeres bauen möchte, etwa das vollständige Genom einer Mikrobe, erfordert das mühselige Durchläufe, in denen Fragmente assembliert werden, sowie präzises Sequenzieren, bevor der biologische Entwurf gestartet, getestet und von Fehlern befreit werden kann. Biofoundries vereinfachen oder automatisieren diese öde Schufterei, aber ähnlich wie bei den ersten Mainframe-Rechnern sind Biofoundries teuer im Aufbau und Betrieb, und sie verfügen nur über begrenzte Kapazitäten. Für ein Unternehmen, das wie Moderna mit Wagniskapital im Rücken auf einen milliardenschweren Markt abzielt, ist das kein Problem, aber den meisten akademischen Forschern dürfte es da schwerfallen, einen Fuß in die Tür zu bekommen. Deshalb hat eine kleine Gruppe Forschungseinrichtungen aus aller Welt ihre eigenen, nicht kommerziell angelegten Foundries aufgebaut. 2019 schlossen sich 16 Einrichtungen zur Global Biofoundry Alliance zusammen, um bei diesen Themen zu kooperieren und sich Fragen zu stellen, die alle betreffen, etwa die Suche nach den besten Preisen für die DNA-Synthese, das Werben um Fachkräfte und das Erstellen nachhaltiger Geschäftsmodelle.[34]

Doch noch immer sind zentrale Herausforderungen zu bewältigen. Beispielsweise ist es knifflig, während der Assemblierung die DNA zu manipulieren, denn dabei können zahlreiche Dinge schiefgehen. DNA-Fragmente sind zerbrechlich, außerdem können unsichtbare Verschmutzungen im Labor lauern. Es gibt erste Standards, aber noch keine laborübergreifenden (und manchmal nicht einmal laborinterne) standardisierte Vorgehensweisen, was das Kalibrieren von Geräten, Kontrollprozesse oder die Verwendung von Metadaten anbelangt.

Die Biotechnologie zählt zu den komplexesten Industriezweigen weltweit. Das hängt nicht nur damit zusammen, dass sich Zellprozesse einer Standardisierung widersetzen, und nicht nur mit den Kosten und auch nicht nur mit der Präzision, die die Arbeit im Labor erfordert. Es gibt umfassende regulatorische Auflagen, die umfangreiches Testen verlangen und für sämtliche Experimente gelten, die an Organismen durchgeführt werden, die konsumiert, injiziert oder in der Natur freigesetzt werden könnten. Diese Kontrollen gewährleisten, dass das Endprodukt tatsächlich das tut, wofür es entwickelt wurde – und zwar auf sichere Weise. Die Liste der involvierten Organisationen erstreckt sich über Dutzende Seiten, und dennoch verwendet nicht eine einzige davon einheitliche Standards oder vereinbarte Regeln.

Wie alle Pharma-Unternehmen musste Moderna, bevor es seine Impfstoffe der Allgemeinheit anbieten durfte, eine Reihe Tests durchführen, beginnend mit einer präklinischen Studie. Anfangs werden Testserien im Labor an Zelllinien durchgeführt. Bei den Zellen handelt es sich um von den Aufsichtsbehörden genehmigte Zellen, die speziell für Experimente gezüchtet und gehalten werden. Das Team musste sicherstellen, dass der mRNA-Impfstoff erfolgreich die korrekten und unschädlichen Elemente des Virus an den gewünschten Stellen produziert und auf diese Weise die Immunreaktion des Körpers anschiebt.

Moderna stellte den Entwurf für seinen Impfstoffkandidaten (mRNA-1273) gerade einmal zwei Tage, nachdem Dr. Zhang Yongzen und sein Team die Virussequenz veröffentlicht hatten, vor. Das Unternehmen wagte dann den mutigen Schritt, noch bevor irgendwelche Genehmigungen der Aufsichtsbehörden vorlagen, in die Herstellung unter klinischen Bedingungen einzusteigen. Man wollte nicht etwa die Regulierer umgehen, aber angesichts der Geschwindigkeit, mit der sich das Virus möglicherweise ausbreiten würde, und des Risikos, dass das Virus eine Pandemie auslöst, wollten die Entscheider bei Moderna schnellstmöglich imstande sein, in die Phase der klinischen Studien einzusteigen.[35]

Was sie damals nicht wussten: BioNTech, ein kleines deutsches Biotech-Unternehmen mit ähnlicher Erfahrung, was mRNA angeht, entwickelte ebenfalls Impfstoffkandidaten und ging Partnerschaften mit

Pfizer in den Vereinigten Staaten und dem chinesischen Arzneimittelhersteller Fosun ein. Anfang Februar 2020 waren sowohl Moderna als auch BioNTech bereit, den traditionellen, schrittweisen Prozess klinischer Studien einzuleiten.

Am 27. März 2020 begann Moderna mit der Phase-1-Studie seines Impfstoffkandidaten. In Phase 1 werden die Dosierung und die Sicherheit an einer kleinen Gruppe von Freiwilligen getestet. Zum damaligen Zeitpunkt führte die Weltgesundheitsorganisation 52 weitere Impfstoffkandidaten auf, wobei die Mehrheit von ihnen mit inaktiven oder abgeschwächten Viren arbeitete. Nur einen Monat darauf begann die Phase-2-Studie, bei der auf Wirksamkeit und Nebenwirkungen kontrolliert wird. Modernas Phase-3-Studie mit 30.000 Teilnehmenden war darauf ausgelegt, die Wirksamkeit insgesamt zu testen und noch einmal die Unbedenklichkeit zu gewährleisten. Zum aktuellen Zeitpunkt hat der mRNA-Impfstoff eine 94-prozentige Wirksamkeit, wenn es darum geht, symptomatische Fälle von COVID-19 zu verhindern. (Bei Phase-4-Studien werden im Anschluss an die Markteinführung die Sicherheit und die Wirksamkeit eines Medikaments überprüft. Dabei achtet man insbesondere auf sehr seltene oder langfristige unerwünschte Nebenwirkungen, die bei früheren Studien vielleicht nicht in Erscheinung traten.)[36]

Erprobt man Medikamente in der wirklichen Welt, funktionieren sie nicht immer. Es besteht immer die Möglichkeit, dass Nachbesserungen notwendig werden oder dass das Mittel völlig versagt. Nicht so bei mRNA-1273. In einem Interview, das er im Dezember 2020 wenige Stunden vor der Zulassung seines Medikaments durch die FDA führte, erklärte Bancel, ganz besonders stolz mache ihn, dass der Impfstoff „zu 100 Prozent, Atom für Atom" dem Entwurf entspreche, den sie damals im Januar an einem Computer erstellt hatten.[37] Vom Start weg funktionierte alles perfekt – ein triumphaler Erfolg für die synthetische Biologie. Egal, wie erfolgreich Modernas Abwehrmaßnahmen gegen dieses Coronavirus auch sein mögen, es sind darüber hinaus immer noch externe Faktoren zu berücksichtigen, etwa die Überwachung der Produktion, damit gewährleistet ist, dass jede Charge korrekt formuliert wurde. In einer Einrichtung in Baltimore hatte das Personal Probleme, einige

Inhaltsstoffe für den Impfstoff von Johnson & Johnson zu mischen. Das Ergebnis: 15 Millionen Dosen mussten vernichtet werden.[38] Und ein Verpackungsfehler bei einer Lieferung von BioNTech-Impfstoff für Hongkong und Macau führte im März 2021 dazu, dass die dortigen Impfkampagnen unterbrochen werden mussten.[39]

Bei Moderna und BioNTech wächst die Zuversicht, den Impfstoff notfalls noch schneller an neue Varianten anpassen zu können als 2020. Wichtiger jedoch ist, dass die Regulierer nun in der wirklichen Welt Erfahrungen mit synthetischen mRNA-Impfstoffen sammeln konnten. Das sollte Möglichkeiten für die Anwendung in anderen Fällen und für klinische Studien eröffnen. Moderna hat neun mRNA-Impfstoffe in der Entwicklungspipeline, und einige durchlaufen bereits Phase-1-Studien. Unterdessen bereiten sich Forscher der Universität Yale in Zusammenarbeit mit Novartis darauf vor, einen mRNA-Impfstoff gegen Malaria zu erproben. Dieses Vakzin verfügt über eine große technologische Neuerung: Die RNA kann sich im Körper selbst vervielfältigen, benötigt also eine deutlich geringere Dosis, was es für das Unternehmen wiederum leichter macht, Millionen von Dosen zu produzieren.[40] Ein zusätzlicher Vorteil: Der Impfstoff muss nicht wie die mRNA-Impfstoffe für COVID-19 bei ultraniedrigen Temperaturen gelagert werden.

1965 veränderte ein Artikel mit einem simplen Versprechen – mehr Bauteile auf integrierte Schaltkreise packen – den Verlauf der modernen Informatik.[41] Der Autor war Gordon Moore, einer der Intel-Gründer, und in dem Artikel stellte er die Theorie auf, dass sich die Zahl möglicher Komponenten, die sich zum selben Preis auf integrierten Schaltkreisen unterbringen lassen, alle 18 bis 24 Monate verdoppeln wird. Diese neuartige Idee wurde als Moore'sches Gesetz bekannt und befeuerte schon bald eine junge, aber aufstrebende Computerindustrie, denn sie stützte die kühnen Visionen dieser frühen Innovatoren. Die auf dem Moore'schen Gesetz beruhenden Prognosen gaben den Investoren Zuversicht und ermutigten sie, Ressourcen in das Feld der Informatik zu stecken. Gleichzeitig versetzten sie Unternehmenslenker in die Lage, ehrgeizige neue Produkte und Dienstleistungen zu planen, während das Wertschöpfungsnetzwerk für das Computerwesen entstand. Kein Unternehmen konnte jemals planen, wann ihm in der Forschung und Entwicklung ein Durchbruch gelingen würde, aber die Unternehmen verfügten nun über einen Indikator, der ihnen sagte, wann Zeitpunkt und Umstände gut für große Verbesserungen und gewagte neue Initiativen sein würden. In der Informationstechnologie wurde der Verweis auf das Moore'sche Gesetz alltäglich, obwohl doch zum Zeitpunkt der Veröffentlichung kaum jemand außerhalb des Silicon Valleys von ihm gehört hatte oder auch nur von dem Unternehmen, in dessen Gründung er involviert gewesen war. Wir sprechen hier über eine völlig andere Zeit. Als Moore seinen Artikel veröffentlichte, gab es den Begriff „Silicon Valley" noch gar nicht.

Heute gibt es in der synthetischen Biologie ein Gegenstück zum Moore'schen Gesetz und es ist nach Rob Carlson benannt, Physiker an der Universität Washington. In den frühen 2000er-Jahre untersuchte Carlson die Geschwindigkeit, mit der sich verschiedene Biotechnologien entwickelten. Inspiriert von Moore stellte Carlson 2010 in seinem Buch *Biology is Technology* die These auf, dass mit immer besserer Technologie die Kosten des Sequenzierens und der Synthese deutlich zurückgehen werden. Bislang haben sich seine Berechnungen, die sogenannten Carlson-Kurven, bewahrheitet. 2006 kostete es laut National Human Genome Research Institute 14 Millionen Dollar, einen qualitativ hochwertigen Entwurf eines menschlichen Genoms zu sequenzieren, und 20 bis 25 Millionen Dollar für eine vollständige Sequenzierung. Mitte 2015 beliefen sich die Kosten für eine abgeschlossene Sequenzierung auf 4.000 Dollar.[42] Und heute sequenziert das chinesische Unternehmen BGI ein Genom für 100 Dollar. Das heißt, ein menschliches Genom kostet weniger als ein Paar Air Jordans, was auch erklärt, warum jedes Jahr das Genom von Millionen Menschen vollständig sequenziert wird.[43]

Wird die Genomsequenzierung noch günstiger, verspricht sie, eine Explosion neuer, kostengünstiger diagnostischer Testmöglichkeiten zu befeuern, beispielsweise bei Screenings zur frühzeitigen Erkennung von Krebs. Es könnte auch realistisch werden, dass jedes Neugeborene gleich im Kreißsaal sequenziert wird, möglicherweise sogar im Mutterleib oder bei der Zeugung. Es würde sich eine ganz neue Welt personalisierter pränataler Kontrollen auf Eigenschaften wie die künftige geistige Leistungsfähigkeit eröffnen. Innerhalb nur weniger Jahrzehnte könnte der Code jeder Pflanze, jedes Tiers, jeder Mikrobe und jedes Virus, mit denen wir unsere Welt teilen, vorliegen. Alle diese Daten sind Rohmaterial für eine neue Generation von Genforschern, die dank modernster Software-Tools, immer günstigerer und leistungsstärkerer Synthesetechnologien und Cloud-Laboren nurmehr einen Laptop und finanzielle Mittel benötigen werden, um ihre Kreationen wirklich werden zu lassen. Sollten die Testmöglichkeiten nicht allgemein sein, droht hier eine genetische Kluft. Gleichzeitig eröffnen sich für jene, die sich die modernsten Biotechnologien leisten können, Möglichkeiten, ihre Gene zu verbessern.

Was wird die Bioökonomie bringen? Wie bei so vielen Aspekten rund um die synthetische Biologie ist es möglicherweise auch hier Craig Venter, der die Zukunft vor allen anderen erkannt hat. Nachdem das Humangenomprojekt fertiggestellt war und er sich mit Celera überworfen hatte, richtete er seine Aufmerksamkeit darauf, Genome zu schreiben. 2005 gründete er Synthetic Genomics, und zwar ganz in der Nähe der Strände von La Jolla, Kalifornien, wo er so gern surfen gegangen war.

2017 präsentierte Synthetic Genomics eine Art Bio-Drucker, den Venter als „digital-to-biological converter“ (DBC) bezeichnete. Das Gerät ist etwa so groß wie ein Sofa und besteht aus einem robotischen DNA/RNA-Synthese-Assembler-System. Wissenschaftler schickten dem DBC unterschiedliche Genprogramme zu und druckten DNA für ein Protein, ein RNA-Vakzin und einen Bakteriophagen aus (ein Virus, das dafür ausgelegt ist, Bakterienzellen zu befallen). Jedes Produkt wurde dann in ihrem Labor hergestellt. Anders gesagt: Das DBC ermöglichte es ihnen im Grunde, ihr Unternehmen – ja, alle Design- und Produktionsstufen der synthetischen Biologie – auf die Größe eines Kastens zu schrumpfen, der unter anderen Umständen gut in jedes Wohnzimmer passen würde.[44]

Heute arbeitet das inzwischen als Codex DNA firmierende Unternehmen an einer leistungsstarken Foundry, die sogar noch kleiner als das Original ist – etwa so groß wie die Kühltasche, mit der Sie an den Strand gehen. Das Gerät arbeitet nicht mit einem Synthesizer, sondern ähnlich wie bei einem Tintenstrahldrucker mit eigenen Patronen. Zum Sequenzieren sollen die Forscher ihre Wünsche hochladen und Patronen bestellen, die mit Teilen des von ihnen bestellten Gencodes befüllt sind. Einige Tage darauf – die Lieferung der Patronen würde vermutlich länger als ihre Herstellung dauern – werden die Patronen in das Gerät gesteckt, man drückt einige Knöpfe, und schon beginnt das Experiment. Sofern sie über einen Generator und eine Internetverbindung per Satellit verfügen, könnten Wissenschaftler theoretisch mitten im brasilianischen Regenwald DNA bauen. Oder auf einem Schlachtfeld. Die DARPA unterstützt aktuell die Entwicklung sogar noch kleinerer Geräte, die im Feld Arzneimittel und Therapeutika produzieren können, die Streitkräfte vor neuartigen biologischen Bedrohungen schützen. Stellen wir uns eine Situation vor, in der Soldaten mit einem gezüchteten Krankheitserreger oder einem neuen und gefährlichen natürlich auftretenden Virus konfrontiert werden. In so einem Fall könnte das Genom des Erregers schnell durch Gensequenzierung bestimmt werden. Man könnte rasch einen Impfstoff oder ein Medikament entwerfen und dann herunterladen und ausdrucken, um damit verwundete oder erkrankte Soldaten zu behandeln. Dasselbe Gerät – oder ein anderes, damit verbundenes – würde dann Dosen herstellen, die die Bereitschaft der Truppe aufrechterhalten und ihre Gesundheit schützen.

Und wenn sich in Zukunft Organismen und Medikamente um den Planeten faxen lassen, warum dann nicht auch von Planet zu Planet? Venter hat gemeinsam mit der NASA demonstriert: Wenn man im Boden des Mars auf DNA basierende Bakterien finden sollte, könnte man sie vor Ort sequenzieren, und die Daten würden dann an Labore auf der Erde geschickt, wo man sie rekonstruieren und testen würde. Das System könnte genauso gut umgekehrt funktionieren. Mit einer Biofoundry auf dem Mars oder dem Mond könnten wichtiger Nachschub, Pflanzen und Tiere so einfach verschickt werden wie eine E-Mail. Oder anders formuliert:

Wir sprechen hier von einem hypermodernen „sprechenden Telefon“, das „außerirdische Schaltstellen“ als Teil eines „galaktischen Netzwerks“ zum Zwecke der biologischen Teleportation nutzt.

Noch ist es nicht so weit, aber das Wertschöpfungsnetzwerk für die Zukunft der synthetischen Biologie entwickelt sich bereits heute. Wie Sie sehen werden, wird bereits jetzt eine gewaltige Menge an Materialien, Pharmazeutika, Textilien, Pflanzen und Tiere für diesen Planeten und für andere entwickelt, die wir vielleicht eines Tages erkunden werden.

# 6

# DAS BIOLOGISCHE ZEITALTER

Stellen Sie sich eine Welt vor, in der Krabben im Labor hergestellt werden. Eine Welt, in der sie nicht auf den Markt gebracht werden, in der nicht zunächst Schiffe den Meeresboden mit gewaltigen Schleppnetzen abgrasen, in der nicht der Boden zerstört wird und in der all die anderen Fische und Meeresbewohner, die ansonsten in diesen Netzen enden, völlig ungestört bleiben. Stellen Sie sich vor, dass Obst in geschlossenen Räumen gezüchtet wird, das ganze Jahr über, und zwar direkt unter den Geschäften, die das Obst dann auch verkaufen. Beeren müssen nicht geerntet werden, kurz bevor sie völlig reif sind, man muss sie nicht mit temperaturkontrollierten Flüssigkeiten besprühen, die das Ungeziefer abtöten, man muss sie nicht in Containern versiegeln und um die halbe Welt senden, sondern Sie könnten sich das, was Sie haben möchten, direkt vom Busch pflücken.

Oder stellen Sie sich eine Welt vor, in der es beim Thema „gesund leben" um Upgrades und Optimierungen geht anstatt um Einschränkungen. Kater wären Relikte vergangener Zeiten, denn bevor Sie einen Abend lang auf den Putz hauen, würden Sie zunächst ein spezielles probiotisches

Nahrungsergänzungsmittel einnehmen, das die unerwünschten Nachwirkungen des Alkohols verhindert. Stellen Sie sich eine Welt vor, in der Sie keine Diät einhalten müssten, denn ein biometrischer Test würde die Stoffwechselwerte Ihres Körpers messen, erkennen, welche Lebensmittel Sie nicht vertragen, und weitere Daten erheben, sodass Sie wissen würden, was Sie wann essen sollten und was Sie wann trinken sollten. Stellen Sie sich eine Welt vor, in der genetische Krankheiten wie Sichelzellenanämie und Muskeldystrophie, die Kleinkinder verkrüppeln und töten, noch vor der Geburt verhindert werden könnten.

Und denken Sie nun bitte an alle Bildschirme zurück, die Ihnen gesplittert sind, an all die Fingernägel, die Ihnen abgebrochen sind, und an all die Brillengläser, die Sie auf die eine oder andere Weise zerstört haben. Stellen Sie sich vor, dass eines Tages biologische Beschichtungen dafür sorgen werden, dass sich Oberflächen rasch selbst heilen, und zwar unabhängig vom Ausmaß der Schäden. Egal, wie oft Sie sich beim Ein- und Ausparken in Ihrer Garage verschätzt haben, der Lack an Ihrem Wagen würde immer noch wie neu aussehen. Biologische Nagelpolitur würde trocknen, ohne dass dazu schädliches UV-Licht oder scharfe chemische Deckschichten nötig wären.

Die Grundlagen für diese alternativen Realitäten sind bereits gelegt. Tatsächlich bewegen sich einige dieser Innovationen bereits vom Rand in Richtung Mainstream, während das Leistungsvermögen der Bioökonomie zunimmt.

Viele zentrale Phasen des menschlichen Fortschritts wurden anhand der Materialien beschrieben, die wir nutzten, um unsere Umgebung zu verändern. Während der Steinzeit, der Bronzezeit und der Eisenzeit erschufen die Menschen die grundlegenden Technologien für Alltagswerkzeuge, Landwirtschaft, Bau und Kriegsführung. Später nutzten wir Glas zum Verzieren, für Flaschen, Fenster, Linsen und medizinische Geräte. Stahl ermöglichte uns den Bau von Wolkenkratzern. Kunststoffe erlaubten die Massenherstellung von Wegwerfbehältern, in der Folge entstanden globale Lieferketten beispielsweise für Nahrungsmittel, Medikamente und Wasser. Heute lernen wir, Moleküle zu manipulieren, Mikroorganismen zu entwickeln und Biocomputer zu bauen, und stehen dabei am Beginn einer neuen Ära in der Evolutionsgeschichte unserer Zivilisation – dem biologischen Zeitalter. Was wir in diesem Zeitalter bauen werden, wird neue Geschäftsmöglichkeiten eröffnen, Umweltschäden lindern oder sogar umkehren und das Leben des Menschen in unzähligen Hinsichten verbessern – sowohl auf der Erde als auch in Kolonien abseits unseres Planeten.

Die synthetische Biologie wird drei zentrale Bereiche des Lebens grundlegend verändern – die Medizin, die globale Lebensmittelversorgung und die Umwelt.

## MEDIZIN

In den nächsten zwei Jahrzehnten werden wir die technischen Möglichkeiten der synthetischen Biologie dazu nutzen, lebensbedrohliche Krankheiten auszulöschen und Medikamente zu entwickeln, die auf einzelne Menschen und deren spezielle genetische Situation zugeschnitten sind. Forscher werden Viren genetisch so verändern, dass man mit ihnen Krebs behandeln kann, sie werden im Labor menschliches Gewebe für Organtransplantationen und die Erprobung neuer therapeutischer Behandlungsansätze züchten. Neue Technologien werden uns ununterbrochen überwachen, sodass traditionelle Routineuntersuchungen beim Arzt wegfallen. Vor allem werden wir gesündere Menschen konstruieren – wir werden bei Babys noch vor der Geburt Genstörungen vorhersagen und eliminieren können und möglicherweise Verbesserungen vornehmen.

### *Bekämpfung von Krankheiten*

Vor einer Kurzreise nach Indien überprüfte eine Ärztin, ob ihre Frau und ihre beiden Kinder auf dem neuesten Stand waren, was ihre Impfungen anging: Kinderlähmung, Masern, Mumps und Röteln, Diphtherie, Hühnergrippe, Hepatitis A und B sowie Tetanus.[1] Sie reisten nicht in ein Gebiet, in dem Cholera herrschte oder Gelbfieberausbrüche bekannt waren, sie wollten in Neu-Delhi bleiben und Tagesausflüge zu unterschiedlichen

Touristenattraktionen machen. Mitzuerleben, wie die Sonne über dem Tadsch Mahal in Agra unterging, war magisch. Während es langsam dunkel wurde, tauchte die untergehende Sonne die hellen Marmorgebäude in ein sattes orangerosa Licht. Ein perfekter Tag, wären da nicht die dichten Mückenschwärme gewesen, die zum Abend hin aufstiegen.

Wenige Wochen nach ihrer Rückkehr in die USA fühlte sich eine der Frauen – die Ärztin –, als hätte sie die Grippe: Schüttelfrost, Fieber und Gliederschmerzen plagten sie, also trank sie viel Wasser, nahm ein paar Ibuprofen und ging ins Bett. Aber ihr Zustand verschlechterte sich rasch. Sie suchte das Krankenhaus auf, wo man feststellte, dass ihr Blutdruck fiel. Die Schwester in der Notaufnahme stellte viele Fragen: Hatte sie neue Medikamente eingenommen? Hatte sie Allergien? Und schließlich: War sie unlängst von einer Auslandsreise zurückgekehrt? Sobald die Ärztin die Nacht am Tadsch Mahal erwähnte, forderte die Schwester einen Spezialisten für Infektionskrankheiten an. Eine sehr gute Entscheidung, wie sich herausstellte: Die Ärztin war an Malaria erkrankt, einer tödlichen Krankheit, die von Stechmücken übertragen wird.

Die Moskitos nutzen die scharfe Spitze ihres nadelartigen Rüssels, um die Haut zu durchdringen und Blut zu saugen. Gleichzeitig injizieren sie einen Gerinnungshemmer, der dafür sorgt, dass das Blut nicht gerinnt. Nur weibliche Stechmücken besitzen diese spezielle Form der Biomechanik, die männlichen Tiere ernähren sich von Pflanzennektar. Weil sich weibliche Mücken bei Tieren genauso wie bei Menschen Blut holen, sind sie ein wichtiger Faktor bei der Übertragung von Krankheiten. Sie verbreiten Malaria, Denguefieber und eine Reihe von Viren – das West-Nil-Virus, Zika, Chikungunya und Östliche Pferdeenzephalomyelitis, um nur einige zu nennen. Welches ist das erfolgreichste und tödlichste Raubtier auf diesem Planeten? Keine Schlange, kein Hai, kein Skorpion. Kein Bär und auch nicht der Mensch. Es ist die Stechmücke.

Jedes Jahr sterben über 400.000 Menschen an Malaria, bei dem Großteil davon handelt es sich um kleine Kinder.[2] Die Krankheit wird nicht von einem Virus oder einer Bakterie verursacht, sondern von einem als Plasmodium bezeichneten Organismus. Plasmodien sind clevere Organismen, Gestaltwandler, die gut darin sind, Immunsysteme auszutricksen. Das ist auch der Grund dafür, dass sie sich ausbreiten und festsetzen. Der einzige Impfstoff, der gegen Malaria existiert, erfordert vier Spritzen und ist vergleichsweise unwirksam, denn er bietet nur vorübergehende Immunität. Manche Menschen, die an Malaria erkrankt sind, infizieren sich wieder und wieder. Unsere besten Abwehrmaßnahmen gegen die Krankheit sind derzeit eine frühzeitige Diagnosestellung und Behandlung. Dass eine Ärztin ihre eigene Malaria-Erkrankung nicht erkannte, zeigt, wie gefährlich Malaria ist – und warum Moskitos schon früh ins Visier der synthetischen Biologie gerieten.

Wir werden die Krankheiten übertragenden Stechmücken nicht so einfach los, dafür brüten sie zu rasch und sind zu schwer zu fangen. Also entwickeln wir seit Jahrzehnten Cremes und Sprays, die die Mücken fernhalten sollen. Die amerikanische Armee arbeitete nach dem Zweiten Weltkrieg mit DEET als Insektenschutz, aber DEET ist giftig. (Stimmt das Mischungsverhältnis nicht, kann es sogar Kunststoffe zum Schmelzen bringen.) Außerdem haben einige Stechmücken inzwischen eine genetische Immunität gegen DEET entwickelt.

Doch inzwischen gibt es einen Weg, Malaria an der Ausbreitung zu hindern, ohne dafür Milliarden und Abermilliarden Moskitos töten zu müssen. 2021 setzten Genforscher des Londoner Imperial College zur Bekämpfung der Krankheit einen „Gene Drive“ ein, eine genetische Veränderung, die dazu führt, dass eine Mehrheit der Nachkommen eine gewünschte Eigenschaft aufweist. Mithilfe der Genschere CRISPR, der Technik, mit der man an bestimmten Stellen einer DNA Schnitte vornehmen kann, veränderten sie die sexuelle Entwicklung und andere Eigenschaften weiblicher Stechmücken. Weibchen mit den veränderten Genen werden mit einem anderen Rüssel geboren und können weder stechen noch Eier legen, was bedeutet, dass sie den Malaria-Parasiten nicht verbreiten können. Ohne den Gene Drive hätte sich die Mutation zu langsam innerhalb der Population ausgebreitet, aber auf diesem Weg erben nahezu 100 Prozent der Nachkommen den neu entworfenen Rüssel. Die Gene-Drive-Technologie ist mächtig – und wirkt dauerhaft.[3]

In einer Hochsicherheitseinrichtung im italienischen Terni und an anderen Stellen werden neue Stechmücken mit anderen genetischen

Veränderungen entwickelt und erprobt.[4] Für 2021 war auf den Florida Keys die Freisetzung von Millionen anderer genetisch veränderter Moskitos vorgesehen, eine Maßnahme, die die Ausbreitung von Zika stoppen soll. Das für Moskito-Bekämpfung zuständige Gremium der Region hatte ein Pilotprojekt genehmigt, bei dem genetisch manipulierte männliche Moskitos freigelassen werden, die ein Gen weitergeben, das dem Nachwuchs die Fortpflanzung erschwert.[5]

Die örtlichen Behörden hatten zuletzt mit stetig steigenden Fallzahlen von Denguefieber und West-Nil-Virus zu tun, sie sind aber optimistisch, dass eine Verkleinerung der Moskito-Population die Krankheiten aufhalten wird – und dass man nicht zur Alternative greifen und auf den Keys großflächig mit Insektenschutzmitteln oder giftigen Chemikalien arbeiten muss.

### *Personalisierte Medizin*

CRISPR ermöglicht es Wissenschaftlern, über ein bakterielles Enzym bestimmte Stellen der DNA punktgenau zu bearbeiten. Rund 8.000 Krankheiten gehen von einem einzigen Gen aus. Solche monogenen Erkrankungen waren zu Zeiten, als wir noch keine DNA-Sequenzierung hatten, schwer zu diagnostizieren und zu behandeln. Zu diesen Krankheiten gehören die Sichelzellanämie (eine vererbbare Erkrankung, bei der sich rote Blutkörperchen zu einer Sichelform verzerren) und Mukoviszidose (bei der der Körper einen dicken, klebrigen Schleim produziert, der die Lungen und den Verdauungstrakt verstopft). CRISPR könnte diese Genmutationen korrigieren, und die zelleigenen Mechanismen zur DNA-Reparatur könnten die bearbeiteten Zellen wieder gesunden lassen.

Noch mehr Menschen leiden an polygenen Krankheiten. Diese sind schwieriger zu behandeln, denn sie resultieren aus den kombinierten Aktivitäten mehrerer Gene. Koronare Herzkrankheit und Arteriosklerose beispielsweise sind polygene Erkrankungen, ebenso Bluthochdruck, der bei manchen Menschen erblich bedingt ist. Amys Vater gehört zu dieser Gruppe. Als er Anfang 20 war, spielten seine Werte plötzlich verrückt: Scheinbar aus dem Nichts begann seine Nase zu bluten, und ihm wurde so schwindelig, dass er umfiel. Man diagnostizierte starken Bluthochdruck. Abgesehen davon war er gesund und aktiv, er hatte nie geraucht und sich aufgrund seiner religiöse Erziehung größtenteils auch vom Alkohol ferngehalten, doch als die Symptome erstmals auftraten, wurde seine Situation sofort lebensbedrohlich. Seit nunmehr 50 Jahren betreuen ihn Spezialisten des Cleveland Clinic & Johns Hopkins Hypertension Center, die immer wieder Veränderungen an dem komplizierten Cocktail verschreibungspflichtiger Mittel vornehmen, die er regelmäßig einnimmt. Er schluckt 27 Tabletten pro Tag – jeden Tag –, um am Leben zu bleiben. Seine Ärzte befassen sich nun vor allem mit der Frage, wie sie mit den Nebenwirkungen umgehen, die all diese Medikamente auf seinen Körper haben. Dazu greifen sie zu zusätzlichen Arzneimitteln, die wie die ursprünglichen Mittel ebenfalls nicht eigens für ihn entwickelt worden waren. Verschreibungspflichtige Arzneimittel, Arztbesuche, gelegentliche Besuche in der Notaufnahme – konservativ geschätzt belaufen sich seine medizinischen Kosten auf jährlich 50.000 Dollar oder auf sein Leben hochgerechnet etwa drei Millionen Dollar. Und diese Zahl ist noch nicht inflationsbereinigt! Amys Vater ist in einer privilegierten Situation: Er besitzt eine hervorragende Krankenversicherung, hat Zugang zu Forschungskrankenhäusern und Ärzten von Weltrang, außerdem steht seine Familie hinter ihm und hilft ihm. Und trotzdem: Die Methoden der synthetischen Biologie könnten künftig den speziellen Abschnitt, der im Genom für seinen Bluthochdruck verantwortlich ist, anvisieren und ihn überarbeiten oder umschreiben.

Und was ist mit all den anderen Krankheiten, für die eine medikamentöse Behandlung nötig wird, bei denen man mit der CRISPR-Methode aber nicht weiterkommt? In Zukunft könnten Therapeutika nach Bedarf hergestellt werden, anstatt wie bislang in globalem Maß. Im vorangegangenen Kapitel haben wir gesehen, dass tragbare Sequenzierer bereits heute in der Lage sind, ein Virus oder ein Bakterium nachzuweisen, und dass wir nicht weit von technischen Möglichkeiten entfernt sind, Medikamente in Echtzeit zu produzieren. Ist man imstande, ein Genom rasch zu sequenzieren, und verfügt man über die Materialien, die benötigt werden, um eine Behandlung synthetisieren zu können, dann kann man einen Schutzwall ausdrucken, der als Abwehr gegen alle möglichen Pathogene dient.

Stellen Sie sich ein Set vor, das gefriergetrocknete Moleküle enthält, die für den späteren Einsatz in einer Zelle erschaffen wurden. Das Molekül würde inaktiv bleiben, bis Sie es einsetzen müssen (ähnlich wie getrocknete Bohnen und Pilze für eine Suppe). Um die Behandlung zu aktivieren, müssten Sie die für eine Rehydrierung richtige Menge Wasser hinzugeben und das biologische System wieder online bringen. Ist das System einsatzbereit, würden Sie konstruierte DNA-Anweisungen für Impfstoffe oder Antibiotika hinzufügen. Wanderer, Sportler, Soldaten im Feld und Schulschwestern könnten ein handygroßes Set mit sich führen und wo und wann immer benötigt, Medikationen zubereiten.

### *Krebs wird besiegt*

Mit Mitte 50 bekam Amys Mutter eine seltene Form von neuroendokrinem Krebs. Einen offensichtlichen Schuldigen für die Erkrankung gab es nicht. Sie trank nicht, sie rauchte nicht, und obwohl sie übergewichtig war – sie naschte gern und liebte Pommes –, war sie aktiv und gesund. Auch ihre Symptome waren ungewöhnlich: Ihre Haut schien über Nacht gelb zu werden, und sie verlor rasch an Gewicht. Ihr Hausarzt überwies sie an Spezialisten der University of Chicago. Dort überwies man sie an das MD Anderson Cancer Center in Texas. Sie hatte einen Krebstumor, aber das war nicht das eigentliche Problem: Ärzte hatten an einer Stelle, die weit entfernt vom Tumor lag, beunruhigende Zellen gefunden, die gleichzeitig Eigenschaften von Nerven- und Hormonzellen aufwiesen. Sie tauchten in ihrer Bauchspeicheldrüse und ihrer Lunge auf, waren aggressiv und vervielfältigten sich rasch. Mutiert die DNA einer neuroendokrinen Zelle, scheint dies dazu zu führen, dass sich spontan überall Tumore bilden. Das bedeutete, dieser sichtbare Tumor war aller Wahrscheinlichkeit nach nicht der einzige Tumor, der da in ihrem Körper heranwuchs.

Amys Mutter kämpfte tapfer und beharrte darauf, dass das Leben wie geplant weiterging. Den Port, den man ihr für die Chemotherapie im Arm gelegt hatte, versteckte sie unter langärmliger Kleidung. Sie fand eine Perücke, die ihrem üblichen Bubikopf entsprach, und sie unterrichtete auch weiterhin ihre vierte Klasse. Weil die Ärzte die Hauptstelle nicht finden konnten, an der die Zellen bösartig wurden, mussten sie Chemotherapien kombinieren, die eigentlich für andere Krebsarten gedacht waren. Die Samstage verbrachte Amys Mutter am Tropf unter wärmenden Decken, ohne Perücke und ohne die tapfere Miene, mit der sie ansonsten der Welt entgegentrat. Die ersten vier Stunden hing sie an einem IV-Beutel, dessen Inhalt für die Behandlung von Bauchspeicheldrüsenkrebs gedacht war, die nächsten vier Stunden an einem Beutel mit einer Behandlung gegen Lungenkrebs. Die Therapien erstreckten sich über sechs bis acht Wochen, anschließend setzte sie einige Wochen aus, um wieder zu Kräften zu kommen, dann ging das Ganze wieder von vorne los. Die Chemo sorgte dafür, dass Amys Mutter am Leben blieb, reduzierte aber gleichzeitig ihre Lebensspanne drastisch. Nach einem Jahr beschloss sie nach Rücksprache mit ihrer Familie, in ein Hospiz zu gehen. Wenige Tage später war sie tot.

Einen einzelnen, alles abdeckenden Impfstoff gegen Krebs zu entwickeln wäre sehr schwierig, denn jede Krebsart ist einzigartig. Hinter „Krebs“ verbirgt sich nicht eine einzelne Krankheit, es ist vielmehr ein Sammelbegriff für eine Konstellation von über 100 bekannten Genmutationen. Möglicherweise ist das auch der Grund dafür, dass wir Krebs eher nach dem befallenen Ort als nach der Mutation benennen – Lungenkrebs, Knochenkrebs, neuroendokriner Krebs. Denkbar wäre aber die Entwicklung individualisierter Impfstoffe, die den geheimnisvollen Krebs besiegt hätten, der Amys Mutter getötet hat. Dabei würden genveränderte Viren zum Einsatz kommen, speziell dafür entwickelt, Krebszellen aufzuspüren und zu töten. Eine andere Option: mRNA könnte den Körper darauf trainieren, seine Immunabwehr besser auf die Jagd nach Krebszellen einzustellen, und ihn zugleich besser vor einem Befall schützen. Erreichen lässt sich dies etwa durch eine CAR-T-Zelltherapie, wobei das CAR für „chimärer Antigenrezeptor“ steht. Bei dieser Behandlung werden die T-Zellen (spezialisierte weiße Blutkörperchen) aus dem Körper des Patienten entfernt, im Labor überarbeitet und dann wieder injiziert, damit sie die Krebszellen bekämpfen können.

Lange bevor sie damit begannen, COVID-19-Impfstoffe herzustellen, arbeiteten Moderna und BioNTech an Immuntherapien für Krebs. Dabei untersuchte man eine Gewebeprobe aus einem Krebstumor und führte dann eine Genanalyse durch, um maßgeschneiderte mRNA-Impfstoffe entwickeln zu können. Dabei werden proteinhaltige Mutationen codiert, die nur im Tumor dieses Patienten auftreten. Das Immunsystem verwendet diese Anweisungen dafür, im gesamten Körper ähnliche Zellen zu suchen und zu vernichten. Die Covid-19-Impfstoffe des Unternehmens funktionieren genauso. BioNTech führt aktuell klinische Studien zu persönlichen Impfstoffen für zahlreiche Krebsarten durch, etwa Eierstockkrebs, Brustkrebs und Melanome. Moderna entwickelt ähnliche Krebsvakzine. Beide Unternehmen wissen: Die mächtigste Fabrik zur Herstellung von Arzneien tragen wir möglicherweise bereits in unserem Körper mit uns herum. Wir müssen nur all die Wege finden, wie wir sie uns nutzbar machen können.

## Maßgeschneidertes menschliches Gewebe aus dem Labor

mRNA-Impfstoffe gegen Krebs oder maßgeschneiderte Viren müssten gründlichen Tests unterzogen werden – und in einer idealen Welt würde das rasch vonstattengehen. Derartige klinische Studien sind kostspielig und werden von den Aufsichtsbehörden einer langwierigen Prüfung unterzogen. Wenn es nicht gerade eine Notfallsituation wie bei COVID-19 ist, kann es ein Jahrzehnt oder länger dauern, bis sämtliche Genehmigungen vorliegen. Darüber hinaus ist es für Wissenschaftler eine schwierige und gefährliche Aufgabe, zu studieren, wie lebendes menschliches Gewebe auf Viren und Medikamente reagiert. Gewebe aus dem Gehirn oder dem Herzen beispielsweise kann einer lebenden Person nicht entnommen werden. Wir müssen einen Weg finden, wie sich neue Behandlungsansätze einfacher erproben lassen und wie sich die Entwicklungszeiten derartiger Therapien verkürzen lassen.

Die synthetische Biologie liefert einige Lösungen für derartige Probleme. So eröffnet sie uns beispielsweise die Möglichkeit, Organoide zu entwickeln und zu züchten, also kleine Gewebestrukturen, die aus menschlichen Stammzellen gezüchtet werden. Aktuell wird an Lungen- und Gehirngewebe aus dem Labor erforscht, welche bleibenden Auswirkungen SARS-CoV-2 hat.[6] In Hochsicherheitslaboren werden zudem winzige Darmtrakte und Lebern gezüchtet und mit dem Virus infiziert. Das Wake Forest Institute for Regenerative Medicine ist federführend bei einem einzigartigen Projekt, das mit 24 Millionen Dollar an Bundesmitteln gefördert wird. Dabei geht es darum, einen Multi-Organ-Chip zu entwickeln, der unterschiedliche Konstellationen von Organoiden enthält.[7] Stellen Sie sich einen Computerchip mit einem transparenten Schaltkreis vor, der an ein System angeschlossen ist, durch das ein Blutersatz gepumpt wird. Mit diesem Chip können Wissenschaftler ein nachgemachtes Atemsystem mit neuen Viren, tödlichen Chemikalien oder anderen Giftstoffen angreifen, um herauszufinden, wie der Körper reagieren würde. Anschließend können sie an lebendem menschlichen Gewebe Behandlungsmethoden ausprobieren, ohne dass deswegen Menschen oder Labortiere zu Schaden kommen.

Mithilfe kleiner Schnipsel des zentralen Nervensystems werden winzige Strukturen von Gehirngewebe erstellt. 2008 erschufen Forscher die ersten Gehirnorganoide und gewannen ein besseres Verständnis, was bestimmte Gehirnfunktionen angeht. Seitdem dienen Gehirnorganoide dazu, Autismus und andere Krankheiten wie etwa Zika zu erforschen.[8] Setzt man sie zusammen, können im Labor gezüchtete Muskeln und Gehirnorganoide neurale Autobahnen ausbilden und Informationen verarbeiten. Forscher der Universität Stanford experimentieren mit Gewebe, das sich selbst assembliert, sogenannten „Assembloiden", die auf Stimuli reagieren.[9] Die Forscher begannen mit menschlichen Stammzellen, die sich in einer Petrischale selbst zusammenfügen. Daraus entwickelten sie einen funktionsfähigen Prototyp eines Nervenzellen-Schaltkreises, der Großhirnrinde, Rückenmark und Skelettmuskel darstellt. Stimulierten die Forscher die Zellen der Großhirnrinde, wurde die Botschaft den ganzen Weg bis zum Muskel übermittelt, der daraufhin in der Petrischale zuckte. Für eine andere Studie entwickelten die Wissenschaftler Organoide eines menschlichen Vorderhirns, also des Teils, der für das Denken, für Wahrnehmungen und die Bewertung unserer Umgebung zuständig ist. In anderen Laboren forscht man an Methoden, Teile von menschlichen Gehirnorganoiden in Ratten zu implantieren. Das wirft komplexe ethische Bedenken auf und weckt möglicherweise gleichzeitig Ängste vor Superratten, die Informationen genauso gut verarbeiten können wie der Mensch. Aber mehr dazu im nächsten Kapitel.

### *Untersuchungen ohne Arzt*

2007 kam der Gentestsatz von deCODEme auf den Markt und versprach, das Erbgut des Kunden auf Krankheitsrisiken und Herkunft zu untersuchen. Das isländische Unternehmen stellte für das Screening 985 Dollar in Rechnung.[10] Im selben Jahr bot das von Google finanziell unterstützte Unternehmen 23andMe Gentests für 1.000 Dollar an. Die Ergebnisse erhielt man nach wenigen Wochen zusammen mit dem Zugang zu einem online abrufbaren Genome Explorer.[11] Beide weckten Sorgen bei humangenetischen Beratern, also speziell ausgebildeten Fachkräften, die Paare mit Kinderwunsch und Menschen mit diagnostizierten genetischen Störungen beraten. Sie beklagten, dass die Kunden Informationen über ihre genetischen Risiken erhielten, ohne über den notwendigen Kontext und das Hintergrundwissen zum Einordnen der Testergebnisse zu verfügen. 23andMe durfte seine Testkits ursprünglich nur in eine Handvoll amerikanischer Bundesstaaten verschicken, denn beispielsweise Maryland und New York verboten den Direktverkauf von Tests, die den Verbrauchern Gesundheitsinformationen liefern. 2017 erteilte die Medikamentenaufsicht FDA 23andMe schließlich die Erlaubnis, die Tests für zehn Erkrankungen zu vermarkten, darunter Marker für Parkinson und Alzheimer.[12]

Aber bei Verbrauchertests geht es nicht nur darum, sich sozusagen genetisch die Karten legen zu lassen. Das menschliche Mikrobiom ist ein Mini-Universum des genetischen Materials dessen, was auf und in unserem Körper lebt, und wir erben es von der Mutter, die uns austrägt. Die Zahl der Gene in den Bakterien, Pilzen, Protozoen und Viren, die unser Mikrobiom ausmachen, ist 200-mal so groß wie die Zahl der Gene im menschlichen Genom. Das Mikrobiom wiegt nahezu fünf Pfund und befindet sich größtenteils im Darm und auf der Haut. Mikrobiome unterscheiden sich von

Mensch zu Mensch sehr stark, selbst wenn es sich um Geschwister handelt, die in derselben Stadt leben. Wie gut Sie Laktose verdauen können, wie anfällig Sie für Hautkrebs sind, wie gut Sie schlafen, mit welcher Wahrscheinlichkeit Sie Angstzustände entwickeln oder fettleibig werden – all diese Eigenschaften hängen mit dem Mikrobiom zusammen und werden von dem beeinflusst, was Sie essen und trinken, ob Sie rauchen, welchen Chemikalien Sie Ihren Körper aussetzen und welche Medikamente Sie einnehmen. Früher musste man zur Bestimmung des Mikrobioms mehrere Male einen Allergologen aufsuchen, heute gibt es Eigentests. Einige Unternehmen mischen spezielle probiotische Wirkstoffe zusammen, um bei Beschwerden für Linderung zu sorgen oder die symbiotische Beziehung zu verbessern, die Ihr Körper mit all diesen Mikroorganismen hat.

All das bedeutet, dass die nächste Grenze der Medizin in Untersuchungen ohne Arzt bestehen könnte. Sie müssen sich nicht um einen Termin bei einem diagnostischen Labor kümmern, dort in der Schlange anstehen und anschließend lange auf die Ergebnisse warten, denn eine neue Form von Technologie wird Ihre Daten zu Hause analysieren. Den Anfang machen alltägliche Geräte in Ihrem Badezimmer, die schon bald biologische Proben für die tägliche Überwachung und Kontrolle sammeln werden. Nennen wir die Dinge beim Namen: Unsere Toiletten kommen Tag für Tag mit zwei wichtigen Datenquellen in Kontakt – unserer Haut und unseren Ausscheidungen –, sie sind also bestens dafür geeignet, unsere Gesundheit in Echtzeit zu überwachen. Aus dieser Idee heraus haben Forscher der Universität Stanford eine diagnostische Toilette entwickelt, die allerdings über die Art von Geräten verfügt, die man üblicherweise nicht gern im Badezimmer sieht – sie ist ausgestattet mit Kameras, Mikrofonen, Drucksensoren, winzigen Roboterarmen, Bewegungsmeldern, Infrarotsensoren und einem Computersystem, das über Computervision und maschinelles Lernen verfügt.[13] Der Gedanke dahinter: Regelmäßige diagnostische Proben könnten als Frühwarnsystem für Magen-Darm-Störungen, für Beschwerden an Leber und Nieren und für Krebserkrankungen dienen. Der Ansatz erwies sich als korrekt. Wer von den Experimenten in Stanford gehört hatte, war wohl nicht überrascht, als das Unternehmen Toto 2021 auf der Consumer Electronics Show seine „Wellness-Toilette" vorstellte. Es mag weit hergeholt klingen, aber es handelt sich hier um ein reales Gerät, das für den Alltagseinsatz gedacht ist – die Hightech-Toilette analysiert mithilfe einer ähnlichen Ansammlung von Sensoren „wesentlichen Ausstoß" und liefert den Nutzern Erkenntnisse zu ihrem Wasserhaushalt und ihrer Ernährung. Und es gibt auch mobile Varianten: Healthy.io, ein Heimtest-Start-up, hat einen Test auf Harnwegsinfekte entwickelt, bei dem positiv getestete Patienten per Handy-App mit einem Online-Arzt verbunden werden, der im Bedarfsfall ein Rezept an eine Apotheke in der Nähe schickt. Healthy.io bietet zudem mit der National Kidney Foundation einen Test für eine jährliche Nierenkontrolle an, die frühzeitig Krankheitssymptome erkennen soll.

Schon bald wird eine Diagnosestellung noch weniger Aufwand erfordern, denn tragbare und einnehmbare Geräte werden die für eine Fernüberwachung (Remote Health Monitoring, RHM) benötigten Daten liefern. Smartphones und Wearables sammeln derartige Daten seit Jahren: Besitzer einer Apple Watch beispielsweise wissen, dass ein ungewöhnlich hoher oder niedriger Puls oder ein unregelmäßiger Rhythmus ein Symptom von Vorhofflattern sein kann. Handys und Smartwatches können heutzutage mit von der FDA zugelassenen Apps den Blutdruck messen und Elektrokardiogramme durchführen. Bei RHM kommen ein Netzwerk digitaler Technologien, das Internet und die Cloud zum Einsatz, um medizinische Daten der Patienten zu sammeln und sie dann Gesundheitsdienstleistern zur Begutachtung zu übermitteln. Zahlreiche Daten können erhoben und aus der Entfernung bewertet werden – Herzfrequenz, Elektrokardiogramme, Blutdruck, Sauerstoffsättigung, Nierenfunktion, um nur einige Beispiele zu nennen. RHM kann dazu beitragen, dass Senioren länger in ihren eigenen vier Wänden leben können, und es kann die Notwendigkeit verringern, in Kliniken und Krankenhäusern vorstellig zu werden. Man kann sogenannte Ingestibles schlucken – winzige, pillengroße Computer, die mit Sensoren, Kamera und Sender ausgerüstet sind – die dann im Körper Daten sammeln und zur Analyse an ein KI-System schicken. Forscher am MIT haben zur Überwachung der Darmgesundheit ein bakteriell-elektronisches System entwickelt, das man schlucken kann.[14] Andere Ingestibles können innere Blutungen oder anormales Gewebe aufspüren. Sie können sogar kontrollieren, ob ein Patient seine vorgeschriebenen Medikamente tatsächlich einnimmt.

### *Das Ende (und die Wiedergeburt) der Medizin*

Arzneimittelhersteller aktualisieren die Preise der Medikamente halbjährlich, und die Preise steigen stetig. Bei der Aktualisierung von Januar 2019 zum Beispiel nahm in den Vereinigten Staaten der Preis von 468 Medikamenten zu, im Durchschnitt um 5,2 Prozent. Beim Update von Januar 2021 stieg der Preis von 832 Medikamenten um durchschnittlich 4,5 Prozent.[15] Die Hersteller argumentieren, dass die Patienten diese Preiserhöhungen nicht zu sehen bekämen, wenn sie ihre Rezepte einlösen, denn für die gestiegenen Kosten kommen die Versicherungen auf. Aber die weiterhin explodierenden Preise haben in der Folge beträchtliche Auswirkungen, was die Gesamtkosten im amerikanischen Gesundheitswesen anbelangt. In den vergangenen 30 Jahren sind die Versicherungskosten um atemberaubende 740 Prozent gestiegen. Mehr als die Hälfte aller Amerikaner ist, was die Krankenversicherung anbelangt, von ihrem Arbeitgeber abhängig, der diese Kosten subventioniert. Eine durchschnittliche Familie zu versichern kostet den Arbeitgeber 20.576 Dollar im Jahr, aber selbst bei dieser Form der Versicherung müssen Familien einen Großteil der Kosten selbst tragen, sei es als Selbstbeteiligung oder in Form von Medikamenten, die von der Versicherung nicht bezahlt werden.[16]

Kostspielige Arzneimittel sind ein Problem, das sich angehen lässt. Eine einfache Lösung bestünde darin, die Menschen mithilfe von Diagnosegeräten in ihren eigenen vier Wänden wissen zu lassen, wie es um ihre grundlegenden körperlichen Werte bestellt ist. Wenn in Japan eine Frau zum Arzt geht, fragt er sie nach ihrer normalen Temperatur, anstatt einfach von 37 Grad Celsius auszugehen. Viele Menschen sind einige Zehntelgrad von diesem Durchschnittswert entfernt. Laut US-Seuchenschutzbehörde Centers for Disease Control & Prevention (CDC) gilt erst eine Temperatur von 38 Grad und höher als Fieber, aber Menschen, bei denen die persönliche Normaltemperatur 36,6 Grad beträgt, reagieren auf eine Temperatur von 38 Grad körperlich ganz anders als jemand, dessen Durchschnittswert 37,2 Grad Celsius beträgt. Neben der Körpertemperatur gibt es rund um den Körper Tausende Datenpunkte, die bei bestimmten Menschen Hinweise auf eine Anomalie liefern könnten. Sensoren, Wearables und Ingestibles würden Daten an mit maschinellem Lernen ausgerüstete Systeme übertragen, die dann feststellen, ob jemand von seinen Normalwerten abweicht, und der Person dann Handlungsempfehlungen übermitteln.

Eine Intervention könnte in einer ganz simplen Handlung bestehen (ein Glas Wasser trinken), bei ernsteren Zuständen würden wir möglicherweise auf unsere körpereigene Arzneimittelfabrik zugreifen und mit maßgeschneiderten Mikroben und Bio-Code arbeiten, anstatt 27 Pillen pro Tag zu schlucken oder eine improvisierte Kombination von Chemotherapien zu erdulden, die nie für unseren speziellen Krebs gedacht war. Auf diese Weise würde die Notwendigkeit kostspieliger Arzneien wegfallen, die eher für die Massen entwickelt wurden als für unsere einzigartigen biologischen Gegebenheiten. Gleichzeitig würde es die Mechanik unserer derzeitigen Pharma-Industrie und Krankenversicherer in Frage stellen. Mit ausreichend Vertrauen und Akzeptanz der Öffentlichkeit könnte dies das Ende der Medizin, wie wir sie kennen, bedeuten, eines Systems, das kostspielig und ungleich verteilt ist und zu dem viele Menschen überhaupt keinen Zugang haben. Wir könnten zu einem System der personalisierten Medizin wechseln, einhergehend mit mehr gesundheitlicher Gleichheit und besseren Resultaten für alle.

Aber die ultimative Prävention für vererbbare genetische Störungen, Krankheiten und Krebsformen besteht darin, sie bereits vor unserer Geburt zu prognostizieren, zu erkennen und abzuwenden. Manche Menschen führen bereits vor Eintritt einer Schwangerschaft ein genetisches Screening durch, um feststellen zu lassen, ob sie Krankheiten an ihre Kinder weitergeben würden. Das Tay-Sachs-Syndrom ist eine seltene und tödliche Genstörung, die Nervenzellen im Gehirn im Rückenmark zerstört, und sie tritt häufiger bei Menschen mit aschkenasischen Wurzeln auf. Künftige Eltern, deren Vorfahren Juden aus Ost- oder Zentraleuropa waren, können einen als „Ashkenazi Jewish Genetic Panel" bezeichneten Test durchführen lassen, um festzustellen, ob sie die Krankheit in sich tragen. Es lassen sich auch andere Marker überprüfen. Eine In-vitro-Fertilisation führt üblicherweise zu mehreren Embryos, und manche Menschen, die mit künstlicher Befruchtung arbeiten, lassen die Embryos vor der Implantation in der Gebärmutter auf das Down-Syndrom oder auf Mukoviszidose untersuchen.

Wissenschaftler arbeiten an einer Technologie, die es den Menschen eines Tages vielleicht erlaubt, ihren Kindern vor der Geburt ein „Upgrade" zu verabreichen. Die DNA weist winzige Variationen auf, sogenannte Einzelnukleotid-Polymorphismen (SNPs), und mithilfe von Algorithmen versuchen die Wissenschaftler, akkurate genbasierte Prognosen über die Zukunft einer Person abzugeben.[17] Ließen sich die SNPs in vitro auslesen, bevor die Embryos eingesetzt werden, könnten sie zeigen, ob die vorliegende Genkombination eine erhöhte Wahrscheinlichkeit für das Auftreten von Herzkrankheiten oder Diabetes aufweist. Würde man bei einem Embryo mit CRISPR arbeiten, ließen sich auf diese Weise die bestmöglichen Eigenschaften herbeiführen, die das vorliegende genetische Rohmaterial zulässt. Theoretisch könnten Eltern unzählige Eigenschaften beeinflussen, etwa die Haardichte, die Resistenz gegen ein Virus wie HIV oder den Schutz vor Alzheimer. Ähnlich wie beim Gene Drive an den Moskitos wäre ein derartiger Eingriff dauerhaft und vererbbar. Man könnte bestimmte Krankheiten ausmerzen, die Eltern an ihre Kinder weitergeben, und dabei den gesamten Genpool verbessern. Je nachdem, wo Sie stehen, dürfte Ihnen ein derartiges Szenario Schauer der Entzückung über den Rücken jagen oder eine Heidenangst machen. Existenzielle Risiken werden wir uns im nächsten Kapitel ansehen, bislang dominieren noch Vorsicht und ethische Bedenken.[18] Ein Dutzend Länder hat gentechnische Eingriffe in die menschliche Keimbahn verboten, allerdings gehören die Vereinigten Staaten und China nicht dazu. Das Europäische Übereinkommen über Menschenrechte und Biomedizin besagt, Eingriffe in den Genpool kämen einem Verbrechen gegen die Menschenwürde und Menschenrechte gleich.[19] Doch Erklärungen wie diese wurden zu einer Zeit verfasst, als es noch gar nicht möglich war, die Keimbahn punktgenau zu bearbeiten. Dank CRISPR wäre das nun möglich.

Viele andere Möglichkeiten, die einst als arg weit hergeholt gegolten hätten, sind nun in greifbare Nähe gerückt. Eine neue Technologie ist beispielsweise die In-vitro-Gametogenese (IVG). Sie wird es schon bald gleichgeschlechtlichen Paaren ermöglichen, ein Kind zu bekommen, ohne dabei auf Eier oder Spermien von Spendern angewiesen zu sein.[20] Der japanische Wissenschaftler Shinya Yamanaka erhielt 2012 den Nobelpreis für eine erstaunliche Entdeckung. Er hatte nämlich eine Methode entwickelt, mit der sich jede beliebige Zelle im menschlichen Körper in induzierte pluripotente Stammzellen (iPSC) verwandeln lässt, die sich dann so umprogrammieren lassen, dass sie die Funktion jeder anderen Zelle übernehmen können. Mithilfe dieser Technologie verwandelte ein Team der Universität Kyoto 2016 iPSCs aus einem Mäuseschwanz in Eizellen und schließlich in Mäusebabys. Diese Technologie wird unsere Definition genetischer „Eltern“ innerhalb der nächsten paar Jahrzehnte einem radikalen Wandel unterziehen. Aus unserem derzeitigen Konstrukt (ein Vater, eine Mutter) werden sich zahlreiche unterschiedliche Abwandlungen ausbilden. LGBTQ-Paare werden sich mit ihrem eigenen Genmaterial deutlich einfacher fortpflanzen können, ohne auf Spender angewiesen zu sein. Eine Frau mit Kinderwunsch würde nicht länger die Samenspende eines Mannes benötigen, denn dank dieser Technologie könnte sie ein Kind bekommen, das aus ihrem eigenen – und nur aus ihrem eigenen – Genmaterial besteht.[21]

Und wenn eines Tages ein Mann oder eine sich als Frau identifizierende Person ein Kind haben möchte? Die IVG-Technologie würde ein Embryo produzieren, aber um das Baby zur vollen Reife zu bringen, wäre noch immer eine Schwangerschaftsausträgerin erforderlich. Historisch war dies stets eine Frau, aber Forscher eines Kinderkrankenhauses in Philadelphia haben eine künstliche Gebärmutter erschaffen, einen „Biobag“, in dem sie zu früh geborene Lämmer am Leben erhielten und in dem sich die Tiere 28 Tage lang normal entwickeln konnten.[22] Im März 2021 züchteten israelische Forscher Mäuse in einer völlig künstlichen Gebärmutter aus Embryos und hielten sie elf Tage lang am Leben.[23] Wir sind noch Jahre davon entfernt, eine funktionsfähige biologische Gebärmutter in Originalgröße künstlich herzustellen und heranzuzüchten, aber der Biobag stellt eine Interventionsmöglichkeit dar, die den Tausenden Babys helfen könnte, die jedes Jahr zu früh geboren werden. Gleichzeitig ist er ein Fingerzeig auf eine Zukunft, in der die Menschen ihre Schwangerschaften überhaupt nicht mehr selbst austragen müssen. Binnen einer einzigen Generation könnten unsere Vorstellungen von einer „Kernfamilie" komplett über den Haufen geworfen werden und durch etwas abgelöst werden, das deutlich inklusiver als heute wäre.

## Die globale Lebensmittelversorgung

Einst hielt der Hoover-Damm die gewaltigen Wassermassen des Colorado River zurück, aber chronische Überbeanspruchung durch Städte und die Landwirtschaft haben in Kombination mit historischen Dürren und zunehmender Hitze zu Wasserknappheit geführt. Das größte Reservoir des Colorado River, Lake Mead, ist aktuell nur zu 37 Prozent gefüllt, was Millionen Morgen Ackerland gefährdet.[24] Unsere modernen Systeme zum Anbau von Nahrungsmitteln tragen zur Destabilisierung des globalen Klimas und der Umwelt bei. Künstliche Biologie eröffnet Alternativen zur ressourcenintensiven Landwirtschaft sowie zu den Kühlketten, auf die wir uns verlassen, um verderbliche Lebensmittel rund um den Globus zu verschiffen.

### *Stabilisierung von Landwirtschaft und Aquakulturen*

Vor einigen Jahren waren Amy und ihr Team vom Future Today Institute federführend an einer Planungsübung für ein Unternehmen beteiligt, das ein beliebtes Tiefkühlgericht herstellt. Die wichtigste Zutat für dieses Produkt kam überwiegend von einem einzigen Hof in Osteuropa, wo Extremwetter immer häufiger an der Tagesordnung war. Hinzu kamen zivile Unruhen und zunehmender Nationalismus, was Streiks nach sich zog, die insbesondere diesen Hof betrafen, denn die Arbeiter wussten, dass die Produkte in erster Linie für wohlhabendere Märkte im Ausland bestimmt waren und nicht für ihr Land, das sich doch abmühte, voranzukommen. Es gab weitere Faktoren, die die Situation erschwerten – das Produkt war verderblich und musste vom Hof zu einer weiter entfernten Fabrik in Westeuropa gebracht werden, wo es gesäubert, zubereitet und für den globalen Vertrieb eingefroren wurde. Normalerweise erreichte das Unternehmen seine Ziele, aber ein Schub von Extremwetterlagen führte zu einer verheerenden Dürre und sorgte dafür, dass die Ernteerträge geringer ausfielen. Das Unternehmen konnte das Produkt nicht mehr in der vom Markt geforderten Menge liefern, hinzu kam eine erfolgreiche Werbekampagne, die das Interesse der Verbraucher anfachte, doch die standen nun vor leeren Regalen. Bedenkt man, wie anfällig die Lieferkette war, kam es ohnehin einem Wunder gleich, dass es nicht schon früher Zusammenbrüche gegeben hatte.

Tatsächlich ist es das reinste Wunder, dass unser derzeitiges System für Landwirtschaft und Aquakultur überhaupt funktioniert. Wetterprobleme, darunter Brände, Dürren, extreme Hitze und Kälte, sind an immer mehr Orten an der Tagesordnung, bleiben aber weiterhin sehr schwer vorhersagbar. Auch die Landwirtschaftspolitik sorgt für Verwirrung. Zwischen 2012 und 2021 wechselte die US-Regierung wiederholt den Kurs bei ihrem Visaprogramm für ausländische Landarbeiter. Zunächst wurde weniger hart gegen Landarbeiter ohne gültige Papiere durchgegriffen, dann wieder schärfer, nun scheint der Druck erneut nachzulassen. Das hat dazu geführt, dass die Lage der landwirtschaftlichen Arbeitskräfte instabil geworden ist. Zu alledem kommen noch die verrückten Vorfälle, die manchmal auftreten, während wir die Belastbarkeit unserer Lieferketten auf die Probe stellen – indem wir uns beispielsweise stark von gewaltigen Frachtschiffen abhängig machen, die den Sueskanal passieren müssen, was aber nur gelingt, wenn die Umstände absolut korrekt sind.

1,3 Milliarden Tonnen an Lebensmitteln, rund ein Drittel dessen, was pro Jahr für den Verbrauch durch den Menschen produziert wird, verschwenden wir oder sie gehen verloren.[25] Die Mülldeponien der Vereinigten Staaten enthalten mehr Lebensmittelabfälle als jedes andere Material.[26] Dafür gibt es zahlreiche Gründe. Restaurantketten wollen optimale Frische ihrer Gerichte gewährleisten, weshalb sie Lebensmittel nach einer bestimmten Zeitspanne entsorgen, obwohl sie noch problemlos zu konsumieren wären. Manchmal führen Lieferschwierigkeiten dazu, dass Gemüse verdirbt. Frisches Gemüse, Milchprodukte und Fleisch sind nicht nur Nährstoffe, sie sind auch Marketing: Wir erwarten, dass Äpfel farblich einheitlich sind, dass Karotten gerade gewachsen und lang sind und dass unsere Eier hellweiß mit gelbem Eigelb sind. Was an Produkten diesen Gardemaßen nicht entspricht, verrottet häufig und wird dann weggeworfen. Gewaltige Portionsgrößen und zu umfangreiche Speisekarten in Restaurants führen dazu, dass Mahlzeiten nicht bestellt oder nicht aufgegessen werden. Wenn einige Restaurantketten abends schließen, werfen sie alle übrig gebliebenen Produkte weg, die sie bereits hergestellt haben, denn die Belegschaft darf das Essen nicht mitnehmen. Aufgrund rechtlicher Verpflichtungen tun sich Supermärkte und Lebensmittelgeschäfte schwer damit, übriggebliebene Lebensmittel Organisationen zu überlassen, die Bedürftige versorgen. Insgesamt entfallen nahezu 40 Prozent der Nahrungsmittelverschwendung auf den Einzelhandel und die Verbraucher in den Industrienationen.[27] In den Entwicklungsländern kommt es vor allem bei der Ernte, der Lagerung und der Weiterverarbeitung zu Verlusten: Maschinen gehen kaputt, ungelernte Arbeiter begehen Fehler und die Gewinnmargen sind dermaßen knapp kalkuliert, dass sich keine Notfallplanung für echte Probleme betreiben lässt. Das führt dazu, dass Krankheiten wie Listerien ausbrechen und massenhaft Lebensmittel zurückgerufen werden müssen.

Die Landwirtschaft manipuliert bereits seit Jahrzehnten Lebensmittel. Das erste genetisch manipulierte Bakterium wurde 1973 entwickelt, 1974 folgte eine manipulierte Maus und 1983 eine Tabakpflanze, die Gene eines anderen lebenden Organismus enthielt.[28] Das war der Auftakt. 1993 gab die FDA grünes Licht für den Verkauf genetisch modifizierten Saatguts, ein Jahr später kam in den USA die Tomatensorte Flavr Savr auf den Markt, die länger als andere Arten reif bleibt.[29] Die erste Welle von Gentechnologie brachte sogenannte genetisch veränderte Organismen (GVO) hervor. Dazu zählten auch urheberrechtlich geschützte Änderungen und Organismen, die in Verbindung mit bestimmten Pflanzenschutzmitteln und Insektenvernichtungsmitteln einzusetzen waren. Heute sind rund 14 Prozent aller weltweit angepflanzten Baumwolle und nahezu die Hälfte aller Sojabohnen genetisch verändert.[30] In den USA liegen die Anteile deutlich höher, gentechnisch veränderte Baumwolle und Sojabohnen kommen dort jeweils auf über 90 Prozent.[31]

Doch gentechnische Veränderungen der Zukunft werden sich von den heutigen sehr deutlich unterscheiden. Nehmen wir als Beispiel das künstliche Blatt, das in Harvard entwickelt wurde. Es handelt sich um ein im Labor erschaffenes Gerät, das sich Solarenergie zunutze macht. In Verbindung mit einem Bakterienstamm wandelt es $CO_2$ und Stickstoff aus der Atmosphäre in organische Formen um, die für lebende Organismen von Nutzen sind. Vereinfacht gesagt überfressen sich diese hungrigen, solar gefütterten Bakterien, bis letztlich 30 Prozent ihres Gewichts überschüssige Energie ist – gespeichertes $CO_2$ und Stickstoff. Die Mikroben werden dann mit dem Boden vermischt, und in der Nähe von Pflanzen setzen sie den Stickstoff frei, der auf diese Weise als organischer Dünger fungiert. Sie setzen dort auch das Kohlendioxid frei, das unterirdisch gefangen bleibt. Das Resultat: Gewaltige Ernteerträge ohne die umweltschädlichen Nebenwirkungen, die üblicherweise mit chemischen Düngemitteln einhergehen.[32]

Bakterien, die zu Pflanzenfutter werden, Verbesserung von Saatgut durch die Genschere CRISPR, Optimierung pflanzenbasierter Proteine und die synthetisierte Produktion von Laborfleisch – all das wird die Landwirtschaft, wie wir sie kennen, umkrempeln und dazu führen, dass mehr von dem, was auf unsere Teller kommt, in geschlossenen Räumen gezüchtet wird. Großflächige Pflanzenfabriken werden Obst und Gemüse hervorbringen, die genetisch dafür ausgelegt sind, möglichst wenig Ressourcen zu verbrauchen, der örtlichen Umgebung weniger zu schaden und höhere Erträge zu erzielen. Sie werden Obst, Gemüse und Fleisch darüber hinaus geschmacksintensiver und nährstoffreicher machen. Das wird uns Sicherheit geben angesichts einer unsicheren Zukunft, in der der Klimawandel immer stärker die globale Lebensmittelversorgung bedroht.

Wie wir Nahrungsmittel anbauen und produzieren, wird sich stark verändern, aber möglicherweise bleibt uns ohnehin keine andere Wahl.

Heute ist bei jedem vierten Menschen auf dem Planeten die Versorgung mit Lebensmitteln unsicher.[33] Prognosen zufolge wird die Weltbevölkerung bis zum Jahr 2050 um zwei Milliarden Menschen zunehmen.[34] Wir müssen entweder die Bevölkerungszahl verringern – eine sehr komplexe Aufgabe voller Schwierigkeiten – oder die globale Versorgung und Verteilung von Lebensmitteln erhöhen. Es wird nicht reichen, einfach mehr Reis anzubauen oder mehr Kühe zu züchten: Tiere, die wegen ihres Fleischs, ihrer Eier oder ihrer Milch gezüchtet werden, sind für 14,5 Prozent aller Treibhausgase verantwortlich.[35] Stocken wir die aktuelle Lebensmittelversorgung auf, um die künftige Nachfrage bedienen zu können, werden wir das Klima unseres Planeten zusätzlich belasten.

### *Viehzucht und die Landwirtschaft insgesamt werden überarbeitet*

2018 wütete die Afrikanische Schweinepest mit verheerenden Folgen in der globalen Schweinepopulation. Es ist keine Behandlungsmethode bekannt, es gibt auch keinen Impfstoff gegen das hochgradig ansteckende und tödliche Virus, das diese Krankheit auslöst. Und auch die Ausbreitung ist nur sehr schwer zu verhindern, denn ähnlich wie SARS-CoV-2 hat das Virus eine lange Inkubationszeit, und nicht immer weisen infizierte Tiere auch Symptome auf. Vor allem China wurde schwer in Mitleidenschaft gezogen. Das lag paradoxerweise teilweise daran, dass die chinesische Regierung zur Eindämmung der Umweltverschmutzung einige ansonsten positive neue Bestimmungen beschlossen hatte. Diese führten jedoch nach dem Inkrafttreten dazu, dass industrielle Schweinezüchter ihre Anlagen nicht schnell genug auf den neuesten Stand bringen konnten. Einige Farmen wurden daraufhin geschlossen, und Chinas Lieferkette für Schweinefleisch veränderte sich. Das wiederum hatte zur Folge, dass kranke Schweine durch das ganze Land transportiert wurden, was die Ausbreitung der Schweinepest begünstigte. Zunächst bestritt die Regierung, dass es sich um einen schweren Ausbruch handelte, dann spielte sie das Ausmaß herunter (kommt Ihnen das bekannt vor)? Analysten für die Fleischindustrie schätzen, dass ein Viertel der weltweiten Schweinebestände der Krankheit zum Opfer fielen und China die Hälfte seiner Tiere keulen musste. Das

Virus setzt ganz besonders Gemeinden mit einer hohen Dichte an Schweinezüchtern zu, denn die örtliche Wirtschaft hängt stark von der Gesundheit der Herden ab. Heute arbeiten Wissenschaftler in China an „Super-Schweinen", die nicht nur stärker als herkömmliche Schweine sind, sondern auch rascher heranwachsen.[36] Angeblich hat man die Tiere mit einem Gen verstärkt, das die Körpertemperatur reguliert und es ihnen ermöglicht, auch während der extrem strengen Winter im Norden Chinas draußen zu leben.[37]

In Belgien entdeckten Bauern im 19. Jahrhundert eine ungewöhnliche Rinderherde. Diese Tiere waren viel größer als die anderen Kühe und verfügten über gewaltige, wie bei Arnold Schwarzenegger hervorstehende Muskelberge an Rücken, Schultern, Lende und Rumpf. Diese Kühe wurden als Weißblaue Belgier bekannt, und Wissenschaftler entdeckten später, was diese Tiere so ungewöhnlich machte – die Kühe wurden mit einem zusätzlichen Gen geboren, das die Produktion von Myostatin unterdrückt, einem Eiweiß, das normalerweise das Muskelwachstum hemmt, nachdem ein Tier ausgewachsen ist. Einige Tiere wurden mit zwei Kopien dieses Gens geboren, was dazu führte, dass sie noch muskelbepackter als ohnehin schon waren.[38] Durch gezielte Zucht sorgte man dafür, dass Weißblaue Belgier noch mehr Fleisch für den Konsum produzierten, aber die Forscher können heutzutage durch das Manipulieren von Myostatin die Genotypen anderer Säugetiere – beispielsweise Schweine, Pferde, Ziegen, Kaninchen und Hunde – verbessern. In China wurde Myostatin eingesetzt, um besonders muskulöse Hunde für den Polizeidienst zu erschaffen.[39]

Und auch an anderen Stellen der Lebensmittelkette greifen Wissenschaftler zu synthetischer Biologie, um besseres Tierfutter herzustellen. Das Start-up-Unternehmen KnipBio erzeugt aus einer Mikrobe, die man auf Blättern findet, Fischfutter. Dabei wird das Genom so verändert, dass die Mikroben mehr Carotinoid enthalten, was die Gesundheit der Fische fördert, und dass Fermentierung ihr Wachstum stimuliert. Die Mikroben werden pasteurisiert, getrocknet und gemahlen.

Zu den anderen laufenden landwirtschaftlichen Projekten zählen synthetische Organismen, die Pflanzenöl in großen Mengen produzieren können, und Nussbäume, die nicht im Freien wachsen müssen, einen Bruchteil des Wassers benötigen, den die durstigen Bäume üblicherweise brauchen, und die doppelt so viele Nüsse produzieren. Mit der Genschere CRISPR wurde in Pflanzen der Anteil von Omega-3-Fettsäuren erhöht, und es wurden Äpfel erschaffen, die nicht braun werden, dürreresistenter Reis und Pilze, die auch einen etwas gröberen Transport vertragen. (Aus Rücksicht auf die Gefühle einiger Verbraucher werden derartige Produkte in den meisten Ländern als genetisch verändert ausgewiesen.)

Viele Länder verfügen nicht über die Größe, das Klima oder die Infrastruktur, die für den Anbau qualitativ hochwertigen Obstes und Gemüses erforderlich wären. In einer anderen Ära, den 1840er-Jahren, führten eine natürlich auftretende Kartoffelfäule (und die furchtbare Politik der britischen Regierung) zu einem Massensterben in Irland. Ähnliche Anfälligkeiten bestehen bis heute rund um den Globus, aber inzwischen können Wissenschaftler und Bauern mit der traditionellen Landwirtschaft nach innen und unter die Erde gehen, um dort mit Hightech-Robotern, modernsten Bewässerungsmethoden und Beleuchtungssystemen Nahrungsmittel anzubauen. Dank dieser neuen Methoden lässt sich der Fortschritt jeder einzelnen Pflanze mit Sensoren, Algorithmen und Optimierungsanalytik bis hin zu einer einzelnen Kirschtomate an einem bestimmten Zweig quantifizieren. Früher machten die Kosten für Roboter, künstliche Beleuchtung und andere Geräte das sogenannte Indoor-Farming schwer skalierbar, doch das ändert sich, während das Umfeld immer ausgereifter und die Technik immer besser wird.

Vertical Farming findet sich mittlerweile über den gesamten Globus verstreut, in erster Linie in Großstädten wie Berlin oder Chicago. Weltweit führend in Sachen Indoor Farming ist allerdings Japan. Die Regierung hat viele dieser Unternehmen subventioniert, aber ihr Erfolg ist vor allem darauf zurückzuführen, dass Japans Verbraucher frische, regionale und pestizidfreie Lebensmittel verlangen.[40] Die in der Nähe von Kyoto gelegene Kansai Science City Microfarm setzt künstliche Intelligenz und kollaborative Roboter ein, um Setzlinge aufzuziehen, umzutopfen, zu bewässern, die Beleuchtung anzupassen und frisches Obst und Gemüse zu ernten. Komplexe Algorithmen und an den Pflanzen befestigte Sensoren liefern den Wissenschaftlern gewaltige Mengen an Daten – vom $CO_2$-Gehalt und der Temperatur über den Wasserstand bis hin zur Gesundheit des Pflanzengewebes. Ständig werden die besten Bedingungen und Systeme analysiert, um möglichst nahrhafte und schmackhafte Lebensmittel produzieren zu können. Ebenfalls in der Nähe von Kyoto, in Kameoka, hat das Unternehmen Spread seinen Sitz und produziert dort mithilfe von Maschinen und Robotern pro Tag 20.000 bis 30.000 Salatköpfe. Die Pflanzen reifen doppelt so schnell wie im Freien (innerhalb von etwa 40 Tagen) und gehen dann an Supermärkte in der Nachbarschaft.

Microsoft betreibt auf seinem Azure Marketplace mit FarmBeats eine Art Internet der Dinge für Bauernhöfe. Im Rahmen eines über mehrere Jahre angelegten Versuchs, die Landwirtschaft durch Datenanalysen zu modernisieren, testet Microsoft die Technologie auf zwei Höfen in den USA. Auf nicht vergebenen Langwellen-TV-Frequenzen verbindet sich das System mit solarbetriebenen Sensoren und ruft von dort Daten ab, während Drohnen Luftaufnahmen der Pflanzen machen. Mit maschinellem Lernen ausgerüstete Algorithmen sammeln Daten, bereiten sie auf und übermitteln den Farmern anschließend Empfehlungen, an welchen Stellschrauben sie drehen sollten.

Das Fazit von alledem: Es kann durchaus sein, dass Sie 2030 in einem Lebensmittelladen voller frischer, nahrhafter und mit CRISPR bearbeiteter Produkte einkaufen. Und alles wird aus der Region kommen, möglicherweise von unterhalb des Ladens oder aus einer nahegelegenen vertikalen Farm. Oder aus einem Fleischlabor in Ihrem Wohnort.

### *Das Ende des Fleisches*

Es ist gut vorstellbar, dass im Jahr 2040 in vielen Gesellschaften der Konsum traditionell hergestellter Fleisch- und Milchprodukte als unmoralisch gilt. Einige Koryphäen halten diese Entwicklung seit Langem für unausweichlich. In seinem 1931 veröffentlichten Essay *Fifty Years Hence* schrieb Winston Churchill: „Wir werden von der Absurdität abkommen, ein ganzes Huhn zu züchten, um die Brust oder den Flügel essen zu können, und werden diese Teile einzeln unter einem geeigneten Medium züchten.“[41]

Auf die Probe gestellt wurde diese Theorie 2013, als der erste Hamburger aus dem Labor auf den Markt kam. Gezüchtet wurde er aus Rinder-Stammzellen im Labor des niederländischen Stammzellforschers Mark Post von der Uni Maastricht, der dabei finanziell von Google-Mitgründer Sergey Brin unterstützt wurde. Die Hilfe eines Milliardärs war auch dringend nötig, denn der Preis für einen einzelnen Patty betrug 375.000 Dollar.[42] Bis 2015 fiel der Preis für einen Hamburger aus dem Labor auf elf Dollar.[43] Ende 2020 genehmigte Singapur örtliche Konkurrenz zum traditionellen Schlachthof: einen Bioreaktor, eine Art Hightech-Wanne, in der Organismen gezüchtet werden. Dahinter steht das US-Unternehmen Eat Just, das im Labor Chicken Nuggets herstellt. In den Bioreaktoren von Eat Just werden Zellen, die lebenden Hühnern entnommen wurden, mit einem pflanzenbasierten Serum vermischt und zu einem essbaren Produkt herangezogen.[44] In Singapur, einem Land mit strenger Regulierung und einem der wichtigsten globalen Innovations-Hotspots, sind derartige Chicken Nuggets bereits erhältlich. Dass die Beliebtheit des Produkts zunimmt, könnte den Eintritt in andere Märkte beschleunigen.

Das israelische Unternehmen Supermeat produziert nach eigener Aussage ein „knuspriges gezüchtetes Hühnchen“, während Finless Foods aus Kalifornien im Labor Roten Thun entwickelt, eine Fischart, die in freier Wildbahn seit Langem aufgrund starker Nachfrage überfischt ist. Andere Unternehmen wie Mosa Meat (Niederlande), Upside Foods (Kalifornien, das Unternehmen hieß früher Memphis Meats) und Aleph Farms (Israel) entwickeln in fabrikgroßen Laboren gemasertes Fleisch, beispielsweise Steaks. Anders als die bestehenden pflanzenbasierten Fleischersatzprodukte von Beyond Meat und Impossible Foods ist das Ergebnis von zellbasierter Fleischzucht ein Muskelgewebe, das auf Molekularebene Rindfleisch oder Schweinefleisch entspricht.

Zwei andere Unternehmen aus Kalifornien bieten ebenfalls innovative Produkte: Clara Foods hat cremige Eier aus dem Labor im Angebot, Fische, die noch nie in Wasser gewesen sind, und Kuhmilch, die aus Hefe gebraut wurde. Perfect Day wiederum entwickelt im Labor Produkte aus „Milch“ – Joghurt, Käse und Eiscreme. Auch das nicht gewinnorientiert arbeitende Projekt Real Vegan Cheese hat seinen Sitz in Kalifornien. Es entstand 2014 im Rahmen des iGEM-Wettbewerbs und produziert einen Open-Source-Selbstmach-Käse, der aus Kasein (den Proteinen in der Milch) gewonnen wird, anstatt von Tieren. Hefe und anderer Mikroflora werden Kasein-Gene hinzugefügt, um Proteine zu produzieren, die dann gereinigt und mithilfe pflanzenbasierter Fette und Zucker umgewandelt werden. Zu den Investoren in gezüchtete Fleisch- und Milchprodukte zählen bekannte Namen wie Bill Gates und Richard Branson ebenso wie Cargill und Tyson, zwei der weltgrößten traditionellen Fleischproduzenten.

Fleisch aus dem Labor ist weiterhin eine teure Angelegenheit, aber die Kosten dürften dank technischer Fortschritte weiter sinken. Bis es so weit ist, setzen einige Unternehmen auf hybride tierisch-pflanzliche Proteine. Start-up-Firmen in Großbritannien entwickeln Produkte mit Schweinefleisch, etwa Frühstücksschinken, der zu 70 Prozent aus gezüchteten Schweinezellen besteht, die mit Pflanzenproteinen vermischt werden. Selbst Kentucky Fried Chicken lotet die Möglichkeit aus, Chicken-Nugget-Hybride zu verkaufen, die aus 20 Prozent gezüchteten Hühnerzellen und 80 Prozent Pflanzen bestehen würden.

Eine Abkehr von der traditionellen Landwirtschaft hätte gewaltige positive Auswirkungen auf die Umwelt. Wissenschaftler der Universität Oxford und der Universität Amsterdam schätzen, dass Zuchtfleisch zwischen 35 und 60 Prozent weniger Energie verbrauchen, 98 Prozent weniger Boden in Anspruch nehmen und 80 bis 95 Prozent weniger Treibhausgase produzieren würde als Tiere, die auf herkömmlichem Weg für den Konsum gezüchtet werden.[45] Eine Landwirtschaft, bei der die synthetische Biologie im Mittelpunkt steht, verspricht zudem, die Abstände zwischen wichtigen Akteuren der Lieferkette zu verkürzen. In Zukunft werden große Bioreaktoren direkt außerhalb von Großstädten stehen und dort das Zuchtfleisch produzieren, das Einrichtungen wie Schulen, Behörden und Krankenhäuser benötigen, vielleicht werden sie sogar örtliche Restaurants und Supermärkte beliefern. Um einen Thunfisch aus dem Ozean an einen Ort zu transportieren, der weit entfernt von der Küste liegt, ist eine komplexe und energieintensive Kühlkette erforderlich. Künftig könnte der Fisch auch in Ländern ohne Zugang zum Meer produziert werden. Stellen

Sie sich Sushi aus dem köstlichsten Roten Thun vor, aber der Fisch wurde nicht in den Gewässern vor Japan gefangen, sondern stammt aus einem Bioreaktor in Hastings, Nebraska.

Die synthetische Biologie wird darüber hinaus die Sicherheit der globalen Nahrungsmittelkette verbessern. Jedes Jahr erkranken laut Schätzungen der Weltgesundheitsorganisation rund 600 Millionen Menschen an verunreinigtem Essen, 400.000 sterben.[46] Im Januar 2020 infizierte mit E. coli verseuchter Römersalat in 27 US-Bundesstaaten 167 Menschen, 85 mussten ins Krankenhaus.[47] 2018 veranlasste der Darmparasit Cyclospora, der etwas verursacht, was sich nur als explosionsartiger Durchfall beschreiben lässt, Unternehmen wie McDonald's, Trader Joe's, Kroger und Walgreens dazu, bestimmte Lebensmittel aus den Regalen zu nehmen. Vertical Farming kann derartige Probleme minimieren, aber die synthetische Biologie kann auch auf andere Weise helfen: Die Quellen verunreinigter Lebensmittel ausfindig zu machen ist eine knifflige Detektivarbeit, die durchaus Wochen in Anspruch nehmen kann. Ein Wissenschaftler der Harvard University hat einen genetischen Strichcode entwickelt, der an Lebensmitteln angebracht wird, bevor sie in die Lieferkette kommen. Auf diese Weise lassen sich Lebensmittel gut zurückverfolgen, falls Schwierigkeiten auftreten sollten.

Das Team dieses Forschers entwarf Bakterienstämme und Hefen mit einmaligen biologischen Strichcodes in den Sporen. Diese Sporen sind inaktiv, haltbar, für den Menschen unschädlich, und sie können auf eine große Zahl von Oberflächen gesprüht werden, auch auf Fleisch, Obst und Gemüse. Selbst wenn man sie Wind und Regen ausgesetzt, sie gekocht, frittiert oder in der Mikrowelle erhitzt hat, lassen sich die Sporen noch Monate später nachweisen. (Viele Landwirte, auch Bio-Bauern, besprühen ihre Pflanzen bereits heute mit Sporen von Bacillus thuringiensis, um Ungeziefer zu töten, insofern ist die Wahrscheinlichkeit groß, dass auch Sie bereits einige davon verdaut haben.) Diese Strichcodes wären nicht nur bei der Nachverfolgung von Kontakten hilfreich, sie könnten auch Lebensmittelbetrug und falsche Auszeichnung von Lebensmitteln eindämmen.[48] Mitte der 2010er-Jahre wurde der Markt mit falschen extra nativem Olivenöl überflutet. Das Functional Materials Laboratory der staatlichen

Forschungsuniversität ETH Zürich entwickelte eine ähnliche Lösung wie die Forscher in Harvard: DNA-Strichcodes, die den Hersteller und andere zentrale Informationen über das Öl anzeigten.

## Gesünderer Planet

Die Rohmaterialien der modernen Gesellschaft – der Treibstoff, die Fasern, die Chemikalien – verschlingen außerordentlich viele Ressourcen und tragen dabei gleichzeitig zu Umweltverschmutzung und $CO_2$-Emissionen bei. Bis vor Kurzem gab es keine Alternativen: Pkw und Lkw benötigten Benzin, Mode war auf traditionell angebaute Baumwolle angewiesen, Leder wurde aus Kühen gewonnen, die Produktion verlangte nach gewaltigen Mengen an Wasser, und die Treibhausgasemissionen zu senken würde eine Regulierung der Wirtschaft bedeuten. Die Bioökonomie wird organisierte Alternativen für Rohstoffe genauso liefern wie neuartige Lösungsansätze für unser zunehmendes $CO_2$-Problem.

### *Biotreibstoffe*

Nach dem Untergang von Amyris (siehe Kapitel 3) wurden Zweifel laut, ob Biotreibstoffe überhaupt ein Ziel der synthetischen Biologie sein sollten. Seit den Ölschocks der 1970er-Jahre wird an Meeresalgen als geopolitisch weniger riskanter Benzinalternative geforscht, aber die Mineralölbranche stand dem nicht offen gegenüber. Chevron, Shell und BP haben zwischen 2009 und 2016 bescheidene Mittel zur Forschung an Biotreibstoff aus Algen bereitgestellt, aber inzwischen ist der Großteil dieser Programme beendet. Bei ExxonMobil arbeitet immer noch eine kleine Gruppe von Forschern an Gentechnologie und Algen, aber 2013 räumte der damalige Konzernchef Rex Tillerson ein, dass man bei Biotreibstoffen noch drei Jahrzehnte von einer wirtschaftlichen Tragfähigkeit entfernt sei.[49] Aber Biotreibstoffe müssen nicht nur technische Hürden nehmen, sondern auch den Markt überzeugen. Die traditionellen Mineralölkonzerne haben kein großes Interesse daran, ihr zentrales Geschäftsfeld zu ändern, und solange es keine Unternehmen gibt, die beim Aufbau eines

Ökosystems mithelfen, sind die Erfolgsaussichten eines künftigen Biotreibstoff-Produkts sehr gering. Noch gibt es allerdings staatliche Forschungsprojekte: Das amerikanische Energieministerium unterstützt das J. Craig Venter Institute fünf Jahre lang mit 10,7 Millionen Dollar bei der Entwicklung von Biotreibstoffen, und das Bioenergy Technologies Office, eine Unterbehörde des Energieministeriums, untersucht im Rahmen eines Forschungsprogramms Algen als mögliche Treibstoffquelle.[50,51] Und obwohl die Automobilbranche auf Elektrofahrzeuge umsteigt, können die Erkenntnisse aus der aktuellen Biotreibstoffforschung auch auf andere Sektoren übertragen werden, etwa auf die Luftfahrt.

### *Grünere Mode*

Die Textil- und Modebranche ist ein notorischer Umweltverschmutzer, doch sie arbeitet daran, nachhaltiger zu arbeiten. Baumwolle in Fasern und Textilien für Kleidung umzuwandeln erfordert einen Prozess, der bis heute von Kohle abhängig ist und der zehn Prozent der globalen $CO_2$-Emissionen verursacht. Die Herstellung von Kleidung verschlingt gewaltige Mengen an Wasser, und durch das Waschen von Polyester-Kleidung werden Jahr für Jahr 500.000 Tonnen Mikrofasern in die Weltmeere gespült – das entspricht 50 Milliarden Plastikflaschen. Rund 85 Prozent der Textilien enden jedes Jahr in Mülldeponien – Kleidung, die sich im Laden nicht verkauft hat und weggeworfen werden musste, um Platz für die Angebote der neuen Saison zu schaffen, genauso wie Artikel, die die Menschen einfach wegwerfen, wenn sie ihnen nicht mehr gefallen. Die Menge würde ausreichen, um den Hafen von Sydney, den größten und tiefsten natürlichen Hafen der Welt, komplett zu füllen – und zwar jedes Jahr aufs Neue.[52]

Stellen wir uns vor, wie es wäre, wenn man Mikrofasern in einer Biofoundry wachsen lassen könnte. Bolt Threads hat synthetische „Mikroseide" aus Spinnen-DNA hergestellt, die Stella McCartney 2017 für ihre Linie in einer Modenschau verwendete. Das japanische Start-up-Unternehmen Spiber hat ausreichend Fasern für einen Parka in limitierter Auflage hergestellt. Synthetische Biologie kann das Myzel – das Fasergewebe, das Pilzen beim Wachsen hilft – in ein robustes, lederähnliches Material verwandeln. Will man Leder gewinnen, muss man eine Kuh jahrelang großziehen, füttern, unterbringen, betreuen und sie schließlich schlachten. Bis aus einer Spore Myzel-Leder entstanden ist, vergehen dagegen nur wenige Wochen. Hermès, der Hersteller sehr begehrter Lederhandtaschen, ist 2021 mit dem Start-up-Unternehmen MycoWorks eine Partnerschaft eingegangen, die das Ziel hat, nachhaltige Textilien aus Myzel zu entwickeln.[53] Wenn sich Fasern entwickeln und züchten lassen, anstatt geerntet und verarbeitet werden zu müssen, eröffnen sich am Horizont noch weitere Möglichkeiten: Biobasierte Pigmente zum Färben von Textilien beispielsweise könnten so manipuliert werden, dass sie die optimale Menge an Farbe bei möglichst geringem Wasserverbrauch (oder gar keinem) abgeben und vollständig biologisch abbaubar wären.

Und überlegen Sie nur, was die synthetische Biologie alles für die Nylonbranche bewirken könnte. Nylon ist billig in der Herstellung und haltbar, also taucht es überall auf – in Laufschuhen, Gummireifen, Kochgeschirr, Gepäck, Splitterschutzwesten, Rucksäcken, Tennisschlägern und und und. Über 60 Millionen Tonnen an Treibhausgasen fallen jährlich im Rahmen der Nylonproduktion an. Aber inzwischen ist es möglich, Nylon mithilfe gentechnisch veränderter Mikroorganismen herzustellen. Die beiden Start-up-Firmen Aquafil und Genomatica tun genau das.[54]

### *Unkaputtbares*

Mehrere Unternehmen entwickeln biobasierte, extrem haltbare harte Folien und Beschichtungen, sodass gebrochene Nägel, Farbkratzer und gesplitterte Bildschirme schon bald der Vergangenheit angehören könnten. Zymergen hat eine transparente Biofolie entwickelt, die so dünn, flexibel und haltbar ist, dass man sie dafür nutzen kann, Berührungen auf unterschiedliche Oberflächen zu übertragen, etwa Smartphones, TV-Bildschirme und menschliche Haut. Andere mögliche Anwendungsbereiche sind nahezu unsichtbare Elektronikprodukte, die sich nach Bedarf verbiegen und bewegen. Stellen Sie sich einen Football mit Biofilm vor, der in Echtzeit die Rotation und Geschwindigkeit ebenso meldet wie die exakte Stelle, an der der Quarterback die Hand am Football hatte.

Aber bei Bildschirmen und Wearables würde Biofolie nicht einfach nur die derzeitigen Oberflächen ersetzen, sondern auch die Art und Weise, wie wir sie entwerfen, radikal verändern. Statt flacher oder klappbarer Handys würden wir vielleicht mit rollbaren Bildschirmen arbeiten. Stellen Sie sich ein Gerät vor, das in Größe und Form einem mechanischen Bleistift ähnelt. Klicken Sie auf die Spitze, und es erscheint nicht die Spitze des Stifts, sondern ein einziehbarer Bildschirm. Nach dem Ausfahren würde der Bildschirm einrasten, und Sie könnten ein Buch lesen, die aktuellen Nachrichten abrufen oder sich einen Film ansehen. Sind Sie damit fertig, würde durch einen erneuten Klick der Bildschirm einfahren, Sie könnten das Gerät in der Hosentasche oder der Handtasche verschwinden lassen, fertig.

Synthetische Biologie lässt zudem eine Zukunft erahnen, in der unsere Verpackungs- und Versandmaterialien deutlich nachhaltiger als aktuell sind. Die Innenseiten von Limonadeflaschen beispielsweise könnten mit einer vollständig biologisch abbaubaren Folie anstatt wie jetzt mit Kunststoff beschichtet werden. Neue Bioverpackungen könnten so entworfen werden, dass sie hitze- und kälteresistent sind, was die logistisch aufwendige, energiehungrige, umweltschädliche Kühlkette, mit der wir heute verderbliche Waren transportieren, von Grund auf revolutionieren könnte. Selbst Batterien könnten eines fernen Tages völlig anders aussehen als heute. Kommen wir dahinter, wie wir Bakterien mästen können, die sich von Sonnenlicht ernähren, dann könnten wir doch auch Felder mit künstlichen, blätterbesetzten Bio-Maschinenpflanzen bepflanzen, die sich von Zucker ernähren und als Nebenprodukt Energie erzeugen, oder? Herkömmliche Batterien werden mit der Zeit schwächer und setzen Quecksilber, Blei, Cadmium und andere schädliche Metalle frei. Biologische Batterien dagegen könnten eine im Überfluss zur Verfügung stehende „Quelle“ sauberer Energie sein.

### *Bio-Sequestrierung*

Kohlendioxid ist ohne Frage der Hauptschuldige hinter dem Klimawandel. Was, wenn wir es einfach aus der Luft saugen könnten? Bäume machen das, aber nach jahrelanger Abholzung sind nicht mehr genügend Wälder geblieben, um all die Mengen an $CO_2$, die wir in die Atmosphäre blasen, auch nur annähernd zu speichern. Wissenschaftler der New Yorker Columbia University entwickeln Kunststoffbäume, die passiv Kohlendioxid aus der Luft saugen und es auf einem wabenförmigen „Blatt" aus Natriumcarbonat, also Soda, speichern. Bislang erweisen sich diese falschen Bäume als tausendmal effizienter beim Aufsaugen von $CO_2$ als echte Bäume. Bis ein Baum ausgewachsen ist, vergehen teilweise Jahrzehnte, aber Stauden mit größeren Blättern – Funkien, Zehrwurze, Blumenrohr – reifen schneller heran und breiten sich rascher aus. Diese Stauden und Bodenbedeckungen sind häufig in Wohngebieten anzutreffen. Würde man sie genetisch verändern, würde dies die $CO_2$-Konzentration in der Atmosphäre spürbar senken.

Die nächste Herausforderung besteht darin, $CO_2$ so zu reinigen, dass es in anderen Prozessen eingesetzt werden kann, oder es alternativ sicher unterhalb des Meeresbodens zu vergraben. Bei einem Ansatz wird atmosphärisches $CO_2$ in Carbon-Nanofasern umgewandelt, die sich in Verbraucher- und Industrieprodukten wie Rotorblätter von Windrädern oder in Flugzeugen einsetzen lassen. Eine weitere Option haben Chemiker der George Washington University entwickelt. Sie experimentieren mit etwas, das sie als „Diamanten vom Himmel" bezeichnen. Die Forscher baden Kohlenstoff bei 750 Grad Celsius in geschmolzenen Carbonaten und führen dann atmosphärische Luft sowie über Nickel- und Stahlelektroden Strom zu. Das Kohlendioxid löst sich auf und bildet an der Stahl-Elektrode Carbon-Nanofasern – die Diamanten. $CO_2$ könnte auch in andere nutzbare Materialien umgewandelt werden. Das Start-up-Unternehmen Blue Planet hat einen Weg gefunden, Kohlendioxid in künstlichen Kalkstein zu verwandeln, der als industrielle Beschichtung verwendet oder Zement beigemischt werden kann. Das Hydrogencarbonat-Gestein des Unternehmens kam beim Wiederaufbau des Internationalen Flughafens von San Francisco zum Einsatz.

Diese Fortschritte bei Materialien könnten wohl kaum zu einem besseren Zeitpunkt kommen. Der berüchtigte Müllteppich im Pazifischen Ozean besteht in Wirklichkeit aus zwei unterschiedlichen Anhäufungen von Abfällen, die gemeinsam unter dem Namen „Pacific Trash Vortex" („Pazifischer Müllstrudel") bekannt sind. 2018 stellten Wissenschaftler fest, dass der Müllteppich 16-mal so groß wie zuvor angenommen ist und mindestens 1,6 Millionen Quadratkilometer bedeckt, was der dreifachen Fläche Frankreichs entspricht.[55] Geschätzte 5.000 Milliarden Kunststoffteile treiben in diesem Müllteppich, eine Menge, die so groß ist, dass Umweltschützer die Vereinten Nationen aufforderten, den Müllteppich als eigenes Land zu führen, als „Müll-Inseln".[56] Die britische Regierung warnte in einem Bericht, dass sich die Menge an Kunststoffen in den Weltmeeren bis 2050 verdreifachen könnte, wenn wir nichts gegen das Problem unternehmen. Die verstärkte Aufmerksamkeit, die der Müllstrudel erhielt, brachte allerdings auch innovative Lösungsvorschläge hervor. Ein Forscherteam isoliert und synthetisiert den gallertartigen Schleim von Quallen in der Hoffnung, ihn zum Binden von Mikroplastik nutzen zu können. Er ließe sich auch als Filter in Abwasseraufbereitungsanlagen oder zum Filtern von Abwasser aus industrieller Nutzung einsetzen. Plastikfressende Enzyme könnten künftig größere Kunststoffe aufbrechen und so Recyclingbemühungen unterstützen.

Spezialisierte Mikroben könnten Polymere aus ungenutzten Textilien – oder alten, verschlissenen Jeans – verdauen und in neue Fasern verwandeln, aus denen sich dann wiederum neue Textilien und neue Kleidung herstellen lassen. Andere Mikroben könnten so manipuliert werden, dass industrielle Abwässer, Ablaufwasser aus der Landwirtschaft und sogar Schmutzwasser in sauberes Wasser zurückverwandelt werden.

Unabhängig davon, ob diese Vorteile der synthetischen Biologie kurz vor der Realisierung stehen oder noch Zukunftsmusik sind, illustrieren sie, wie sich das Leben, wie wir es kennen, möglicherweise verändern wird. Wir könnten eine persönliche Gesundheitsbetreuung haben, eine Lösung für die zunehmende Krise finden, was die Lebensmittelsicherheit der Weltbevölkerung angeht, sicherere Methoden für die industrielle

Produktion und die Landwirtschaft, neue Ansätze für den Kampf gegen die Klimakrise, sogar einen realistischen Pfad für ein Leben jenseits unseres Planeten. Aber diese Zukünfte werfen auch ernste Fragen auf, was Gleichheit, ethische Herausforderungen, geopolitische Risiken und künftige Bedrohungen für die nationale Sicherheit anbelangt. Die Auswirkungen, die eine Manipulation des Lebens in der Folge haben könnte, sind weitreichend. Synthetische Biologie wird unsere Gesellschaft beeinflussen, unsere Wirtschaft, die nationale Sicherheit und geopolitische Bündnisse – und all das auf nahezu unvorstellbare Weise. Mehr dazu im nächsten Kapitel.

# 7

# NEUN RISIKEN

Wer jemals mit Pilzen gekocht hat – insbesondere mit Zuchtchampignons, wie sie in Omeletts, bei Pizza und in der Spaghettisoße zum Einsatz kommen –, der weiß, dass sie nach dem Schneiden schnell braun werden. Grund dafür ist die Oxidation, die eintritt, wenn der Pilz der Luft ausgesetzt ist. Zuständig dafür ist ein Gen, welches das Enzym Polyphenoloxidase codiert. 2015 setzte Yinong Yang, ein Forscher der Pennsylvania State University, die Genschere CRSPR dafür ein, sechs Pilzgene zu bearbeiten, wodurch die Aktivität des Enzyms um 30 Prozent reduziert wurde. Die Folge: Die verpackten Pilze blieben länger weiß, wurden nach dem Schnippeln nicht so rasch braun und vertrugen auch die Behandlung durch die automatisierten Ernteroboter besser.[1]

Nach seiner Entdeckung befolgte Yang das althergebrachte Protokoll: Er schrieb dem amerikanischen Landwirtschaftsministerium und legte dar, mit welchen Methoden er gearbeitet hatte. Weil er nur das bestehende Genom des Pilzes verändert und keine Fremd-DNA anderer Pflanzen eingefügt hatte, plädierte Yang dafür, dass sein Anti-Bräunungs-Pilz von der Regulierung ausgenommen werden sollte.[2] Frühere genetisch veränderte Organismen (GVO) wie Monsantos Roundup-Ready-Sojabohnen arbeiteten mit Fremd-Genen, um Pflanzen zu generieren, die resistent gegen einen ansonsten tödlichen Unkrautvernichter sind. Yang hingegen hatte einfach nur ein Enzym abgeschaltet. Dadurch entstand keinerlei Gefahr für den Menschen, und es war unwahrscheinlich, dass sich die Modifizierung auf andere Pflanzen oder Tiere auswirken würde, sollten die Pilze versehentlich in die freie Wildbahn gelangen. Was biologische Entdeckungen angeht, so war diese brillant – in ihrer Einfachheit elegant und gleichzeitig unglaublich langweilig.

Dennoch wurde die Meldung rasch publik, und in der Öffentlichkeit brach eine leidenschaftliche Debatte über möglicherweise gefährliche „Frankenstein-Pilze" und die Zukunft genetisch veränderter Lebensmittel los. „Hier kommen die unregulierten GVO", titelte die *MIT Technology Review*. „Die Menschen streiten, ob genetisch veränderte Lebensmittel entsprechend ausgezeichnet werden sollten, aber die nächste GVO-Generation wird möglicherweise nicht nur keine Auszeichnung tragen, sie wird vielleicht auch keiner Regulierung unterliegen."[3] Im Magazin *Scientific American* erschien ein längerer Artikel unter der ominösen Überschrift: „Genveränderter CRISPR-Pilz entwischt den US-Regulierern."[4] Dutzende nicht wissenschaftliche Medien wie *The Independent* aus Großbritannien, *Sina* aus China und – wie passt das zusammen? – der *Weather Channel* befeuerten Ängste mit provokanten Geschichten über die Gefahren unregulierter, gentechnisch bearbeiteter Pilze.[5,6,7] Die Giorgio Mushroom Company aus Pennsylvania hatte Yangs Forschungsarbeit finanziell unterstützt, doch nun ruderte sie aus Angst vor den Reaktionen der Verbraucher abrupt zurück. Es habe nie die Absicht gehabt, CRISPR-Pilze auf den Markt zu bringen, beteuerte das Unternehmen.

Das „Pilz-Problem", wie es in den Kreisen der synthetischen Biologie genannt wurde, geht darauf zurück, dass Verbraucher, Medien und Regulierer allesamt nicht auf eine derartige Entwicklung vorbereitet waren. In den Vereinigten Staaten herrscht bei der Biotech-Regulierung Chaos, seit Monsanto in den 1990er-Jahren seine ersten GVO-Feldfrüchte auf den Markt brachte. Die damaligen Regulierungen waren für die traditionelle Landwirtschaft ausgelegt, so etwas wie gentechnisch manipulierte Pflanzen war überhaupt nicht vorgesehen. Monsanto pumpte Millionenbeträge in Lobbyarbeit und Öffentlichkeitsarbeit und setzte die Regulierer damit unter Druck, rasch zu handeln. Anstatt ein modernes Regelwerk zu entwickeln, das mit den Fortschritten in der Biologie würde Schritt halten können, knüpfte die Politik aus bestehenden Regeln einen Flickenteppich. Geändert hat sich seitdem wenig. Im April 2018 kündigte das US-Landwirtschaftsministerium an, gentechnisch veränderte Feldfrüchte nicht zu regulieren.[8] Im Vergleich zum CRISPR-Champignon erhielt diese Mitteilung wenig mediale Aufmerksamkeit, führte aber zu manipuliertem Weizen mit höherem Ballaststoffgehalt, zu Sojabohnen mit mehr gesunden Fettsäuren und zu Tomatenpflanzen, die weniger Wasser und Sonnenlicht benötigen, aber trotzdem mehr Ertrag liefern.

Der Feuersturm, den der Pilz entfachte, war gar nichts im Vergleich zu dem, was wenige Monate später, im November 2018, losbrach, als der chinesische Wissenschaftler He Jiankui bei einer Konferenz der Universität Hongkong zum Thema Manipulationen des Humangenoms seine braune Aktentasche umklammerte und die Bühne betrat. Auf dem Podium erklärte er seinem wissenschaftlich bewanderten Publikum, er habe mit CRISPR menschliche Embryos in der Absicht bearbeitet, ihnen lebenslange Immunität gegen eine Ansteckung mit HIV zu bescheren. Er habe bei einem Experiment die Mutation CCR5Δ32 imitiert, die bei einigen Nordeuropäern natürlich auftritt. Diese Mutation führt dazu, dass 32 Basenpaare des Proteins CCR5 gelöscht werden. Auf diese Weise würde das Aids verursachende HI-Virus eine wichtige Zellklasse des menschlichen Immunsystems nicht infizieren können, behauptete He.[9]

Er hatte mehrere Jahre lang an dem Experiment gearbeitet, dabei zunächst mit Mäusen begonnen und war dann auf Menschenaffen umgestiegen, bevor er acht Paare rekrutierte. Aus deren Spermien und Eizellen wurden Embryos erschaffen, die He dann manipulierte. Er habe Rücksprache mit Forschern in China, den USA und Europa gehalten und seine Forschungsergebnisse zur Veröffentlichung in Fachzeitschriften mit Peer-Review eingereicht, sagte He. Er betonte, dass er die Zustimmung der Eltern eingeholt habe, dass sie ausführlich informiert wurden, dass sie entsprechende Dokumente unterzeichnet hatten, der Einpflanzung zugestimmt hatten und sich (interessanterweise) dagegen entschieden hatten, dass während der Schwangerschaft eine Fruchtwasserpunktion vorgenommen wird, bei der nach genetischen Auffälligkeiten gesucht wird.

Während Hes Vortrags wuchs die Bestürzung im Publikum, was He nicht von weiteren Ausführungen abhielt. Er habe gründlich darauf geachtet, unbeabsichtigte Nebenwirkungen, etwa die zufällige Änderung weiterer Gene, möglichst gering zu halten. „Ich bin von Stolz erfüllt", erklärte He, bevor er zur großen Enthüllung kam: Die genmanipulierten Embryos hatten zu einer erfolgreichen Zwillings-Schwangerschaft geführt, die Babys mit den Codenamen Lulu und Nana seien wenige Wochen zuvor zur Welt gekommen und würden nun unter Aufsicht in China leben.[10]

Nachdem Hes Mitteilung den Weg aus einer akademischen Konferenz in die globalen Nachrichtenkanäle gefunden hatte, stürzten sich Wissenschaftler auf seine Arbeit und sezierten seine Angaben zur Methodik sowie die Ergebnisse. Eine frühe Erkenntnis: Die Änderungen, die He am Protein CCR5 vorgenommen hatte, würden nicht notwendigerweise zu einer HIV-Immunität führen, denn die meisten HIV-Infektionen treten dann auf, wenn sich das Virus an CD4 koppelt, ein anderes Protein. Wenn das geschieht, muss sich das Virus im nächsten Schritt an ein weiteres Protein koppeln, was manchmal CCR5 ist, aber auch ein anderes Protein sein kann. Und während einige HIV-Stämme auf CCR5 angewiesen sind, um sich an eine Zelle zu binden und ihr ihren Code zu injizieren, ist das bei vielen anderen Varianten nicht der Fall.[11]

Aus diesem Grund hätten Lulu und Nana vermutlich keinen lebenslangen Schutz vor HIV, so die Einschätzung der Wissenschaftler. Allerdings bewirkte Hes Experiment vermutlich genetische Veränderungen im Gehirn der Mädchen. 2016 stellten Forscher der Western University of Health und der Universität von Kalifornien in Los Angeles fest, dass eine Manipulation von CCR5 bei Mäusen zu einer deutlichen Steigerung der kognitiven Fähigkeiten und des Gedächtnisses führte.[12] Die Forschungsergebnisse wurden in Fachmagazinen mit Peer-Review veröffentlicht und stießen viele weitere Studien an. Dienten sie auch He als Inspiration dafür, unter dem Vorwand der HIV-Bekämpfung kognitive Genexperimente durchzuführen? Das Experiment hat möglicherweise ähnlich wie bei den Mäusen dazu geführt, dass die Mädchen besser lernen und sich besser erinnern. Oder anders formuliert: Es hat sie eventuell klüger gemacht.

Seine Kollegen im Auditorium und in der allgemeineren wissenschaftlichen Gemeinde verurteilten He für seinen Versuch sofort. Er hatte gegen den weltweit herrschenden Konsens verstoßen, wonach man an der menschlichen Keimbahn keine dauerhaften genetischen Veränderungen vornimmt, die womöglich noch an Nachkommen vererbt werden. He bot an, unterschriebene Einwilligungserklärungen vorzulegen, aber es schien unwahrscheinlich, dass die Paare, die sich der IVF-Therapie unterzogen, wirklich umfassend über das Experiment und dessen Risiken aufgeklärt worden waren und dass sie angesichts der Schwere der möglichen Folgen dennoch eingewilligt hatten. Kein Wissenschaftler ging an die Öffentlichkeit und erklärte, er habe mit He während der unterschiedlichen Phasen seiner Forschung gesprochen oder habe Hes erste Resultate geprüft. He hätte auf der Konferenz in Hongkong eigentlich noch bei einer weiteren Gelegenheit sprechen sollen, aber die Veranstalter strichen ihn von der Liste. Das Thema dieser zweiten Veranstaltung? „Die Roadmap zur Entwicklung von Standards zu Sicherheit und Wirksamkeit der Genom-Editierung der menschlichen Keimbahn und moralische Grundsätze.“[13]

Aber hier ist der Punkt: Es gibt keine Bestimmungen, die es ausdrücklich untersagen, vorsätzlich Änderungen an menschlichen Embryos vorzunehmen! Die Kommunistische Partei Chinas (KPCh) ließ 2003 offiziell Genexperimente an Embryos zu, solange die Embryos für nicht länger als 14 Tage lebensfähig sind. Wenn Hes Aussagen der Wahrheit entsprechen und sein Experiment zu Lebendgeburten führte, dann hatte er gegen diese Bestimmung verstoßen. Wie dem auch sei, die KPCh fand sich nun im Zentrum eines globalen Aufschreis wieder. Mit ihrem üblichen Gespür für Optik begann sie, alle Erwähnungen von He und den gentechnisch veränderten Zwillingen aus den sozialen Netzwerken in China zu löschen. He hatte die Regierung bloßgestellt, ein unwirksames Regulierungssystem enthüllt und brutal deutlich gemacht, dass hinter den moralischen Absprachen zwischen Wissenschaftlern keinerlei Mechanismen zur Umsetzung standen. Seine Ankündigung löste zudem wilde Spekulationen aus, es handele sich bei ihm um einen Whistleblower, der ein von der KPCh gefördertes Eugenik-Programm enthüllt hat, ein Programm, das superintelligente Chinesen erschaffen soll, damit das Land im Wettstreit mit den Vereinigten Staaten besser dasteht. 2020 verurteilte ihn ein chinesisches Gericht zu drei Jahren Gefängnis wegen „illegaler Medizinforschung“, zwei seiner Kollegen erhielten kürzere Haftstrafen.[14]

Das Pilz-Problem und die CRISPR-Zwillinge zeigen das Spektrum der Risiken auf, die von synthetischer Biologie ausgehen. Die Zwillinge stehen für eine beunruhigende neue Realität, in der hochspezialisierte Fachkräfte einseitig Entscheidungen fällen, die die Zukunft der Menschheit betreffen. Nicht braun werdende Pilze schaden der Umwelt nicht, wenn man sie in freier Wildbahn aussät, allerdings belegen sie die Schwachstellen unserer derzeitigen Regulierungen und wie sehr es der allgemeinen Öffentlichkeit an biologischem Grundwissen mangelt. Wirklich beunruhigend ist jedoch, dass die künftigen Risiken nicht offen diskutiert werden. Dieselben gelöschten Gene, die dafür sorgen, dass Champignons weiß bleiben, könnten so modifiziert und wieder eingebaut werden, dass die Pilze rasch braun werden und verderben. Radikale Globalisierungsgegner könnten unser Obst und Gemüse so verändern, dass es rasch verdirbt und nicht mehr transportiert werden kann. Das würde die weltweiten Lebensmittelvorräte dezimieren, denn viel hängt heute vom grenzüberschreitenden Handel ab. Und wo ziehen wir die Linie zwischen Verbesserung und Weiterentwicklung? Beschließen wir, dass es okay für uns ist, das Erbgut auf eine bessere Gesundheitsprognose hin zu verändern, könnten eine bessere Resistenz gegen Fettleibigkeit und eine bessere Muskelfunktion Teil der Änderungen sein. Würde die Gesellschaft gespalten in genetisch aufgepeppte Menschen und solche, die akzeptieren müssen, was ihnen das Schicksal vererbt hat? Die Bedeutung derartiger Fragen geht über die naheliegenden ethischen und philosophischen Sorgen hinaus. Lässt man Biologie von der Leine, repliziert sie sich in großem Stil selbst, reproduziert und erhält sich dabei über Generationen hinweg. Synthetische Biologie hat oftmals dauerhafte Wirkung. Wenn wir nicht gut durchdacht in dieses neue Zeitalter eintreten, könnten wir die Kontrolle darüber verlieren, was als Nächstes kommt. Das zeigen die neun Risiken, die wir nun erörtern möchten.

## Risiko 1: Eine Doppelnutzung ist unvermeidlich

1774 stellte der deutsch-schwedische Chemiker Carl Wilhelm Scheele nach einem Versuch fest, dass er ein giftiges Gas produziert hatte. Er bezeichnete es als „mit Sauerstoff angereicherte Muriumsäure". Heute kennen wir es unter dem Namen Chlor.[15] Zwei Jahrhunderte später entwickelte der deutsche Chemiker Fritz Haber eine Methode, Ammoniak künstlich in großen Mengen herzustellen. Das führte zu einer Revolution in der Landwirtschaft, die fortan mit modernen Düngemitteln arbeiten konnte. 1918 erhielt Haber dafür den Nobelpreis. Aber dieselbe Forschung führte zusammen mit Scheeles früherer Entdeckung zur Entwicklung chemischer Waffen, die Deutschland im Ersten Weltkrieg einsetzte.[16]

Das ist nur ein Beispiel für das „Dual Use"-Dilemma: Wissenschaftliche und technische Forschung will Gutes erreichen, aber absichtlich oder durch Zufall kann sie auch zum Schaden anderer eingesetzt werden. In der Chemie und der Physik ist dieses Dilemma der Doppelnutzung seit Langem Thema und hat dazu geführt, dass die beunruhigendsten Anwendungsmöglichkeiten problematischer Forschung durch internationale Abkommen untersagt wurden. Das „Übereinkommen über das Verbot der Entwicklung, Herstellung, Lagerung und des Einsatzes chemischer Waffen und über die Vernichtung solcher Waffen" (auch als „Chemiewaffenkonvention", CWC, bekannt) wurde von 130 Staaten unterzeichnet und hat dazu geführt, dass zahlreiche gefährliche Chemikalien, die in der wissenschaftlichen oder medizinischen Forschung zum Einsatz kommen, überwacht und inspiziert werden müssen. Ein Beispiel ist Rizin, das in der Natur im Samen des Wunderbaums vorkommt und bereits in winzigsten Mengen für den Menschen tödlich ist. Ein kurzer Kontakt in einem Sprühnebel oder einigen wenigen Gramm pulverisiertem Rizin können zum Tod führen, deshalb steht Rizin auf der CWC-Liste. Triethanolamin dient zur Behandlung von Ohrinfekten und Ohrenschmalz, kommt aber auch zum Andicken von Gesichtscremes und in Rasierschaum zum Ausgleichen des pH-Werts zum Einsatz. Dennoch steht Triethanolamin auf der CWC-Liste, denn es kann auch zur Herstellung von HN3 verwendet werden, der hochgiftigen Stickstoffwasserstoffsäure.

Ähnliche internationale Abkommen, Vollstreckungsprotokolle und Agenturen existieren zur Überwachung von Doppelnutzung in der Chemie, der Physik und der künstlichen Intelligenz. Aber die synthetische Biologie ist zu neu, als dass es dafür bereits Abkommen geben würde. Dennoch wird seit Jahrzehnten innerhalb der wissenschaftlichen Gemeinschaft diskutiert, wie man Schaden abwenden kann.

Forscher der State University of New York in Stony Brook haben von 2000 bis 2002 ein Experiment durchgeführt. Dabei sollte festgestellt werden, ob sie von Grund auf ein lebendiges Virus erstellen können, wenn sie dazu ausschließlich öffentlich zugängliche Geninformationen, frei verkäufliche Chemikalien und Mail-Order-DNA verwenden. (Das Projekt wurde im Rahmen eines Projekts zur Entwicklung von Maßnahmen gegen biologische Kriegsführung mit 300.000 Dollar von der DARPA unterstützt.) Die Wissenschaftler erwarben kurze DNA-Abschnitte und klebten sie mühselig zusammen, wobei sie 19 zusätzliche Marker einsetzten, damit man ihr künstliches Virus von dem natürlichen Stamm unterscheiden könnte, den sie nachbauen wollten.

Der Versuch war ein Erfolg. Am 12. Juli 2002 – kurz nach dem ersten Unabhängigkeitstag, den die Amerikaner seit den Terroranschlägen vom 11. September 2001 feierten, zu einem Zeitpunkt also, als sich Millionen nervöser Bürger noch darüber freuten, dass es an diesem Tag nicht zu einem weiteren furchtbaren Ereignis gekommen war – verkündeten die Wissenschaftler, sie hätten in ihrem Labor das Poliovirus nachgebaut … mit Code, Material und Ausrüstung, das jedem, sogar al-Qaida, zugänglich war. Sie hatten das Virus erstellt, um davor zu warnen, dass Terroristen möglicherweise biologische Waffen herstellen und dass böse Kräfte nicht länger ein lebendiges Virus benötigen, um einen gefährlichen Krankheitserreger wie Pocken oder Ebola in eine Waffe zu verwandeln.[17]

Wohl kein anderes Virus wurde in der Geschichte der Wissenschaft dermaßen ausführlich untersucht wie das Poliovirus, und zum Zeitpunkt des Experiments lagerten in Laboren in aller Welt Proben des Virus. Das Team wollte mit seiner Arbeit nicht das Poliovirus wieder in die freie Wildbahn entlassen, sondern lernen, wie man Viren synthetisiert. Es war das erste Mal, dass jemand diese Art Virus von Grund auf erschaffen hatte, und das US-Verteidigungsministerium bejubelte die Forschungsarbeit als enorme technische Leistung. Das Wissen, wie man virale DNA künstlich herstellen kann, könne den Vereinigten Staaten neue Erkenntnisse dazu liefern, wie Viren mutieren, wie sie immun gegen Impfstoffe werden und wie man sie zu Waffen entwickeln könnte, hieß es. Ein Virus zu erschaffen, um zu studieren, wie man es als biologische Waffe einsetzen kann, mag rechtlich fragwürdig erscheinen, aber das Projekt verstieß gegen keinerlei Abkommen zur Doppelnutzung. Nicht einmal gegen die Biowaffenkonvention von 1972, die ausdrücklich die Herstellung krankheitsproduzierender Bakterien, Viren und biologischer Giftstoffe verbietet, die Menschen, Tieren oder Pflanzen schaden könnten. Dennoch war die wissenschaftliche Gemeinde aufgebracht. Vorsätzlich ein „künstliches Humanpathogen" zu produzieren sei „unverantwortlich", sagte Craig Venter damals. Aber es handelte sich beileibe nicht um einen Einzelfall.[18]

1979 erklärte die Weltgesundheitsorganisation die Pocken für ausgerottet. Das war eine enorme Leistung der Menschheit, denn die Pocken sind eine wirklich teuflische Krankheit – extrem ansteckend und ohne bekanntes Gegenmittel. Die Pocken verursachen hohes Fieber, Erbrechen, starke Magenschmerzen, einen roten Ausschlag und schmerzhafte, gelbliche, mit Eiter gefüllte Erhebungen am ganzen Körper. Sie beginnen im Hals und breiten sich von dort über Mund, Wangen, Augen und Stirn aus. Je besser das Virus den Wirtskörper unter Kontrolle bekommt, desto stärker breitet sich der Ausschlag aus – auf die Fußsohlen, die Handflächen, die Pofalte und auf den gesamten Rücken des Opfers. Jede Bewegung übt Druck auf diese Läsionen aus, bis sie schließlich durch Haut und Nerven hindurch platzen und eine Spur dicker Flüssigkeit zurücklassen, die aus schuppigem, totem Gewebe und Viren besteht.

Es sind nur zwei Proben natürlicher Pocken bekannt – die eine lagert bei der amerikanischen Seuchenschutzbehörde CDC, die andere beim Staatlichen Forschungszentrum für Virologie und Biotechnologie in Russland. Seit Jahren debattieren Wissenschaftler darüber, ob man diese Proben nicht besser vernichten sollte, denn niemand wünscht sich eine weitere globale Pocken-Pandemie. Diese Gespräche wurden 2018 hinfällig, als ein Team der kanadischen University of Alberta mithilfe von online bestellter DNA innerhalb von gerade einmal sechs Monaten Pferdepocken künstlich herstellte, einen zuvor ausgestorbenen Vetter der Pocken. Das Protokoll für die Herstellung von Pferdepocken würde bei Pocken ebenso funktionieren.[19]

In einer Veröffentlichung bei *PLOS One*, einer im Internet erscheinenden und für alle online zugänglichen Fachzeitschrift mit Peer-Review, legte das Team ausführlich dar, wie es das Virus synthetisiert hatte. Die Arbeit enthielt die Methodik zur Wiederbelebung der Pferdepocken sowie Best Practices für alle, die das Experiment in ihrem eigenen Labor wiederholen wollten. Man muss dem Team zugutehalten, dass der Studienleiter vor der Veröffentlichung die kanadische Regierung informierte (so wie es Yang mit seinem Pilz getan hatte). Das Team legte auch seine Interessenkonflikte offen: Einer der Leiter war CEO und Chairman von Tonix Pharmaceuticals, einem Biotech-Unternehmen, das an neuartigen Ansätzen für neurologische Störungen arbeitet. Das Unternehmen hatte in den USA ein Jahr zuvor einen Patentantrag für „synthetische chimärische Pockenviren" gestellt. Niemand – weder die kanadische Regierung noch die Herausgeber des Magazins – bat die Wissenschaftler darum, das Paper zurückzuziehen.

Bei den Experimenten mit Pferdepocken und Pocken wurden Viren mithilfe von Technologie synthetisiert, die eigentlich in guter Absicht entworfen worden war. Wissenschaftler und Sicherheitsexperten treibt eine andere Sorge um – dass Terroristen nicht nur ein tödliches Pathogen herstellen, sondern es auch vorsätzlich so mutieren lassen, dass es stärker, widerstandsfähiger und schneller wird. Forscher führen derartige Arbeiten in Hochsicherheitslaboren durch. Dort entwickeln und studieren sie Worst-Case-Szenarien, um für den Fall der Fälle gewappnet zu sein.

Der Virologe Ron Fouchier vom Erasmus Medical Center in Rotterdam verkündete 2011, er habe das Vogelgrippe-Virus H5N1 erfolgreich so umgerüstet, dass es von Vögeln auf den Menschen und dann von Mensch zu Mensch übertragen werden könnte. Ein neuer Stamm tödlicher Grippe. Bis Covid-19 war H5N1 das schlimmste Virus seit der Spanischen Grippe von 1918, das unseren Planeten heimgesucht hat. Zu dem Zeitpunkt, als Fouchier sein Experiment durchführte, waren nur 565 Menschen erwiesenermaßen mit H5N1 infiziert worden, aber mit 59 Prozent war die Sterblichkeit sehr hoch. Fouchier nahm also eines der gefährlichsten Grippeviren, denen wir in der freien Natur bislang je begegnet sind, und machte es noch tödlicher. Kollegen erzählte er, er habe H5N1 „bis zum Exzess mutiert", um es durch die Luft übertragbar und damit deutlich ansteckender zu machen. Es gab keinen Impfstoff gegen H5N1. Das bestehende Virus war bereits resistent gegen die für die Behandlung zugelassenen antiviralen Produkte. Fouchiers Entdeckung – teilweise von der US-Regierung finanziert – jagte den Wissenschaftlern und Sicherheitsexperten einen so großen Schrecken ein, dass der nationale wissenschaftliche Beirat für Biosicherheit der US-Gesundheitsbehörde NIH in einem beispiellosen Schritt die Magazine *Science* und *Nature* bat, Teile von Fouchiers Arbeit vor der Veröffentlichung zu redigieren. Der Beirat befürchtete, dass Details und Mutationsdaten einem gestörten Wissenschaftler, einer feindlichen Regierung oder einer terroristischen Vereinigung helfen könnten, ihre eigene extrem ansteckende Version von H5N1 zu erschaffen.[20]

Wir durchleben gerade eine globale Pandemie, die niemand so noch einmal erleben möchte. Wir besitzen zwar Covid-19-Impfstoffe, aber noch immer koexistieren wir mit dem Virus. Während wir dies schreiben, treten in den Vereinigten Staaten mehrere besorgniserregende Varianten auf, darunter Stämme aus Großbritannien (B.1.1.7), Südafrika (B.1.351), Brasilien (P.1) und Indien (B.617.2, die Delta-Variante). Bevor wir SARS-CoV-2 auslöschen, wie es uns schließlich bei den Pocken gelungen ist, wird es weitere Mutationen und viele neue Stämme geben. Einige könnten den Körper auf Arten und Weisen befallen, die wir noch nicht erlebt haben und die wir uns nicht einmal hatten vorstellen können. Aber die Unsicherheit in der Frage, wie und wann das Virus mutieren könnte, ist enorm.

Natürlich sollte man hoffen, dass Virusforschung in einem Labor betrieben wird, in dem man sich sklavisch an die Sicherheitsmaßnahmen hält und in dem die Auflagen strengstens umgesetzt werden. Kurz bevor die Weltgesundheitsorganisation die Pocken für ausgerottet erklärte, arbeitete die Fotografin Janet Parker an einer medizinischen Hochschule in Birmingham. Sie bekam Fieber und Gliederschmerzen, einige Tage später entwickelte sie einen roten Ausschlag. Damals hielt sie es für die Windpocken (der entsprechende Impfstoff war damals noch nicht entwickelt worden). Doch statt kleiner, pickelartiger Flecken entwickelte sie deutlich größere Läsionen, die mit einer gelblichen, milchigen Flüssigkeit gefüllt waren. Während sich ihr Zustand weiter verschlechterte, stellten die Ärzte fest, dass Janet Parker an Pocken erkrankt war, und zwar mit hoher Gewissheit durch ein schlecht geführtes Hochsicherheitslabor in dem Gebäude, in dem Parker arbeitete. Nachdem die Erkrankung diagnostiziert wurde, nahm sich der Leiter der Mikrobiologie-Abteilung das Leben. Parker hatte die traurige Ehre, als letztes Todesopfer der Pocken in die Geschichtsbücher einzugehen.[21]

Überwiegt der Nutzen, Virusmutationen präzise vorhersagen zu können, das Risiko, das die „Gain of Function"-Forschung (also Forschung, bei der man Viren absichtlich mutieren lässt, um sie stärker, besser übertragbar und gefährlicher zu machen) für die Öffentlichkeit darstellt? Das hängt davon ab, wen man fragt. Oder genauer gesagt: welche Behörde man fragt. Die amerikanische Gesundheitsbehörde National Institutes of Health hat im Jahr 2013 Leitfäden zur Biosicherheit bei der Forschung an H5N1 und andere Grippeviren veröffentlicht, aber der Rahmen war eng gesteckt und deckte andere Viren nicht ab. Das Büro für Wissenschaft und Technologie des Weißen Hauses kündigte 2014 einen neuen Prozess zur Bewertung von Risiken und Nutzen von Gain-of-Function-Experimenten an. Das betraf Influenza genauso wie die MERS- und SARS-Viren. Aber diese neue Politik stoppte auch laufende Studien, bei denen es um die Entwicklung neuer Grippe-Impfstoffe ging. Also schwenkte die Regierung 2017 wieder um, als der nationale wissenschaftliche Beirat für

Biosicherheit urteilte, derartige Forschung stelle keine Gefahr für die öffentliche Sicherheit dar. Damit nicht genug: 2019 verkündete die US-Regierung, sie stelle wieder Mittel für eine neue Runde von Gain-of-Function-Experimenten bereit, bei denen es darum ging, die H5N1-Vogelgrippe noch besser übertragbar zu machen. Ganz abgesehen davon, was man von diesem Hin und Her halten mag: Es wird keine dunklen Mächte davon abhalten, Zugang zu offen einsehbaren Forschungspapieren zu bekommen und sich Genmaterial per Post zu bestellen.

Sicherheitsexperten bereiten beim Blick auf die synthetische Biologie vor allem künftige Möglichkeiten der Doppelnutzung Sorge. Die traditionellen Sicherheitsstrategien zum Schutz der Bevölkerung funktionieren bei einem Widersacher nicht, der Genprodukte oder Designer-Moleküle für die Nutzung als biologische Waffen umrüstet. Dr. Ken Wickiser, Biochemiker und stellvertretender Dekan für Forschung an der Militärakademie West Point, hat eine Arbeit verfasst, die im August 2020 in *CTC Sentinel* erschien, einer auf aktuelle Terrorbedrohungen spezialisierten Fachzeitschrift. Wickiser schreibt in seiner Arbeit: „Während die Fähigkeiten zur Molekülmanipulation der synthetischen Biologie robuster und alltäglicher werden, nähert sich die Wahrscheinlichkeit, es mit einer oder mehreren dieser Bedrohungen zu tun zu bekommen, dem Punkt absoluter Gewissheit ... Der Wandel der Bedrohungslandschaft, den diese Techniken erschaffen, ist nur mit der Entwicklung der Atombombe vergleichbar.“[22]

## Risiko 2: Biologie ist unvorhersehbar

Nach dem Humangenomprojekt stiegen Craig Venter und sein Team um – statt das Genom zu lesen, begannen sie nun damit, es zu schreiben. Sie verfolgten ein einzigartiges Ziel: Sie wollten den Organismus mit dem kleinstmöglichen Genom erschaffen, der noch lebensfähig ist und sich fortpflanzen kann. Venter fragte sich, ob er wohl auf den Quellcode des Lebens stoßen würde, wenn er das Genom der Mikrobe auf das Mindestmaß zusammenstreichen würde. Und wenn wir dieses Wissen hätten, könnten wir dann völlig neuartige Lebensformen erschaffen? Venter und sein Forschungspartner Hamilton Smith stellten die Hypothese auf, dass ein minimal lebensfähiges Genom als Grundgerüst dienen könnte, an dem man dann andere Gene anbringen könnte, um weitere Funktionalitäten zu erreichen. Sie nutzten einen Mycoplasma genitalium genannten Organismus, der von Natur aus über ein winziges Genom verfügt, und machten sich daran, mit leicht verändertem Code künstlich eine neue Version herzustellen. Im Mai 2010 gelang ihnen eine erstaunliche Entdeckung: Sie konnten in der bestehenden Mycoplasma-Zelle die DNA zerstören und durch selbst geschriebene DNA ersetzen, woraufhin sich die Zelle selbst vervielfältigte. Sie tauften sie JCVI-syn1.0 oder kurz „Synthia". Erinnern Sie sich, dass wir in Kapitel 1 über ein künstliches Bakterium gesprochen haben, das als Wasserzeichen Zitate von J. Robert Oppenheimer, Gedichte von James Joyce und die Namen der an dem Projekt beteiligten Forscher in sich trug? Das war Synthia.

Laut Venter handelte es sich um die erste sich selbst vervielfältigende Spezies auf dem Planeten, die als Eltern einen Computer hat. Oder genauer gesagt: deren Eltern aus 20 Wissenschaftlern und einem Haufen Computer bestand und das Resultat von Tausenden Entscheidungen war, die diese Menschen und Maschinen im Verlauf ihrer Zusammenarbeit getroffen hatten. Synthia war jetzt „eine lebende Spezies, Teil des Inventars des Lebens auf diesem Planeten", sagte Venter. Das Projekt sollte Venters Team helfen, die grundlegenden Prinzipien des Lebens zu verstehen – eine minimale Zelle ist das Gegenstück zum letzten universellen gemeinsamen Vorfahren sämtlichen Lebens auf dem Planeten Erde.[23]

Bevor er mit der Entdeckung des Teams an die Öffentlichkeit ging, schickte Venter dem Weißen Haus und Präsident Obama eine Botschaft: Er würde die Regierung gern zu einer breiten Spanne politischer Auswirkungen, Sicherheitsfragen und moralischer Fragen briefen, die das Projekt aufwerfen würde. Zunächst wusste man aufseiten der Regierung nicht, was man von Synthia halten sollte. Man erwog, die Forschung zur Verschlusssache zu erklären, aber viele in der Gemeinschaft der synthetischen Biologie wussten über Venters Arbeit am kleinstmöglichen lebensfähigen Genom bereits Bescheid. Dann empfahlen die Beamten eine Veröffentlichung, wiesen aber die Kommission des Präsidenten zum

Studium bioethischer Fragen an, die Auswirkungen dieses Durchbruchs zu studieren und nach spätestens sechs Monaten einen Bericht mit Empfehlungen vorzulegen, wie die Regierung weiter vorgehen solle (wenn sie denn überhaupt etwas unternehmen solle).

Andrew wurde in der Zeitung *Ottawa Citizen* mit der Aussage zitiert: „Für seine bahnbrechende Arbeit beim Erschaffen eines ‚neuen Astes des Evolutionsbaums – eines, auf dem Menschen neue Spezies formen und kontrollieren' – verdient Venter den Nobelpreis."[24] Nicht alle teilten diese optimistische Einschätzung. Wenig überraschend löste die Meldung intensive Berichterstattung der Medien und wilde Spekulationen aus. „Das ist ein Schritt hin zu etwas viel Umstritteneren: dem Erschaffen von Lebewesen mit Fähigkeiten und Eigenschaften, wie sie auf natürlichem Wege niemals hätten entstehen können", sagte der Ethik-Professor Julian Savulescu von der Oxford University dem *Guardian*. „Das Potenzial liegt in weiter Zukunft, ist aber real und von Bedeutung. Es geht um den Umgang mit Umweltverschmutzung, neuen Energiequellen, neuen Kommunikationsformen. Aber die Risiken sind ebenfalls beispiellos. Daraus könnten in der Zukunft die stärksten nur vorstellbaren Biowaffen entwickelt werden."[25] Die der Biotechnologie kritisch gegenüberstehende Organisation ETC Group verglich Venters Schöpfung mit der Kernspaltung: „Wir alle werden mit den Auswirkungen dieses alarmierenden Experiments umgehen müssen." Empört darüber, dass Venter Gott spiele, forderten religiöse Gruppierungen seine Verhaftung.[26]

Die Kommission des amerikanischen Präsidenten sollte Kriterien entwickeln, mit deren Hilfe man den Nutzen der Erschaffung eines Minimalgenoms gegen die Risiken abwägen kann. Was wäre, wenn eines Tages eine vom Menschen erschaffene Lebensform wie Synthia aus einem Labor entweichen würde? Es gab niemals Anlass zu der Annahme, dass Venter und sein Team es an Akribie mangeln lassen und nicht sämtliche Sicherheitsprotokolle strengstens befolgen. Aber Venter war nicht das Problem. Die Experten machten sich eher wegen der anderen Forscher Sorgen, die sich von Venters Arbeit inspirieren ließen. Der Wettbewerb innerhalb der wissenschaftlichen Gemeinschaft ist unfassbar intensiv, stets ist man auf der Jagd nach den neuesten Entdeckungen, stets ist man bemüht, als Erster in einem Fachmagazin mit Peer-Review zu veröffentlichen, und stets ist man darauf aus, beim Patentamt seinen Claim vor allen anderen abzustecken. Der Wettlauf bei der künstlichen Herstellung von Insulin und der Erfassung des Humangenoms zeigt: Bei wissenschaftlichen Entdeckungen gibt es keine Medaille für den zweiten Platz.

Venter und sein Partner Smith waren gedanklich längst über Synthia hinaus. Sie stellten die Hypothese auf, dass man aus M. genitalium etwa 100 Gene entfernen konnte, ohne es funktionsuntüchtig zu machen. Aber welche 100 Gene? In diesem Punkt waren sie sich nicht sicher. Sie erstellten Hunderte verkleinerter Genome und probierten unterschiedliche Kombinationen in der Absicht aus, irgendwann lebensfähige Kandidaten in eine Zelle zu übertragen. 2016 erschuf Venters Team JCVI-syn3.0, einen einzelligen Organismus mit sogar noch weniger Genen (gerade einmal 473), was ihn zur einfachsten bekannten Lebensform überhaupt machte.[27] Der Organismus agierte in einer Art und Weise, die die Wissenschaftler nicht vorhergesehen hatten. Er produzierte bei der Replikation seltsam geformte Zellen. Wissenschaftler mutmaßten, sie hätten zu viele Gene entfernt, darunter auch diejenigen, die für eine normale Zellteilung verantwortlich sind. Sie mischten den Code noch einmal neu, und im März 2021 gaben sie eine neue Variante bekannt, JCVI-syn3A. Der Organismus hat noch immer weniger als 500 Gene, verhält sich aber eher wie eine normale Zelle.[28]

Es sei an dieser Stelle noch einmal betont: Die Wahrscheinlichkeit, dass JCVI-syn3.0 mit seinem seltsamen Verhalten aus dem Labor entweicht und in irgendeiner Form Schaden anrichtet, war zu vernachlässigen. Aber die Biologie ist hochgradig vernetzt und neigt dazu, sich selbst zu erhalten, selbst wenn wir das nicht wollen. Wenn man einen Organismus mit Minimalgenom oder einen anderen neuartigen Organismus erschafft, kann das einen Kaskadeneffekt anstoßen und in freier Wildbahn unkontrollierbar werden. In einem Bericht beschreibt die Kommission des US-Präsidenten die Gefahren der sogenannten Auskreuzung, zu der es kommt, wenn sich manipulierte Gene mit wilden Populationen und einheimischen Spezies mischen. Auskreuzung könnte beispielsweise zu neuen Formen von Unkraut führen, die andere Pflanzen töten, oder einen neuen Mikroorganismus hervorbringen, der Krankheiten auf Insekten, Vögel und andere Tiere überträgt. Ein Laborunfall oder ein Laborausbruch könnte dazu führen, dass ein heute noch harmloses Labor-Bakterium morgen eine Umweltkatastrophe in Gang bringt.

## Risiko 3: Private DNA ist ein Sicherheitsrisiko

Im Dezember 2019 teilte die mysteriöse und anonyme Organisation Earnest Project mit, sie habe auf dem Weltwirtschaftsforum in Davos heimlich von Kuchengabeln, Weingläsern und Kaffee-Pappbechern DNA gesammelt. Das Earnest Project startete eine Website und einen Auktionskatalog und kündigte an, die Gen-Daten vieler Staats- und Regierungschefs und Prominenten aus aller Welt zu versteigern, darunter von US-Präsident Donald Trump, Bundeskanzlerin Angela Merkel und dem Musiker Elton John. Es gab keine Möglichkeit, zu verifizieren, ob es sich um authentische DNA-Proben handelte, aber viel wichtiger war: In den USA existierte kein Gesetz, das es dem Unternehmen verbot, Trumps genetische Daten zu verkaufen. Die Bundesstaaten Alaska, New York und Florida haben DNA-Diebstahl verboten, und dort ist es untersagt, jemandem ohne dessen Zustimmung ein Haar auszureißen. Aber es gibt keinerlei Bundesgesetze, die es verbieten, die zurückgelassene DNA einer Person zu nehmen und nach Belieben damit zu verfahren.

Zu seiner Zeit als Präsident wurde Trump wie seit gut hundert Jahren alle anderen amerikanischen Präsidenten auch vom Secret Service beschützt. Zu den Aufgaben der Agenten gehört es, sämtliche Orte, die der Präsident besucht hat, zu säubern sowie den Müll einzusammeln und sicher zu entsorgen. Eine DNA-Probe von einer benutzten Serviette oder Plastikgabel könnte Trumps genetische Varianten enthüllen – beispielsweise ob er eine Mutation aufweist, die mit dem frühen Einsetzen von Parkinson oder Alzheimer in Verbindung gebracht wird. Es könnte auch eine Behauptung der New Yorker Kolumnenschreiberin E. Jean Carroll bestätigen (oder eben widerlegen). Carroll wirft Trump vor, sie in den

1990er-Jahren vergewaltigt zu haben. (Sie hat das Kleid behalten, das sie bei dem angeblichen Treffen trug, und es enthält Carroll zufolge sein DNA-Material.) Hätte sie Zugang zu einer von Trump weggeworfenen Verpackung eines McDonald's-Burgers oder einer benutzten Serviette aus Davos, könnte sie seine DNA sequenzieren lassen. Aber mithilfe der synthetischen Biologie könnte diese Sequenz auch dazu genutzt werden, personalisierte Biowaffen zu erschaffen. Um wirksam zu sein, müssen Biowaffen nicht zu massenweise Toten oder einer Pandemie führen.

DNA ist sehr widerstandsfähig und kann unter den richtigen Bedingungen Jahrtausende überdauern. Von den VIPs reisen wohl nur die allerwenigsten mit adleräugigem Personal, das sämtliche Spuren beseitigt. Bevor er zum Präsidenten gewählt wurde, fuhr Amy häufig mit Joe Biden im selben Amtrak-Zug. In der ersten Klasse – wo Biden meist fuhr – wird während der Fahrt Frühstück, Mittag- und Abendessen serviert, komplett mit Tellern und Besteck. Auf einer anderen Amtrak-Fahrt saß Amy Clarence Thomas gegenüber, Richter am Obersten Gerichtshof. Während der Fahrt nieste er wiederholt in ein Papiertaschentuch, das er beim Aussteigen in New York wegwarf. Was, wenn jemand bei diesen Gelegenheiten DNA-Proben von Thomas oder Biden gesammelt hätte? In der Frühphase des Präsidentschaftswahlkampfs gibt es kein Sicherheitspersonal, das nach sämtlichen Stopps jede einzelne Verpackung und jede Serviette einsammelt. Was wäre, wenn 2023 mit dem Auftakt zum nächsten Präsidentschaftswahlkampf eine dunkle Macht Proben von allen Teilnehmern im Kandidatenfeld sammeln und die DNA sequenzieren würde? Während das Feld auf zwei Kandidaten zusammenschrumpft, wäre dieser „bad actor" in einer guten Position, Falschinformationen zu streuen – er könnte eine Affäre erfinden, behaupten, ihm würden Beweise für eine körperliche Auseinandersetzung vorliegen, er könnte die ethnische Zugehörigkeit oder den Geburtsort eines Kandidaten infrage stellen, Angst vor verheimlichten Erbkrankheiten anfachen und die Eignung des Kandidaten als führender Politiker anzweifeln. Oder er könnte maßgeschneiderte Mikroben und Viren herstellen, die passgenau auf einen Kandidaten zugeschnitten sind.

Das macht eine Forschung der Duke University aus dem Jahr 2019 so interessant. Dortige Wissenschaftler entwickelten programmierbare

Swarmbots, speziell entwickelte Bakterien, die auf Kommando platzen und Eiweiße freisetzen. Dahinter steckt eine wirklich clevere Idee – diese Bakterien sind darauf programmiert, zu sterben, wenn sie den Schwarm verlassen. Diese Technik aus der synthetischen Biologie könnte als Ausfallsicherheit eingesetzt werden und verhindern, dass andere genetisch veränderte Organismen die ihnen zugewiesene Umgebung verlassen. Um die Wirksamkeit nachzuweisen, entwickelten die Duke-Forscher einen nicht pathogenen E.-coli-Stamm, der eine Chemikalie produzierte, die wie ein Gegenmittel für Antibiotika agierte. Solange die E. coli im Schwarm blieben, waren sie sicher, und zwar selbst dann, wenn die Forscher sie mit Antibiotika tränkten. Doch sobald sich ein einzelnes Bakterium zu weit entfernte, verlor es seinen Schutz und starb auf der Stelle. Aber genauso gut könnte jemand einen Mikroben-Swarmbot entwickeln, der beim Platzen schädliche Chemikalien freisetzt.[29]

Und dann ist da auch noch das Schreckgespenst persönlicher Viren, die gezielt dafür entwickelt werden, nur einer einzigen Person Gencode zu übermitteln. Im Mai 2021 wurde eine bahnbrechende Studie durchgeführt, bei der es darum ging, Menschen, die aufgrund einer seltenen Erbkrankheit blind sind, ihr Augenlicht zurückzugeben. Der Versuch zeigte, wie sich CRISPR dazu nutzen lässt, mit DNA zu arbeiten, die sich noch im Körper der Patienten befindet. Bei Menschen mit dieser Art Blindheit sorgt ein Defekt des Gens CEP290 dafür, dass langsam die lichtempfindlichen Zellen der Netzhaut zerstört werden, bis nur noch wenig gesundes Gewebe übrig ist. Die Folge ist eine immer schwächer werdende Sehkraft, bis die Netzhaut letztlich nur noch ein winziges Guckloch in die Außenwelt zulässt (etwa in der Größe einer Bleistiftspitze). Weil eine Netzhaut extrem kompliziert und anfällig ist, können Ärzte sie nicht transplantieren, und auch das Extrahieren von Zellen, die sich dann im Labor manipulieren lassen, ist eine zu große Herausforderung. Stattdessen überlegten sich die Wissenschaftler, wie sie ein Virus züchten konnten, das neue genetische Anweisungen übermittelt und die Zellen dazu zwingt, innerhalb der Netzhaut ihre eigene CRISPR-Genchirurgie durchzuführen. (Wie bereits erklärt, sind Viren nichts anderes als Gefäße für biologischen Code, sie können daher genauso gut nützlich wie schädlich sein.) Die Wissenschaftler haben also einer kleinen Gruppe von Menschen mit dieser Art von Blindheit Milliarden Kopien dieses Virus unter die Netzhaut injiziert, und bislang scheint das Experiment zu funktionieren. CRISPR agiert wie ein mikroskopischer Chirurg und bearbeitet die CEP290-Mutation so, dass der Körper ein Protein produziert, das lichtsensible Zellen und damit letztlich die Sehkraft der Patienten wiederherstellen kann. Das ist eine aufregende und bahnbrechende Studie. Aber denken wir an die Doppelnutzung – andere Viren ließen sich dahingehend manipulieren, dass sie die genau gegenteilige Wirkung hätten und Mutationen verursachen, anstatt sie zu korrigieren.[30]

Im vorigen Kapitel haben wir über pluripotente Stammzellen gesprochen, Zellen, die über die Fähigkeit der Vervielfältigung verfügen und zu jeder anderen Zelle des menschlichen Körpers werden können. Pluripotente Zellen lassen sich einfach aus zurückgelassenem genetischen Material gewinnen, und eines Tages werden sie Menschen dabei helfen, leichter Eltern zu werden. Aber was, wenn in noch weiterer Zukunft jemand diese Zellen dazu einsetzt, um beispielsweise eine langsam verlaufende Entzündung zu entwickeln, die auf ein Organ wie die Niere abzielt? Zunächst mag die Erkrankung wie Diabetes aussehen, aber sie wird nicht auf Medikamente ansprechen. Es würde eine Dialyse erforderlich, dann käme es zum Nierenversagen und schließlich zum Tod.

Weitere ähnliche Szenarien kann man sich problemlos vorstellen: Ein verärgerter Ex-Mitarbeiter nimmt die DNA eines Vorstands als Geisel. Übeltäter könnten das Mikrobiom eines CEOs ausschaben, es sequenzieren und anschließend den Darm des CEOs mit einem speziell entwickelten Probiotikum so manipulieren, dass der Manager unter ständigen Magenbeschwerden leidet. Die US-Börsenaufsicht SEC verlangt von börsennotierten Unternehmen, dass diese es offenlegen, wenn sich ihr CEO eine Krankheit zuzieht, deren Auswirkungen stark genug sind, um negative Folgen für das Geschäft zu haben. Doch für Biohacks gibt es bislang weder Tests noch Offenlegungsvorgaben.

Und was ist mit Bioüberwachung? Die Regierung Trump hat ein Programm genehmigt, das aber zum Glück niemals in Kraft trat. Es hätte von jeder Person, die in die Vereinigten Staaten einreisen will, DNA und zahlreiche andere biometrische Daten sammeln sollen, etwa einen Iris-Scan und Handabdrücke. Tatsächlich begonnen hat die Regierung damit, bei inhaftierten Einwanderern DNA-Proben zu entnehmen und diese Daten in einer staatlichen Datenbank zu erfassen. Wird es eines Tages dazu kommen, dass Ihre private Krankenversicherung Ihnen einen günstigeren Tarif anbietet, wenn sie dafür Zugriff auf Ihre DNA erhält? Wird ein Lebensversicherer, ein Hypothekengeber oder eine Bank im Rahmen der Verifizierung Ihre DNA verlangen? Was, wenn Big-Tech-Konzerne wie Google, Apple oder Amazon Ihre genetischen Daten mit all den anderen Daten verknüpfen, die die Firmen über Sie sammeln? Jedes dieser Unternehmen investiert gewaltige Beträge in das Gesundheitswesen und in Life Sciences. Heute sprechen wir von Überwachungskapitalismus. Stellen Sie sich vor, dass Ihr Gencode Teil dieser Überwachung wäre.

In der Zukunft könnte es bei unseren beunruhigendsten Datenlecks um die DNA gehen. In dem aufziehenden Zeitalter könnte die Biologie ein großes Problem werden, was die Datensicherheit anbelangt.

## Risiko 4: Die Regulierung hinkt jämmerlich hinterher

Mit seinem angedeuteten Irokesenschnitt und dem stacheligen gebleichten Pony, den auffälligen Piercings und dem Stoppelbart wirkt Josiah Zayner auf den ersten Blick wie jemand, der als Bassist einer wirklich lauten Punkband durchgehen könnte. Ist er aber nicht. Er ist Molekular-Biophysiker mit einem Doktortitel der Universität Chicago. Zayner, der eine Tätowierung mit der Aufforderung „Erschaffe etwas Schönes“ trägt, war eine Zeitlang Fellow für synthetische Biologie bei der NASA und hat dort daran gearbeitet, Bakterien zu entwickeln, die Plastik abbauen und recyceln, und an Bakterien für das Aushärten des Marsbodens. Doch die Eroberung des Weltraums verlor für Zayner immer mehr an Reiz – zumal es noch so viel im menschlichen Körper zu erkunden und erforschen gab.

2015 sammelte Zayner auf Indiegogo im Rahmen einer Crowdfunding-Kampagne Geld, um Hobbyforscher mit CRISPR-Kits für den Eigengebrauch zu versorgen. In einem Video erklärt er die Ausrüstung, und in einer Einstellung sieht man Petrischalen direkt neben Lebensmitteln im Kühlschrank stehen. Das ist, gelinde gesagt, ein offensichtlicher Verstoß gegen die Protokolle zur Biosicherheit. Zayner bekam 69.000 Dollar zusammen und übertraf damit sein ursprüngliches Ziel um etwa das Siebenfache. Er brach sein Stipendium bei der NASA ab, aufgeregt wegen seiner Kits, aber auch, weil er, wie er es formulierte, „das System satt hatte" und weil ihn das langsame Tempo der Wissenschaftler, „die sich bloß die Hintern plattsitzen", nervte.[31] Mit dem Geld aus seiner Indiegogo-Initiative rief er das Unternehmen Open Discovery Institute (ODIN) ins Leben, benannt nach Odin, dem nordischen Gott der Weissagung, der Magie, der Weisheit und des Todes. Er fragte sich, warum Experimente auf NASA-Forscher mit Doktorhut beschränkt waren. Sollten nicht alle Menschen mit der Biologie herumbasteln dürfen, und sollte man sie nicht sogar ausdrücklich dazu ermutigen? Die Natur war bereits demokratisiert, warum nicht also auch das Werkzeug, das man benötigt, um auf die Natur zuzugreifen und sie zu manipulieren?

Zayners erstes Projekt nach Indiegogo war ein Testkit zum genetischen Modifizieren von Bakterien. Er startete eine Website und verkaufte für 160 Dollar Ausrüstung, mit der man ein Bier herstellen kann, das im Dunkeln leuchtet (dabei wird ein Gen aus der Qualle verwendet). Anders als Yang und Fouchier hielt sich Zayner an keinerlei Protokolle. Er schrieb keine Papers für Fachmagazine mit Peer-Review, und er informierte auch keinerlei Bundesbehörden über seine Methoden. Er hielt sich nicht einmal an die Richtlinien, die innerhalb der Do-it-yourself-Bio-Gemeinde galten und beispielsweise besagten, man solle für Biomaterialien eigene Kühlschränke einrichten. Der Fairness halber sei aber auch erwähnt, dass es keinerlei globale Standards für Biosicherheit in Laboren gibt.

Der Erfolg von Zayners Crowdfunding-Kampagne und der verlockende Ansatz – jeder kann mithilfe von CRISPR die lebende Welt bearbeiten – zogen das Interesse der FDA auf sich, wo man nicht allzu glücklich darüber war, dass Zayner die Regeln der Aufsichtsbehörde ignorierte. Laut FDA ließ sich Fluoreszenz als Färbemittel kategorisieren, deshalb müsste Zayners im Dunkeln leuchtendes Bier eigentlich einen strengen Genehmigungsprozess durchlaufen. Aber man befand sich hier in einer regulatorischen Grauzone, denn er verkaufte kein reguliertes Lebensmittelprodukt wie Bier. Er verkaufte nur einen Satz genetischer Anweisungen und dazu etwas billiges Laborgerät, das jedermann völlig legal anbieten durfte. Zayner ignorierte die FDA und verkaufte seine Kits weiter. Dem konnte die Behörde nichts entgegensetzen.

In den Vereinigten Staaten ist die Regulierung ein Flickenteppich, der in erster Linie Produkte und nicht Prozesse abdeckt. Der Grund dafür ist einfach: Um die Innovation nicht zu bremsen, greift die Regierung erst dann ein, wenn es ein Problem gibt. Als in den frühen 1970er-Jahren Forscher begannen, in der Gentherapie mit rekombinanter DNA zu arbeiten, gab es keinerlei Vorschriften, die es ihnen untersagt hätten, Gene mithilfe von E.-coli-Bakterien von einer Spezies zur anderen zu übertragen. Mikrobiologen bejubelten die Leistung als Meilenstein. Das war es auch, aber die Regierung interessierte sich nicht für die Entdeckung oder das, was sich eines Tages damit anstellen lassen würde.

In den 1980er-Jahren nutzten Unternehmen rekombinante DNA dafür, Mikroben und Pflanzen zu kommerzialisieren. Weiterhin gab es keinerlei regulatorisches Grundgerüst, also wurde 1986 das Office of Science & Technology Policy beauftragt, einen Plan zu entwickeln. Das OSTP ist eine Einrichtung des Weißen Hauses, die den Präsidenten berät und die Zusammenarbeit unterschiedlicher Behörden bei diesen Themen koordiniert. Aber die Abteilung beschloss, sich nicht die Mühe zu machen und neue Gesetze für den Umgang mit genetisch veränderten Produkten zu entwickeln. Stattdessen wurden alte Gesetze im Rahmen des „Coordinated Framework for the Regulation of Biotechnology" nachgerüstet, und drei Behörden (die FDA, die Umweltbehörde EPA und das Landwirtschaftsministerium USDA) erhielten den Auftrag, ein Auge auf den biologischen Fortschritt zu haben. Dabei galt der Grundsatz: „Biotechnologie ist nicht schädlich, aber einzelne Produkte können es sein." Selbst nach einer Überarbeitung 1992 blieb das Grundgerüst an vielen Stellen doppeldeutig. Es war nicht immer klar, welche Rolle und welche Verantwortung jede dieser Behörden hat, und es fehlte eine langfristige Strategie, diese Behörden für künftige Entwicklungen in der Biotechnologie fit zu machen.

Ein Beispiel: Das Coordinated Framework sieht vor, dass das USDA die Regulierung von Pflanzen übernimmt. Entwickelt jemand eine Mikrobe, die bei Pflanzen pathogen wirkt, kann sich das USDA einmischen. Ist allerdings eine Bedrohung für eine Feldfrucht nicht wahrscheinlich, ist das USDA nicht zuständig (diese Situation hat zum Pilz-Problem geführt). Die Hauptrolle der EPA besteht darin, die Gesundheit der Menschen und die Umwelt vor externen Bedrohungen zu schützen. Dieser Regulierung unterliegen keine Mikroorganismen, die für akademische Forschungszwecke verwendet werden, doch sie gilt für genetisch veränderte Organismen, die DNA von Pflanzenschädlingen enthält oder die unter Verwendung von Pflanzenschädlingen als Vektor hergestellt wurde. Das heißt, ein Biotreibstoff, künstlicher Dünger oder ein Pestizid können von der EPA reguliert werden, wenn diese Produkte wahrscheinlich toxische Chemikalien produzieren. Besteht diese Gefahr nicht, ist die EPA nicht zuständig. Und die Aufgabe der FDA ist es, dafür zu sorgen, dass unser Essen und unser Trinken sicher sind, ebenso unsere Medikamente, medizinischen Geräte und dergleichen. Sie reguliert außerdem veränderte Organismen, die zur Herstellung von Arzneimitteln, Lebensmitteln, Lebensmittelzusätzen, Nahrungsergänzungsmitteln oder Kosmetika verwendet werden. Die FDA ist also für die Kontrolle sämtlicher genetisch modifizierten Tiere zuständig und soll gewährleisten, dass sie die für die menschliche Nutzung festgelegten Sicherheitsbestimmungen erfüllen.

Aber all diese Regulierungen sind schwierig umzusetzen. Es ist nicht so, als würde jemand vom USDA hinter den Wissenschaftlern stehen und ihnen beim Forschen zusehen. Es gibt nicht einmal so etwas wie Ortsbesuche oder regelmäßige Audits. Stattdessen können sich im Rahmen des Coordinated Frameworks Unternehmen, die etwas verkaufen wollen, freiwillig einer Prüfung unterziehen, um zu belegen, dass ihre Produkte niemanden töten werden. Der Champignon produzierte keine Pestizide oder giftigen Chemikalien, also unterlag er nicht der Jurisdiktion der EPA. Das Team dahinter arbeitete nicht mit Mikroben zur Übertragung der DNA, also hatte das USDA kein Mitspracherecht. Und die FDA war zum damaligen Zeitpunkt an zu vielen Fronten zu aktiv und war außerdem ohnehin unterfinanziert. Sie hätte also intervenieren können, es standen aber nicht ausreichend Ressourcen zur Verfügung, um sich mit einem neuartigen Pilz zu befassen, der höchstwahrscheinlich keinerlei Schaden anrichten würde.

Ein regulatorischer Flickenteppich wie in den Vereinigten Staaten ist keine Ausnahme. Die Europäische Union, Großbritannien, China, Singapur und viele andere Nationen gehen bei der Beaufsichtigung der synthetischen Biologie auf ähnliche Weise vor und bedienen sich bestehender Rahmenwerke für Biotechnologie – und die waren, wenn wir ehrlich sind, nicht mit JCVI-syn3.0 im Hinterkopf geschrieben. Die Vereinten Nationen haben eine Arbeitsgruppe ins Leben gerufen, die erörtern sollte, welche Folgen veränderte Organismen für die Sicherheit haben. Das Ergebnis war ein weiteres Abkommen – das Internationale Protokoll über die biologische Sicherheit oder kurz Cartagena-Protokoll. Es sieht vor, dass Länder Biotechnologie, die sie für potenziell unsicher halten, einschränken oder verbieten dürfen, und zwar selbst dann, wenn es keine Beweise dafür gibt, dass die Forschung eine Gefahr für die Biodiversität oder die Sicherheit darstellt. Die Europäische Union und China haben das Cartagena-Protokoll unterschrieben, zahlreiche Länder hingegen nicht, darunter die USA, Japan und Russland. Es gibt auch keinen eindeutigen Mechanismus zur Umsetzung. Das Protokoll gibt den Ländern bloß das Recht, die Einfuhr lebender genetisch veränderter Organismen zu untersagen. Es bleibt dabei den Ländern überlassen, ob sie dieses Recht nutzen wollen, sie können aber auch das ausführende Land um eine Risikoeinschätzung des Organismus bitten. Derartige Bewertungen werden allerdings nicht von neutraler Stelle vorgenommen, sondern von dem Exportland selbst.

Was, wenn man feststellt, dass ein Land vorsätzlich eine Waffe entwickelt? Die Biowaffenkonvention ist ein multilaterales Abrüstungsabkommen, das die Entwicklung, Herstellung und Lagerung von Biowaffen untersagt. Die Vereinigten Staaten, Russland, Japan, Großbritannien, China und die Europäische Union haben das Abkommen ratifiziert. Aktuell erstreckt sich die Konvention auf sämtliche Formen biologischer Waffen, aber der knifflige Teil besteht darin, den Schaden zu evaluieren. Nehmen wir an, dass jemand vorsätzlich ein Unkraut so manipuliert, dass ein wichtiges Exportgut darunter leidet. Das würde den Landwirten und wohl auch dem Bruttoinlandsprodukt eines Landes schweren Schaden zufügen. Aber lässt sich das mit Senfgas vergleichen? Die Konvention erlegt den Ländern nur auf, eine Behörde ins Leben zu rufen, die die Einhaltung des Abkommens garantiert. In den Vereinigten Staaten fällt diese Aufgabe keiner Behörde zu, die über futuristische Forschungslabore voller Wissenschaftler verfügt – zuständig ist das Federal Bureau of Investigation, das FBI. Erhält ein Wissenschaftler bei einer Biofoundry von einem Kunden einen verdächtigen Auftrag, soll er die Abteilung für Massenvernichtungswaffen beim FBI kontaktieren. Aber wie der Name bereits vermuten lässt, besteht deren Aufgabe in erster Linie darin, Massenvernichtungswaffen zu verhindern. Und genau wie viele andere Bundesbehörden auch stellt das FBI nicht großzügig Mittel dafür bereit, ein Auge auf dieses neue Gebiet der Wissenschaft zu haben. Man verlässt sich lieber darauf, dass die Wissenschaftler sich selbst kontrollieren.

Dieses regulatorische Kuddelmuddel ist der Grund dafür, dass Zayner sein Unternehmen ins Leben rufen konnte. All diese Behörden, Regelwerke, Protokolle oder Abteilungen könnten nur sehr wenig tun, wollten sie ihn am Verkauf seiner CRISPR-Kits für den Heimgebrauch hindern. Sein fluoreszierendes Bier sorgte international für Aufmerksamkeit, und schon bald war Zayner weniger für seine Gentechnologie-Kits bekannt als vielmehr für die provokanten Nummern, die er abzog und die ihm Schlagzeilen bei *Bloomberg* und in *The Atlantic* einbrachten. So verabreichte er sich in einem Hotelzimmer selbst eine Stuhltransplantation mit Kot aus dem Freundeskreis, eine riskante Prozedur, die zur Behandlung schwerer Probleme des Magen-Darm-Trakts eingesetzt wird (und zu der er als Augenzeuge eine Journalistin von *The Verge* einlud).[32] Später erschuf er einen Selbstmach-Bausatz für ein COVID-19-Vakzin, „Project McAfee", benannt nach der Antiviren-Software. Er entwickelte sogar einen Onlinekurs, in dessen Verlauf das Publikum ihn dabei begleiten konnte, wie er sich in Eigenproduktion einen Impfstoff zusammenbraute („Do it yourself: Vom wissenschaftlichen Paper zum COVID-19-DNA-Impfstoff").

Dass Zayner sich als Teilzeit-Performancekünstler und Teilzeit-Wissenschaftler präsentierte, brachte ihm wenig überraschend viel Kritik ein, aber bei einer Konferenz für synthetische Biologie im Jahr 2017 trieb er den Performancekünstler-Teil sogar noch weiter. Er verkündete dem Publikum, er habe einen CRISPR-Cocktail entwickelt, der „meine Muskelgene so verändert, dass ich größere Muskeln bekomme"! Mit diesen Worten rammte er sich eine Spritze in den Unterarm und erklärte den Konferenz-Teilnehmern, sie könnten für 189 Dollar seinen Leitfaden „DIY Human CRISPR" sowie ein Do-it-yourself-CRISPR-Kit mit modifizierter DNA erstehen, die das Muskelwachstum stimuliere (der CRISPR-Cocktail funktionierte übrigens nicht).[33]

In keinem dieser Fälle hat Zayner je gegen das Gesetz verstoßen, auch wenn er zweifelsohne moralische Grenzen überschritten hat. Während sein selbstgebrauter COVID-19-Impfstoff live ging, war die FDA dabei, hart gegen unerprobte und ungetestete Produkte durchzugreifen, die die Menschen angeblich impfen oder heilen sollten. Zayner jedoch weckte nie das Interesse der FDA. Als Reaktion auf eine Beschwerde bei der Ärztekammer Kaliforniens wurde eine Untersuchung eingeleitet, ob Zayner ohne Lizenz Medizin praktizierte, aber die Ermittlungen wurden eingestellt. Das Coordinated Framework reguliert Schaden an Pflanzen, enthält jedoch nichts über Menschen, die sich selbst Schaden zufügen möchten. In den USA scheinen biologische Selbstexperimente völlig legal zu sein, selbst dann, wenn man sie öffentlich aufführt. Die deutschen Behörden versuchten, Zayner an der Ausfuhr seiner Do-it-yourself-Kits zur Genmanipulation zu hindern, und verwiesen auf ein Gesetz, das es untersagt, Gentechnologie außerhalb eines Labors einzusetzen. Das Bundesamt für Verbraucherschutz mahnte ihn streng ab und drohte ihm ein Bußgeld von 55.000 Dollar und bis zu drei Jahre Gefängnis an, allerdings könnten die deutschen Behörden ihn nicht aus den USA ausliefern lassen. Zuletzt bekräftigte er auf der Website seines Unternehmens, dass er auch weiterhin Kunden in Deutschland beliefern wird, nur nicht mit „verderblicher Ware" wie Bakterien oder Plasmiden. Aber wenn es um die Regulierungen von Biohacking geht, ist Deutschland nicht stellvertretend für ganz Europa. Wenn Sie also in der Nähe von Straßburg leben, könnten Sie problemlos dort Ihre Bakterien abholen, die Zellen kultivieren, den Rhein zurück nach Deutschland überqueren und was auch immer Sie erschaffen haben dort einnehmen (oder freisetzen), ohne gegen irgendwelche lokalen Bestimmungen verstoßen zu haben.[34]

Wenn es nicht um eine bekannte Bedrohung durch Biowaffen geht, ist bei all diesen internationalen Abkommen die Umsetzung eine lückenhafte und lockere Angelegenheit. Der nordamerikanische Kongress der Gemeinschaft der Do-it-yourself-Biologen hat einen Moralkodex beschlossen, aber der ist rechtlich nicht im Mindesten bindend. Die Wissenschaftler können aufschreien, so viel sie wollen, aber das hat Zayner nicht aufgehalten, und ganz gewiss stoppte es He Jiankui nicht. Umso wichtiger ist es, dass die Regulierer die Tatsache akzeptieren, dass in der synthetischen Biologie bereits ein neues Zeitalter angebrochen ist und dass diese neue Herangehensweise an die Biologie auch einen neuen Ansatz beim Regulieren erfordert.

## Risiko 5: Die aktuellen Gesetze ersticken Innovation

Jennifer Doudna und Emmanuelle Charpentier veröffentlichten 2011 eine Arbeit, in der sie darlegten, wie man mithilfe von CRISPR DNA bearbeiten kann. Doudna legte 2013 eine weitere Arbeit nach, in der sie aufzeigte, wie man mit CRISPR tierische Zellen editieren kann. Aber nur wenige Wochen zuvor war eine andere Arbeit über CRISPR erschienen, die auf ihrer früheren Arbeit aufbaute. Möglich wurde dies durch ein Schlupfloch in der Welt der akademischen Veröffentlichungen. Dieses Schlupfloch ermöglicht es Personen, die ihre Arbeit veröffentlichen möchten, gegen Zahlung zusätzlicher Gebühren an die Spitze der Warteschlange zu springen. Aufgrund dieses Schlupflochs war es – zumindest technisch betrachtet – Feng Zhang vom Broad Institute (einer Kooperation von MIT und Harvard), der als Erster in einem Fachmagazin mit Peer-Review nachwies, dass man mithilfe von CRISPR menschliche Zellen editieren kann. Zum damaligen Zeitpunkt war Cas9 das bekannteste CRISPR-Molekül, und genau dort brach nun die Schlacht um Patente und geistiges Eigentum aus.

Die beiden staatlichen finanzierten Forschungszentren, an denen Doudna und Charpentier jeweils arbeiteten, die University of California at Berkeley und die Universität Wien, reichten 2012 jeweils eigene Patentanträge zu CRISPR-Cas9 ein. Aber das private Forschungszentrum Broad Institute bezahlte dafür, dass sein Patentantrag für dieselbe Arbeit bevorzugt behandelt wurde. Das amerikanische Patentamt stellte erst am 16. März 2013 auf ein System um, das rein chronologisch arbeitet, deshalb vergab es das Patent auch an Broad. Das bedeutete, Zhangs Editas Medicine wurde die Exklusivlizenz für das wichtigste Patent zugesprochen – das Patent, das für sämtliche humantherapeutischen Verwendungszwecke von CRISPR gilt. Berkeley legte Einspruch ein.

Amy nahm zwischen 2016 und 2018 an einigen Regierungstreffen teil, bei denen es um Politik und Regulierung von Genomchirurgie ging. 2017 lud man sie zu einem nicht öffentlichen Treffen ein, das vom amerikanischen Außenministerium und den National Academies of Sciences, Engineering, and Medicine koordiniert wurde. Im Raum saßen ein Dutzend Forscher und Regierungsvertreter und diskutierten über die Zukunft der CRISPR-Regulierung, Biosicherheit und künftige Wettbewerbsfähigkeit. Amy saß neben Zhang, der den Tag über still und zurückhaltend war. Er beantwortete Fragen zur Wissenschaft, wollte aber nicht über das Patentproblem sprechen. Am Ende des Treffens war Amy zu einer beunruhigenden Schlussfolgerung gelangt: Die US-Regierung besaß keinen Plan, wie sie mit dem Ansturm von Schlachten umgehen wollte, die künftig um geistiges Eigentum geführt würden. Seit damals sind vier Jahre vergangen, und noch immer liegen die Patentrechte beim Broad Institute, was heißt, jeder, der mit den Patenten arbeiten möchte, muss dieser Organisation Gebühren bezahlen. Zehn Unternehmen wurden auf Grundlage der infrage stehenden CRISPR-Cas9-Patente gegründet.[35]

Wissenschaft ist eine iterative Angelegenheit, und Entdeckungen bauen auf der vorangegangenen Forschungsarbeit zahlreicher Menschen auf. 2009, also lange bevor Doudna, Charpentier und Zheng ihre Arbeiten schrieben, veröffentlichte Luciano Marraffini, ein Postdoc der Northwestern University, Forschungsergebnisse, die erstmals zeigten, dass sich die DNA mit CRISPR ins Visier nehmen ließ. Einige Wissenschaftler vertreten die Ansicht, wenn bei Entdeckungen wie jenen rund um CRISPR dermaßen viel staatliches Geld involviert ist, sollten die Besitzrechte an dem damit verbundenen geistigen Eigentum nicht bei einer einzelnen juristischen Person liegen. Auf diese Weise bliebe die Wissenschaft offen, und andere könnten mithilfe der Erkenntnisse eigene Innovationen vorantreiben, ohne Rechtsstreits befürchten oder Lizenzgebühren bezahlen zu müssen, was ziemlich kostspielig werden kann. Investoren wiederum haben ständig ein Auge auf die Rechtslage, weshalb sie vor allem solche Biotechnologie finanziell unterstützen möchten, die nicht in Konflikt mit den bestehenden CRISPR-Patenten gerät. Und all das wird immer noch komplizierter: Je mehr Forscher, akademische Einrichtungen und Start-up-Unternehmen eigene Patentanträge für kleine Varianten von CRISPR-Molekülen einreichen, desto schwieriger wird es werden, Rechte am geistigen Eigentum auf einige wenige zentrale Akteure einzugrenzen. Zu CRISPR-Cas9 gehören unterschiedliche Enzyme, die zum Spalten der DNA eingesetzt werden können, und Cas9 ist nicht das einzige Molekül, das für das Editieren von DNA geeignet ist. Auch Cas12, Cas14, CasX und andere weniger berühmte Moleküle können diese Aufgabe erledigen. Wenig überraschend liegen die Patentrechte für sie bei unterschiedlichen Organisationen.

Die Gesetze zu geistigem Eigentum sorgen für zwei greifbare Gefahren. Die erste ist naheliegend: Neuentdeckungen zu patentieren ist eine Wette auf die Zukunft. Als Doudna, Charpentier und Zheng herausfanden, was sich mit CRISPR-Cas9 anstellen lässt, gab es keinen Anwendungsfall für ihre Forschung, aber es war sehr wahrscheinlich, dass es eines Tages einen geben würde. Das würde es ihnen erlauben, durch kommerzialisierte Produkte irgendwann in der Zukunft Umsätze zu generieren. Die zweite Gefahr ist beunruhigender: Wem auch immer das Patent zugeschlagen wird, der kann darüber bestimmen, in welche Richtung sich die weitere Forschung entwickeln wird. Eine Person oder Institution könnte akademischen Einrichtungen CRISPR-Cas-Moleküle umsonst oder gegen eine geringe Gebühr zur Verfügung stellen. Sie könnte sich aber auch weigern, die Technologie überhaupt zu lizenzieren. Es ist gut vorstellbar, dass es Doudna und Charpentier – die für ihre Arbeit den Nobelpreis erhalten haben – nach Abschluss aller Klagen verboten ist, ihre eigene Entdeckung zu nutzen und das wissenschaftliche Feld, das sie möglicherweise begründet haben, weiter voranzubringen.

Es wird immer schwieriger, festzustellen, ob ein Cas-Molekül patentiert wurde und wer die Rechte am geistigen Eigentum hält. Ein Großteil der frühen Forschung und Grundlagenforschung ist exploratorischer Natur, Forscher oder Unternehmer müssten also teure Lizenzgebühren bezahlen, bevor sie überhaupt mit irgendeiner bedeutsamen Arbeit beginnen könnten – Arbeit, bei der dann auch nicht gewährleistet wäre, dass sie überhaupt zu rentablen Ergebnissen führt. Das heißt, man müsste sich von einer dritten Partei abhängig machen, etwa von einer öffentlich finanzierten Einrichtung, von staatlichen Fördermitteln (also Ihren Steuergeldern) oder von einem Wagniskapitalgeber, der die Wissenschaftler unter Druck setzen könnte, Produkte überstürzt zu entwickeln. Das könnte bei der Forschung und Entwicklung zu einem echten Engpass führen, noch dazu zu einem, der absolut vermeidbar wäre.

Gleichzeitig ist gut vorstellbar, dass die absolute Mehrheit der CRISPR-Patente in naher Zukunft in den Händen einiger weniger großer Akteure liegt. In den Vereinigten Staaten, der Europäischen Union und China waren die größten Technologiekonzerne – Google, Amazon, Apple, Alibaba – in zahlreiche kartellrechtliche Untersuchungen und Klagen verwickelt. Wollen wir das in zehn Jahren tatsächlich noch einmal durchmachen, dann jedoch mit Unternehmen, die den Schlüssel zu lebensrettenden Therapieansätzen und Lösungen für unsere bevorstehende globale Lebensmittelkrise in Händen halten?

Stand April 2021 gab es in den Vereinigten Staaten über 5.000 Patente zu CRISPR und über 1.000 zu CRISPR-Cas9. Die Datenbank der Weltorganisation für geistiges Eigentum sammelt Anträge aus nationalen und regionalen Patentämtern und führte zum genannten Zeitpunkt 31.000 Anträge und Patente zum Thema CRISPR. Und seitdem dürften jeden Monat hunderte neue Anträge hinzugekommen sein. Der eigentliche Knackpunkt an der Sache: CRISPR ist zweifelsohne die berühmteste Technologie der synthetischen Biologie, aber beileibe nicht die einzige. CRISPR macht nur einen winzigen Bruchteil der Forschungs- und Entwicklungsarbeit im allgemeineren Ökosystem der synthetischen Biologie aus.

Die Vereinigten Staaten sind eine (größtenteils) freie Marktwirtschaft, in der privatwirtschaftliche Firmen genauso eine Rolle wie der Staat spielen, die Entscheidungen aber letztlich vom Gewinn getrieben werden. Weder die Forscher noch die Investoren wollen die Innovationskraft ausbremsen, aber im Falle geistigen Eigentums ist es der Prozess, den man besitzen kann, nicht das eigentliche Produkt. Ist der Prozess biologischer Natur und das Endprodukt ein Organismus, könnten neue Genome ein neuer Wirtschaftszweig werden.

Wie das läuft, konnten wir bereits mitverfolgen: Im Mai 2021 forderte die Regierung Biden Moderna, Pfizer und BioNTech auf, auf Patentrechte zu ihrer Impfstofftechnologie zu verzichten, damit dem Rest der Welt kurzfristig mehr Impfstoff zur Verfügung gestellt werden könne. „Die Regierung glaubt fest an den Schutz des geistigen Eigentums, aber zu dem Zweck, diese Pandemie zu beenden, befürwortet sie es, den Schutz für COVID-19-Vakzine aufzuheben“, hieß es in der Pressemitteilung. „Wir werden aktiv an den zum Erreichen dieses Ziels erforderlichen textbasierten Verhandlungen mit der Welthandelsorganisation (WTO) teilnehmen. Mit Blick auf die konsensbasierte Natur der Einrichtung und die Komplexität der involvierten Themen werden diese Verhandlungen Zeit in Anspruch nehmen.“[36]

Das wahre Problem besteht nicht darin, dass es Patente und Gesetze zum Schutz geistigen Eigentums gibt, sondern vielmehr darin, dass unsere aktuellen Gesetze auf die Gründung Amerikas Ende des 18. Jahrhunderts zurückgehen. Wir haben sie nicht an die Realitäten unserer aktuellen Biotechnologien angepasst. Stellen Sie sich jedes Gen – jede Sequenz – als neue skalierbare Produktivitätsplattform vor. Im vorangegangenen Kapitel haben wir erklärt, wie Harvard-Forscher lernten, Bakterien so zu manipulieren, dass sie überschüssiges $CO_2$ und überschüssigen Stickstoff speichern, sodass sie sicher genutzt werden und auf umweltverträgliche Weise landwirtschaftliche Produkte düngen können. Würden wir über ein mechanisches System sprechen, ein Metallgerät mit Solarzellen beispielsweise, würde es niemand infrage stellen, dass hier geistiges Eigentum eine Rolle spielt. Aber bei biologischen Prozessen sind die Gesetze zum geistigen Eigentum schwammiger. Im Zeitalter der Bioinformation besitzen genetische Daten ihren eigenen Wert, und im Verlauf des nächsten Jahrzehnts werden Abläufe und Organismen auftauchen und Anforderungen an die Patent- und Markenämter stellen, für die diese nicht gewappnet sind.

Es liegt außerhalb des Aufgabenbereichs des amerikanischen Patent- und Markenamts und praktisch aller anderen Patent- und Markenämter der Welt, die langfristigen Folgen zu prognostizieren, die CRISPR oder überhaupt eine Biotechnologie haben wird. Die Menschen, die dort arbeiten, sind keine Zukunftsforscher, sondern in erster Linie Anwälte.

## Risiko 6: Die nächste digitale Kluft wird genetisch sein

Eltern wollen das Beste für ihre Kinder, das steht wohl außer Frage. Aber sehen Sie sich nur an, was einige Eltern zu tun bereit sind, damit ihre Kinder auf bessere, renommiertere Universitäten kommen. Der ehemalige CEO eines großen Finanzdienstleisters bezahlte mehrere Hunderttausend Dollar an Schmiergeldern, damit seine Kinder an Eliteschulen angenommen wurden. Er wurde dafür zu neun Monaten Gefängnis verurteilt.[37] Ein ehemaliger Co-Chairman einer New Yorker Großkanzlei bekannte sich schuldig, einer Person 75.000 Dollar dafür bezahlt zu haben, dass sie anstelle seiner Tochter die Aufnahmeprüfung für die Universität absolvierte. Er wurde zu einem Monat Gefängnis verurteilt.[38] Wir sprechen hier über kluge, erfolgreiche Menschen, die die Regeln brachen und das System betrogen, um etwas zu tun, was sie für das Beste für ihre Kinder hielten.

Wenn Eltern schon bereit sind, enorme Schmiergelder auf den Tisch zu legen oder bei Examen betrügen zu lassen, damit ihre Kinder auf Eliteschulen kommen, was wären sie dann wohl zu tun bereit, wenn es darum geht, dass ihre Kinder keine chronischen Krankheiten oder nur wenig Intelligenz haben? Würden sie nicht aktiv werden? Wenn Eltern die Wahrscheinlichkeit verbessern könnten, ein gesundes Baby zu bekommen (oder ein gesundes Baby, das in Sachen Intelligenz oder athletische Fähigkeiten zur Spitzengruppe gehört), wer würde Nein zu dieser Möglichkeit sagen? Heutzutage ist es möglich, alle befruchteten Eier, die für eine In-vitro-Fertilisation (IVF) geeignet sind, vorher einer vollständigen Analyse zu unterziehen. Dieses Angebot kostet üblicherweise zwischen 6.000 und 12.000 Dollar pro Durchgang und wird nicht von der Krankenversicherung übernommen. Privatunternehmen stellen eingefrorenen Embryos „Gen-Zeugnisse" aus und ermutigen Eltern, sich ihren Favoriten herauszusuchen. Einer dieser Anbieter ist Genomic Prediction. Das Unternehmen errechnet eine polygene Punktzahl. Dazu misst es an mehreren Hunderttausend Positionen die DNA, um die Wahrscheinlichkeit zu errechnen, dass der künftige Mensch beispielsweise nur wenig Intelligenz aufweist oder zu den kleinsten zwei Prozent der Bevölkerung zählt. Zum Einschätzen der künftigen athletischen Fähigkeiten des Embryos werden die Informationen mit dem Gen-Profilen von Quarterbacks aus der Profiliga NFL abgeglichen. Wenn man auf diese Weise durch derartige Zeugnisse die genetische Unsicherheit reduziert, liefert man den Menschen einen starken Anreiz dafür, auf IVF anstatt auf eine natürliche, spontane Schwangerschaft zu setzen. Immer vorausgesetzt, dass man sich diese Alternative überhaupt leisten kann.

Je weiter die synthetische Biologie voranschreitet und die IVF-Kosten sinken, desto stärker wird der Markt auf die Krankenversicherer einwirken, die Kosten einer künstlichen Befruchtung zu übernehmen. Schließlich ist es weitaus günstiger, gesunde Embryos auszuwählen, als ein Leben lang für eine Mutation bezahlen zu müssen, die verhinderbar gewesen wäre. Wer über eine hervorragende Krankenversicherung verfügt oder es sich leisten kann, die Kosten selbst zu übernehmen, könnte Dutzende – und irgendwann Hunderte – Embryos erschaffen und den Embryo auswählen, der am wahrscheinlichsten über die richtige Kombination genetischer Vorteile verfügt. Bei der Geburt wird das Genom dieser Babys sequenziert und ein Teil des Nabelschnurbluts (das eine hervorragende Quelle für Stammzellen darstellt) eingelagert. Wenn sie älter sind, können diese Kinder auf einen reichen genetischen Treuhandfonds zugreifen, der beständig Dividenden abwerfen wird, sei es in Form von Gesundheitsinformationen oder als leicht verfügbare Quelle genetischen Materials.

Wo beginnen und enden Genomsequenzierung und Genbehandlung, wo beginnt Gendoping? Wir gehen aktuell davon aus, dass innerhalb der nächsten zehn Jahre CRISPR und andere Genwerkzeuge entwickelt werden, die mit Viren umgehen können, die Gewebe reparieren und Mutationen bekämpfen und die unsere Lebenserwartung erhöhen. Schon heute behauptet Chinas BGI Group, eines der weltgrößten Sequenzierungsunternehmen, durch genetische Selektion könne es den IQ von Kindern um bis zu 20 Punkte erhöhen. Das entspricht dem Unterschied zwischen einem Kind, das mit Algebra zu kämpfen hat, und einem, das bei den Aufnahmetests für das College in Integralrechnung glänzt. Intelligenz ist natürlich eine polygene Eigenschaft. Über die Funktionsweise des menschlichen Gehirns wissen wir erstaunlich wenig, und noch weniger darüber, inwieweit biologische Eigenschaften und Erfahrungen aus dem echten Leben unsere kognitiven Fähigkeiten prägen. Die BGI Group geht eine wohlüberlegte Wette ein – wenn das Unternehmen mehr Menschen sequenziert, werden die Daten der Klügsten Muster erkennen lassen. Dann muss man nur noch die genetischen Marker identifizieren und sie vor der Implantation auswählen – oder die Embryos sogar mit den Eigenschaften upgraden, die die Eltern haben möchten.[39]

Nicht jeder wird über Zugang zu derartiger Technologie verfügen. Menschen mit schlechter oder gar keiner Krankenversicherung, die nicht im Labor, sondern im Schlafzimmer eine Schwangerschaft einleiten, werden sich nicht ihren Wunsch-Embryo heraussuchen oder über Upgrades nachdenken können. Ihre Kinder werden statistisch gegenüber den erwählten, editierten und verbesserten Kindern im Nachteil sein. Mit fortschreitendem Alter wird die genetische Kluft noch augenscheinlicher werden und die durch Technologie verbesserten Kinder besserstellen als ihre „natürlich" gezeugten Mitschüler. „Natürliche" Kinder werden nicht auf einen genetischen Treuhandfonds zurückgreifen können, das heißt, jede neue Krankheit wird für sie ein Mysterium sein und die Ärzte bei der Diagnosestellung vor Probleme stellen. Selbstverständlich leben Menschen heute auf exakt diese Weise, aber wir leben in einem Zeitalter, in dem genetisches Wissen noch nicht an der Tagesordnung ist.

Mit technischer Hilfe herbeigeführte Schwangerschaften werden zudem einen Graben zwischen den reichsten und den ärmsten Ländern der Welt aufwerfen. Das ist an sich schon recht problembehaftet, aber fügen wir noch einen wichtigen Faktor hinzu, der die Dinge weiter verkompliziert: In wohlhabenden Nationen wie Estland, Schweden, Norwegen und Dänemark spielt organisierte Religion in der Gesellschaft eine nachrangige Rolle. Genetische Selektion und Gensequenzierung bei der Geburt dürften bei der Bevölkerung dieser Länder voraussichtlich auf weniger Widerstand stoßen, technisch unterstützte Schwangerschaften könnten an Orten wie diesen auf mehr Akzeptanz stoßen. In ärmeren Ländern wie Malawi, Indonesien oder Bangladesch dagegen werden sich die Menschen für die Fortpflanzung auf Geschlechtsverkehr verlassen müssen. Und in technisch fortschrittlicheren, wohlhabenderen Ländern, in denen Religion eine zentrale Rolle spielt – Großbritannien beispielsweise, die Vereinigten Staaten, Australien, die Vereinigten Arabischen Emirate, Katar und Saudi-Arabien –, werden die Politik und die Bevölkerung religiöse Doktrinen mit den Vorteilen von genetischer Selektion und Gendoping vereinbaren müssen. Wer hier untätig bleibt, läuft Gefahr, dass Arbeiterschaft, Wirtschaftswachstum und Konkurrenzfähigkeit leiden.

## Risiko 7: Synthetische Biologie wird neue geopolitische Konflikte heraufbeschwören

Während der vergangenen zehn Jahre hat der chinesische Staat still und heimlich eine skalierte, landesweite Initiative gestartet, bei der es darum geht, genetische Daten seiner Bevölkerung zu sammeln, zu sequenzieren und zu speichern. Es geht nicht nur um die Ziele der Kommunistischen Partei Chinas in Sachen künstliche Intelligenz: DNA-Datenbanken sind Teil eines größeren Panoptikums, das es dem Staat erlauben soll, seine Wählerschaft ständig zu überwachen. In der nordwestlichen Provinz Xinjiang wurde das Programm als „Arztuntersuchungen für alle“ angekündigt, und wie Chinas staatliche Nachrichtenagentur *Xinhua* berichtet, haben sich daran nahezu 36 Millionen

Menschen beteiligt. Ein Großteil der ersten DNA-Projekte der chinesischen Regierung befasste sich vor allem mit der Bevölkerungsgruppe der Uiguren, deren Daten Berichten zufolge gesammelt wurden, damit man sie besser von Chinas vielen anderen Ethnien unterscheiden kann.[40] 2014 veröffentlichten Wissenschaftler eine Arbeit, in der von unterschiedlichen genetischen Markern für Uiguren und Inder aus der Region im äußersten Westen Chinas die Rede war, die an Kasachstan, Kirgisistan, Afghanistan, Pakistan und Indien grenzt. Staatliche chinesische Wissenschaftler trugen die Daten von 2.143 Uiguren zur Allele Frequency Database bei, einer Online-Suchplattform, die bis 2018 zum Teil vom US-Justizministerium finanziert wurde. Die auch als „Alfred" bekannte Datenbank enthält DNA-Daten von über 700 Populationen aus aller Welt. Möglicherweise stellt dieses Teilen von Daten einen Verstoß gegen wissenschaftliche Normen dar, denn es ist nicht klar, ob die Uiguren den chinesischen Behörden ihre DNA-Proben freiwillig überließen. Es ist auch sehr unwahrscheinlich, dass alle Beteiligten wussten, dass ihre DNA gesammelt wird, und dass sie begriffen, welche Folgen das hat. Menschenrechtsaktivisten sagen, eine umfassende DNA-Datenbank könnte dazu dienen, Jagd auf alle Uiguren zu machen, die sich an der Kampagne nicht beteiligen wollen. Chinesische Beamte haben als einen zentralen Nutzen der Genuntersuchungen die verbesserten Möglichkeiten angeführt, Gesetzesbrecher und Kriminelle zu jagen. Man kann es aber natürlich auch als bequemen Weg ansehen, eine gewaltige Gen-Datenbank aufzubauen.[41]

China sammelt auch weiterhin genetische Daten von Uiguren und anderen ethnischen Minderheiten sowie von Han-Chinesen (die 91 Prozent der Bevölkerung ausmachen).[42] Schon bald wird der Staat über einen so umfassenden, mächtigen Schatz an genetischen Daten verfügen, wie ihn kein anderes Land besitzt. In den Vereinigten Staaten, Kanada, der Europäischen Union und Großbritannien debattiert man über die Vorteile von Datenschutz, was Gen-Informationen angeht. China sammelt gewaltige Mengen an Informationen, und die Bevölkerung scheint sich an der Überwachung durch den Staat nicht zu stören. Dort wird der Widerstand gegen Gen-Studien und Gen-Experimente deutlich geringer sein.

Wird sich China entscheiden, seine Bevölkerung einer Gen-Editierung oder einem Gendoping zu unterziehen? Das hat der Staat auf krude Weise längst getan. 1979 ordnete die KPCh eine Ein-Kind-Politik an, um zu verhindern, dass das damals explodierende Bevölkerungswachstum nicht die wirtschaftliche Entwicklung überstieg. Was als temporäre Maßnahme gedacht war, verhinderte Schätzungen zufolge 400 Millionen Geburten. Es führte zudem zu Mord an weiblichen Babys. Es gibt in China zwischen 30 Millionen und 60 Millionen „fehlende Mädchen".[43] 2015 wurde die Politik offiziell beendet, im Juli 2021 wurden sämtliche Einschränkungen aufgehoben. China mag eine mögliche Wirtschaftskrise abgewendet haben, aber es sorgte dafür, dass aktuell eine Pandemie der Einsamkeit herrscht. Dutzende Millionen heterosexueller chinesischer Männer können nicht heiraten – es gibt schlicht nicht genügend Frauen.

Heutzutage erlauben es Genwerkzeuge den Menschen, über das Geschlecht hinaus eine Vielzahl genetischer Eigenschaften auszuwählen. Wahrscheinlich würde es als landesweites Programm beginnen, das bei Paaren mit Kinderwunsch vor möglichen Schwangerschaften ein Screening und eine Sequenzierung durchführt (BGI besitzt mehr Sequenzierer als jedes andere Unternehmen und jede andere Einrichtung der Welt).[44] Das Programm würde anfangs dazu dienen, genetische Probleme zu erkennen und zu lindern, etwa für Erkrankungen der Herzkranzgefäße. Nachdem staatlich finanzierte Screening-Angebote auf breite Zustimmung und Nachfrage stoßen, würde dann eine Genmanipulation folgen? Vergessen wir nicht, dass China ein größtenteils säkulares Land ist, und anders als in vielen anderen Staaten dürften dort religiös motivierte Proteste keine Rolle spielen, wenn es um die Frage geht, in welchem Tempo die technisch unterstützte Schwangerschaft voranschreiten sollte.

Im Laufe der Zeit wird Gendoping akzeptabel. BGI könnte ein Gen-Screening auf Intelligenz und eine Vielzahl anderer erwünschter Eigenschaften anbieten. In Kombination mit IVF-Behandlungen könnte dieses Screening bedeuten, dass künftige Generationen chinesischer Staatsbürger gesünder und klüger als der Rest der Weltbevölkerung wären. Sie könnten ausdauernder sein, über bessere sensorische Fähigkeiten verfügen und deutlich weniger anfällig für Krankheiten sein. Sollte sich China auf diesem Weg einen unüberwindbaren Wettbewerbsvorteil verschaffen und sollte diese Information öffentlich werden, würden die Vereinigten Staaten dann untätig die Hände in den Schoß legen?

Spielen wir einmal die möglichen Folgen durch: Aus Sorge, sie würden besser als amerikanische Studierende abschneiden, würden Universitäten in den Vereinigten Staaten möglicherweise Studenten aus China diskriminieren. Vielleicht würden die Unis auch gezielt chinesische Studenten rekrutieren, denn deren herausragende Fähigkeiten würden die Wettbewerbsfähigkeit der Hochschule steigern. Das US-Militär würde die Einsatzbereitschaft bewerten und zu dem Schluss gelangen, dass China in Sachen Hacking, psychologische Kriegsführung und Forschung an neuartigen Waffen beträchtlich zugelegt hat. Amerika müsse nun Boden gutmachen, und zwar rasch. Das könnte bedeuten, dass man amerikanische Soldaten bittet (oder zwingt), sich Gendoping-Programmen zu unterziehen. Natürlich würde all dies auf heftigen Widerstand treffen und für gesellschaftliche Unruhe sorgen. Angesichts einer bekannten Unbekannten – Menschen wurden genetisch aufgewertet, aber wie viele und in welchem Maß? – müsste die Regierung unter Stress schwierige Entscheidungen fällen. Würden die Vereinigten Staaten in diesem Fall versuchen, ihre eigene Bevölkerung mithilfe von Gendoping voranzubringen? Würde es den Höhepunkt des Patriotismus darstellen, Kinder mithilfe von In-vitro-Fertilisation zu bekommen und zu hoffen, dass man sich dank des Gen-Zeugnisses die besten ausgewählt hat?

Eine derartige Entwicklung wiederum würde ein neues cyberbiologisches Wettrüsten erforderlich machen. Es würde sich vom nuklearen Wettrüsten unterscheiden, denn das lässt sich beobachten. Wir können sehen, ob Länder Reaktoren bauen, und wir können Rohstoffe nachverfolgen, während sie quer durch die Welt verschifft werden. Sollte Bio-Eskalation zum neuen Normalzustand werden, würden wir es – wenn überhaupt – erst nach vielen Jahren erfahren, dass Länder ihre Bevölkerung vorsätzlich genetisch hochrüsten.

Und nichtstaatliche Akteure könnten ebenfalls eine künftige Bedrohung darstellen. Was, wenn Schurken Ärzte und Wissenschaftler fänden – jemanden wie He Jiankui –, die bereit wären, Experimente an Embryos vorzunehmen? Was, wenn diese Experimente in einer Stadt vorgenommen würden, die weit außerhalb aller Staatsgebiete auf dem Ozean schwimmt? Was, wenn ultrareiche, ultramächtige Personen, die zu allem bereit wären, um ihrem Nachwuchs eine strahlende Zukunft zu sichern, Teilzeit-Seasteader in neu erschaffenen Inselstaaten würden, sich nicht um Gesetze kümmern, große Risiken eingehen und Gendoping vornehmen lassen würden?[45]

## Risiko 8: Supermäuse und Affen-Menschen-Hybride

Japanische Forscher der Universität Tokio injizierten 2017 dem Embryo einer Ratte, der so editiert worden war, dass er ohne Bauchspeicheldrüse heranwuchs, pluripotente Maus-Stammzellen. Während die Ratte heranreifte, bildete sie eine Bauchspeicheldrüse aus, die ausschließlich aus Mäusezellen bestand. Das Team übertrug dann diese Bauchspeicheldrüse einer Maus, der man Diabetes angezüchtet hatte. Erstaunlicherweise hatte die Ratte stellvertretend eine völlig funktionsfähige Maus-Bauchspeicheldrüse produziert, und die von Diabetes geheilte Maus lebte fortan ein gesundes Leben.[46] Beunruhigender war indes ein anderer Meilenstein der Biologiegeschichte: 2021 züchteten im kalifornischen La Jolla Forscher des Salk Institute for Biological Studies Makaken-Embryos, denen man menschliche Stammzellen injiziert hatte. Man ließ sie 20 Tage heranwachsen, bevor man sie tötete. Wir sprechen hier nicht von einer Ratte und einer Maus. Bei diesem Experiment ging es um zwei eng verwandte Primaten.[47]

Es gibt einen Namen für derartige Hybrid-Lebewesen – Chimären, nach dem feuerspeienden Monster der griechischen Mythologie, das teils Löwe, teils Ziege und teils Schlange war. Die Wissenschaftler hinter derartigen Studien hoffen, dass teilmenschliche Chimären wie jene vom Salk Institute eines Tages dafür genutzt werden können, unterschiedliche medizinische Bedingungen zu studieren oder Organe zu züchten, die transplantiert werden können. Zunächst einmal müssen Chimären jedoch im Labor entworfen und genetisch zusammengesetzt werden. Synthetische Biologie bringt uns auf diesem Weg einen Schritt weiter.

Die Vorstellung von einem Wesen, das halb Affe, halb Mensch ist, muss man erst einmal verdauen. Das wirft viele moralische Fragen auf. Nur ein einziges Beispiel: Irgendwann werden Chimären über Qualitäten verfügen, die irgendwo zwischen Menschen (an denen man nicht experimentieren darf) und Tieren (die häufig speziell für Forschungszwecke gezüchtet werden) rangieren. Wir besitzen kein System, das es uns erlaubt, in einer Welt mit Tier-Mensch-Chimären zu definieren, welche Charakteristika „menschlich" sind. Wie wollen wir entscheiden, ab welchem Punkt ein Tier zu menschlich ist? Was, wenn derartige Chimären aus dem Labor entweichen? Und sich in der Wildnis fortpflanzen? Was wenn sie die Stärke von Menschenaffen und die Cleverness des Menschen gegen jene richten, die sie im Labor halten?

Was, wenn jemand in böser Absicht und vorsätzlich ein Superraubtier erschafft, beispielsweise einen extrem intelligenten, aggressiven Hund mit vierfacher Muskelkraft?[48]

Warum überhaupt Chimären herstellen? Denken Sie an Frederick Banting und Charles Best zurück, die Sie im ersten Kapitel kennengelernt haben. Sie entfernten Hunden die Bauchspeicheldrüse und versuchten dann, die Tiere mit künstlich hergestelltem Insulin zu behandeln. Dieses Mal könnten die Tiere genetisch so verändert werden, dass sie ohne bestimmte Organe geboren werden – beispielsweise ohne Nieren. Dann würde man ihnen menschliche Stammzellen verabreichen, sodass sie statt ihrer eigenen menschliche Nieren ausbilden. (Was ironischerweise bedeutet, dass wir wieder an dem Punkt wären, an dem wir Tiere als Ersatz züchten und in großen Mengen Organe ernten, um den Bedarf zu decken.)

Chimären wird man aber auch dazu benutzen, die biologische Entwicklung zu studieren. Mensch-Affen-Chimären werden beim Studium des Gehirns eingesetzt werden, um unser Wissen über Parkinson und Alzheimer zu vertiefen. Aber was, wenn einige menschlich-nichtmenschliche Chimären geistige Kapazitäten entwickeln, die irgendwo zwischen gewöhnlichen Tieren und Menschen liegen. Sagen wir, eine Mensch-Schwein-Chimäre ist so weit entwickelt, dass sie einen IQ von 39 hat, was auf einer Höhe mit einem geistig stark eingeschränkten Menschen wäre. Wir würden Menschen mit geringem IQ nicht schlachten. Sie hätten genauso Rechte wie alle anderen Menschen auch. Dürfte man eine Chimäre mit einem gewissen Maß an menschlicher Intelligenz für Forschungszwecke oder die Organbeschaffung nutzen? Wir besitzen keinen Weg, Chimären einen moralischen Status zuzuweisen und festzulegen, welche Rechte und Pflichten ihnen zustehen würden. Es wäre unvermeidlich, dass die Chimären-Forschung in die Verbesserung der Lebensqualität einfließen und die reine Lebenserhaltung ablösen würde. Kolibris können Farben sehen, die sich die Menschen nicht einmal vorstellen können, darunter Variationen von Ultraviolett.[49] Irgendwann in der Zukunft könnten Forscher das Wissen über das Kolibri-Erbgut nehmen, mithilfe von KI-Systemen genetische Konstrukte bestimmen und im Labor künstlich Chimären-Genome herstellen. Es wäre eine winzige Anpassung und ließe sich präzise und skalierbar durchführen. Menschen könnten dann wie Kolibris sehen. Und zu einem noch späteren Zeitpunkt würden weitere Chimären-Entdeckungen folgen und den Menschen Fähigkeiten verleihen, die wir von anderen Spezies aus dem Tierreich kennen, beispielsweise das Echolot-Gehör einer Fledermaus oder den überragenden Geruchssinn des Afrikanischen Elefanten.

Menschen mit Chimären-Elementen müssten wahrscheinlich neu klassifiziert werden, und auch die Gesellschaft würde sie anders einstufen. Schon jetzt haben wir in den Vereinigten Staaten alle Hände voll zu tun mit Themen rund um die Gleichheit von Rassen, Ethnien und Geschlechtern. Unsere Gesellschaften sind nicht auf die psychologischen, moralischen und ethischen Herausforderungen eingestellt, die die Chimären-Forschung – und die möglichen Ergebnisse – aufwerfen wird.

## Risiko 9: Die Gesellschaft wird an Falschinformationen zerbrechen

Wissenschaft ist kollaborativ. Doch aktuell durchleben wir als Gesellschaft einen Moment intensiver Spaltung. Nationalismus ist auf dem Vormarsch. Amerika kämpft mit einer Abrechnung beim Thema Rassenungleichheit. COVID-19 steigerte das Misstrauen gegenüber dem Staat, der Wissenschaft und den Medien. Doppelnutzung, DNA-Hacking, schwammige Regulierung und Bio-Eskalation sind beunruhigend, aber es gibt ein Risiko, das einen noch größeren Schatten auf die Zukunft der synthetischen Biologie wirft – Falschinformationen.

Falsche oder unzutreffende Informationen, die vorsätzlich in der Absicht verbreitet werden, die Menschen zu spalten, haben ein Ausmaß erreicht, das weit über eine spezielle Gemeinschaft oder ein Land hinausreicht. Ende 2020 teilte Facebook mit, 1,3 Milliarden falsche Konten entfernt zu haben. Zwischen 2018 und 2021 löschte das Unternehmen über 100 Netzwerke, die darauf abzielten, Falschinformationen zu streuen.[50] 35.000 Personen arbeiten daran, die Ausbreitung von Falschinformationen zu bekämpfen.[51] Das bedeutet, bei Facebook sind mehr Menschen damit beschäftigt, Falschinformationen auszumerzen, als bei den Fortune-500-Konzernen Fannie Mae (7.500), Conagra Brands (18.000) und Land O'Lakes (8.000) insgesamt angestellt sind.[52] Und Facebook ist nur eine einzige Informationsquelle.

Schon vor COVID-19 hatte ein Großteil der Falschinformationen mit Wissenschaft zu tun. 2019 ging eine Geschichte viral, die zu Unrecht behauptete, es gebe einen Zusammenhang zwischen Instantnudeln und Krebs und Schlaganfällen. Stand 26. Mai 2021 kursierte diese Geschichte weiterhin auf Facebook.[53] Eine Google-Suche vom selben Tag zum Thema „Ingwer tötet Krebs 10.000-mal wirksamer als eine Chemo" (auch hier eine Geschichte, die jeglicher Grundlage entbehrt) brachte sechs Seiten mit Nachrichtenartikeln, Websites und Beiträgen in sozialen Medien. In einigen wurde die Behauptung widerlegt, in vielen weiterverbreitet. Manchmal ist die Falschinformation selbst ein rentables Geschäft. Ty und Charlene Bollinger gründeten ein auf vielen Kanälen aktives Medienunternehmen, das Falschinformationen über Krebs, Impfstoffe und COVID-19 verbreitete.[54] Eine Zeit lang verkauften sie für Beträge von 199 bis 499 Dollar Pakete, die Hunderte Stunden furchteinflößender Videos enthielten, dazu Booklets und Nachrichtenartikel mit Verschwörungstheorien, die allesamt Angst machen und Misstrauen säen sollten. Das Paar sagt, es habe für Dutzende Millionen Dollar Falschinformations-Produkte verkauft.[55]

Desinformationskampagnen führen inzwischen dazu, dass Teile der Gesellschaft in sich zusammenbrechen. Im Zuge einer tödlichen globalen Pandemie wurde Amerikanern ein wundersamer Impfstoff angeboten – doch vier von zehn Menschen verweigerten die Impfung. Am 14. Dezember 2020 wurde der Krankenschwester Sandra Lindsay als erster Person in Amerika der Impfstoff durch einen Piks in den Arm verabreicht.[56] Ende Mai 2021, als Impfstoffe kostenlos überall verfügbar waren und sich jede Person über zwölf Jahre problemlos impfen lassen konnte, waren nur ein Drittel aller Amerikaner, rund 129 Millionen Menschen, vollständig geimpft.[57] Im selben Zeitraum, also von Dezember bis Mai, waren über 250.000 Menschen an COVID-19 gestorben.[58] Unser Vertrauen in die Medizin und das staatliche Gesundheitswesen ist offenkundig zerstört.

Ähnlich großen Schaden haben die Desinformationskampagnen in der Politik angerichtet. Verschwörungstheorien rund um die amerikanischen Präsidentschaftswahlen 2020 führten letztlich dazu, dass am 6. Januar 2021 Tausende Menschen das Kapitol in Washington stürmten – der erste koordinierte Angriff auf die Legislative seit dem Britisch-Amerikanischen Krieg von 1812. Es gab viele Verletzte, und fünf Menschen starben.[59] Das Vertrauen in unsere demokratischen Prozesse und die friedliche Machtübergabe zwischen Regierungen war dahin. Das Vertrauen der Öffentlichkeit in die Regierung ist so gering wie noch nie: 75 Prozent der Amerikaner sagten, ihrer Meinung nach würden die Institutionen nicht im besten Interesse der Bürger handeln.[60]

Das Vertrauen der Öffentlichkeit in die Wissenschaft, in die Aufsichtsbehörden und in unsere Institutionen ist entscheidend für die Übereinkunft, auf der unsere Gesellschaft basiert. Das heißt, das größte Risiko, das die synthetische Biologie darstellt, ist zugleich ein Risiko für die

Gesellschaft und das Feld selbst. Falschinformationen untergraben das Vertrauen und führen zu Verwirrung, was Viren, Eingriffe in das Erbgut, CRISPR-Editierung und andere Biotechnologien angeht, die für unser langfristiges Überleben von zentraler Bedeutung werden könnten. Wir möchten nun eine Geschichte mit Ihnen teilen, die diese Risiken illustriert und das große Versprechen (und letztlich die Gefahr) eines Gentechnologie-Projekts aufzeigt, das aufgrund von verfälschten Daten, Betrug und Misstrauen zerstört wurde. Es ist die Geschichte vom Goldenen Reis, und sie erklärt, warum die große Zukunft der synthetischen Biologie möglicherweise niemals Realität werden wird, wenn es kein Vertrauen gibt.

# 8

# DIE GESCHICHTE VOM GOLDENEN REIS

Zu einer Zeit, als es noch nicht überall Waschmaschinen gab, war der Montag in New Orleans Waschtag. Das bedeutete, zu Beginn jeder Arbeitswoche standen Frauen mit einer Handkurbel an der Wringmaschine und zogen schmutzige Kleidung und Bettwäsche durch die Maschine. Waren Hemden oder Hosen besonders dreckig, kochten die Frauen sie in einem Topf mit heißem Wasser. All das erforderte stundenlange, körperlich anstrengende Arbeit. Mit der Wäsche so rechtzeitig fertig zu werden, dass man noch das Abendessen zubereiten konnte, war nahezu unmöglich, doch zum Glück konnten rote Bohnen mit Eisbein und Stücken würziger Wurst den ganzen Tag lang vor sich hin köcheln. Serviert mit Reis ergab das ein herzhaftes und schmackhaftes Gericht, das auch noch nährstoffreich war – die beiden Stärken fügten sich zu einem kompletten Protein zusammen.

Der Montag – oder Waschtag, wie er genannt wurde – bedeutete also rote Bohnen und Reis, und diese Tradition setzte sich auch dann noch fort, als „Kochwäsche" längst nicht mehr bedeutete, schmutzige Kleidungsstücke in einem Kochtopf sauber zu kochen.

Bis heute essen die Einheimischen gern schmackhafte rote Bohnen und Reis. In New Orleans wird das Gericht in den meisten Bars und Restaurants serviert, zu den legendärsten zählt die Version, die im Herzen des historischen Viertels Treme im Li'l Dizzy's Café auf der Karte steht. Bis Anfang 2021 wurde das Café von Wayne Baquet Senior geleitet, einem kreolischen Gastronomen der zweiten Generation. Sein Vater und seine Tante hatten in den 1940er-Jahren das Geschäft eröffnet, und im Laufe der Jahre kehrten dort zahlreiche Musiker auf ihrer Tournee ein, ebenso Football-Stars und mindestens ein US-Präsident. Aber auch die Einheimischen drängen sich in Scharen um das Mittagsbüffet. Als das Coronavirus zuschlug, war das Restaurant vorübergehend geschlossen, aber inzwischen ist es wieder geöffnet und wird in der dritten Generation fortgeführt: Wayne Senior hat das Geschäft an seinen Sohn Wayne Junior und seine Schwiegertochter verkauft.[1]

Rote Bohnen mit Reis kann jeder kochen, dazu wirft man einfach zwei Zutaten in einen Topf. Aber für großartige rote Bohnen mit Reis benötigt man die „Heilige Dreifaltigkeit" (gewürfelte Zwiebel, Sellerie und Paprika) in einer perfekten Mischung mit Salbei, Petersilie, gehackten Gewürznelken, Andouille und Eisbein. Und trotz alledem sind es nicht die Bohnen, die das Gericht wirklich ausmachen, sondern der Reis.

In den USA wächst Reis größtenteils im Süden des Landes. Louisiana erntet jedes Jahr über 1,2 Milliarden Kilogramm Reis im Wert von etwa 360 Millionen Dollar. Für mehr als die Hälfte der Weltbevölkerung ist Reis ein zentrales tägliches Grundnahrungsmittel. Doch bei der beliebtesten Variante – weißer Reis – fehlt das Vollkorn und damit Ballaststoffe, Mineralien, Vitamine und Antioxidanzien. Reis macht insofern weite Teile der Welt satt, ist aber nicht sehr nährstoffreich. Dass wir den gesünderen braunen Reis ablehnen, ist nicht zuletzt auch die Schuld von Konfuzius, wenn man so möchte. Zum Ende seines Lebens hin beschied er, Vollkornreis sei etwas für die unkultivierten Massen. Reis könne niemals zu weiß sein, verkündete er, denn dadurch werde er zum korrekten und angemessenen Hintergrund für sattgrünes Gemüse.[2]

Reis wurde erstmals vor fast 10.000 Jahren in China in der Nähe des Jangtse domestiziert. Damals war er eine gute Versorgungsquelle für

Eisen, Fett, Ballaststoffe, Kalium, Calcium, B-Vitamine und Mangan, einem Mineral, das zwar nicht viel Aufmerksamkeit erhält, das aber zur Regulierung des Blutzuckers, der Nervenfunktion und der Knochenentwicklung beiträgt. In den folgenden Jahrtausenden breitete sich die menschliche Diaspora aus. Menschen erschlossen sich neue Territorien, wobei sie ihr Saatgut mitnahmen und genetische Veränderungen einführten. Sie nutzten natürlich auftretende Mutationen, um neue Formen und Texturen zu züchten, die an den jeweiligen Standorten und unter den jeweiligen Klimabedingungen besser wuchsen. Praktisch all diese frühzeitigen Modifizierungen führten zu einem leichteren, weißeren Reis. In Japan wurde Kurzkornreis beliebt, während man in Pakistan und Jordanien den langkörnigen Basmati-Reis bevorzugte.[3]

Der Langkornreis, der im Li'l Dizzy's serviert wird, ist genauso wie der Reis, den Sie im Supermarkt kaufen, das Ergebnis jahrtausendelanger sorgfältiger Zucht durch Landwirte. Gewiefte Vermarkter mögen „alte Sorten" auf die Verpackung ihrer Produkte schreiben, aber sämtliche heutigen Getreidearten wurden durch cisgene Zucht verändert. Cisgene Zucht bedeutet, dass Gene einer identischen oder eng verwandten Art eingeführt werden, um den Ernteertrag zu steigern, mehr Toleranz gegen Dürre und Hitze zu erzielen und den Nährwert zu erhöhen. Im Grunde werden bei der cisgenen Zucht neue Techniken eingesetzt, die Prozesse beschleunigen, die sich mit herkömmlichen Zuchtmethoden auch hätten erreichen lassen. Der Großteil des Reises, den wir in den Vereinigten Staaten konsumieren, wurde zweimal verändert – einmal durch sorgfältige Zucht und ein weiteres Mal durch die Anreicherung mit Eisen, Folsäure, Niacin, Thiamin und andere Nährstoffe, die verloren gingen, als der Reis bei der Verarbeitung weiß gemacht wurde. Doch selbst nach der Anreicherung ist der Reis keine großartige Quelle von Vitaminen und Mineralien. In New Orleans ist das in Ordnung, denn die lokale Küche bietet bereits zahlreiche Produkte, die wichtige Nährstoffe enthalten (und dazu zählen auch die roten Bohnen und der Kohl, die beim Buffet von Li'l Dizzy's serviert werden). Aber das gilt nicht für den kompletten Rest des Landes.

Wann immer Sie ein Restaurant betreten, gehen Sie unausgesprochene Vereinbarungen mit dem Eigentümer, den Köchen und dem restlichen Personal ein – das Essen, das Sie serviert bekommen, ist frisch, macht nicht krank und ist vorschriftsgemäß zubereitet. Vertrauen ist hier alles. Was Sie essen, ist das Ergebnis von unzähligen Entscheidungen in der Küche, in der Lieferkette und draußen auf dem Feld, wo Zutaten wie Reis angebaut werden. Die Einheimischen und die Touristen, die das Li'l Dizzy's besuchen, wissen, wie angesehen das Restaurant ist und wie lange die Baquets dort bereits kochen. Das Vertrauen ist also vorhanden. Dennoch wollen die Touristen häufig hören, wie pikant Reis und Bohnen sind, denn: Sicher ist sicher. Sie wollen auch etwas über die Geschichte des Restaurants und vielleicht noch zur Familiengeschichte der Rezepte erfahren. Wohl nur die wenigsten fragen, wie der Reis angebaut wird, und nachdem sie das Li'l Dizzy's wieder verlassen, werden noch weniger losstürzen, um die jahrtausendelange Kulturgeschichte des Reises zu recherchieren, die zum perfekt gekochten Langkornreis auf ihrem Teller führte. Und wer wird schon noch tiefer graben und sich zu etwas schlau machen, was nach Fiktion klingt, aber keine ist – eine langjährige Initiative, die einfachen, alltäglichen Reis in einen globalen Superhelden verwandeln will, der jedes Jahr Millionen unterernährten Menschen das Leben retten könnte.

Wer diese Mühe allerdings tatsächlich auf sich nimmt, stößt auf die erschütternde Geschichte von zwei Pflanzenbiologen, die einen neuen Reisstamm erfanden, der die Ärmsten der Welt satt machen sollte, und die Geschichte einer globalen Desinformationskampagne, die darauf abzielte, das Vertrauen in die Wissenschaft zu untergraben und die Arbeit der beiden Forscher zu diskreditieren. Wer diese Mühe auf sich nimmt, der erfährt, dass Falschinformationen Jahrzehnte der wissenschaftlichen, durch Gutachter bestätigten Arbeit, der gründlichen Versuchsreihen und des Befolgens etablierter Protokolle zur Risikoeindämmung zunichtemachen können. Große wissenschaftliche Errungenschaften müssen von noch größeren Anstrengungen begleitet werden, das Vertrauen der Öffentlichkeit zu gewinnen. Diese Geschichte beginnt mit einem Feldversuch etwa 130 Kilometer nordwestlich von Li'l Dizzy's, und sie endet damit, dass gewaltbereite Aktivisten ein Reisfeld auf den Philippinen verwüsten.

## DAS PROBLEM MIT REIS

Reis ist einfach. Sein Anbau nicht. Amy hat früher im Norden Japans gelebt, und direkt neben ihrem Haus lag ein kleines Reisfeld, um das sich eine örtliche Familie in ihrer Freizeit kümmerte. Jedes Frühjahr half sie den Nachbarn, das Feld zu fluten, bis das Wasser ungefähr 15 Zentimeter hoch stand. Dann griffen sie sich Tabletts mit Setzlingen und setzten einen nach dem anderen in ordentlichen Reihen in den Boden. Während der Wachstumsperiode im Sommer musste man ein Auge auf den Wasserpegel haben – zu viel Wasser, und das Korn verfaulte, zu wenig Wasser, und Reisgras und Hülsen trockneten aus. Im Herbst ließen sie das Wasser vom Feld ab und schlugen die Gräser sanft aus, damit sie schneller trockneten. Für eine Erntemaschine war das Feld zu klein, also mussten sie die Arbeit Anfang Oktober von Hand erledigen, wobei sie die Pflanzen mit einer Sichel schnitten. (Die Familie stellte das nicht vor allzu große Herausforderungen, aber für Amy war es eine Arbeit, die stark auf den Rücken und die Kniesehnen ging.) Reisbündel wurden eng zusammengeschnürt und auf dem Boden in Formen aufgereiht, die aussahen, als hätte man einem Besen seinen Stiel weggenommen. Diese Bündel wurden dann über temporären Holzzäunen aufgehängt, damit die Schwerkraft das restliche Wasser herausziehen konnte, während der Reis in der Sonne trocknete.

Wie Amy lernte, waren für den traditionellen Reisanbau Wissen, Geschick, Glück und reichlich harte Arbeit erforderlich. Selbst unter den besten Umständen sind die Erträge nicht groß: Auf einen Quadratmeter passen etwa 100 Reispflanzen, von denen jede etwa 70 bis 100 Reiskörner produziert. Die Familie, der Amy auf dem Reisfeld half, war wohlhabend. Es war also keine Katastrophe, wenn ein Sommer zu feucht oder zu trocken für eine gute Ernte war, die Familie kaufte ihren Reis dann einfach im Geschäft. Aber diese Möglichkeit bleibt Millionen Menschen – Kleinbauern und armen Familien, die ihren Reis selbst anbauen – verwehrt.

In den 1960er-Jahren begann der renommierte Forscher und Pflanzenbiologe Ingo Potrykus davon zu träumen, gleich zwei Probleme zu lösen, die es bei Reis gab: Er wollte den Nährwert steigern und das Wachstum verlässlicher machen. Als Wissenschaftler wusste er, wie wichtig Nährstoffe für die Entwicklung von Kindern sind. Er wusste zudem nur zu gut, wie es ist, hungrig zu Bett zu gehen. Potrykus hatte im Zweiten Weltkrieg seinen Vater verloren, nach dem Krieg war er mit seiner Familie nach Ostdeutschland geflohen, wo er und seine Brüder Ladendiebstahl begingen und auf der Straße bettelten, um irgendwie zu Essen zu kommen.[4]

Potrykus würde vielleicht den Reisertrag verdoppeln oder verdreifachen können, aber das würde das Nährstoffproblem nicht lösen. Er wusste, dass in vielen Gemeinschaften Reis leicht verfügbar war, aber obwohl die Menschen in diesen Regionen scheinbar ausreichend Lebensmittel besaßen, waren sie doch stark unterernährt. Also begann Potrykus, über die Struktur der Pflanze und darüber nachzudenken, ob es machbar wäre, den genetischen Code zu ergänzen. Eines Tages schlief er ein, während er über unterschiedliche Möglichkeiten nachdachte. Als er aufwachte, hatte er eine neue Hypothese: Könnte man Reis nicht mit Ballaststoffen oder Kalium anreichern? Und was, wenn man Spinatgene mit Reis kreuzte?

Potrykus brauchte eine pflanzliche Quelle, die beim Spleißen den Reis um wichtige Nährstoffe ergänzte, ohne Geschmack, Textur und Dichte des Reises zu verändern. Und der wichtigste Punkt: An den Anbaumethoden durfte sich nichts ändern. Potrykus landete bei Pflanzen mit hohem Anteil an Carotinoiden, die ihnen dabei helfen, die für die Fotosynthese benötigte Lichtenergie zu absorbieren. Pflanzen mit einem besonders hohen Anteil an Carotinoiden zeichnen sich durch eine kräftige rote, gelbe oder orange Farbe aus. Es sind mehr als 600 Arten von Carotinoiden bekannt, aber am vertrautesten sind wir wohl mit Beta-Carotin, das in Karotten, Kürbis, Süßkartoffeln, Mangos, Grapefruit, Paprika und Tomaten in großen Mengen vorkommt. Beta-Carotin wirkt antioxidativ, ist wirksam in der Krebsbekämpfung und wird zu Vitamin A verstoffwechselt.

Dieser letzte Punkt ist von zentraler Bedeutung. Millionen Menschen leiden unter Vitamin-A-Mangel, einem Zustand, der jede Menge Schaden an Körper und Gesundheit anrichtet. Als Kindern hat man uns eingebläut, unsere Mohrrüben aufzuessen, weil das gut für die Augen sei, und das stimmt zum Teil auch. Wenn Sie kurzsichtig sind, hilft auch keine Extradosis Vitamin A, aber ein Vitamin-A-Mangel kann verheerende Folgen für Augen, Nerven und Immunsystem haben. Zu wenig Vitamin A, und die schwammartige Hornhaut des Auges kann sich nicht ausreichend trocknen. Auf der Hornhaut sitzen Zellschichten, die die Hornhaut ständig trocken pumpen, und sie benötigen Vitamin A, um funktionieren zu können. Wenn sie nicht funktionieren, breitet sich ein milchiger weißer Schimmer auf der Iris aus. Unbehandelt wird er irgendwann trüb, und das Auge sieht völlig weiß aus. Die erkrankte Person kann nur noch verschwommen sehen. Und unter allen Folgen eines Vitamin-A-Mangels zählen weiße Augen und verschwommenes Sehen möglicherweise noch zu den angenehmeren Ergebnissen.

Wenn man beispielsweise nicht genügend Vitamin A zu sich nimmt, erodiert die Hornhaut mit der Zeit. Der Körper verfügt dann nicht mehr über ausreichend gesunde, programmierte Zellen, die sich bei einer Verletzung in den Kampf stürzen können. Schützt die Hornhaut die Vorderseite des Auges nicht, liegen die Nerven dahinter offen. Auch wenn man keinen Ball ins Auge bekommt: Hornhauterosion fühlt sich an, als stäche einem jemand mit einem heißen Eisen ins Auge, wieder und wieder. Augenärzte beschreiben das Gefühl als „religionsverändernden Schmerz", denn: „Man wird zu jedem Gott dafür beten, dass es bitte aufhören möge."[5] Untersucht man die Augen eines Patienten, der seit Langem unter Vitamin-A-Mangel leidet, findet man mit hoher Wahrscheinlichkeit unumkehrbare Anzeichen von Erblindung.

Potrykus wusste: Ein weitverbreiteter Vitamin-A-Mangel bedeutete, dass für Hunderte Millionen Menschen diese furchtbaren Augenschmerzen und möglicherweise ein vollständiger Verlust der Sehkraft unvermeidlich waren. Er wusste auch, dass zu wenig Vitamin A das Immunsystem schwächt und dass in derartigen Fällen vor allem Kinder zu leiden haben. Selbst ein milder Vitamin-A-Mangel erhöht die Sterblichkeit von Kindern dramatisch, denn er macht sie anfälliger für Infektionskrankheiten wie Masern und Durchfallerkrankungen. In einigen armen Gemeinschaften kann die Kindersterblichkeit aufgrund von zu wenig Vitamin A über 50 Prozent betragen.

Potrykus ging die Möglichkeiten durch: Würde der öffentliche Gesundheitssektor ein konzentriertes Vitamin-A-Serum entwickeln, so perfekt dosiert, dass es über viele Jahre hinweg seine Wirksamkeit bewahrt? Eine knifflige Aufgabe, denn bei Überdosierung droht eine Vergiftung. Dann müssten Milliarden Menschen davon überzeugt werden, sich eine Impfung zu holen. Alternativ könnte er den Beta-Carotin-Gehalt von Reis deutlich steigern. Das allerdings war eine enorme wissenschaftliche Herausforderung.

Die häufigste Reisart ist Oryza sativa. Sie verfügt über nur zwölf Chromosomen und insgesamt 430 Megabasen, was einer Nukleotidlänge von einer Million Basenpaaren entspricht. Das macht sie zu einem hervorragenden Kandidaten für Pflanzengenomik. Unbehandelt entwickelt Oryza sativa kein Beta-Carotin im Endosperm, dem stärkehaltigen, inneren Teil des Reiskorns, also dem Teil, den die meisten Menschen essen. Potrykus begann mit der Hypothese, dass man der Pflanze einen neuen Beta-Carotin-Weg einpflanzen könnte.

Mit einem kleinen Team begann Potrykus die Arbeit an der Idee. Er war nicht der einzige Wissenschaftler, der über Beta-Carotin und Reis nachdachte. Die Rockefeller Foundation, eine New Yorker Privatstiftung mit einem Vermögen von über vier Milliarden Dollar, hat sich die Ausmerzung des Hungers in der Welt als eines ihrer Hauptziele auf die Fahnen geschrieben. Auch dort dachte man in eine ähnliche Richtung wie Potrykus und war ebenfalls auf die Idee gekommen, Reis mit Vitamin A anzureichern. Die Rockefeller Foundation gehörte zu den ersten Geldgebern des International Rice Research Institutes (IRRI), einer gemeinnützigen wissenschaftlichen Einrichtung mit Sitz in den Philippinen. 1984 befanden Gary Toenniessen, Direktor für Lebensmittelsicherheit bei Rockefeller, und einige seiner Mitstreiter des Programms, sie hätten alles beieinander, was es für eine großangelegte globale Initiative zur Entwicklung eines neuen Superreises braucht: interne Expertise, ein Netzwerk an Einrichtungen und Partnern sowie die Mittel, externe Forscher zu rekrutieren. Schon bald entwickelten die Rockefeller-Forscher die erste Karte molekularer Marker für Reis und stießen schließlich sogar auf eine Verbindung von Reis und der Evolution von Getreidearten wie Mais, Roggen und Weizen – eine verblüffende Entdeckung, die populäre Ansichten zu anderen wichtigen Nahrungsquellen infrage stellte. Nur den Reis so anzureichern, dass er nahrhafter wird, das gelang den Wissenschaftlern noch nicht.[6]

Toenniessen berief ein Meeting ein, an dem auch der Biochemiker Peter Beyer teilnahm, ein Beta-Carotin-Experte der Uni Freiburg. Toenniessen und Potrykus hielten es für machbar, einen neuen Reisstamm zu entwickeln, der nährstoffreich und leicht anzupflanzen wäre, aber dennoch benötigten sie externen genetischen Code. Paprika und Süßkartoffeln waren gute Beta-Carotin-Quellen, aber Beyer stellte die These auf, dass ein weiter entfernter pflanzlicher Verwandter besser geeignet wäre. Dieser Kandidat bestach durch seine Schönheit, aber nur die wenigsten Menschen sahen ihn als Lebensmittel an – die Rede ist von der Narzisse, jene hellgelben Blume, bei der sechs Blütenblätter eine orange-gelbe Trompete umgeben.[7]

Eine aberwitzige Idee, das wussten sie. Um Oryza sativa genetisch zu verändern, müsste man zunächst einmal bestimmen, welche Narzissengene benötigt würden. Dann müssten sie die Gene isolieren und sie in Keimlinge kodieren. Vorausgesetzt, die Forscher hätten die korrekten Gene ausgewählt, würden die Pflanzenembryos theoretisch beim Heranwachsen diese neuen Gene in ihre DNA eingliedern, die gewünschten Proteine herstellen und im Einklang mit dem restlichen Erbgut der Pflanze funktionieren. Diese Zellen würden dann heranreifen und Samen produzieren, die den veränderten Code enthalten. Die aus diesen Samen entstehenden Pflanzen würden die neuen Gene dann an künftige Reispflanzen vererben, die imstande wären, Beta-Carotin zu produzieren.

Und das war nur eines der Puzzleteile. Pflanzenzüchter haben sich traditionell auf Experimente mit Brachialgewalt und auf Geduld verlassen. Ab den 1990er-Jahren waren Wissenschaftler imstande, ein einzelnes Gen zu übertragen und auf diese Weise einen Organismus zu verändern. Aber für mit Beta-Carotin angereicherten Reis würde man drei modifizierte Gene benötigen. Potrykus und sein Team experimentierten mit unterschiedlichen Transformationsmethoden. Zunächst planten sie, in jede individuelle Reispflanze jeweils ein neues Gen einzubringen und sie dann konventionell zu züchten. Einige erste frühe

Testpflanzen sahen vielversprechend aus, aber Versuche, alle benötigten Enzyme zu produzieren, scheiterten wiederholt. Dann gingen sie einen aggressiveren Weg: Sie entwickelten ein Bakterium, das seine DNA in die gewünschten Reiskeimlinge einbringen konnte. Dieser Prozess, als Agrobakterien-vermittelte Transformation bezeichnet, würde alle notwendigen Gene auf einen Schlag einbringen. Die modifizierte DNA würde Phytoensynthase und Lycopin-beta-Cyclase aus der Narzisse und Phytoen-Desaturase aus dem Bakterium enthalten. Ausgereift würden diese veränderten Reispflanzen Beta-Carotin produzieren und speichern.

In Potrykus' Treibhaus am Fuß der Schweizer Alpen gestaltete sich der Reisanbau genauso schwierig wie in einem japanischen Reisfeld. Es sollte viele Jahre dauern, und es mussten viele Rückschläge verdaut werden, bevor Potrykus, Beyer und ihre Teams ihre Forschungsergebnisse veröffentlichten und einen genmanipulierten, mit einem Vitamin-A-Biosyntheseweg angereicherten Reis beschrieben. Aber akademische Arbeiten waren erst der Anfang. Dieser genmanipulierte Reis musste auf Reisfeldern rund um die Welt studiert und erprobt werden, was viele weitere Jahre unermüdlicher Forschung notwendig machen würde. Das Ziel des Teams bestand letztlich nicht in einer Kommerzialisierung, sondern darin, das Saatgut weltweit zu verschenken – ein humanitäres Projekt, bei dem man eines Tages jedem Bauern und jeder Familie den genmanipulierten Reis kostenlos anbieten würde. Neue genetisch veränderte Ernten des verbesserten Reises würden bedeuten, dass nie wieder ein Kind an Vitamin-A-Mangel würde sterben müssen.[8]

Etwa zur selben Zeit hörte die Öffentlichkeit erstmals von genetisch veränderten Organismen (GVO). Die Flavr-Savr-Tomate hatte andere Wissenschaftler dazu inspiriert, sich bestehende Probleme vorzunehmen, etwa das Papaya-Ringspot-Virus oder Äpfel, die keine Stöße vertrugen. Ihre Arbeit zog die Aufmerksamkeit von Aktivisten aus aller Welt auf sich. Insbesondere Greenpeace war sehr aktiv dabei, die Wissenschaft hinter den genveränderten Pflanzen zu diskreditieren. Wenn es dazu beitrug, dass GVO verboten würden, waren die Aktivisten auch bereit, sich verhaften zu lassen – insbesondere dann, wenn in so einem Fall die Medien darüber berichteten.

Potrykus und Beyer waren mittlerweile seit Jahren voll und ganz auf ihr Projekt und auf die Möglichkeit fokussiert, zum weltweiten Abbau der Ernährungsunsicherheit beizutragen. Noch länger bewegten sie sich in der Welt der reinen Wissenschaft. Aber im Gegensatz zu den Baquets von Li'l Dizzy's war ihnen nicht bewusst, dass es einer gewissen Choreografie bedurfte, um das Vertrauen der Öffentlichkeit zu gewinnen. Zudem verfügten sie weder über tiefreichende Wurzeln in den Gemeinschaften, denen sie helfen wollten, noch hatten sie eine anrührende Geschichte zu erzählen. Sie und ihre Unterstützer und Geldgeber konnten nicht absehen, dass Millionen Menschen schon bald nach Gründen suchen würden - irgendwelchen Gründen, egal ob real oder komplett aus der Luft gegriffen –, gegen Potrykus und Beyer sowie gegen die wissenschaftlichen Grundlagen der synthetischen Biologie Sturm zu laufen.

## DIE RIESEN UND DIE GEGENREAKTION

Im Januar 2000 erschien in *Science* ein Artikel, in dem es um die jüngsten Forschungsdurchbrüche des Teams ging. Damit wurde die Öffentlichkeit erstmals auf diesen neuen Reis aufmerksam.[9] Mittlerweile waren die öffentlichen Debatten über GVO und Genmanipulation seit über einem Jahrzehnt immer höher gekocht, was das Magazin veranlasste, Exemplare des Artikels an 1.700 Pressevertreter aus aller Welt zu verschicken und einen besonderen Vermerk des Herausgebers beizufügen: „Pflanzen-Gentechnologie zur Linderung menschlichen Leids einzusetzen, ohne dabei auf kurzfristige Profite zu schielen, wird dieser Technologie ihre politische Akzeptanz zurückgeben." Eine erstaunliche Anstrengung, Falschinformationen und anzüglichen Schlagzeilen vorzubeugen.

Und einen Augenblick lang funktionierte es sogar: Der Tenor in den öffentlichen Debatten über diese jüngste heroische Leistung der Gentechnik und die Auswirkungen dieser futuristischen Technologie war positiv. Der Stamm wurde als Goldener Reis bekannt, teils wegen einer mangoartigen Färbung, aber auch wegen seines möglichen Wertes für die Menschheit.

Biotechnologische Forschungsarbeit ist für den Fortschritt der Menschheit unerlässlich, ist aber eine kostspielige Angelegenheit. Häufig kommen externe Investoren oder große Konzerne für die Rechnung auf, und nicht selten müssen sie sich Jahrzehnte gedulden, bis sich die Anstrengungen bezahlt machen – immer vorausgesetzt, dass sie sich überhaupt bezahlt machten. Patente sind ein Weg, die außergewöhnlichen Risiken der Biotech-Forschung auszugleichen. Wie wir im vorangegangenen Kapitel erklärt haben, befolgen aber nicht alle die Regeln zu geistigem Eigentum, weshalb Rechtsstreitigkeiten an der Tagesordnung sind. Die Gerichte haben bislang nicht abschließend festgelegt, wie stark eine Gensequenz geändert werden muss, um als „patentfähige Neuerung" durchzugehen, oder was als Verstoß gegen Patentrecht gilt, wenn akademische Forscher mit patentgeschütztem Genmaterial arbeiten.

Im April 2000 bereiteten Potrykus und Beyer ihren genmanipulierten Reis für erste Feldversuche vor. Gleichzeitig hatte das IRRI um eine Patentsuche gebeten. Die Prüfung ergab, dass der Goldene Reis 70 bis 105 Patente, Lizenzen und andere verbindliche rechtliche Vereinbarungen produziert hatte – die aber keineswegs von einem einzigen Organ kontrolliert wurden, sondern von über 30 staatlichen und privaten Institutionen. Und es gibt noch eine weitere Komplikation: Jedes Land geht anders mit Patenten um, weshalb die durchaus realistische Gefahr jahrelanger zäher Rechtsstreitigkeiten bestand, wenn man Goldenen Reis herstellte und verteilte. Goldener Reis mochte wissenschaftlich ein Erfolg sein, aber vom Standpunkt des geistigen Eigentums her handelte es sich um eine komplette Katastrophe.

Natürlich war das Team am Boden zerstört. Nahezu zwei Jahrzehnte der Forschung hatten eine funktionierende Biotechnologie hervorgebracht, aber nun schien es, als dürfe sie niemals das Labor verlassen. Aus diesem Grund willigten Potrykus und Beyer in ein Treffen ein, als Vertreter der Pharmabranche bei ihnen anklopften.

Einige der Patente, die Potrykus und das Team genutzt hatten, um den Goldenen Reis zu erschaffen, gehörten dem gewaltigen Pharmakonzern AstraZeneca. Das Unternehmen bot ihnen nun einen Deal an: Es würde sich um die ausstehenden Probleme beim geistigen Eigentum kümmern, ihnen die Patente und die Technologie kostenlos zur Nutzung überlassen und die weitere Arbeit des Teams finanzieren. Das Saatgut würde kostenlos an Bauern verteilt, die weniger als 10.000 Dollar jährlich verdienen. Doch die Sache hatte einen Haken: Zeneca Agrochemicals, ein Tochterunternehmen von AstraZeneca, und die Agrobusiness-Sparte des Pharma-Riesen Novartis verschmolzen gerade zu dem Biotech-Unternehmen Syngenta. Syngenta sollte kurz darauf der weltweit größte Anbieter von Saatgut und Agrochemikalien werden sowie eine wichtige Rolle bei der Genomforschung spielen. Damit das Team seine Arbeit fortsetzen konnte, würde Syngenta die Vermarktungsrechte am Goldenen Reis ebenso erhalten wie das Recht, das Saatgut kommerziell zu vertreiben.

Potrykus und Beyer verstanden, wie das wirken würde. Die wissenschaftliche Gemeinde hatte sie dafür gepriesen, die Reis-Biotechnologie ohne einen Blick auf schnelle Gewinne entwickelt zu haben. Das würde durch eine derartige Vereinbarung zweifelsohne infrage gestellt werden. Sie waren aus staatlichen und privaten Quellen mit 100 Millionen Dollar gefördert worden und hatten im Gegenzug versprochen, die am stärksten unterernährten Menschen satt zu bekommen. Und nun gingen sie mit ihrer Forschung, ihrem geistigen Eigentum und ihrer Erfahrung zu einem riesigen Konzern, der ganz gewiss Geld auf dem Rücken der Armen verdienen würde.

Und trotzdem hatten sie das Gefühl, AstraZenecas Angebot annehmen zu müssen, um das Projekt abschließen zu können.

Die Kritik ließ nicht lange auf sich warten, und sie fiel harsch aus. Die Verbraucherschutzorganisation Rural Advancement Foundation International aus dem kanadischen Winnipeg sprach von einem Vertrauensbruch: „Asiatische Bauern erhalten (unerprobten) genveränderten Reis, und AstraZeneca bekommt das ‚Gold'."[10]

Auf Empfehlung von AstraZeneca stimmten Potrykus und Beyer einer Medienkampagne zu, in deren Verlauf sie Pressekonferenzen gaben und mit angesehenen Publikationen sprachen. Bei einer Pressekonferenz, die im Mai jenes Jahres in New York City abgehalten wurde, stieß Beyer zu Robert Woods, dem damaligen AstraZeneca-Präsidenten, und verkündete, Goldener Reis werde innerhalb von drei Jahren weltweit zur

Verfügung stehen. Zum damaligen Zeitpunkt gab es noch nicht einmal groß angelegte Pilotprojekte unter realistischen Bedingungen, und so dauerte es auch nicht lange, bis Kritiker darauf hinwiesen, dass der Reis nicht ordentlich erprobt sei. Woods tat derartige Bedenken ab: „Wenn wir das Richtige tun und die Sicherheit bestätigen, wird dies die politischen und emotionalen Themen rund um die Biotechnologie aus der Welt schaffen."[11]

Man gründete das Golden Rice Humanitarian Board in der Absicht, das Vertrauen der Öffentlichkeit zurückzugewinnen. Dieser humanitäre Beirat sollte über die Entwicklung der Technologie wachen und für die Vergabe nichtkommerzieller Lizenzen an öffentliche Forschungseinrichtungen zuständig sein. Darüber hinaus sollte er ein Netzwerk von Wissenschaftlern und Forschungsorganisationen aufbauen, um den Anbau von Goldenem Reis voranzutreiben und den Reis an örtliche Pflanzbedingungen anzupassen.

Der neue Umgang mit der Presse machte sich bezahlt. Schon bald war das Thema Goldener Reis in aller Munde – bei der *BBC*, in einer alternativen Wochenzeitung aus Los Angeles und auf den Seiten des *Live Journal*, um nur einige wenige Beispiele zu nennen.[12,13] Am 31. Juli 2000 setzte das Magazin *Time* Potrykus aufs Titelbild. Die komplett in Großbuchstaben geschriebene Schlagzeile war nicht zu übersehen: DIESER REIS KÖNNTE EINE MILLION KINDER RETTEN. Wenige Tage nach der *Time*-Titelseite kündigte Monsanto an, seinerseits einen goldenen Reis zu entwickeln. Der riesige amerikanische Agrochemie- und Agro-Biotech-Konzern erklärte, er werde Bauern in armen Gemeinden Lizenzen und andere genmanipulierte Technologie kostenlos überlassen. Außerdem werde er auf seiner nagelneuen Webseite Rice-research.org die Gensequenz online stellen. „Wir wollen die Zeit und den Aufwand im Zusammenhang mit dem Einholen der Lizenzen minimieren, die erforderlich sind, um den Bauern und den dringend auf dieses Vitamin angewiesenen Menschen in Entwicklungsländern den Goldenen Reis zu bringen", sagte Monsanto-CEO Hendrik Verfaillie.

Natürlich war die Forschung weit davon entfernt, abgeschlossen zu sein – und dass nun Monsanto auf einmal ebenfalls auf der Bildfläche erschien, trug keineswegs dazu bei, das Misstrauen der Öffentlichkeit zu zerstreuen.[14]

Jede bahnbrechende Technologie stößt anfänglich auf eine enorme Menge unangebrachte Euphorie und Angst. Auf den Goldenen Reis traf das ganz genauso zu. Die damalige Medienberichterstattung liest sich, als handelte es sich bei Goldenem Reis um eine einsatzbereite Technologie, dabei waren noch weitere Laborversuche und Korrekturen nötig, ganz zu schweigen davon, dass man mehrere Zyklen in freier Natur benötigen würde, um den Anbau zu erproben und zu perfektionieren. Man musste noch gewaltige Mengen an Daten sammeln und analysieren. Und selbst wenn die Patentprobleme gelöst waren, galt es immer noch enorme regulatorische Hürden zu nehmen, etwa das neue Cartagena-Protokoll über die biologische Sicherheit (wir haben sie im vorigen Kapitel beschrieben). Im Rahmen des Protokolls konnten Länder die Einfuhr lebender genetisch veränderter Organismen untersagen. Sie konnten auf dieses Recht verzichten oder das ausführende Land bitten, eine Risikobewertung des Organismus vorzunehmen, die dann nicht von unabhängiger Seite durchgeführt würde, sondern von dem Exportland selbst.

Niemals wusste bislang, wie man nutzbaren Golden Reis in ausreichender Größe für den Weltmarkt herstellen sollte, wie man ihn am besten vertrieb und wie man ihn überwachen sollte. Und schließlich galt es auch noch, historische Vorlieben zu bedenken – dieser aufgepeppte Reis wäre nahrhafter, schön und gut, aber er wäre auch nicht mehr weiß. Man musste die Bauern und die Öffentlichkeit aufklären und sie davon überzeugen, dass dieser Reis unbedenklich zu konsumieren wäre und nicht anders als der Reis schmecken würde, den die Menschen ihr ganzes Leben lang konsumiert hatten. Das war eine enorme Herausforderung. Um es ganz offen zu sagen: Die wissenschaftliche Seite war bestens durchgeplant, aber niemand hatte sich eine Strategie überlegt, wie man diesen Reis auf eine Art und Weise in die Gesellschaft tragen könnte, die für Akzeptanz und Vertrauen sorgt.

In den Nachrichten wurden nur wenige dieser Details erörtert, und dadurch ergaben sich Möglichkeiten für Organisationen, die gentechnische Veränderungen in jeder Form vehement ablehnen. Greenpeace beispielsweise entwickelte eine Kampagne gegen Goldenen Reis und erzählte mithilfe von Statistiken eine ganz andere Version der Vitamin-A-Geschichte des Goldenen Reises. In einer Presseerklärung teilte die Organisation mit, das durchschnittliche unterernährte Kind müsse 15 oder mehr Schüsseln Reis am Tag essen, um ausreichend Vitamin A zu sich zu nehmen, während ein Erwachsener gar 20 *Pfund* verzehren müsse. Diese Behauptung wurde nicht durch Fakten gestützt, und Greenpeace gab auch keinerlei wissenschaftliche Erklärung ab, wie es zu diesen Zahlen gelangt war. Aber die Wissenschaft zählte in diesem Fall weniger als das Storytelling. Eine ausführliche akademische Ausführung mit chemischen Verbindungen und mit Grafiken konnte nicht mit einer einfachen Zahl konkurrieren, bei der sich alle sofort etwas vorstellen konnten. 20 Pfund sind vier handelsübliche Säcke Mehl aus dem Supermarkt oder ungefähr 20 Packungen Cornflakes – und eine natürlich völlig absurde Menge Reis. Leider zielte die Aussage darauf ab, in den Köpfen der Leute hängenzubleiben, und genau das geschah und weckte unverzüglich Zweifel an dem Projekt.[15]

Offenbar in einer Art Fieberwahn entstanden wilde Thesen: Sollte dieser genmanipulierte Reis in der Tat nur sehr wenig Vitamin A transportieren, dann musste es sich doch um eine Art trojanisches Pferd handeln, ein Werkzeug, um den Kleinbauern etwas aufzuzwingen und sie unter Kontrolle zu bringen. Die Kleinbauern wurden ohnehin bereits von der Industrie dazu gezwungen, GVO-Saatgut und hochpreisige Unkrautvernichtungsmittel zu kaufen. Gratisreis heute würde morgen für Profitzwecke genutzt und er würde den großen Agrar- und Pharmakonzernen – selbst in ihren besten Zeiten nicht die beliebtesten Unternehmen im Standard & Poor's 500 – neue Wege erschließen, die armen, ahnungslosen Bauern auszubeuten. Der Hype rund um den Goldenen Reis sei völlig unberechtigt, begann Greenpeace zu argumentieren. Er sei nicht erschaffen worden, um den Armen zu helfen, er sei dafür entwickelt worden, gentechnisch verändertes Saatgut und die speziellen Pflanzenschutzmittel zu verkaufen, die für einen erfolgreichen Anbau erforderlich wären. Diese Thesen fanden rasch Gehör, und es kam zu einer heftigen Gegenreaktion, insbesondere in Aktivistenkreisen in Europa und Nordamerika, aber sogar in kleinen ländlichen Gemeinden in Südostasien, also genau dort, wo der Goldene Reis am dringendsten benötigt wurde.

Desinformationskampagnen sind oftmals dann am wirksamsten, wenn sie an einer oder mehreren Stellen an die Wahrheit anknüpfen und ohnehin bestehende Ängste aufgreifen. Das traf ganz besonders zu, wenn es um Monsanto ging. Das Unternehmen war ein Pionier bei der Entwicklung genmutierter Feldfrüchte für die Massennutzung. Monsanto hatte ein Gen entdeckt, das bestimmte Feldfrüchte immun gegen Roundup machte, das Unkrautvernichtungsmittel des Konzerns. Pflanzte ein Bauer Monsantos Sojabohnen, Mais und Baumwolle an, konnten diese bedenkenlos mit dem Pestizid behandelt werden. Roundup tötete das Unkraut ab, fügte aber den Feldfrüchten keinen Schaden zu. Natürlich führte dies dazu, dass kleine Hersteller von Saatgut vom Markt gedrängt wurden, und mit der Zeit sicherte sich Monsanto eine lukrative Stellung.

Es gab noch ein weiteres Problem. Das Unternehmen hatte damit begonnen, sein Saatgut in Europa zu verkaufen, wo man sich noch von einer BSE-Epidemie („Rinderwahn“) erholte. Die Rinder erkrankten an einer lähmenden neurodegenerativen Krankheit namens bovine spongiforme Enzephalopathie, die sich in den industriellen Zuchtbetrieben rasch ausbreitete. Zunächst behauptete die britische Regierung, die hochgradig ansteckende und extrem gefährliche Krankheit stelle für den Menschen keinerlei Bedrohung dar und man könne auch infiziertes Fleisch bedenkenlos konsumieren. Aber dann erkrankten nach dem Verzehr von Nervengewebe infizierter Rinder Hunderte Menschen an der menschlichen Form der Krankheit. Millionen Menschen verloren das Vertrauen in die Fähigkeit des Staates, die industrielle Landwirtschaft zu regulieren. Britische Verbraucher liefen Sturm gegen GVO und insbesondere gegen Monsanto, wobei sie BSE zu Unrecht mit Genmanipulation in Verbindung brachten.[16]

Auf Fernsehern weltweit waren beunruhigende Bilder zu sehen: Kühe, die unkontrollierbar zuckten, ihr eigenes Gewicht nicht tragen konnten und nur wenige Schritte aus eigener Kraft zurücklegen konnten, während sie langsam starben. Nun folgten ähnlich herzzerreißende

Aufnahmen von Menschen, einstmals stark und lebendig, jetzt aber schlagartig ans Bett gefesselt und zitternd, mit offenem Mund und leerem Blick. Jahrzehntelang hatten die Menschen Fleisch konsumiert, ohne sich ernsthaft zu fragen, woher es eigentlich stammte. Jetzt erfuhren sie zum ersten Mal, dass Züchter Kälber mit einer Mischung aus Rindfleisch und Knochen fütterten. Die Krankheit breitete sich vor allem deshalb so rasch in den Herden aus, weil die älteren Tiere an BSE erkrankten, geschlachtet wurden und dann als Futter für die noch lebenden Tiere endeten.

Bovine spongiforme Enzephalopathie wird von Prionen ausgelöst, eigentlich gesunden Proteinen, die sich aus Gründen, die wir bislang noch nicht kennen, verändern und schädlich werden. Wissenschaftler vermuten, dass dies wie in so vielen anderen biologischen Fällen auch spontan geschieht, aber unabhängig von den tatsächlichen Gründen waren es die gruseligen Geschichten und nicht die wissenschaftlichen Fakten, die die Öffentlichkeit in ihren Bann schlugen. Und nun, so fragten Aktivisten, wollten eine Regierung, die bei einer lebensbedrohlichen Infektion gelogen hatte, und Großkonzerne, die auf der Jagd nach mehr Gewinn vorsätzlich Saatgut modifizierten, armen Gemeinden genetisch veränderten Reis bringen? Bedeutete das nicht, dass AstraZeneca und Monsanto Experimente an bedürftigen Kindern durchführen wollten? Was, wenn die manipulierten Proteine im Goldenen Reis mutierten? Was, wenn der Reis unkontrolliert wuchs und die gesunden Pflanzen verdrängte, die die Menschen zum Überleben benötigen? Fragen wie diese zogen Verschwörungstheorien nach sich. Die Menschen sprachen davon, dass in Geheimlaboren weitere GVO entwickelt werden und dass geheime Cliquen von Wissenschaftlern und Managern gemeinsam daran arbeiten, die Kontrolle über die globale Nahrungsmittelversorgung an sich zu reißen.

Bei den Aktivisten, die Falschinformationen über Goldenen Reis streuten, handelte es sich um hochgebildete, belesene und weltgewandte Personen. Aber sie ignorierten vorsätzlich die Wissenschaft hinter dem Reis und verzerrten Fakten, bis sie zu ihrer Agenda passten. Es ist schwer – und nur kompliziert – zu erklären, dass die moderne Forschung und Entwicklung (leider) untrennbar mit den lästigen internationalen Systemen für Patente und eingetragene Warenzeichen verbunden ist. Das erlaubte es den Gegnern des Goldenen Reises, Furcht zu verbreiten, anstatt mit Fakten argumentieren zu müssen, und es führte dazu, dass die Öffentlichkeit Fragen, denen die Wissenschaftler noch nachgingen, bereits für sich beantwortet hatten.

## GOLDENER REIS HEUTE

2013 durchlief der Goldene Reis endlich Versuche im öffentlichen Sektor. Sie fanden auf einigen wenigen Reisfeldern unter Aufsicht des IRRI und einer Handvoll weiterer Partner statt. An einem strahlenden, feuchten Morgen im August versammelten sich Forscher an einer Teststelle in der Region Bicol, etwa 350 Kilometer südöstlich der philippinischen Hauptstadt Manila gelegen. Sie hofften, an den Spitzen hoher Gräser winzige, gelblich gefärbte Reiskörner vorzufinden. Nach jahrelangen rechtlichen und regulatorischen Hürden und heftigen Kämpfen gegen die Kritik, die Greenpeace so hämisch angefacht hatte, würden Potrykus und Beyer nun endlich eine brauchbare Ernte von Goldenem Reis in der freien Natur erleben. Ihr seit vielen Jahren währender Kampf um das Versprechen des Goldenen Reises würde endlich ein Ende finden – und ein neues Zeitalter bräche an, eines, in dem Gentechnologie auf globaler Ebene zum Kampf gegen Unterernährung beitragen könnte.

Doch am anderen Ende des Feldes hatte sich eine kleine Gruppe Demonstranten versammelt, angeblich Bauern aus der Gegend (das waren sie aber nicht). Sie kippten einen wackligen Bambuszaun um und stürmten das Reisfeld, wo sie so lange auf den Pflanzen herumtrampelten und sie entwurzelten, bis das gesamte Feld zerstört war. Die örtliche Landwirtschaftsbehörde meldete später, für den überraschenden Angriff sei eine extremistische Gruppe verantwortlich gewesen. Sie hing der Verschwörungstheorie an, Goldener Reis solle multinationalen Großkonzernen den Weg dafür ebnen, den heimischen Reismarkt zu übernehmen.[17]

George Church prangerte die Ereignisse dieses Tags später an und erklärte: „Jedes Jahr stehen aufgrund von Vitamin-A-Mangel eine Million Menschenleben auf dem Spiel, und Goldener Reis war 2002 im Grunde bereit für die Verwendung. Jedes Jahr Verzögerung bedeutet eine weitere Million Tote. Das ist Massenmord in großem Stil."[18]

Über 100 Nobelpreisträger unterschrieben einen Aufruf an Greenpeace, seinen Widerstand gegen genetisch veränderte Organismen aufzugeben. Sie schrieben:

„Wir fordern Greenpeace und seine Unterstützer auf, die weltweit gesammelten Erfahrungen von Landwirten und Konsumenten mit biotechnologisch verbesserten Feldfrüchten und anderen Nahrungsmitteln neu zu überprüfen. Wir fordern die Berücksichtigung von Forschungsergebnissen anerkannter wissenschaftlicher Institutionen und Aufsichtsbehörden. Wir drängen darauf, die Kampagnen gegen ‚GMOs' im Allgemeinen und gegen den Goldenen Reis insbesondere einzustellen."[19]

Doch auch das brachte nicht den Durchbruch für Goldenen Reis. Erst im Dezember 2019 genehmigte die Regierung der Philippinen dem IRRI weitere Studien mit Goldenem Reis. Damit tat sich ein schmaler Pfad auf, wie genmanipulierter Reis als Lebensmittel oder Futtermittel verwendet werden kann, aber noch fehlt die Genehmigung für eine kommerzielle Produktion. Erst dann kann der Goldene Reis der Allgemeinheit angeboten werden. Anträge laufen bei den Regulierern in Neuseeland, Kanada und den Vereinigten Staaten. Dort jedoch, wo der Reis am dringendsten benötigt wird, tut sich nur sehr wenig.

Wenn wir nicht aufpassen, wird das Debakel rund um den Goldenen Reis eines Tages wie eine schrullige Provinzposse unter Bürokraten wirken. Lassen Sie sich noch einmal durch den Kopf gehen, was Sie alles über die Zukunft der synthetischen Biologie gelesen haben. In-vitro-Gametogenese (IVG) wird dafür eingesetzt werden, im Labor fernab von jedweden adulten Zellen Spermien und Eizellen zu erschaffen. Künstliche Intelligenz wird helfen, den bestmöglichen Embryo für die Implantation auszuwählen – wobei die Implantation möglicherweise nicht bei einem Menschen erfolgen wird, sondern in einer künstlichen Gebärmutter, die in einem Medizinzentrum steht. Forscher werden das Wollhaarmammut wiederbeleben, indem sie Erbgut des Tieres mit dem des Asiatischen Elefanten mischen. Ähnliche Experimente werden andere Tierarten wieder zum Leben erwecken. Wir werden aus Stammzellen-Schlick in einem Bioreaktor dicke, saftige Steaks heranwachsen lassen – und werden dieses Gewebe möglicherweise mit einer anderen Pflanze oder einem anderen Tier kreuzen, um Geschmack und Textur zu verbessern. Es eröffnen sich gewaltige Möglichkeiten, die Evolution und das Leben, wie wir es kennen, zu verbessern, aber wenn wir nicht massiv in Aufklärung investieren und ausgesprochen intensiv gegen die Ausbreitung von Falschinformationen ankämpfen, werden die Wissenschaftler und ihre Arbeit möglicherweise niemals das Vertrauen der Öffentlichkeit gewinnen können.

## WARUM WIR WISSENSCHAFTLERN VERTRAUEN, ABER NICHT DER WISSENSCHAFT SELBST

Die Meinungsforscher von Pew Research haben Mitgliedern der American Association for the Advancement of Science (AAAS) und einem großen Teil der Öffentlichkeit im Jahr 2020 eine ganze Reihe Fragen gestellt. Dabei ging es darum, was die Menschen über Impfungen für Kinder dachten, ihre Meinung zu Biotechnologie, ihre Haltung zu Tierversuchen bis hin zu ihren Ansichten über die Internationale Raumstation ISS. Bei vielen Themen waren Öffentlichkeit und Forscher einer Meinung, auch bei der ISS – 68 Prozent der Forscher und 64 Prozent der Öffentlichkeit hielten die Raumstation für eine lohnende Investition. Eine alarmierende Kluft tat sich allerdings auf, als es um genetisch veränderte Lebensmittel ging. 88 Prozent der Wissenschaftler sagten, ihrer Ansicht nach seien genetisch veränderte Nahrungsmittel völlig unbedenklich anzubauen und zu konsumieren, bei der Öffentlichkeit hingegen lag der Anteil bei gerade einmal 37 Prozent.[20]

Bei derselben Studie wurde die Allgemeinheit auch danach befragt, welchen Berufsgruppen in den USA sie das größte Vertrauen entgegenbrachte. Wissenschaftler rangierten auf Rang 2 (an erster Stelle stand das Militär), während auf den Rängen dahinter religiöse Führer, Kindergärtnerinnen und viele andere Berufe zu finden waren.[21]

Warum vertrauen wir den Wissenschaftlern, aber nicht der Wissenschaft an sich?

Ein Grund: Biologisch fällt es uns schwer, unsere geistige Haltung zu ändern, wenn liebgewonnene Ansichten infrage gestellt werden. Neue Informationen verarbeiten wir auf der Grundlage dessen, was wir bereits denken, und es ist viel weniger geistige Anstrengung dafür nötig, neue Informationen in das einzugliedern, was wir ohnehin bereits glauben, als eine völlig neue Meinung zu entwickeln. Und was noch wichtiger ist: Die Menschen schämen sich, und es ist ihnen peinlich, wenn sie zugeben müssen, dass sie sich geirrt haben, und diese Gefühle wollen sie vermeiden. In derartigen Fällen greifen die Menschen instinktiv zu Logik und kritischem Denken, um unwiderlegbare Gegenargumente zu produzieren. Studien zeigen: Je gebildeter eine Person ist, desto besser ist sie darin, sich selbst einzureden, dass Beweise, die ihren Ansichten zuwiderlaufen, falsch seien. Das heißt: Wenn Sie zu Beginn dieses Kapitels fest verwurzelte Ansichten zu genetisch veränderten Lebensmitteln hatten (oder bereits eine Seite der Geschichte vom Goldenen Reis kannten), dann werden Sie sich sehr um einen offenen Geist bemühen müssen, wenn es um das Versprechen der synthetischen Biologie und um das geht, was in Teil 3 kommt. Dort werden wir nämlich Zukunftsszenarien beleuchten, die die nächsten 50 Jahre der planetenweiten Evolution abdecken.

Viele Menschen finden Trost in Antworten, und wir hassen Unklarheiten. Wir sind emotional süchtig nach Gewissheit, deshalb reden wir uns auch ein, dass es für alles und jedes eine Erklärung gibt. Diese Art, zu denken, ist verständlich, vernebelt aber unser Urteilsvermögen. Angesichts einer weitreichenden Ungewissheit über die Folgen eines komplexen Themas – etwa genetisch veränderte lebende Organismen – kann das Narrativ von Angstgefühlen und Zweifeln getrieben werden und dafür sorgen, dass die möglichen Ergebnisse dystopischer erscheinen, als es tatsächlich der Fall ist. Das geschieht immer dann, wenn das bestehende Ergebnis – jedes Jahr leiden oder sterben Millionen Menschen an einem Leiden, das einfach zu verhindern wäre – ohnehin schon dystopisch genug ist.

In einem alternativen Zeitstrahl hätte dem Goldenen Reis ein anderes Schicksal beschieden sein können. Die Inhaber der Patente hätten sich darauf verständigen können, ihre Patente in eine globale humanitäre Anstrengung einzubringen und auf ihre Lizenzgebühren ganz oder zumindest in weiten Teilen zu verzichten. Vielleicht hätte es eine Kampagne gegeben, die die Kompetenz der Allgemeinheit in biologischen Dingen verbessert und dafür gesorgt hätte, dass die Forschungsergebnisse leicht verständlich sind und in vielen Formaten und Sprachen zur Verfügung stehen. Im Rahmen dieser Kampagne für mehr Bio-Kompetenz hätten beliebte und vertrauenswürdige öffentliche Persönlichkeiten – Michael Jordan, Oprah Winfrey, Tom Hanks – in Werbespots die Vorzüge des Goldenen Reises erläutern können. Vielleicht hätte man sie mit einer kleinen Schale Reis in der Hand und einem Löffel in der anderen Hand gezeigt, kurz davor, sich eine gute Mahlzeit zu gönnen. Vielleicht hätte Pantone „Gold" zur Farbe des Jahres gemacht. Vielleicht hätte es bei *Friends* eine Folge gegeben („die, in der Ross Goldenen Reis isst"), bei der die Gang wiederholt daran scheitert, sich etwas Leckeres zum Abendessen zu kochen. Goldener Reis könnte heute ein so fester Bestandteil des Speiseplans sein, dass niemand mehr groß darüber nachdenken oder ihn für ungewöhnlich halten würde ... bis auf die Kinder und ihre Familien, die sich noch daran erinnern können, dass die Generation vor ihnen unter Nährstoffmangel litt.

TEIL

3

# ZUKÜNFTE

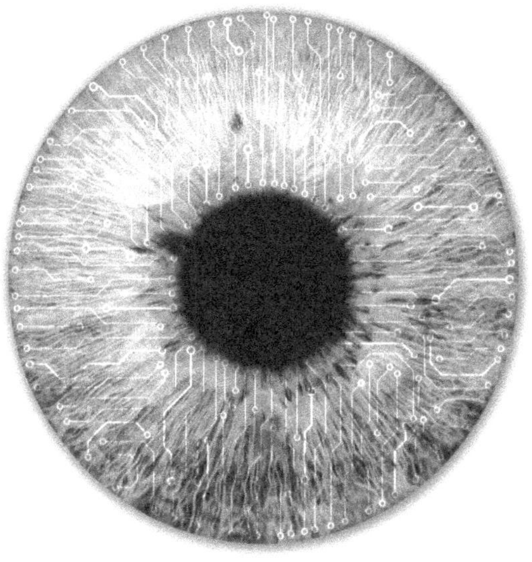

# 9

# BETRACHTUNGEN ZUM NEUERDINGS PLAUSIBLEN

Unser Leben und das Evolutionstempo werden sich verändern, wenn die Werkzeuge der Biotechnologie allgemeiner zugänglich werden und in all unseren zentralen Industriezweigen Anwendungen für synthetische Biologie auftauchen. Es werden gesellschaftliche, wirtschaftliche und sicherheitsbezogene Probleme entstehen, an die wir bislang noch gar nicht gedacht haben, aber gleichzeitig werden bislang unmöglich umsetzbar erscheinende Lösungsansätze zur Bekämpfung von Hunger, Krankheiten und Klimawandel umsetzbar werden. Die Zahl der Faktoren, die diese Entwicklung beeinflussen, ist unbekannt: In China, den Vereinigten Staaten, Frankreich, Deutschland, Israel, den Vereinigten Arabischen Emiraten und Japan sitzen Wissenschaftler in ihren Laboren und forschen vor sich hin. Wagniskapitalgeber und andere Investoren nehmen Start-up-Firmen unter die Lupe und entscheiden, wen sie unterstützen möchten. Unternehmen, die auf unterschiedliche Anwendungen spezialisiert sind, gehen an die Börse oder stehen kurz vor dem Börsengang (Ginkgo Bioworks etwa, das maßgeschneiderte Organismen erstellt). Regulierer überdenken ihre bisherige Haltung.

Und das ist nur ein Bruchteil der Faktoren. Natürlich gibt es keine zuverlässige Methode, die statistische Wahrscheinlichkeit des nächsten großen Durchbruchs zu berechnen, allerdings arbeitet DeepMind, eine von Googles KI-Sparten, intensiv an Algorithmen zur Proteinfaltung, während viele Firmen an einer Einmal-Grippeimpfung forschen, die lebenslange Immunität bescheren soll.

Die synthetische Biologie befindet sich noch in der „Alexander Graham Bell in der Chickering Hall"-Phase ihrer Entwicklung, insofern könnte man argumentieren, dass es überhaupt keinen Sinn ergibt, Planungen für die Zukunft anzustellen. Sämtliche Strategien müssten überarbeitet werden, außerdem gibt es viel dringlichere Probleme, beispielsweise Cyberangriffe oder Massenarbeitslosigkeit. Aber genau aus dem Grund, dass es so viel Ungewissheit gibt und Tag für Tag Entscheidungen getroffen werden, die sich nur schwer wieder rückgängig machen lassen, müssen wir unsere liebgewonnenen Ansichten hinterfragen. Wenn wir heute zu „Was wäre, wenn"-Fragen ermutigen, lassen sich künftige „Und was jetzt?"-Fragen vermeiden. Und diese Fragen decken ein sehr breites Spektrum ab:

- Was, wenn es den Wissenschaftlern, die in diesen Bereichen forschen, nicht gelingt, das Vertrauen der Öffentlichkeit zu erringen und zu bewahren?
- Was, wenn sich die Zukunft des Lebens auf einen kleinen Trupp Entscheider konzentriert? Dank ihres Wissens und ihrer Fähigkeiten werden einige Personen mehr Kontrolle über den Verlauf der Evolution auf diesem Planeten (und möglicherweise über die Evolution unserer Spezies an anderen Stellen unseres Sonnensystems) haben als andere. Wer darf das Leben neu schreiben?
- Was, wenn vorsätzliche Veränderungen des Designs unsere Haltung zu Familie und Elternschaft verändern?
- Was, wenn in Zukunft einige Menschen die genetischen Daten anderer Menschen „besitzen"? Viele Länder, darunter auch die Vereinigten Staaten, haben eine hässliche Vorgeschichte, in

der Menschen versklavt und juristisch als Eigentum definiert wurden. Kann es sein, dass Sie oder Ihr Unternehmen in Zukunft Menschen besitzen, indem Sie die Rechte an ihrem Erbgut halten?

- Was, wenn sich Ihr Körper hacken ließe? Was, wenn eine dunkle Macht ein Probiotikum oder ein Virus entwickelt, das bei Ihnen lähmende Magen-Darm-Beschwerden verursacht? Was, wenn eine DNA-Registratur Ihre Daten (ohne Ihre ausdrückliche Genehmigung) an einen Dritten verkauft? Wie definiert sich genetischer Datenschutz? Haben Sie das Recht, Ihre genetischen Daten zur Privatangelegenheit zu erklären und vor Dritten zu schützen?
- Was, wenn wir beschließen, dass einige Upgrades unserer allgemeinen Biologie zulässig sein sollten? Wer sollte darüber entscheiden dürfen, welche Upgrades zulässig sind? Und was, wenn das bedeutet, dass wir es mit neuen Mensch-Tier-Chimären zu tun bekommen, etwa Menschen, die über die langen, starken Finger eines Makaken verfügen?
- Was, wenn reiche Personen für ein Upgrade ihrer Babys bezahlen, sich die meisten anderen Menschen diese Prozedur aber nicht leisten können? Inwieweit kann dieser fehlende Zugang künftige Gesellschaften noch weiter spalten? Würde die Gesellschaft Menschen diskriminieren, die nicht „optimiert" sind?
- Was, wenn Politik und Falschinformationen den Fortschritt in der Landwirtschaft zum Stillstand bringen? Wie werden wir angesichts unserer globalen Klimakrise mit unseren begrenzten Lebensmittelvorräten umgehen?
- Was, wenn Länder beim Design von Leben Entscheidungen treffen, die zwar nicht gegen bestehende Waffenabkommen verstoßen, aber auf lange Sicht dem Allgemeinwohl nicht dienen?
- Was, wenn China sowohl den Bereich der künstlichen Intelligenz als auch den der synthetischen Biologie dominiert und

> die globalen Standards diktiert, die künftig diese Technologien regulieren? Werden die Vereinigten Staaten dann von Schlüsseltechnologien ausgesperrt sein und hinter ihre geopolitischen Wettbewerber zurückfallen?

Wir stehen an einer kritischen Wegscheide für aufkommende Wissenschaft und Technologie, wozu neben der synthetischen Biologie auch angrenzende Technologien zählen wie künstliche Intelligenz, Hausautomation oder das Erheben biometrischer Daten. Aber die meisten Regierungen verfügen über keine Blaupause für langfristige Finanzierungsziele für Forschung und Entwicklung. Forscher machen ständig Entdeckungen und entwickeln neue Anwendungen, wodurch die Kluft zwischen der Technologie und unseren Fähigkeiten, echte Führung und Kontrolle über diese Technologie auszuüben, immer weiter wächst. Regierungsbehörden blenden diese Realität größtenteils aus, und die veralteten regulatorischen Rahmenwerke sorgen für Verwirrung. In den Vereinigten Staaten ist die Wissenschafts- und Technologiepolitik politisch aufgeladen, wenn also eine neue Regierung ins Weiße Haus einzieht und sich die Zusammensetzung des Kongresses verändert, gibt es wenig Gelegenheit, beständige Ansichten zu entwickeln und zu fördern, ganz zu schweigen von Normen und Standards. Gelingt es nicht, für die entstehende Wissenschaft und Technologie Strategien zu entwickeln, wird das zu unhaltbaren Zuständen führen, bei denen unser Rechtssystem und unser Regierungssystem einerseits und die Privatwirtschaft andererseits aufeinanderprallen. Wenn man wartet, bis die synthetische Biologie den Mainstream erreicht hat, ist es praktisch garantiert, dass die Vereinigten Staaten und andere Industrienationen hinter China zurückfallen werden, wo dieses Thema bereits jetzt zu den Schwerpunkten der nationalen strategischen Interessen zählt.

Die Regelungs- und Regulierungssysteme der Vereinigten Staaten belohnen kurzfristiges Denken. Die Gefahren dieses Ansatzes traten deutlich während der weltweiten COVID-19-Pandemie zutage, als Regierungen zu einem Zeitpunkt zögerten, an dem sie entschlossen hätten handeln können. Anstatt Sicherheitsmaßnahmen anzuordnen, sorgten sie sich um ihre Wiederwahl und knickten vor der öffentlichen Meinung ein. Brasiliens Präsident Jair Bolsonaro, ein frühzeitiger und hartnäckiger Virusleugner, kippte die bis dahin geltende Gesundheitspolitik seines Landes. Brasilien stand ohne koordinierte Antwort da und musste Welle um Welle bösartiger Infektionen über sich ergehen lassen. Bis Mai 2021 hatten dort nahezu 500.000 Menschen ihr Leben verloren.[1] Indiens Ministerpräsident Narendra Modi weigerte sich zunächst, wegen COVID-19 aktiv zu werden, dann ordnete er abrupt eine völlige Schließung des Landes an, was weite Teile der Arbeitnehmerschaft in massive wirtschaftliche Probleme stürzte.[2] Auf genauso verrückte Weise erklärte er wenige Monate später die Pandemie spontan für beendet. Indien habe „die Menschheit vor einer großen Katastrophe gerettet", so Modi.[3] Es wurde wieder Cricket gespielt, Paraden und religiöse Feierlichkeiten durften bei voller Auslastung stattfinden und Modis nationalistische Hindu-Partei lud zu Wahlkampfveranstaltungen. Impfstoffe gab es keine, und anders als andere Länder hatte Indien auch nicht seine Grenzen geschlossen. Sollte eine neue Welle losbrechen, gab es keine strategischen Reserven an Atemgeräten, die zum Einsatz kommen könnten. Schon bald erkrankten Menschen. Es gab keinen Plan und keinen Leitfaden zur öffentlichen Gesundheit, dafür verbreiteten sich auf WhatsApp und anderen Plattformen der sozialen Medien Falschinformationen wie Lauffeuer. Falsche Wundermittel, irreführende Geschichten über Nebenwirkungen der Impfungen und offenkundig falsche und rassistische Behauptungen, dass die Muslime für die Verbreitung des Virus verantwortlich zu machen seien, führten dazu, dass Indien in eine COVID-19-Katastrophe rutschte, in deren Verlauf innerhalb weniger Wochen Hunderttausende Menschen starben.[4] Aber auch in der Privatwirtschaft waren die verheerenden Folgen zu sehen, die kurzfristiges Denken verursacht, ob nun bei der Sicherheit die Vorschriften großzügig ausgelegt wurden, ob wissentlich Produkte hergestellt wurden, die abhängig machen oder Schaden anrichten, oder ob man den Profit über das stellte, was am besten für die Gesellschaft ist.

All dies ist Grund genug, sich hier und heute diesen „Was wäre, wenn"-Fragen zu stellen.

Das zu tun bedeutet keineswegs, die Forschung in Sachen synthetische Biologie auszusetzen, und es bremst auch nicht die Innovationsprozesse ab. Ganz im Gegenteil. Sprechen wir jetzt rational darüber, wie sich die nächste Stufe der synthetischen Biologie auswirken wird, werden wir besser dafür sorgen können, dass der größte Nutzen (gesellschaftlich wie finanziell) auch tatsächlich erreicht werden kann. Das lässt sich beispielsweise erreichen, indem man sich Szenarien ausdenkt und durchspielt und dabei die möglichen Entscheidungen, Handlungen und Resultate untersucht. Planspiele beschreiben, wie sich die Welt nach unserem heutigen Wissensstand entwickeln könnte. Beginnen wir mit einer Reihe von „Was wäre, wenn?"-Fragen, die auf den aktuellen wissenschaftlichen Trends basieren, und nehmen eine Reihe Annahmen zur Gesellschaft hinzu, können wir plausible Antworten entwickeln. Nehmen wir beispielsweise an, wir hätten mit „Was wäre, wenn?"-Fragen zur Embryonenforschung begonnen und dies mit Annahmen zur öffentlichen Haltung, zur Wirtschaft und dergleichen in einen Kontext gesetzt.

- Was, wenn Wissenschaftler (1) im Labor Mausembryos mit pluripotenten Zellen entwickeln und (2) ihre Forschung darauf ausrichten würden, wie man In-vitro-Gametogenese dazu nutzen kann, jedes Gewebe oder jede Zelle durch Rückentwicklung dazu zu bringen, sich in induzierte pluripotente Stammzellen zu verwandeln?
- In diesem Fall nehmen wir an, dass (1) die Marktnachfrage nach Reproduktionsunterstützung weiterhin zunimmt, insbesondere mit Blick darauf, dass die Menschen mit dem Gründen einer Familie länger warten; dass (2) die Nutzung von CRISPR zur Editierung von Embryos auf wachsende Akzeptanz stößt und der Zugang zu IVF zunimmt; dass (3) die Ungleichheit des Wohlstands zunimmt; dass (4) die Millennials und die Generation Z weiterhin schwierigen Bedingungen auf dem Arbeitsmarkt ausgesetzt sind; und dass (5) Technologieunternehmen die Verbraucher weiter in Richtung quantifizierender Gesundheitstracker drängen.

Wie könnten unter diesen Bedingungen die nächsten zehn bis 50 Jahre aussehen?

Szenarien sind für Führungskräfte und ihre Teams ein wirksames strategisches Werkzeug, sich großen Ungewissheiten zu stellen. Sie stellen eine Möglichkeit dar, die Zukunft zu erproben. Aufsichtsräte und Vorstände finden mithilfe von Szenarien heraus, wo sie spielen sollten, wo und wie sie gewinnen können und welche ihrer Annahmen Bestand haben müssen, damit ihre derzeitigen Strategien aufgehen können. Auch Militärstrategen nutzen Szenarien, um mutmaßliche Ergebnisse unterschiedlicher Handlungen und Strategien analysieren zu können. Im Design arbeitet man mit Szenarien, um neue Produkte, Anwendungsfälle und Erfahrungen abschätzen zu können. Wir alle können Szenarien dafür nutzen, künftige Ergebnisse zu untersuchen. Wir alle treffen Entscheidungen, die auf unseren eigenen persönlichen Konstrukten basieren, aber unsere mentalen Modelle könnten gefährlich sein, denn wir legen Fakten selektiv aus, verquicken Daten mit fragwürdigen Annahmen und suchen zu stark nach Signalen, die unsere bestehenden Vorurteile bekräftigen. Szenarien sind eine Einladung, diese Konstrukte einzureißen und über alternative Betrachtungsweisen der Welt nachzudenken. Zugleich setzen sie etwas von unschätzbarem Wert frei – die Fähigkeit, die Realität wieder wahrzunehmen. Manchmal kann es schwer sein, sich mit Neugier anstatt mit vorgefertigten Urteilen auf das Ungewisse einzulassen. Das gilt umso mehr, wenn die zu stellenden „Was wäre, wenn?"-Fragen an unseren politischen, religiösen oder philosophischen Ausrichtungen rütteln. Aber durch das „Neu-Eichen" der Wahrnehmung bekommt man einen Blick auf eine mögliche Zukunft, die sich von den derzeit gehegten Erwartungen unterscheidet. Es hilft einem, zu begreifen, dass man nicht ständig alles wissen kann und dass man dem, was man im Hier und Jetzt wahrnimmt, mit Neugier statt mit absoluter Gewissheit entgegentreten sollte.

In der buddhistischen Lehre wird die Parabel vom Elefanten dafür genutzt, die Bedeutung des Neu-Wahrnehmens zu unterstreichen. Sie kennen die Geschichte vermutlich, aber sie ist eine nützliche Erinnerung daran, wie wichtig das Neu-Wahrnehmen ist: Eine Gruppe blinder Männer trifft auf ihrem Weg auf ein Hindernis. Sie versuchen, herauszufinden, was für ein Objekt ihnen da im Weg steht, aber niemand kann es identifizieren. Einer steht an der Seite des Elefanten und sagt, es müsse sich um eine Mauer handeln. Ein anderer befühlt den Stoßzahn des Elefanten und erklärt, es handele sich um einen hängenden Speer. Ein dritter Mann packt den Schwanz des Elefanten und springt erschrocken zurück, weil er fürchtet, eine Schlange angefasst zu haben. Die Männer streiten und streiten, und mit der Zeit vergräbt sich jeder von ihnen immer tiefer in seiner eigenen begrenzten Wahrnehmung der Realität, bis es völlig unmöglich ist, ihnen begreiflich zu machen, dass Stoßzahn, Bein und Schwanz alle Teile eines gewaltigen Elefanten sind.

Die synthetische Biologie verlangt von uns, dass wir unsere Wahrnehmung neu eichen. In den nächsten Kapiteln befassen wir uns mit einer Reihe kurzer Szenarien, die beschreiben, wie die synthetische Biologie in den nächsten 50 Jahren unterschiedliche Facetten unseres Alltags verändern könnte. Wir haben Daten und Evidenz aus dem gewaltigen Wertschöpfungsnetz, also dem System von Organisationen, bei dem sämtliche Teilnehmenden Wert generieren, ebenso berücksichtigt wie aus der akademischen Forschung und von Geschäftsentscheidungen, die in unterschiedlichen Marktsegmenten getroffen wurden. Wir haben die Evolution der Vermögensverteilung und des Arbeitsmarkts berücksichtigt, die sich wandelnde Haltung gegenüber dem Datenschutz sowie sozioökonomische Faktoren wie den Zugang zu Kinderbetreuung, Bildung, Gesundheit, guter Ernährung und dem Häusermarkt. Wir haben die Politik in China, der Europäischen Union und den Vereinigten Staaten evaluiert, also bei den wichtigsten Akteuren in der derzeitigen Welt der synthetischen Biologie. Aber wir haben auch neue Bündnisse für Weltrauminitiativen berücksichtigt, etwa für das Terraforming des Mars. Die synthetische Biologie ist mit angrenzenden Bereichen in der Technologie verbunden, beispielsweise künstliche Intelligenz, Telekommunikation, Blockchain, Unterhaltungselektronik, Social Media, Robotik und Überwachung durch Algorithmen. Sie alle spielen eine zunehmend wichtige Rolle innerhalb der Bioökonomie.

Diese Szenarien sollten Sie mit mehr Fragen als Antworten zurücklassen. Unsere Absicht ist es, Debatten und Diskussionen über die Frage in Gang zu bringen, wie die synthetische Biologie für uns alle eine bessere Zukunft erschaffen kann. Kommt dieser öffentliche Dialog nicht zustande, wird sich die synthetische Biologie ohne das Verständnis der Allgemeinheit entwickeln und zu einer gefährlichen Schieflage in der Wahrnehmung führen. Einige Menschen streiten unaufhörlich darum, ob der Rüssel eine Schlange oder der Stoßzahn ein Speer ist. Begreifen wir, was vor uns steht, können wir Entscheidungen treffen, die sich auf die Menschheit auswirken.

# 10

SZENARIO 1

# ERSCHAFFEN SIE SICH IHR KIND MIT WELLSPRING

Willkommen bei Wellspring. Unsere weltberühmten Fruchtbarkeitsexperten stehen ebenso wie hochmoderne Technologien zur Unterstützung der Reproduktion bereit, gemeinsam mit Ihnen neues Leben zu erschaffen. Wellspring hat über drei Millionen Prozeduren abgeschlossen, und unsere Erfolgsquote zählt landesweit zu den besten. Alle zehn Sekunden wird irgendwo ein Wellspring-Baby geboren.

*Den Gen-Architekten von Wellspring liegt sehr viel an ihren Patienten. Sie haben uns nicht mit Auswahlmöglichkeiten überfordert. Wir sind zuversichtlich, die richtigen Upgrades gewählt zu haben, und wir werden Wellspring ewig dankbar dafür sein, uns bei der Gründung einer Familie geholfen zu haben.*

– Sawyer und Kai M.

## WAS ERWARTET SIE?

Allen Elternteilen steht ein eigenes Wellspring-Team zur Seite, das sie auf ihrer Reproduktionsreise unterstützt. Zu Ihrem Team gehören ein Gen-Architekt, ein Assistent für digitale Fruchtbarkeit, ein Spezialist für genetische Verschlüsselung, ein Träger-Ansprechpartner, ein Techniker und ein Wellspring-Concierge.

Wünschen Sie Upgrades, eine Kältelagerung Ihrer Embryos oder eine künstliche Inkubation, wird Ihr Wellspring-Team um zusätzliche Fachkräfte ergänzt.

Sind Ihre Embryos erschaffen, wird Ihr Techniker vor dem Implantieren Screenings vornehmen, damit gewährleistet ist, dass Ihre Vorgaben erreicht wurden.[1] Dennoch können gelegentlich Veränderungen auftreten.

Beim Screening werden wir Einzelgendefekte, monogene Auffälligkeiten und strukturelle Neuanordnungen identifizieren und die entsprechenden Embryos als Kandidaten entfernen. Ihr Assistent für digitale Fruchtbarkeit und Ihr Wellspring-Concierge werden mit Ihnen Risikofaktoren für Ihre stärksten Embryo-Kandidaten erörtern. Sie wählen dann einen (empfohlen) oder zwei Embryos (wenn Sie imstande sind, Zwillinge zu unterstützen) für die Implantation in einem Träger Ihrer Wahl aus – bei Ihnen, Ihrer Partnerin, einer Leihmutter oder einer künstlichen Gebärmutter in einer unserer streng abgeriegelten Inkubationseinrichtungen. Sollte es notwendig oder erwünscht sein, werden Ihre verbleibenden Embryos verschlüsselt, eingefroren und für eine eventuelle künftige Nutzung gelagert.

## FAQ

Sie stehen am Anfang Ihrer Reise zur Elternschaft, und zweifelsohne werden Sie viele Fragen dazu haben, welche genetischen Eigenschaften und Charakteristika Sie während der genetischen Umprogrammierung wählen sollten. Nachfolgend Antworten auf einige der Fragen, die von unseren Kunden am häufigsten gestellt werden.

*Ist die Gewinnung meiner Hautzellen schmerzhaft?*

Die meisten Patienten verspüren schlimmstenfalls ein leichtes Brennen. Ein Techniker wird ein kleines Stück Haut auf Ihrem Unterarm sterilisieren und dann ein leichtes lokales Betäubungsmittel injizieren. Sobald die Wirkung einsetzt, wird Ihnen der Techniker sanft mit einem Präzisionsskalpell ein kleines Stück Haut entfernen. Normalerweise muss nicht genäht werden, und die Stelle verheilt innerhalb einer Woche, ohne Narben zu hinterlassen.

*Gibt es eine Obergrenze der maximal bestellbaren Embryos?*

Unsere KI-gestützten Systeme führen Millionen Simulationen durch, um die bestmöglichen genetischen Konstrukte gemäß Ihren Vorgaben zu erzeugen, dennoch begrenzen wir die Zahl der infrage kommenden Embryos auf sechs. Ihre kleine, aber mächtige Gruppe von Embryos wird Variationen der von Ihnen gewählten Eigenschaften bieten. Dank jahrelanger Forschungsarbeit wissen wir, dass Eltern umso unzufriedener mit den Ergebnissen sind, je mehr Möglichkeiten wir ihnen anbieten. Eine zu große Auswahl während der Phase der genetischen Architektur kann verwirrend oder sogar traumatisch sein. Dieses Phänomen wird als „Auswahlparadox" bezeichnet. Seien Sie versichert, dass unsere speziellen Algorithmen Ihre gewünschten Attribute in Kombinationen wählen werden, die für Ihre einzigartigen Umstände optimiert sind.

*Welche Eigenschaften kann ich wählen?*

Während der Phase der genetischen Architektur lernt Ihr Assistent für digitale Fruchtbarkeit Sie beziehungsweise Sie und Ihren oder Ihre Partner persönlich kennen.

Mithilfe von Interviews wird der Digitalassistent mehr über Ihre Weltsicht, Ihre Erfahrungen und Ihre Erwartungen erfahren. Sie werden zudem eine Reihe von Gentests durchlaufen, bei denen Sie auf vererbbare Eigenschaften und Veranlagungen untersucht werden. Nach

Abschluss dieses Prozesses erstellen wir eine auf Sie zugeschnittene Liste von Eigenschaften, und Sie können unter diesen Potenzialitäten auswählen. Dazu gehören unter anderem das Geschlecht, körperliche Eigenschaften und kognitive Dimensionen.[2]

### *Kann ich nicht unter allen möglichen Eigenschaften anstatt aus der mir zugewiesenen Gruppe wählen?*

Leider nicht. Dass wir die Auswahl der genetischen Eigenschaften begrenzen, geschieht aus zwei Gründen. Zunächst einmal wird Ihr Kind Ihre DNA tragen und deshalb einige Ihrer genetischen Veranlagungen in sich tragen.[3] Zweitens lassen sich bestimmte genetische Eigenschaften nicht kombinieren. Die Schuhgröße beispielsweise hängt von der Körpergröße ab. Wenn Sie eine Körpergröße zwischen 180 und 190 Zentimetern wählen, wird eine entsprechende Schuhgröße erforderlich sein, um Gang, Gleichgewicht und Haltung Ihres Kindes zu optimieren. Ein großes Kind mit winzigen Füßen müsste mit beträchtlichen Einschränkungen seiner Mobilität rechnen. Genauso ist es bei kognitiven Fähigkeiten: Wählen Sie überdurchschnittliche Fähigkeiten im Analysieren und im Speichern von Informationen, kann Ihr Kind nicht gleichzeitig auch über überdurchschnittliche Intuition und die Fähigkeit verfügen, abstrakt zu denken. Wir bei Wellspring streben danach, jedes neue von uns erschaffene Leben zu harmonisieren und in ein Gleichgewicht zu bringen.

### *Kann ich meine Basis-Embryos upgraden?*

Eltern, die die finanziellen Voraussetzungen erfüllen, bieten wir gewisse Upgrades an. Aktuell freut sich Wellspring, bestätigte Upgrades für Gedächtnis, Body-Mass-Index, Knochendichte, Lungenkapazität, erweiterten Rachenraum (für eine verbesserte stimmliche Resonanz), leichte Schwimmhaut zwischen den Zehen (für ein verbessertes Abschneiden bei Wassersportarten) und künstliche Hyperosmie (einen extrem verstärkten Geruchssinn) anbieten zu können.

*Welche Möglichkeiten der finanziellen Unterstützung bei den Kosten für Upgrades gibt es?*

Im Rahmen des nationalen Gesundheitsprogramms können Patienten bis zu drei IVG-Zyklen für die Erschaffung neuen Lebens in Anspruch nehmen. Wellsprings herausragende Unterstützungstechnologie wird dazu dienen, ein neues Leben im Rahmen der genetischen Standardnormen zu erschaffen, die sich durch Ihr eigenes Screening und/oder das Ihres/Ihrer Partner/s ergeben. Fällt Ihre kognitive Norm beispielsweise in den Bereich von 90 bis 110 IQ-Punkten, werden Ihre Embryos dieser Spanne entsprechen. Kosten für Upgrades, die nicht vom nationalen Gesundheitsprogramm abgedeckt werden, sind vom Elternteil beziehungsweise den Elternteilen zu tragen. Leider bieten wir keine finanzielle Unterstützung bei den Kosten für Upgrades an.

*Sind Veteranen automatisch für Upgrades qualifiziert?*

Der aktuelle Fünfjahresplan der Regierung sieht vor, dass sämtliche Militärveteranen Anspruch auf Upgrades ohne Eigenkostenanteil haben. An Upgrades interessierte Veteranen müssen sich zunächst im Programm Mil-Gen eintragen. Mil-Gen-Teilnehmern wird ein zusätzlicher Wellspring-Ansprechpartner zugewiesen, der die Gen-Architektur und den Screening-Prozess begleitet und exklusive Mil-Gen-Upgrades für jedes neue Leben auswählt. Im Rahmen des Mil-Gen-Programms erschaffene neue Leben werden bis zur Volljährigkeit überwacht, dann müssen sie ihre vier Jahre Militärdienst ableisten. Nach Ende ihrer Dienstzeit können sie wählen, ob sie ihre berufliche Laufbahn beim Militär fortsetzen möchten oder auf einen angemessenen Posten im Staatsdienst wechseln. Vergessen Sie nicht: Neue Leben, die im Rahmen des Mil-Gen-Programms erschaffen wurden, haben eine lebenslange Arbeitsplatzgarantie und Anspruch auf sämtliche Sozialleistungen.

### *Wie kann ich mich für Wellsprings private Upgrade-Beta-Programme anmelden?*

Bei Wellspring wird Exzellenz großgeschrieben. Wir unterziehen unsere eigenen Protokolle und Methoden ständigen Kontrollen, um die staatlich festgelegten hohen Vorgaben zu übertreffen. Als Innovatoren im Bereich der assistierten Reproduktion arbeitet das wissenschaftliche Team von Wellspring unermüdlich an neuen Features und Upgrades. Die Teilnehmenden unseres Beta-Programms für Upgrades treffen mit einem Spezialistenteam zusammen, das abhängig vom Einzelfall bestimmen wird, ob diese neuen Features und Upgrades im Einklang mit der gewünschten Gen-Architektur der komplettierten Embryos stehen. Beta-Programme für Upgrades sind private Möglichkeiten zwischen Einzelpersonen und Programmleitern und setzen Einverständniserklärungen voraus. Eltern, die in ein Beta-Programm aufgenommen werden, entstehen keine Kosten, allerdings sollten Eltern, die sich für Standard-Upgrades nicht qualifizieren, das Programm nicht als Hintertür betrachten. Hinweis: Mil-Gen-Patienten sind automatisch für exklusive Mil-Gen-Beta-Upgrades qualifiziert, ein gesonderter Aufnahmeantrag ist nicht erforderlich.

### *Welche Beta-Upgrades stehen während meines IVG-Zyklus zur Verfügung?*

Am besten setzen Sie sich mit Ihrem Gen-Architekten in Verbindung, um herauszufinden, welche Beta-Upgrade-Programme mit Ihrem grundsätzlichen Gen-Konstrukt kompatibel sind. Zu unseren aktuellen Beta-Upgrades zählen:

- **Upgrade der Atemwege:** Jede Lunge besteht aus kleineren Lungenlappen, drei auf der rechten Seite (Ober-, Mittel- und Unterlappen) und zwei auf der linken Seite (Ober- und Unterlappen). Spalten trennen die Lappen voneinander, während die Bronchien sich durch den gesamten Flügel erstrecken. Bei diesem Upgrade fügen wir jeder Seite einen weiteren Lappen sowie breitere Bronchien hinzu und erhöhen die Kapazität des Herzens. Für den/die athletisch interessierte/n Elternteil/e: Dieses Upgrade wird mit hoher Wahrscheinlichkeit zu einer verbesserten Funktion von Herz und Atemwegen führen.

- **Verbesserte Nachtsicht:** Normale Augen können bei schwachem Licht (beispielsweise Mondlicht oder Kerzenschein) sehen. Wir können jedoch die Richtungsneuronen der Netzhaut so umprogrammieren, dass sie dem Gehirn zusätzliche Informationen übermitteln. Das wird zu einer verstärkten Sehkraft in Umgebungen mit schwachem Lichteinfall führen, etwa in dunklen Räumen oder Schränken. In einem Umfeld mit wenig natürlichem Licht (etwa im Wald oder nachts auf einer Landstraße) können Personen mit Netzhaut-Upgrade die meisten Details klar erkennen. Wichtiger Hinweis: Dieses Beta-Upgrade ist nicht mit einer Iris in den Wunschfarben Blau, Lavendel, Türkis, Grün, Pfirsich oder Rosa kompatibel, da das Upgrade Gen-Anweisungen zur Herstellung zusätzlicher brauner Pigmente enthält, um den Lichtschutz der Netzhaut zu verbessern.
- **Dickere Haut:** Beim Homo neanderthalensis – also dem Neandertaler – war die Produktion des Faserproteins Keratin deutlich höher als beim Homo sapiens. Im Vergleich zu uns verfügten Neandertaler über robustere Haut, Haare und Nägel und waren besser an kälteres Klima angepasst. Bei diesem Pilotprogramm arbeiten wir mit bestimmten Neandertaler-Genen zur Steigerung der Keratin-Produktion. Das in erster Linie kosmetisch gedachte Upgrade wird zu einer glatteren, volleren Haut mit weniger Faltenbildung sowie zu allgemein dickerem Haar und härteren und (falls gewünscht) längeren Fingernägeln führen.[4]

*Was, wenn ich keinen Träger für mein/e/n Embryo/s finde?*

Wellsprings verschlüsselte Hochsicherheits-Inkubationseinrichtung dient als sichere Alternative zur In-vivo-Schwangerschaft. Die Kammer mit Ihrem künstlichen Mutterleib ist auf Ihr ganz persönliches Genprofil zugeschnitten und wird rund um die Uhr von zwei Digitalassistenten und einer Inkubations-Fachkraft von Wellspring überwacht. Sie haben Zugriff auf eine persönliche Schalttafel, die es Ihnen jederzeit erlaubt, Sonogramme und Ultraschalluntersuchungen vorzunehmen. Wir bieten eine Auswahl an Tönen und Klängen – darunter Ihre Stimme(n), weißes, rosa, blaues oder Brown-Rauschen oder Musik –, die zu optimalen Phasen der Entwicklung abgespielt werden. Am Tag der Geburt sind Sie und bis zu drei Familienmitglieder in den Öffnungsraum eingeladen, wo Sie Zeuge werden, wie Ihre Kammer geöffnet wird und ein Team automatisierter Entbindungsspezialisten Ihr Baby entnimmt. Ihr Wellspring-Concierge wird Ihnen anschließend bei sämtlichen Bedürfnissen als junge Eltern zur Seite stehen, während Sie Ihr neues Leben mit in Ihr Zuhause nehmen.[5,6,7]

11

SZENARIO 2

# ALS WIR DAS ALTERN ABSCHAFFTEN

Als die Generation Z Ende der 2050er-Jahre ihre ersten Enkelkinder bekam, definierte sie die Klischees neu, wie „Oma" und „Opa" auszusehen hätten. Die Haut an ihren Händen war glatt und straff, das Haar war dicht, und für ihr Alter waren diese Menschen ausgesprochen agil. Auf Molekularebene war auffällig, dass die ansonsten mit dem Alterungsprozess assoziierten Anzeichen fehlten, also genetische Instabilität, Schäden an den Mitochondrien, Gewebeabbau, Entzündungen und Abnutzungsspuren an den Zellmembranen. All die kleinen Mutationen und metabolischen Ausfälle, wie man sie von früheren Generationen kannte, existierten nicht und konnten deshalb auch keine Probleme verursachen. Die Zoomers wurden älter, aber nicht alt.

Es betraf uns alle ohne Ausnahme, aber der Frage, warum der menschliche Körper überhaupt altert, hatte die Wissenschaft nur vergleichsweise wenig Aufmerksamkeit geschenkt. Die Grundlagen dessen, was Altern bedeutet, waren simpel und allgemein bekannt – menschliche Zellen können sich nicht unendlich teilen. Ohne Zellteilung aber gibt es kein Wachstum, keine Reparaturen, keine Reproduktion. Früher oder später werden die Zellen seneszent und führen sich auf wie Zombies – sie leben noch, funktionieren jedoch nicht, wie sie sollen. Sie sterben aber auch nicht so, dass der Körper sie ausscheiden oder recyceln kann. Seneszente Zellen sind für Gewebe und Organe giftig und sondern schädliche morbide Moleküle ab.

Doch wenn es darüber hinausging, konnten Wissenschaftler bloß Theorien zum Alterungsprozess aufstellen. Einige verwiesen auf Entzündungswerte und darauf, dass der Körper irgendwann nicht mehr imstande ist, die Stammzellen zu aktivieren, die für die Reparatur und Erneuerung von Zellen benötigt werden. Andere sagten, man solle das Altern eher als ein Versagen von Systemen betrachten: Hormonhaushalt, Atemwegssysteme und Mikrobiom zerfallen in unterschiedlicher Geschwindigkeit und führen damit zu einem Ungleichgewicht, bis die Maschinerie des Körpers schließlich nicht mehr ordentlich funktionieren kann. Wieder andere sagten, es handele sich schlicht um Evolutionsgenetik. Unser Genom sei von einer natürlichen Auslese geprägt, die ein frühzeitiges Einsetzen der Pubertät und der Reproduktionsfähigkeit fördert. Haben wir uns fortgepflanzt, gibt es aus biologischer Sicht keinen echten Grund mehr für unseren Fortbestand.

Dennoch wussten Wissenschaftler seit Jahrzehnten, dass bestimmte Organismen bewiesen, dass der Alterungsprozess nicht völlig unvermeidbar ist. Wenn man die Kalorienaufnahme von Ratten und anderen Versuchstieren stark einschränkt, leben sie länger. Bei Parabiose-Experimenten wurde der Blutkreislauf einer älteren Maus mit dem eines jüngeren Tiers verbunden, und es zeigte sich, dass man die Erneuerung von Zellen und Gewebe in der älteren Maus erfolgreich stimulieren konnte.[1] Bei einem besonders interessanten Versuch wurden Mäuse gentechnisch so verändert, dass die einzelnen Zellen Selbstmord begingen, anstatt in einen seneszenten Zombie-Zustand zu verfallen. Die Resultate waren dramatisch. Nach 22 Monaten – dem üblichen „Rentenalter" für die durchschnittliche Maus – wirkten die veränderten Mäuse noch immer jung und gesund und benahmen sich auch so. Weitere Eingriffe in ihre genetische Programmierung verlängerten die Lebensspanne um bis zu 42 Prozent.

Aber es erwies sich als schwierig, diese vielversprechenden Ergebnisse auf den Menschen zu übertragen. Mäuse unterscheiden sich körperlich sehr stark vom Menschen. Kalorienarme Ernährung – ein Modetrend der 2020er-Jahre – verlangsamte die Alterungsprozesse, machte die Menschen aber auch schwach und müde. Selbst diejenigen, die von dem Gedanken an Langlebigkeit besessen waren, fanden es schwierig, sich ständig an Fastenpläne zu halten. Ein anderer Trend: Wellness-Start-ups boten älteren Menschen an, ihnen das Blut und das Blutplasma von Twens zu übertragen, doch diese Transfusionen waren kostspielig und brachten das Risiko einer Übertragung von Krankheiten mit sich. Wie auch immer: All diese Unternehmen gaben rasch wieder auf, denn die Reichen waren nicht begeistert von der Vorstellung, viel Geld für das Privileg zu bezahlen, Versuchskaninchen bei riskanten medizinischen Experimenten zu spielen.

Das Thema schien unlösbar, selbst dann noch, als Forscher aus China (von der Chinesischen Akademie der Wissenschaften, deren Institut für Genomik in Peking und der Universität Peking) eine mehrjährige Studie zum Thema Langlebigkeit abschlossen, an der 100.000 Seniorinnen und Senioren teilnahmen. Es handelte sich um die bis dahin mit Abstand ehrgeizigste Untersuchung zum Thema Altern, aber als sie 2027 veröffentlicht wurde, schienen sich nur wenige konkrete Hinweise ergeben zu haben.[2,3]

Zumindest dachte man das. Eine kleine Gruppe Wissenschaftler pickte sich einige sehr vorläufige und tief im Bericht vergrabene Erkenntnisse über seneszente Zellen heraus und setzte die Forschungsarbeit fort. Sie erkundete Wege, derartige Zellen mit niedermolekularen Medikamenten und Gentherapien anzuvisieren, die mit Viren oder Nanopartikeln arbeiteten. 2035 brachten sie eine neue, Senolytika genannte Klasse von Arzneimitteln auf den Markt, die zu einem längeren und gesünderen Leben beitragen sollte.[4] Damit ihre Zulassungsanträge das Verfahren der FDA überstehen konnten, hatten die Forscher umfassende Versuche mit diesen Medikamenten durchgeführt, häufig in Kombination mit Zelltherapien. Zunächst wurde bei älteren Mäusen „die Uhr zurückgedreht", dann bei älteren Hunden und schließlich bei

Menschen. Die Wissenschaftler waren begeistert: Nachdem die alten Zellen verschwunden waren und man neues Zellwachstum angeregt hatte, erreichten die Biomarker der Probanden Werte, wie man sie ansonsten nur von deutlich jüngeren Menschen kannte. Der überzeugendste Beweis allerdings sorgte auch in der Öffentlichkeit für enorme Aufregung: Die Menschen, die die Behandlung erhalten hatten, sahen deutlich jünger aus und fühlten sich auch so.[5,6]

Eine Schlüsselstudie befasste sich mit den Zellen im Knie, die Kollagen absondern und den Meniskus bilden, ein matschiges Gewebe, das während der tagtäglichen Aktivitäten Stöße absorbiert. Bei Erwachsenen produzieren die Zellen irgendwann keine ausreichende Mengen Kollagen mehr. Der Meniskus verfällt, und die Knochen im Kniegelenk müssen mehr absorbieren. Wenn diese Knochen aneinander reiben, verfällt das Gelenk, wird brüchig und reibt sich an Nerven. Ohne korrigierende Operation können für Menschen, deren Menisken abgenutzt sind, selbst einfachste Bewegungen wie das Aufstehen aus einem Stuhl oder das Gehen durch einen Raum mit quälendem Schmerz verbunden sein. Bei den „Umkehr-Studien" sorgte eine Injektion dafür, dass die Zellen wieder Kollagen absonderten und knirschende Kniegelenke verjüngt wurden. Nur wenige Tage nach der Behandlung liefen die Probanden wieder, tanzten, spielten Tennis oder Basketball.

Auch der alterstypische Verlust des Hörvermögens ließ sich mit der „Umkehr-Therapie" sehr gut ansprechen. Früher hatte ein Leben voller lauter Geräusche in Verbindung mit dem Altern der Zellen und dem Verlust von Härchen im Innenohr unvermeidlich dazu geführt, dass das Hörvermögen Schritt für Schritt nachließ. Ein Hörverlust hat ernsthafte Folgen und kann zu Problemen beim Gehen, zu Stürzen oder sogar zu einem Nachlassen der kognitiven Fähigkeiten führen. Bei den besten Hörgeräten werden Klangwellen mithilfe künstlicher Intelligenz automatisch manipuliert, aber es war noch immer erforderlich, dass die Menschen ein Stück Technik am Ohr anbringen. Und wie sämtliche Hardware hat auch ein Hörgerät seine Schwächen – es muss gewartet werden, Batterien müssen gewechselt werden, es sind Updates durchzuführen. Und man verlor so ein Gerät leicht. Aber eine „Umkehr-Spritze" konnte dazu führen, dass nach wenigen Wochen das Hörvermögen nahezu auf dem ursprünglichen Niveau war. Auf einen Schlag waren sämtliche Hörgeräte obsolet geworden.

Die Schwergewichte der Kosmetikbranche warfen frühzeitig ein Auge auf die neuen Technologien zur Bekämpfung des Alterns. Schon seit Langem suchten sie nach dem nächsten, besseren Botox und Jouveau, den Nervengiften, die lange dafür eingesetzt worden waren, Falten zu beseitigen. Die Unternehmen begannen, die Entwicklung lokal anzuwendender CRISPR-Rezepturen zu fördern – CRISPR-Cremes, wie sie allgemein genannt wurden, aktivierten unterhalb der Haut gelegene Zellen, die dafür sorgten, dass die Haut wieder geschmeidig wurde und Falten verschwanden. Ursprünglich waren die Cremes für die Behandlung von HPV gedacht, der am weitesten verbreiteten Geschlechtskrankheit. So erfolgreich waren diese ersten CRISPR-Cremes, die direkt auf die Gebärmutter aufgetragen wurden, dass die Forscher nach weiteren Anwendungsmöglichkeiten suchten. Es waren chinesische Wissenschaftler, die bald darauf entdeckten, dass ein lokales CRISPR-Gel ohne schädliche Nebenwirkungen spezifische Gene deaktivieren konnte.

Rasch wurden CRISPR-Cremes auf den Markt gebracht, die Stirnfalten verschwinden ließen, das Haarwachstum neu belebten (oder es unterbanden), die Haar- und die Hautfarbe veränderten und Mikrobiome in der Haut zur Behandlung von Akne korrigierten. Derartige Behandlungen erforderten keinerlei Betäubung, keine Nadel und keinen Arzt, und sie ließen sich präzise einsetzen. Anstatt einfach nur die Linie der Brauen einzufrieren, gaben diese Mittel der Haut ihren natürlichen jugendlichen Zustand zurück.

Aber das waren noch immer nur kosmetische Korrekturen. Eigentlich stand der Branche der Sinn nach etwas Anderem – systemische Behandlungen für die Gesundheit und eine längere Lebenszeit. Dieser Markt war nach Ansicht der Industrie Tausende Milliarden Dollar schwer. Und so entwickelten sie still und heimlich eine Langzeitstrategie und begannen, sie umzusetzen.

Der erste Schritt waren Hunde. Forschern war bereits Jahrzehnte zuvor klar geworden, dass Hunde perfekt für die Langlebigkeitsforschung geeignet sind. Ihre kognitiven Fähigkeiten lassen genauso wie beim Menschen mit den Jahren nach, und ihr Verhalten und ihre Sportlichkeit sind im Kontext der menschlichen Umgebung einfacher zu testen. Kosmetikriesen wie L'Oréal und Estée Lauder gaben in den 2040er-Jahren Milliarden für Langlebigkeitsforschung an genmanipulierten Labrador Retrievern und Deutschen Schäferhunden aus. Hinter den Kulissen gaben diese Unternehmen große Spielfilmproduktionen, Romane und Leitartikel in Auftrag, die für die Wunder der menschlichen Langlebigkeit die Werbetrommel rührten.[7]

Der Plan ging auf. Während CRISPR wirksame Behandlungsansätze für eine Reihe altersbedingter Plagen hervorbrachte, suchten die Forscher weiter nach einer Lösung für den gesamten Körper. Im Labor hatte sich gezeigt, dass bei Ratten mit dem Alter das Molekül NAD+ (Nicotinamidadenindinukleotid) seltener wurde. NAD+-Moleküle wiederum wurden als Katalysatoren für Sirtuine erkannt, sieben Gene, die für die Reparatur von DNA zuständig sind. Steigerte man die NAD+-Werte um 60 Prozent, um Energiehaushalt und Stoffwechsel der Zellen zu fördern, wechselten die Zellen in den Reparaturmodus, wodurch altersbezogene Krankheiten später einsetzten. Es gab noch einen weiteren Ansatz: Zellen stoßen üblicherweise von Natur aus schädliche Proteine aus, recyceln ihr Genmaterial und extrahieren in einem Autophagie genannten Prozess die Energie, die sie zum Überleben benötigen.

Unter den richtigen Bedingungen lässt sich Autophagie auch so auslösen, dass sie zum programmierten Zelltod führt. Forscher kamen zu dem Schluss, dass sie die Autophagie anvisieren und nach Bedarf stoppen konnten, um die Zellalterung zu unterbrechen. Behandlungen mit NAD+ und Autophagie-Eingriffe, beides zunächst zurückhaltend dosiert, erlaubten es Millennials schließlich, deutlich länger zu leben, ohne eine Immunschwäche des Körpers oder negative Spätfolgen befürchten zu müssen.[8]

2045 konsumierten Millennials und Generation-X-er jährlich regenerative Produkte und Behandlungen im Wert von 150 Milliarden Dollar. Die meisten derartigen Behandlungen waren ziemlich kostspielig, das galt sogar für jene, die nahezu zum Selbstkostenpreis verkauft wurden, um Daten erheben oder neue Marken einführen zu können. Zum Ende des Jahrzehnts jedoch sahen Millennials und Generation-X-er praktisch noch so aus wie Twens (zumindest diejenigen, die über mehr Geld verfügten und denen ihre Gesundheit mehr am Herzen lag), während Untersuchungen zeigten, dass ihre Körper herrlich frei von seneszenten Zellen waren. Das verdankten sie den neuen Medikamentencocktails am Markt, die sich in Studien an Hunden als unglaublich wirksam dabei erwiesen hatten, Alterungsprozesse zu stoppen und gleichzeitig die Lebenserwartung um nahezu 60 Prozent zu steigern. Noch beeindruckender waren die genbasierten Therapien, die auf den einige Jahrzehnte zuvor durchgeführten Mausstudien aufbauten. Bei einigen auf diese Weise behandelten Hunden verdoppelte sich die zu erwartende Lebensdauer.[9,10]

Was nur wenige hatten kommen sehen, waren die gesellschaftlichen Auswirkungen dieses ultralangen Lebens. Amerikas soziale Auffangnetze, die dafür gedacht waren, finanziell notleidende ältere Mitmenschen zu unterstützen, brachen zusammen. Bereits die COVID-19-Pandemie der frühen 2020er-Jahre hatte offen zutage gelegt, wie anfällig diese Auffangprogramme für Gesundheitskrisen waren. In den Jahren nach der Pandemie schaffte es der Kongress nicht, Programme zukunftssicher zu machen, die die Folgen von Arbeitslosigkeit, Einkommensverlusten oder den Verlust der Krankenversicherung abpuffern sollten.

Das Nahrungsergänzungsmittel-Unterstützungsprogramm SNAP (Supplemental Nutritional Assistance Program, früher als Lebensmittelmarken bezeichnet), das Sozialhilfe-Programm SSI (Supplemental Security Income) und die Arbeitslosenversicherung gaben 2025 auf, weil die Wirtschaft nach COVID-19 nicht wieder in Gang gekommen war. Einige Bundesstaaten und Städte betrieben örtliche Hilfsmaßnahmen, aber mit ihren eingeschränkten Mitteln waren sie dem Ausmaß der Bedürftigkeit nicht gewachsen. Die Sozialversicherung hatte jahrelang defizitär gearbeitet und war über eine Lohnsteuer finanziert worden, aber die COVID-19-Krise hatte massive Umwälzungen in der Frage eingeläutet, wie und wo die Menschen arbeiten. Die Einnahmen des Programms waren in einen Treuhandfonds eingezahlt worden, doch nun versiegten die Quellen. Während der Clinton-Präsidentschaft in den 1990er-Jahren hatte der Fonds über reichlich Mittel verfügt, doch Ende der 2020er-Jahre war das Geld alle. Parallel dazu waren die Rentenverpflichtungen großer S&P-500-Konzerne wie General Electric, IBM und General Motors auf nahezu 2.000 Milliarden Dollar angeschwollen.[11] Wer langfristige Anstellung suchte, für den waren lange Zeit Arbeitgeber wie die US-Post oder Coca-Cola mit ihren Betriebsrenten attraktiv gewesen, aber nun wurde bei vielen Unternehmen dieses Angebot gestrichen. Es gab nicht ausreichend neue Mitarbeiter, die in diese Programme einzahlten, und diese Pensionspläne zu unterhalten wurde immer kostspieliger.[12,13,14]

Verschlimmert wurde die Situation durch die voranschreitende Automatisierung, die ganze Industriezweige von Grund auf umkrempelte. Ursprünglich hatten Ökonomen damit gerechnet, dass es wegen der weitverbreiteten Nutzung selbstfahrender Fahrzeuge, von Lagerrobotern und für einfache, wiederkehrende Aufgaben ausgelegten Service Bots die Arbeiter sein würden, die in Scharen ihre Jobs verlieren, aber sie hatten sich geirrt, zumindest teilweise. Auch sie und Menschen wie sie – gut bezahlte Büroangestellte in Bereichen wie Recht, Versicherungen und Buchhaltung – mussten miterleben, wie die Automatisierung ihre Arbeitsplätze pulverisierte.

Und von denjenigen, die noch immer eine bezahlte Beschäftigung hatten, gingen jetzt viele davon aus, dass sie bis 90 oder noch länger arbeiten würden. Gewerkschaftlich organisierte Arbeitnehmer, deren Verträge kein Pensionsalter vorgaben, klammerten sich an das Argument der Dienstjahre, solang es nur irgend ging. Das sorgte dafür, dass Mitte des Jahrhunderts der Wettbewerb um Arbeitsplätze und berufliches Vorankommen mit unerbittlicher Gnadenlosigkeit geführt wurde.

Angesichts all der Störungen und der Tatsache, dass schlechter bezahlte Heimarbeit und Gig-Working immer mehr an der Tagesordnung waren, begann die Generation Z, wichtige Messlatten der wirtschaftlichen Entwicklung zu reißen. Viele Mitglieder dieser Altersgruppe waren arbeitslos oder unterbeschäftigt, konnten sich keine Reisen leisten oder sich größere Dinge wie Häuser oder Autos kaufen. Bei ihren Kindern, der Generation Beta, ging die Zahl derer, die ihr Studium zu Ende brachte, dramatisch zurück. Für die Zoomer war das völlig unverständlich, schließlich war ihre Generation von Eliteschulen und kostspieligen Abschlüssen geradezu besessen gewesen. Deutlich schlimmer und aus ihrer Sicht deutlich ärgerlicher war jedoch ein ganz anderer Punkt: All ihre Bildung und all ihre Anstrengungen schienen kaum noch eine Rolle zu spielen. Was auch immer sie probierten, um ihre Karriere voranzutreiben – oder auch nur um einen ordentlichen ersten Schritt machen zu können –, wurde von den Langlebigkeitsbehandlungen und den Zuständen auf dem Arbeitsmarkt im Keim erstickt.

Dank der regenerativen und verjüngenden Therapien sorgten beispielsweise in den Lehrberufen, bei der Wartung, im Baugewerbe und bei vielen Behördenposten ältere Menschen dafür, dass jüngere Arbeitnehmer keinen Fuß in die Tür bekamen. Noch schlimmer war die Situation im Managementbereich. CEOs privater Unternehmen weigerten sich, in Rente zu gehen. Ihre Kollegen und Kolleginnen bei den börsennotierten Konzernen klammerten sich ebenfalls an ihren Stuhl und füllten die Verwaltungsräte mit Jasagern, die niemals fragen würden, wann sie denn zurückzutreten gedächten. Als das Alter zur behandelbaren Symptomatik wurde, wanderten in zahllosen Familienbetrieben Nachfolgepläne ins Altpapier. Versprechen führender amerikanischer Unternehmen, für mehr Geschlechtergleichheit und Diversität in der Vorstandsetage zu sorgen, gerieten in Vergessenheit. Die alte Garde weigerte sich, für ihre jüngeren, gerade einmal 60 Jahre alten Möchtegern-Nachfolger Platz zu machen, außerdem übertrug sie mehr und mehr operative Aufgaben KI-basierten Systemen.

Diese Spannungen zwischen einem längeren Leben und wirtschaftlichen Möglichkeiten waren nicht auf Amerika begrenzt. Japan wies schon vor den technischen Durchbrüchen die höchste durchschnittliche Lebenserwartung auf, aber jetzt wurde es zur Heimat sogenannter *Nijikai-jin*, was sich grob als „Afterparty-Menschen" übersetzen lässt. Die *Nijikai-jin* sind diejenigen, die zwei volle Leben leben. Haben sie die 70 erreicht, beabsichtigen sie, noch weitere 70 Jahre zu leben – und zu arbeiten.[15] Die Wirtschaftspolitik förderte Innovationen im Bereich der Robotik, denn die Regierung hatte erklärt, sie wolle ein Ökosystem erschaffen, das automatisierte Pflege und Altenbetreuung möglich macht. Was sie dabei nicht geschaffen hatte, war Platz für Frauen auf dem Arbeitsmarkt. Roboter wurden „angestellt", Aufgaben in Schulen, Krankenhäusern und buddhistischen Tempeln zu übernehmen, während von den Frauen weiterhin erwartet wurde, dass sie zu Hause bleiben, kochen, sich um den Haushalt kümmern und die Kinder großziehen. Der Widerstand gegen Wandel zwang die Frauen, sich zwischen beruflicher Unabhängigkeit auf der einen und Ehe und Mutterschaft auf der anderen Seite zu entscheiden. Während der ersten 25 Jahre des neuen Jahrhunderts lag Japans Bevölkerungsgröße bei etwa 125 Millionen, und obwohl lange Zeit prognostiziert worden war, dass die Zahl der Japaner auf unter 100 Millionen fallen würde, gibt es heute 130 Millionen Japaner. 86 Prozent davon sind allerdings über 40 Jahre alt, und es werden nur wenige Kinder geboren. In der Region Tohoku im Norden ist das Land mit leer stehenden Schulen übersät.

Um 2065 herum nahmen die Feindseligkeiten zwischen den Fast-Hundertjährigen und den „Youngstern" (zwischen 50 und 80) weiter zu und führten zu weitverbreiteten Protesten und bürgerlichen Unruhen. Die „noch immer Jungen" organisierten virtuelle Sit-ins und Aktionen, die die Netze verstopften und die Hundertjährigen am Arbeiten hinderten. Kein Industriezweig blieb davon ausgenommen. Anthony Rizzo, der als First Baseman den Chicago Cubs zum Sieg bei den World Series verholfen hatte, büßte seine Popularität komplett ein, als er sich einfach nicht zur Ruhe setzen wollte.[16] Was hatten die Fans damals gejubelt, als Rizzo und seine ehemaligen Teamkollegen von der World Series Kris Bryant, Javier Báez, Kyle Schwarber, Jake Arrieta und David Ross die Cubs kauften und verkündeten, sie würden wieder spielen! Und wie sehr verfluchten sie diesen Tag mittlerweile! Universitäten bedauerten inzwischen zutiefst die Tradition der Professur auf Lebenszeit. Nicht nur, dass sich über 100 Jahre alte Professoren einfach nicht zur Ruhe setzen wollten, sie weigerten sich auch, ihre Lehrpläne auf den neuesten Stand zu bringen. Geriatrische Fernsehmoderatoren und Kulturkritiker räumten ihren Platz im Rampenlicht einfach nicht, während dieselben alten Sänger und Schauspieler Filmleinwände und Bühnen bevölkerten. Selbst Wissenschaftler wollten von Ruhestand nichts hören und gaben jüngeren Wissenschaftlern keine Gelegenheit, frischen Wind in die Labore zu bringen. Zahllose talentierte junge Menschen bekamen nie die Gelegenheit, ihre Kunst zu verfeinern oder in dem von ihnen gewählten Beruf voranzukommen.

In den Vereinigten Staaten wurde der Ruf laut, ein neues verbindliches Renteneintrittsalter von 75 Jahren zu verabschieden. Damit hätte man gegen ein Gesetz von 1967 gegen Altersdiskriminierung verstoßen, aber ohnehin hätte diese neue Vorschrift auch für die Bundesregierung und den Kongress gegolten, wo wenig Interesse daran herrschte, derartige Veränderungen vorzunehmen – schon gar nicht, seit die Pensionskasse des Kongresses leer war. Der Republikaner Ted Cruz, 95 Jahre alt und schlanker und fitter denn je, war seit mittlerweile 52 Jahren im Amt und focht als dienstältester Senator von Texas seinen Strauß mit den Liberalen aus. Auch auf *FNNN*, dem *Fox Neural News Network*, war er ein beliebter Gast ... zumindest dann, wenn der noch ältere Senator Rand Paul nicht gerade in einer der Shows saß. Das *Fox*-Publikum liebte es nun einmal, in ihren Lieblings-Shows Menschen seines Alters zu sehen.[17]

Staatsbedienstete klagten wegen Diskriminierung. Jugend sei nun ein Faktor bei Personalentscheidungen und Stelleneinstufungen, hieß es. Jüngere Arbeitnehmer von 50 oder 60 Jahren würden nicht über ihre Aufstiegsmöglichkeiten und ihre Eignung für bessere Bezahlung informiert. Diese Posten wurden stattdessen an 70- oder 80-Jährige vergeben, die die Organisation aus dem Effeff kannten und deren persönliches Netzwerk sie zu Wunschkandidaten machte. Ein Bundesgericht befand, dass Arbeitnehmer davor geschützt werden müssten, aufgrund ihres Alters diskriminiert zu werden, aber ein Berufungsgericht kippte das Urteil. Jetzt wird vor dem Obersten Gerichtshof darüber verhandelt, inwieweit das Alter bei Einstellungen eine Rolle spielen darf. Leider bezweifeln die Beobachter, dass der Vorsitzende Richter John Roberts (gerade 111 geworden) oder Richterin Elena Kagan (105) viel Sympathie für die Kläger übrig haben. Natürlich sind die erwähnten Beobachter auch schon alle Ende 80 oder noch älter, insofern kann es durchaus sein, dass sie ihre ganz eigenen Vorurteile mit sich herumschleppen.

12

SZENARIO 3

# AKIRA GOLDS RESTAURANTTIPPS 2037

Welches sind die heißesten Restaurants der großartigsten Stadt auf diesem Planeten, welche Gastro-Trends sind gerade angesagt? Ich möchte euch jede Menge köstlicher, entzückender und ja, doch, tatsächlich auch innovativer neuer Gerichte vorstellen, die schmecken und satt machen. Volle sechs Monate hat sich euer wachsamer Gastro-Korrespondent durch Gewagtes und Bewährtes gefuttert, und ich muss sagen: Es waren durchaus auch einige kulinarische Experimente dabei, die komplett aus dem Ruder gelaufen sind.[1]

Die East Side ist schon seit Längerem eine Pflichtadresse für vietnamesische Cuisine. Hier präsentieren einige Jungköche und Jungköchinnen Functional Pho. Die aromatische Nudelsuppe auf Basis einer Brühe wird hier mit künstlichem Diindolylmethan versetzt (hilft beim Detoxen und beim Abbau von überschüssigem Östrogen, sagte man uns), hochdosierten Carotinoiden (optimieren die Gesundheit der Augen und das Immunsystem) und Kurkuma, das genetisch so verändert wurde, dass es extra viel Kurkumin enthält (gut gegen Entzündungen, für das Konzentrationsvermögen und das Gedächtnis). Steht euch der Sinn eher nach Mapo Tofu aus Sichuan, dieser süchtig machenden, mit Chili versetzten Mischung aus Tofu und Hack, so findet ihr im Bezirk Lake Shore einen neuen Bioreaktor mit bovinen Stammzellen, aus denen Fleisch gezüchtet wird. Das Fleischaroma ist intensiv, der Geschmack erinnert an Rind und Wild, und dank der seidigen Fettschicht schmilzt das Fleisch auf dem Teller praktisch von allein und lässt dabei ein kleines Feuer und jede Menge Brennen auf der Zunge zurück. Wie immer findet ihr am Wasser reichlich neue Läden, die einen spektakulären Ausblick auf die New Coast erlauben und euch vergessen lassen, dass ihr hier gerade einen hübschen Teil eures Gehalts verfuttert.

Euch ist eher nach maßgeschneiderten Dinner-Erfahrungen außerhalb traditioneller Restaurants? Die Ghost Kitchens im Valley haben bei ihrem Robo-Personal nachgebessert, und dank des Zustroms neuer vertikaler Farmen und Kulinarik-Ingenieure findet sich dort eine überzeugende Auswahl an Terrafarm-to-Table-Optionen.[2] Ich für meinen Teil vermisse nicht im Geringsten die gerammelt vollen Restaurants früherer Zeiten, wo man aufpassen musste, dass man beim Ausholen mit der Gabel nicht einen Crouton vom Nachbarteller aufspießte. Und auch die schmerzhaft kakofonischen Esshallen, in denen laute Musik und laute Gäste die Dezibelwerte in Bereiche schraubten, wo es selbst für genmanipulierte Ohren zur Qual wurde, fehlen mir nicht im Mindesten. Ich finde es großartig, dass sich jeder Ort, an dem die Crew einer Ghost Kitchen einen Tisch und Stühle aufbauen kann, reservieren lässt und dass ich im Vorfeld festlegen kann, wie geschwätzig ich meinen automatisierten Service haben möchte.

Im Winter habe ich meinen Freundeskreis mit endlosen Runden von örtlichem Sushi verwöhnt, das aus einer Ghost Kitchen in Bayview stammt. Ich habe eine der Außenflächen der Ghost Kitchen reserviert, ein hübsches Fleckchen unter einer ausladenden Weide, die uns Schutz vor der Sonne bot.[3] Unser Service-Bot kam zum Tisch gerollt und stellte sanft Bambusteller mit frisch gezüchtetem Nigiri ab, wünschte uns leise auf Japanisch *Dozo meshiagatte kudusai* („Guten Appetit") und rollte davon. Wir hatten Toro (fetthaltiges Bauchfleisch vom Thunfisch) mit extra Marmorierung bestellt, und es entsprach voll und ganz unseren Wünschen.

Ich habe bei AMC Entertainment (ich verstehe bis heute nicht, was die Menschen früher daran fanden, sich dort persönlich zwei Stunden lang einen Film anzusehen) eine Dinner-Party für zwei Dutzend Freunde abgehalten. Es gab ein maßgeschneidertes Mittsommernachts-Degustationsmenü von einer skandinavischen Ghost Kitchen. Die langen Tische waren mit umwerfenden digitalen Rosen, Tulpen und Beiwerk dekoriert, dazu der Mixed-Reality-Baldachin mit digitalen Feenlichtern und Eukalyptus, während wir uns an Roggenbrötchen, eingelegtem Functional Hering und süßem Dill aus einer örtlichen Untergrund-Farm delektierten. Zur Freude meiner Gäste hatte ich den unbedingt dazugehörenden *Pressgurka* (Schwedischer Gurkensalat) vorbestellt und vom Salzgehalt her exakt auf das genetisch-gastronomische Profil jedes einzelnen Gastes abgestimmt zubereiten lassen.[4]

In der Tradition meiner jährlichen Leitfäden habe ich auch dieses Jahr eine Liste der besten Bioreaktoren erstellt, meiner liebsten Neueröffnungen, der perfekten Standorte für Ghost-Tische und der besten Kneipen für einen Zug durch die Gemeinde. Natürlich werdet ihr an meiner Auswahl etwas zum Herumkritteln finden, aber das ist nun mal die bescheidene Meinung eines überfütterten Bonvivants, der kein Problem damit hat, wenn Traditionen – und das, was früher als *Must* für das Leben in einer Großstadt galt – über Bord gehen.

## DIE BESTEN NEUEN BIOREAKTOREN

Dass Zellularlandwirtschaft boomt, ist nicht neu, aber inzwischen sind die Bio-Ingenieure wirklich kreativ geworden. Endlich haben sie erkannt, dass das Heranzüchten von Zellen stets ein ähnlicher Prozess ist, egal, welchen Zelltyp man in die Bioreaktoren steckt. Warum also bei den spießigen altbekannten Fleischarten bleiben? Die aufregendsten Bioreaktoren züchten Zellen exotischerer Tiere, Zebras beispielsweise, Elefant, Tiger, Kolibri, Fledermaus oder Schlange. In den Lagern von Floria, einem Bioreaktor auf der West Side, finden sich mittlerweile Zellen Tausender unterschiedlicher Organismen. La Petite Saveur ist spezialisiert auf Kulturen in kleinen Mengen. Eure Familie steht auf Schweinekoteletts, die im Geschmack ausgefallener sind? La Petite Saveur richtet sich bei Aroma und Geschmack ganz nach euren Wünschen. Aber ganz oben auf der Liste stehen die Genies von Resurrection Labs.[5,6,7]

### *1. Beste Auswahl: Floria*

Als die Floria-Gründer zum ersten Mal ihren Bioreaktor hochfuhren, produzierten sie eine ganz anständige Ladung Hühnchen. Aber schon damals träumten sie von exotischeren Dingen. Nachdem sie über mehrere Jahre hinweg in aller Ruhe eine gewaltige Zellbibliothek aufgebaut hatten, eröffnete Floria dieses Jahr mit einer Weltklasse-Auswahl gezüchteter Proteine im Angebot. Eingefleischte Freunde von Borrego – über offener Flamme gebratenem Lamm, getränkt in mexikanischem Kaffee, Negra Modelo und Gewürzen – werden das weiche, saftige Fleisch zu schätzen wissen. Und falls ihr schon immer einmal Zibetkatze, Stachelschwein oder Fledermaus probieren wolltet (ich habe im FLAB, Frankreichs erstem Bioreaktor mit Michelin-Stern, Fledermaus gegessen), dann fangt ihr am besten mit gewürfeltem Fledermausfleisch an, das Floria euch auch vor Ort grillen kann.[8]

### *2. Das beste Fleisch in kleinen Mengen: La Petite Saveur*

Eine hervorragende Wahl für Familien mit wählerischen Essern. Laborfleisch kann vom Geschmack und von der Haptik her ziemlich langweilig sein. Sind eure Kinder auch so, dass sie ständig und überall veganes Essen verlangen? Gemüse ist auf außergewöhnlichen Geschmack und tolle Farben hin optimiert, insofern verstehe ich, dass man sie mit den frittierten Hähnchenstücken, die wir als Kinder so geliebt haben, nicht mehr hinter dem Ofen hervorlocken kann. La Petite Sauveur nimmt sich traditionelle Fleischgerichte vor – Rind, Schwein, Hund und Lamm – und züchtet sie exakt nach den Vorgaben eurer Familie. Wenn ihr keine Lust habt, selbst zu kochen, hilft euch La Petite Assiette weiter, das Schwesterunternehmen des Bioreaktors.

Dort bereitet man euer Fleisch mit einer bewundernswerten Auswahl selbst gemachter Saucen und Gewürzen zu.[9,10,11]

### *3. Bestes prähistorisches Fleisch: Resurrection Labs*

Gern denke ich an meinen allerersten Bissen Mammutsteak zurück. Das Fleisch war würzig und mineralisch wie Bison, aber mit herzhaften und leicht süßlicheren Obertönen. Gleichzeitig war es etwas gallertartig, denn man hatte das Fleisch zart gemacht, damit die von Natur aus gummiartige und grobe Textur angenehmer wird (hat nicht geklappt, aber den Versuch war es wert). Gegessen habe ich das Fleisch im Sun Valley auf einer Mottoparty (Motto: „Omnivoren“). Meine Begleitung waren wohlhabende Freunde, die synthetische Biologen beauftragt hatten, Genome ausgestorbener Tiere zu züchten. Entsprechend neugierig war ich, als Resurrection Labs im Arts District eröffnete. Die ersten Mammutsteaks, die ich dort bestellte, waren allerdings der absolute Reinfall – das erste roch wie ein Pissoir, das zweite war so zäh, dass man es nicht kauen konnte. Ich gab ihnen ein paar Monate, sich mit den Eigenheiten ihres Bioreaktors vertrauter zu machen. Das Unternehmen wechselte in dieser Zeit klugerweise seinen leitenden Bio-Beauftragten aus, dem es offenkundig mehr um Wissenschaft ging als um Saftigkeit. Mittlerweile bietet Resurrection eine kleine Speisekarte, auf der sorgfältig ausgesuchte ausgestorbene Arten stehen, etwa Pyrenäensteinbock, Wandertaube, Dodo – und das mittlerweile ausgesprochen schmackhafte Wollhaarmammut.[12]

## WAS WIR NICHT MEHR SEHEN WOLLEN

### *1. Service Bots ohne Plan*

Manchmal fehlt mir menschliches Personal. Ja, stimmt schon, Kellner und Kellnerinnen waren häufig zu geschwätzig, zu vergesslich oder zu langsam. Aber wenigstens konnten sie nachvollziehen, wie es um unsere Bedürfnisse bestellt war. Billig gekaufte Service Bots halten unsere Wade schon mal für das Tischbein, schätzen die Entfernung zwischen ihren Roboterarmen und unseren Tischen falsch ein und haben oftmals nicht die geringste Ahnung, was wir sagen. Vor zwei Wochen wollte ein Bot gerade einen kochend heißen Teller mit grünem Chutney (extra scharf, damit die Nebenhöhlen frei werden!), cremigem Chicken Vindaloo und luftigem Naan servieren. Er fuhr seinen Arm aus und hätte den Teller aus gut und gern 15 Zentimeter Höhe auf den Tisch knallen lassen, wenn meine Begleitung nicht noch in allerletzter Sekunde den Not-Aus-Knopf gedrückt hätte.[13,14]

### *2. KI-Transparenzangaben*

Zeilenweise Code ist nicht der unterhaltsamste Appetizer. Die Hintergrundgeschichte eures Algorithmus interessiert uns ebenso wenig wie der Name der Personen, die eure interne Datenbank aufgebaut haben. Daten sind ein Abtörner, also haltet euch doch bitte einfach an die staatlichen Vorgaben, stellt die Labels den Wagemutigen bereit, die sich den Kram tatsächlich durchlesen möchten, und vertraut darauf, dass es euren Gästen ziemlich egal ist, welche KI-Systeme und Sequenzierer ihr eingesetzt habt, um eure Zutaten zu entwickeln, zu züchten und wachsen zu lassen.[15]

### *3. Pre-Menuing*

Nur weil ihr Zugriff auf unsere täglichen Stoffwechselwerte habt, auf unsere Vorlieben beim Essen und Trinken und auf unsere Aktivitäten, heißt das nicht, dass wir keinerlei Mitspracherecht bei der Auswahl unseres Essen mehr hätten. Herr im Himmel, wir können durchaus sehr gut selbst bestimmen, was wir essen möchten, vielen Dank. Seid doch bitte so nett, uns unter einer großen Zahl von Gerichten wählen zu lassen, anstatt aus unseren Biom-Werten und unserem Stoffwechsel-Status etwas abzuleiten! Mag ja sein, dass wir gerade in der ketogenen Phase sind und optimal Energie verbrennen, aber wir sind doch nicht in euer Restaurant gekommen, damit das so bleibt.

### 4. *Hipster-Cocktails*

Liebe Leser, warum bejubeln wir die schlimmsten Exzesse der Barkultur aus den 1990er-Jahren? Kein Barkeeper sollte molekulare Cosmopolitans im Repertoire haben. Und dennoch gibt es sie an jeder Ecke. Igitt. Nur weil ihr die Gensequenz von Microcitus australasica (die früher einmal extrem seltene Australische Fingerlimette) verwendet, heißt das noch lange nicht, dass dieser alte, ausgelutschte und viel zu süße Cranberry-Cocktail wieder akzeptabel wäre.[16]

### 5. *Microdosing von Pilzen*

Ich liebe unsere guten alten psychedelischen Pilze. Wer von uns weiß es nicht zu schätzen, wie sie Kreativität und Fantasie freisetzen? Aber niemand braucht psychedelische Drogen auf *jeder einzelnen* Speisekarte der Stadt. Zumal die meisten von uns ohnehin mit einer Microdose in den Tag gestartet sind.

## MEINE LIEBSTEN PLÄTZE FÜR GHOST TABLES

Ghost Tables sind eine wirklich willkommene Zugabe zu den Dutzenden Ghost Kitchens unserer Stadt. Wer hätte zum Start von Airbnb gedacht, dass dies eines Tages zu Bruchteilseigentum bei Grund und Boden führen würde? Mittlerweile gibt es in unserer Stadt 1.260 Orte, die sich stundenweise mieten lassen und für Liefer-Bots erreichbar sind. Wählt euch den Ort aus, der euch am besten gefällt, und das Restaurant kommt zu euch. Nicht alle Standorte sind ideal oder auch nur sicher. Die Geok Ghost Kitchen, wo kalifornische Frische auf kambodschanisches Streetfood trifft, eröffnete ihre „wunderhübsche Veranda mit Blick auf die Skyline". Ich hatte im Vorfeld drei Stunden gebucht und dachte, wir hätten ja ausreichend Zeit, wenn wir dort wären, aber als wir dort eintrafen, fanden wir bloß eine heruntergekommene Bruchbude vor. Eine Freundin aus meiner Gruppe trat auf eine Stufe, brach aber mit dem Fuß durch, sodass Splitter und Holz in sämtliche Richtungen davonflogen. An einem anderen Abend dagegen mieteten wir einen Tisch in einem neuen Studio, wo Mixed-Reality-Kunst auf leere Wände geworfen wird. In Japan war Frühling, und wir wählten eine digitale Installation mit Kirschblüten-Thema als Ergänzung zu unserem Essen. Am besten erkundet ihr auf eigene Faust die große Spanne von Ghost Tables, die unsere Stadt zu bieten hat, aber diese Neuentdeckung lohnen in jedem Fall:

### *Dachterrasse des Artep Hotel*

Im 87. Stock, hoch oben über der Stadt, befindet sich die Ghost-Table-Sammlung des Artep. Der Panoramablick ist unübertrefflich – ihr schaut sowohl auf die Old Coast als auch auf die New Coast, und dank der virtuellen, unsichtbaren Verkleidung könnt ihr den Ausblick in aller Ruhe genießen, ohne den Lärm der Straßen und ohne den Schrecken, von Böen durchgerüttelt zu werden. Am besten reserviert ihr mehrere Wochen im Voraus und kommt ein anderes Mal zum Nachtisch wieder – das Artep vergibt nur Zeitfenster von zwei Stunden.

### *Forest Glen*

Das üppige Grün von Forest Glen scheint in krassem Widerspruch zu unserer lauten, hellen und hektischen Stadt zu stehen. Die Technologie, die ursprünglich bei diesem altehrwürdigen Projekt der ersten Generation zur Kohlenstoffsequestrierung zum Einsatz kam, ließ sich nicht modernisieren. Für uns ist das ein Glücksfall, denn nun können wir einen großartigen Privatpark genießen. Ihr könnt Tische auch für lange Zeiträume buchen und euer Essen von mehreren Ghost Kitchens in der

Nachbarschaft kommen lassen, aber um im Thema Natur zu bleiben, empfehlen wir das vegane Menü von Mozaic.

### *Bella's Basement*

Der schrullige ehemalige Comic-Laden ist nun ein angesagter Treffpunkt für ein leichtes, einfaches Essen mit Freunden. Wisst ihr noch, wie beliebt die Marvel-Filme früher waren? Damals schien es, als würde jeden Sommer ein neuer *Black Panther*-Film erscheinen und selbst die kleinsten Nebenrollen ihre eigene Show bekommen. Damals ging man zu Bella's Basement, um Action-Figuren, Memorabilia und natürlich Comics zu kaufen. Die ursprüngliche Einrichtung ist in weiten Teilen noch intakt: An der Decke hängt der Schild von Captain America, die Wand ziert ein gewaltiges Gemälde von Morpheus aus *Sandman* und in allen Ecken und Ritzen könnt ihr ausgesuchtes Spielzeug bestaunen. Falls ihr noch nicht dort gewesen seid – keine Angst, jetzt kommt kein Spoiler –, dann rate ich euch, euer Essen nicht im Voraus zu bestellen. Ihr würdet eine gute Gelegenheit verpassen, Jarvis zu treffen.[17]

## DIE BESTEN LÄDEN FÜR EINEN ANSTÄNDIGEN DRINK

Seit Day Zero, als kein Wasser mehr aus den Wasserhähnen kam, kriegen wir all unsere Getränke aus Entsalzungsanlagen. In der Stadt wird größtenteils mit Umkehrosmosesystemen gearbeitet, aber einige der besten Bars fangen an, auf halophytische Prozessoren auf Algenbasis zu setzen. Dabei entfernen Organismen Salze und Kohlendioxid aus Brackwasser. Die Rückstände werden später getrocknet und zu Tierfutter verarbeitet. Dank all der neuen Moleküle, die heute zur Verfügung stehen, können Mixologen Biere servieren, die gegen Depression helfen, Elixiere zur Steigerung der Libido und einige der weichsten molekularen Whiskeys, die je euren Gaumen gekitzelt haben. Meine Begleitung und ich beginnen unseren Zug durch die Gemeinde meistens bei Zingoff's auf der

Ninth Avenue mit einem Elixier, das ein Enzym gegen den Kater am nächsten Morgen enthält. Gleichzeitig geht ihm auf magische und dankenswerte Weise der metallische Nachgeschmack ab, der bei vielen für den Massenmarkt gedachten Marken so weit verbreitet ist.[18,19,20]

### *Drinks During Work*

Versteckt unter dem McHarron Hotel in Station East findet sich eine echte Untergrund-Kneipe, die nur während der üblichen Geschäftszeiten geöffnet ist (letzte Bestellung um 18 Uhr). Barkeeperin Emma Harper hat ein verspieltes Cocktail-Menü zusammengestellt, darunter ihr Markenzeichen „5-Minute Break“, ein selbstgebrauter Molekular-Whiskey mit Ingwer-Bitter, zerstoßenem Eis aus recyceltem Abwasser und einer Scheibe getrockneter Orange. Unser Liebling ist der WFHFW („Working From Home From Work“) – Harpers Empfehlung für diese scheinbar endlosen Tage, an denen sich ein Meeting an das nächste reiht. Sie mischt dunklen Rum aus synthetischem Zuckerrohr mit Likör von kubanischem Molekular-Kaffee, einem Spritzer Zuckersirup und zwei Spritzern synthetisiertem Schokoladen-Bitter. Das Getränk gibt ordentlich Schub, und so rasch wirst du nicht wieder einschlafen, nachdem du in dein virtuelles Büro zurückgekehrt bist.

### *Spritz & Fitz North*

Die Truppe aus der beliebten Spelunke Spritz & Fitz in Near Shore hat die Avenue hoch einen zweiten Standort eröffnet. Aber nur weil die Nachbarschaft netter und idyllischer ist, solltet ihr dort keinen modischen Schnickschnack erwarten. An den Wänden ist derselbe genmanipulierte Dreck, da sind dieselben maßgeschneiderten Mikroben, dieselbe Auswahl von über 200 Nano-Brews vom Fass. Und natürlich hängt über der Bar ein Hologramm von Fitz Larson, dem Stammvater der ursprünglichen Hefestämme der Bar.

*Château Gact*

2028 von Elijah Codding eröffnet, hat sich Château Gact mit seinem wöchentlich wechselnden Degustationsmenü eigens entwickelter mikrobieller Weine zum Liebling der Nachbarschaft gemausert. Der genetische Quellcode seines weitläufigen unterirdischen Weinbergs geht auf schwarze Tempranillo- und Sangiovese-Trauben zurück, und Codding produziert dort zwei bemerkenswerte Weine. Der Reserva Especial ist ein mittelkräftiger synthetischer Rotwein, der in kleinen Mengen hergestellt wird. Er ist erfrischend, nicht zu mild und passt hervorragend zum Mittagessen. Für den pfeffrigen Domaine de la Ásvestos mit seinen Zitrusnoten hat Codding auf maßgeschneiderte Moleküle zurückgegriffen, die den kalkhaltigen vulkanischen Boden von Santorin nachbilden, und daraus einen synthetischen Assyrtiko erschaffen.

Da schenken wir doch gern noch mal nach![21,22,23]

13

SZENARIO 4

# DER UNTERGRUND

In Mymensingh im nördlichen Bangladesch bauten die Bauern über Generationen hinweg saisonale Produkte wie Senf, Jute und Reis an. Nachdem allerdings der steigende Meeresspiegel und Jahrhundertfluten 2030 viel Land wegspülten, traf die Regierung eine Vereinbarung mit China. Die Kommunistische Partei Chinas (KPCh) hatte ein Jahrzehnt zuvor eine gewaltige Infrastrukturmaßnahme ins Leben gerufen, die „One Belt, One Road"-Initiative, in deren Rahmen die KPCh Bangladesch Hilfe beim Umgang mit dieser Klimakatastrophe anbot.

Chinas Plan: Man wollte im Golf von Bengalen künstliche Inseln erschaffen und das Meereswasser mit Hightech-Uferdämmen fernhalten. Weiter bot China genmanipulierte Stämme von salzwasserresistentem Reis an, der – dank Chinas Führungsrolle in Sachen Genmanipulation – gute Erträge lieferte und für den menschlichen Verzehr geeignet war.[1]

Aber der Reis wurde nie geliefert, und 2035 war absehbar, dass eine Handvoll Uferdämme das Land nicht vor den neuen Extremschwankungen der saisonalen Wasserspiegel schützen würden, die der Meeresanstieg und die immer heftiger werdenden Monsune mit sich brachten. Bangladesch hatte 18 Prozent seines Territoriums an das Meer verloren, 15 Millionen Menschen aus tief liegenden Küstengebieten mussten umsiedeln. Mit Zunahme der Überflutungen fielen die septischen Systeme aus, und Trinkwassereinrichtungen wurden unbrauchbar. Viele Menschen verloren ihr Zuhause und ihren Lebensunterhalt. Traditionelle Reisfelder überstanden es nicht, von Salzwasser überflutet zu werden. Bauern, die seit Generationen große Getreide-, Mais- und Kartoffelfelder bewirtschafteten und sehr erfahren im Umgang mit saisonalen Überflutungen waren, bemühten sich nun, ins Hinterland und möglichst weit nach Norden zu ziehen.

Aber ein zunehmend erbittert geführter Wettkampf um Arbeit und Unterkünfte führte dazu, dass viele mangels Möglichkeiten die Landwirtschaft völlig aufgaben. Einige versuchten, über die Grenze nach Myanmar und Indien zu kommen und dort als Klimaflüchtlinge anerkannt zu werden, aber da in diesen Ländern bereits Millionen Menschen waren, die vor dem Klimawandel geflüchtet waren, weigerten sich beide Länder, den neuerlichen Strom an Menschen aufzunehmen.[2]

Das Extremwetter nahm weiter zu – in Saudi-Arabien wurden Temperaturen von 63 Grad Celsius gemessen, in Sibirien über mehrere Tage hinweg mehr als 30 Grad – und in Dutzenden Ländern fiel die Ernte aus. Dürre, gefolgt von Springfluten, die Erdrutsche auslösten, machten den Weizenanbau in Afghanistan unmöglich. Im Südsudan, wo früher Erdnüsse, Sesam, Zuckerrohr und Hirse beste Wachstumsbedingungen gehabt hatten, lagen die Tageshöchsttemperaturen nun regelmäßig bei über 50 Grad Celsius. Gewaltige Staubwolken zogen über das Land und weiter nach Äthiopien und Kenia. Die kommerziellen Gummiplantagen in Liberia zählten einst zu den größten Produktionsanlagen ihrer Art weltweit, nun reichte die Produktion kaum noch für den Export.[3,4]

Unterdessen verlagerte sich Amerikas „Brotkorb“, das Zentrum des Getreide- und Maisanbaus, von den Great Plains weiter nach Norden. Eine Zeit lang war die Region rund um die oberen Großen Seen am besten geeignet, die nördlichen Gebiete von Minnesota, Wisconsin, Michigan und New York. Dort arbeitete man mit genmanipuliertem

Boden, um die Anbaubedingungen für Getreide zu optimieren. Aber die globalen Temperaturen stiegen weiter, und die Region wurde nicht nur wärmer, sie wurde auch atmosphärisch instabiler. Es kam zu Feuertornados (Waldbrände in Kombination mit Tornados) und Derechos (Stürme, die sich, begleitet von Winden in Hurrikan-Stärke und sintflutartigen Regenfällen, in einer geraden Linie bewegen).[5]

Im November 2036 veröffentlichte die Klimakonferenz der Vereinten Nationen eine beunruhigende Studie: Angesichts einer Weltbevölkerung von neun Milliarden ging der Menschheit der Platz für weiteres Wachstum aus. Ließ man zu, dass sich die Städte weiter ausbreiteten, würde das die Lebensmittelproduktion gefährden und konnte zum endgültigen Kollaps der ohnehin bereits stark belasteten Ökosysteme führen. Wollte die Menschheit weiter wachsen, gab es nur noch zwei Möglichkeiten: Entweder grub man sich in die Erde hinein, oder man verließ den Planeten gleich völlig.[6]

Seit Jahrzehnten vertrat Elon Musk, der Chef von Tesla und SpaceX, die These, dass langfristig die besten Überlebenschancen der Menschheit darin bestanden, mehrere Planeten zu besiedeln. Er verwies darauf, dass in der Erdatmosphäre immer mehr Kohlendioxid zu finden war, dass extreme Dürren zunahmen und dass immer mehr Tier- und Pflanzenarten ausstarben. All dies seien Hinweise auf eine drohende Katastrophe. 2016 begann er mit der Entwicklung des Starship-Programms, das Fracht und später auch 100 menschliche Passagiere zwischen Erde, Mond und Mars hin und her befördern sollte. 2021 beauftragte die NASA SpaceX damit, für sein Artemis-Programm ein überarbeitetes Starship-Raumfahrzeug zu entwickeln. Musk konzentrierte sich auf die Kern-Infrastruktur, die es irgendwann einmal brauchen würde, um Menschen am Leben zu erhalten, sei es auf der Erde, dem Mond, dem Mars oder darüber hinaus. Aber Musk wurde klar, dass er es nicht allein schaffen würde, einen Lebensraum außerhalb unseres Planeten zu bauen. Der geborene Selbstdarsteller, dessen Privatvermögen sich inzwischen den 1.000 Milliarden

Dollar näherte, rief einen ehrgeizigen Wettbewerb ins Leben, den Colony Prize. Eine Milliarde Dollar winkte jedem Team, dem es gelang, zwei Jahre lang eine unterirdische, luftdicht abgeriegelte Kolonie zu betreiben – oder anders gesagt: die absolute Mars-Simulation. [7,8,9]

Musk wusste: Damit Menschen fernab des Planeten überleben konnte, mussten zunächst regenerative Systeme entwickelt werden, wie sie die Welt noch nicht gesehen hatte.[10] Auf der Internationalen Raumstation ISS hatten zu Spitzenzeiten 13 Astronauten gelebt, aber üblicherweise bewohnten nur sechs oder sieben Personen die ISS gleichzeitig. Die Siedler würden zudem damit klarkommen müssen, über lange Zeiträume hinweg eingesperrt zu sein, während die typische ISS-Mission sechs Monate dauerte.[11] Der NASA-Astronaut Scott Kelly hatte nahezu ein Jahr im Weltraum verbracht, aber den Rekord hielt der Kosmonaut Waleri Poljakow, der in den 1990er-Jahren beeindruckende 437 Tage am Stück auf der Raumstation Mir verbracht hatte.[12] Um zu verstehen, wie eine Gemeinschaft von 100 Personen unter beengten Zuständen funktioniert, eignet sich ein anderes Beispiel besser – U-Boote. Aber selbst hier steht der Rekord für die längste Tauchfahrt ohne Unterstützung nur bei 111 Tagen.[13] Um hingegen den Colony Prize zu gewinnen, würden die Türen für über 700 Tage verschlossen bleiben müssen.

Die Regeln für den Wettbewerb waren einfach. Teilnehmende würden luftdichte Behälter so ausrüsten und zusammenfügen müssen, dass sie einen geschlossenen Lebensraum ergaben. Bei den Behältern handelte es sich zunächst um leere, modulare und abgeschlossene Räume, die in den Frachtraum einer Rakete passten und die man je nach Bedarf als Wohnräume, Labore, Farmen, Schulen, Wasseraufbereitungssysteme, Produktionsräume und alles Weitere konfigurieren konnte, was zum Erhalt einer Gemeinschaft als erforderlich erachtet wurde. Die Kolonien wurden ermutigt, auch an Räume für Konzerte, Sport und andere Formen des Zeitvertreibs zu denken.[14,15] War die Konfiguration abgeschlossen und waren die Vorräte eingelagert, würde man die Türen verschließen, und die Uhr begann zu laufen. Das Ziel bestand nicht darin, Buckminster Fullers geodätische Kuppel neu zu erfinden, vielmehr ging es darum, komplett neue Netze modularer Strukturen zu entwickeln

– etwas in der Art des Skyway Systems von Minneapolis, des weltgrößten zusammenhängenden Systems geschlossener Strukturen und Brücken. Das Ganze sollte dabei so skalierbar sein, dass man es eines Tages zu einer Stadt würde erweitern können. Irgendwann würden dann auch Aspekte des Lebens wieder aufleben, wie wir es geführt haben, bevor extreme Wetterlagen der neue Normalzustand wurden.

Die Teilnehmenden des Wettbewerbs sollten nicht nur ihre Pläne für die Ausgestaltung der Behälter und der Simulationen einreichen, sondern auch Vorschläge für mögliche Siedler und Siedlerinnen machen, die Gründe für ihre Auswahl und detaillierte Pläne vorlegen, wie die Lebensqualität des Teams bewahrt werden sollte. Es gab eine wichtige Einschränkung: Die Kolonie durfte nicht einfach aus einem Haufen sorgloser Frühzwanziger bestehen, wie man sie früher zu Dutzenden auf Musikfestivals wie Coachella bewundern konnte. Jede Kolonie sollte das volle Spektrum der Gesellschaft abbilden: eine Mischung aus Familien, kinderlosen Paaren und Singles. Der Wettbewerb sollte auch dazu dienen, in einem geschlossenen System Bevölkerungswachstum zu testen. Das bedeutete, dass man auch Einrichtungen zur Betreuung von Schwangerschaften, der Geburtshilfe und der Kleinkindbetreuung benötigte. Darüber hinaus musste man für unterschiedliche gesundheitliche oder altersbedingte Probleme gewappnet sein.[16]

Keinerlei Anforderungen oder Quotenvorgaben gab es, was unterschiedliche Denkschulen, Ideologien, Rassen, Ethnien, Nationalitäten oder Kulturen anbelangte. Es gab auch keine Bestimmungen, die bestimmte Menschen daran gehindert hätten, Teil einer Kolonie zu werden. Konnte eine Gruppe beweisen, dass ihr Plan, eine Kolonie zwei Jahre lang am Leben zu erhalten, aufging, und konnte sie erklären, wie ihre Einwohner leben, Schulen besuchen, medizinische Betreuung erhalten, Ressourcen züchten und ein Gleichgewicht innerhalb der Kolonie bewahren konnten, qualifizierte sie das für den nächsten Schritt.

Die Teams, die ausgesucht wurden, bekamen elf Jahre Zeit, ihre Strukturen zu bauen, zu verbessern und darin zu leben. Sollte es zu einem Systemversagen kommen oder würde eine Konfiguration großflächig verändert werden müssen, durfte eine Kolonie die Uhr anhalten und von vorne beginnen, sofern ihr im Rahmen der vorgegebenen elf Jahre noch ausreichend Zeit blieb.[17,18,19] Es gab keine Obergrenze dafür, wie viele Kolonien die Milliarde Dollar Preisgeld gewinnen konnten.

Musks Unternehmen würden die Kolonien unterstützen – Space X, Tesla, The Boring Company (Musks Unternehmen für Tunnelbau und unterirdische Infrastruktur), Chia (eine energieeffiziente Plattform für Blockchain und Finanztransaktionen), NovoFarm (Präzisions-Landwirtschaft in geschlossenen Räumen), Neuralink (implantierbare Hirn-Maschinen-Schnittstellen) und Programmable Matter (Hersteller von Materialien, die sich je nach Umgebung oder Nutzereingaben verändern können).[*,20,21,22] Die Machbarkeitsstudien und Infrastruktur-Untersuchungen waren abgeschlossen, insofern war nun der Standort ein zentraler Aspekt – künftige Mars-Kolonien würden unterhalb der Oberfläche errichtet werden müssen. Der Mars verfügt über keinerlei Magnetfeld, und die Strahlenwerte an der Oberfläche sind gefährlich hoch. Zudem ist die Oberfläche kalt. Wenn man unterirdisch baute, wäre man vor der Strahlung geschützt und würde über eine Wärmedämmung verfügen.[23,24,25]

Die Boring Company war für die Tunnel zuständig. Die automatisierten Prufrock-V-Bohrgeräte können an der Oberfläche gestartet werden und schaffen dann ungefähr 1,5 Kilometer Tunnelstrecke pro Tag. Nach Abschluss der Arbeiten kehren sie an die Oberfläche zurück. Tesla produzierte Zylinder aus Edelstahl, die sich passgenau in diese Tunnel einfügen. Sie ähneln Containern aus der Schifffahrt, wobei die Form der von Behältern für Pringles-Chips entsprach, und sie verfügen über einen elektrischen Antrieb, sodass sie sich langsam aus eigener Kraft fortbewegen können. Das Innenleben der Container konnte praktisch alles aufnehmen, seien es nun Wohnräume, Hydrokultursysteme oder einen Operationsraum. Sie konnten für einen kurzen Zeitraum eigenständig agieren, aber eigentlich waren sie dafür gedacht, dass man sie zu komplexeren Systemen verknüpfte, wobei die simpelste Konfiguration die einer Kette wie

---

* Wir unterstellen hier zum Teil, dass Elon Musk eines Tages diese Unternehmen besitzen oder gründen könnte.

bei einer U-Bahn war. Tesla entwickelte auch Solar- und Batteriesysteme, während sich SpaceX mit seinen Starlink-Satelliten um Transport und Kommunikation kümmerte. Die Unternehmen hatten im Rahmen ihres Vertrags mit der NASA Systeme auf dem Mond entwickelt. Die Kolonien würden über ausreichend Elektrizität und Bandbreite verfügen.

Die am Colony Prize teilnehmenden Teams durften die Ergebnisse dieser Forschung in ihr eigenes Design einfließen lassen. Digitale Pläne, Modelle und Spezifikationen waren online abrufbar, und die Teams konnten leere Container bei Tesla für 250.000 Dollar pro Stück erwerben. Die große Herausforderung für die Teams bestand darin, ganze Systeme zusammenzufügen, zu besiedeln und zu betreiben.

In seinen Anweisungen für die Teilnehmenden am Colony Prize machte Musk deutlich, dass sich Ehrgeiz bezahlt machen würde:

> *„Ziel ist es, bewohnbare Orte zu erschaffen, in denen man nicht nur überleben, sondern gut leben kann. Baut die Kolonie dort, wo ihr und eure Familien gedeihen können, mit den richtigen Leuten zusammen. Überlegt euch, wie ihr weiter wachsen und vollständig autark werden könnt."*

Die Teams mussten ihre Pläne selbst finanzieren, und dazu gehörten auch die Gehälter jener, die die Kolonie entwickelten, sowie die Bezahlung der Siedler selbst. Die Milliarde Dollar, die die erfolgreichen Kolonien erhielten, würden helfen, Investoren auszuzahlen, Boni auszuschütten und gegebenenfalls eine weitere Expansion zu finanzieren. Musk vertrat die Ansicht, dieses Modell würde Anreize für eine stärkere Zusammenarbeit der Kolonien liefern und auf diese Weise ein Schwungrad für Innovationen erschaffen. Der Aufbau einer Weltraumwirtschaft würde rascher vonstatten gehen und man würde Erfahrungen machen, die in der echten Welt hilfreich sein konnten.

Die gewaltige Größenordnung des Preises – und der Umstand, dass das Wetter auf der Erdoberfläche extrem unangenehm geworden war – sorgte rund um den Globus für enorme Investitionen in die Forschung und Entwicklung geschlossener Lebenssysteme. Das einzige Vorbild, das es zu der Zeit gab, war damals 50 Jahre alt: Biosphere 2 in Oracle im US-Bundesstaat Arizona, fertiggestellt im Jahr 1991.[26] Biosphere 2 war ursprünglich dafür gedacht, die Machbarkeit geschlossener Ökosysteme zu demonstrieren, wurde jedoch immer wieder von Problemen geplagt. Zu wenig Lebensmittel, schlechte Sauerstoffzirkulation und Machtkämpfe um die Leitung und Verwaltung verurteilten das Experiment zum Scheitern. Seit damals waren gewaltige Fortschritte beim Vertical Farming erzielt worden, bei der Herstellung, bei Sensorsystemen und in der Biotechnologie, aber niemand hatte versucht, all dies in ein neues geschlossenes System zu integrieren.

Zehntausende Anträge gingen ein, aber nur 180 Vorschläge überstanden die ersten Vorauswahlen. Sie kamen aus Nordamerika, Westeuropa, dem Vereinigten Korea, China und Indien, und man sprach von „kolonienbildenden Einheiten“, kurz KBE. Um loslegen zu können, mussten diese KBE ausführliche Pläne und Modelle vorlegen, unter anderem für Wasseraufbereitung, Biofoundries, medizinische Behandlung, Sauerstofferzeugung und Kohlendioxidabscheidung. Dafür bedurfte es sehr viel Erfindungsgeist und umfassender computergestützter Modellierung. Letztlich gelang es 72 KBE, fähige Mannschaften zusammenzustellen und sich Standorte für ihre Kolonie und die begleitenden überirdischen Aktivitäten zu sichern. Sie alle verfügten für den Baubeginn über ausreichend Finanzmittel – von staatlichen Mitteln über Investitionen privater Investitionen bis hin zu Schecks reicher Spender.

Tesla begann, die Kolonien mit Tausenden Containern und Stromversorgungssystemen zu beliefern. Die Spanne der Standorte war sehr breit, dazu gehörten unter anderem: Bloomington, Indiana, und Humboldt, Iowa, in den USA; Dalmeny, Saskatchewan, und Edmonton, Alberta, in Kanada; Hwaseong (Korea); Beizhen und Dadongzhen in China; Harda in Indien; Rumuruti in Kenia und Knutshø in Norwegen.

Zusammen mit ihren Partnern bauten die Teams die Container gemäß ihren Anforderungen um und verbanden sie zu etwas, das man aus der Entfernung für gewaltige Hightech-Hamsterkäfige halten konnte. Zunächst wurden sie auf der Oberfläche errichtet und gründlich getestet, bevor man sie unter die Erde brachte.

Die Regeln sahen keine Obergrenzen dafür vor, wie oft das Preisgeld ausgeschüttet werden konnte, doch es gab strenge Vorgaben bei den Leistungszielen. So mussten die Kolonien Mikroben entwerfen, darunter auch Bakterien, die Feldfrüchten helfen würden, sich selbst zu düngen. Nachhaltige Indoor-Farmen, zu denen klimakontrollierte Umgebungen, cloudbasierte KI-Systeme, Agrarsensoren und kollaborative Roboter gehörten, mussten nachweislich sichere Ergebnisse liefern, was Nahrung, $CO_2$, Sauerstoff und Bewässerung anging. Die Teams mussten Impfstoffe und Therapien entwerfen, bauen, testen und anwenden, mit denen sich alles bekämpfen ließ, was an neuartigen Krankheitserregern in der geschlossenen Umgebung entstehen mochte. Und um die strengen Anforderungen für den Umgang mit Abfällen zu erfüllen, brauchte es Hilfsprodukte für den Alltagsgebrauch, etwa intelligente Verpackungen aus Polymeren, die sich bei Kontakt mit Licht, Hitze oder Säure praktisch selbst zerstören oder „entpacken".

Zunächst hatten die Teams arg damit zu kämpfen, die vorgegebenen Ziele zu erreichen. Es war schon schwer genug, einen Container so vorzubereiten, dass eine Familie darin einige Jahre würde überleben können, aber das Ganze für eine komplette Gemeinschaft zu skalieren und dann ein halbwegs normales Leben unter der Erde führen zu können, das war schon ein deutlich komplizierteres Unterfangen. Den Kolonie-Teams wurde eines schnell bewusst: Da es keine Obergrenze gab, was die Zahl der Gewinner anging, waren die Erfolgsaussichten am größten, wenn man kooperierte.

Nachdem sie begonnen hatten, ihre Erfahrungen auszutauschen, ging die Entwicklung zentraler Systeme für die Kolonien in unglaublichem Tempo voran. Schon bald erreichten die Teams Konfigurationen, die nach Berechnungen der Computer 100, dann 150 und schließlich fast 200 Personen würden erhalten können. Klar wurde auch, dass die Teams einige Redundanzen würden einbauen müssen. Manchmal laufen Dinge schief oder Geräte gehen kaputt. Manchmal entwickeln sich die Dinge aber auch gut. Man ging davon aus, dass während des Missions-Experiments die Kolonie wachsen würde.

Im Januar 2043 – das Experiment lief seit gerade erst sechs Jahren – verkündete mit Endeavor Sub Terra die erste Kolonie, sie sei bereit dafür, dass man die Türen schließt und die Uhr startet. Die Gemeinschaft von Endeavor Sub Terra (die ESTers, wie man sie nannte) lag östlich vom Campus der Arizona State University hinter der Gemeinschaft der Maricopa First Nations (ironischerweise hatte auch Biosphere 2 ganz in der Nähe des Campus gestanden). Zum Teil war die Kolonie von der Universität finanziert worden, während Arizonas Regierung das Land zur Verfügung stellte und großzügige Steueranreize gewährte. Die ESTers wurden sorgfältig aus der großen Gemeinschaft ausgewählt, die die Arizona-Kolonie gebildet hatten. Darunter waren viele Familien mit Kindern, aber auch junge Paare und Menschen in unterschiedlichen anderen Beziehungskonstellationen. Sie alle hatten bereits seit einiger Zeit in den Containern gelebt und gearbeitet. Wenn man nun die Uhr startete, bedeutete das im Grunde bloß, dass man die nächsten 730 Tage nicht mehr vor die Tür gehen würde.

Die Container wurden unter die Erde gebracht, der Tunnel wurde versiegelt und mit Gasen gefüllt, die der Mars-Atmosphäre stark ähnelten. Strom und Kommunikationssysteme simulierten die erwarteten Kilowatt und Übertragungsverzögerungen, die, abhängig davon, wie die Planeten zueinander standen, von drei Minuten bis zu 22 Minuten reichten.

Die ESTers waren die ersten Siedler, die sich von der Oberfläche abkapselten, aber dank des umfassenden Austauschs von Informationen und Infrastruktur lagen die anderen größtenteils nicht weit dahinter. Im Frühjahr 2044 waren alle 72 Siedler-Gruppen unter die Erdoberfläche gezogen.

Die KBE arbeiteten mit unterschiedlichen Wirtschafts- und Verwaltungssystemen. Manche bezahlten die Siedler als Vollzeitkräfte, die Gehalt für die Zeit bekamen, während deren sie auf das Preisgeld hinarbeiteten und in der Gemeinschaft lebten. Wie in der Internationalen Raumstation auch gab es nichts zu kaufen oder zu verkaufen. Gehälter flossen auf die Bankkonten der Siedler und standen nach der Rückkehr an die Oberfläche zur Verfügung. Andere Kolonien entwickelten Modelle von Grundeinkommen, wobei alle Bewohner zu Beginn eine bestimmte Menge Kredit in Form digitaler Wertmarken erhielten.

Mit der Zeit gewöhnten es sich die Mitglieder der Gemeinschaft an, diese Wertmarken als Währung einzusetzen und während ihrer Zeit in der Kolonie Waren und Dienstleistungen damit zu bezahlen.[27]

Es gab Abweichler. Einige bezeichneten die Kolonien als „Ameisenfarmen", als „Hamsterkäfige" und als Gefängnisse, in die man sich selbst einweist. Aber die Siedler ließen derartige Spitzen an sich abprallen. Sie waren der Meinung, ihre Container und Tunnel seien großartige Orte zum Leben, Arbeiten und zum Aufziehen von Kindern. Die Umwelt war frei von Krankheitserregern. Extreme Wetterlagen spielten unter der Erde keine Rolle. Und als weite Teile Nordamerikas und Westeuropas im Sommer 2044 von Feuertornados heimgesucht wurden, war man in den Tunneln in Sicherheit.

Herausragendes leisteten die Kolonien bei der Biotechnologie. Die Lifescience-Container enthielten die allerbeste Technik, auch was Sequenzierer und Synthesizer anging. Die Personen, die dafür verantwortlich waren, die für Vertical Farming und Aufbereitungssysteme erforderlichen Organismen zu entwickeln, erfanden neuartige Methoden und passten mit der Zeit ihre örtlichen, natürlichen Ökosysteme an und entwickelten sie weiter. Sie entwarfen zudem spezielle Überwachungssysteme, die auf Verunreinigungen und Mutationen achteten.

Die unterirdischen Kolonien mochten Zuflucht vor den gefährlichen Stürmen an der Erdoberfläche bieten, aber das Experiment änderte nichts am grundlegenden Wesen des Menschen.

Vor dem Versiegeln hatte man von allen Mitgliedern der Gemeinschaft psychografische Daten erhoben, damit gewährleistet wäre, dass es auch alle tatsächlich ertragen konnten, mit gerade einmal 99 anderen Menschen eingeschlossen unter der Erde zu leben. Doch niemand konnte zutreffend vorhersagen, wie die ideale Gemeinschaft zusammengesetzt sein sollte. Neurodiverse Menschen waren zugelassen, allerdings riet man unbedingt von Teilnehmenden ab, die an einer Panikstörung oder einer Aufmerksamkeits-Defizit-Hyperaktivitäts-Störung (ADHS) litten oder anfällig für Depressionen waren. Meistens wurden auch Bewerber aussortiert, die Probleme mit der Wutbeherrschung hatten oder narzisstische Züge an den Tag legten. Dennoch gab es Gemeinschaftsführer, die die Regeln zu ihren Gunsten verdrehten oder glattweg brachen. Wohlhabende Geldgeber erwarteten im Gegenzug für ihre Investition Zugang und Privilegien, was häufig bedeutete, dass sie an die Spitze der Schlange rückten und dabei besser qualifizierte und besser geeignete Anwärter verdrängten. Einige Geber erkauften sogar ihren Teenager-Kindern einen Kolonie-Aufenthalt, in der Hoffnung, dass ihre Kinder dadurch später leichter Zugang zu renommierten Hochschulen finden würden. Wieder andere sahen das Ganze als den absoluten Status-Urlaub an, als Weg, ihre Kanäle in den virtuellen Medien zu pushen. Auch sie bestanden darauf, auf der Liste zu stehen.

Es gab Fehlschläge. In einigen Kolonien brachen unmittelbar nach dem Schließen der Tore heftige politische Kämpfe, Machtkämpfe und Skandale aus. Die Geldgeber von Visionary Valley beispielsweise waren entschlossen, die Gemeinschaft wie ein Unternehmen zu leiten. Innerhalb von zwei Monaten implodierte die Kolonie. Die Geldgeber hatten darauf bestanden, dass nur sie die Sperrcodes wichtiger Ressourcen wie Nahrung und Wasservorräte besaßen. Sie bauten zudem ein kolonieweites Überwachungssystem auf, auf das nur sie mithilfe ihres biometrischen Zugangs Zugriff hatten. Das war den Mitgliedern der Kolonie im Vorhinein nicht mitgeteilt worden. Nachdem sie nun unter der Erde eingeschlossen waren, wurde ihnen bewusst, dass hier eine Hierarchie herrschte, welche die Machtunterschiede und Vermögens-Schieflagen fortführte, die sie an der Oberfläche hatten ertragen müssen.

Die Siedler von Visionary Valley versuchten einen Umsturz, aber weil sie praktisch in einem Spiegelkabinett lebten, gab es keinen Weg für sie, die Macht an sich zu reißen. Enttäuscht und verbittert brachen sie die Siegel auf und schworen, niemals zurückzukehren.

In jeder Gemeinschaft gab es Siedler, die unter sozialer Isolierung litten, unter dem abrupten Wechsel der Lebensweise und unter der eingeschränkten Bewegungsfreiheit. Manche verspürten ein hartnäckiges Gefühl des Unbehagens, weshalb sie Konzentrationsschwierigkeiten hatten und schlecht schliefen. Bei anderen waren Depressionen und Angstgefühle stärker ausgeprägt. Diese Siedler bekamen leicht Angst und entwickelten Verfolgungswahn. Einige wurden gewalttätig oder entfremdeten sich von Angehörigen und Freunden. „Unterirdisches Trauma-Syndrom" (UTS) tauften die Siedler diesen Zustand, der nicht einfach zu behandeln war.

Am erfolgreichsten schnitten diejenigen Kolonien ab, die die grundlegenden physiologischen und Sicherheitsbedürfnisse der Menschheit akzepticrten. Menschen möchten eine Aufgabe haben und sich zugehörig fühlen, und innerhalb jeder Gemeinschaft gab es reichlich Jobs zu erledigen. Einige wenige Programme mit einem Grundeinkommen waren erfolgreich, aber die meisten waren nicht perfekt. Siedler gaben ihr Startkapital rasch aus, und es gab keine Bank, die ihnen weiteren Kredit gewähren würde. Sie mussten sich Geld bei ihren Mitmenschen leihen, was, wie es das seit jeher tut, zu Spannungen führte. In einer Kolonie sorgte eine plötzlich explodierende Nachfrage nach Erdbeeren für Inflation, woraufhin vorübergehend die Preise für sämtliches Obst und Gemüse in die Höhe schossen.

Flache Hierarchien funktionieren nur in den seltensten Fällen. Es gibt immer Leute, die das Sagen haben wollen, und andere, die niemals die Führung übernehmen möchten. Viele Kolonien entwickelten ein abgewandeltes System einer auf Konsens basierenden Sozialdemokratie. Die Verwaltungsposten wurden im Rotationssystem besetzt, was nicht immer perfekt war, aber einen Anreiz bot, seinem Nachfolger oder seiner Nachfolgerin kein Chaos zu hinterlassen. Mehrere Kolonien experimentierten auch damit, KI-Systemen die Entscheidung zu überlassen.

Endeavor Sub Terra war nicht nur die erste Kolonie, die die Uhr angestellt hatte, sie war auch Anfang 2045 die erste Gewinnerin des Preisgelds von einer Milliarde Dollar. Musk und der Colony Prize sollten letztlich 55 der 72 Teams das Preisgeld auszahlen. Musk fand, das sei die beste Kapitalrendite, die er je erzielt habe.

Die Menschheit hatte die technischen und gesellschaftlichen Grundlagen dafür gelegt, zur multiplanetaren, raumfahrenden Spezies aufzusteigen, einer Spezies, die mit ausreichend Zugang zu Energie und Rohstoffen beliebig skalieren konnte. Viele Kolonien hatten nicht nur Überschüsse an Nahrung, Wasser und anderen Grundbedürfnissen erzielt, sie hatten auch in wirtschaftlicher Hinsicht Fluchtgeschwindigkeit erreicht – ihre Forschungsergebnisse und die von ihnen erschaffenen Systeme und Produkte brachten ihnen an der Oberfläche viel Geld ein. Wenn sie es wollten, konnten sie das Geld reinvestieren und weiter mehren.

Aus diesem Grund beschlossen viele ESTer auch, nach dem Ende der Mission weiter unter der Erde zu bleiben. Sie hatten ein System von Luftschleusen und Dekontaminationsanlagen entwickelt, das es Siedlern erlaubte, bei Gelegenheit an die Oberfläche zurückzukehren, alte Freunde zu besuchen oder einen der wenigen Tage mit gutem Wetter zu genießen. Damit niemand versehentlich ein Virus oder andere Krankheitskeime in die Siedlung einschleppte, trugen oder schluckten die Siedler Sensoren, ließen kolonieweite Tests über sich ergehen und gingen in Quarantäne. Sie erwarben ihre eigenen Tunnelbohrgeräte und zusätzliche Container, die Platz für weitere 2.000 Menschen boten. Gleichzeitig lief im Hintergrund ein dritter Wachstumsplan für Millionen Siedler, mit neuen unterirdischen Nachbarschaften, geothermischen Kraftwerken, gewaltigen Bioreaktoren und sogar einem unterirdischen Ozean. Vielleicht hatte Elon Musk das nicht beabsichtigt, aber sein Colony Prize hatte für den größten Investitionsschub der Menschheit gesorgt, was nachhaltige Gemeinschaften anbelangte.

Rund um den Globus eroberte sich unterdessen die Natur Höfe und Städte zurück, während mehr und mehr Menschen in den Untergrund gingen. Gebäude, Straßen und Häuser überließ man dem Wirken von Witterung, Sonnenlicht, Wasser und Vegetation. Die Natur und die natürlichen Systeme erholten sich rascher, als es irgendjemand vorhergesagt hätte, woraufhin Bedarf für eine neue Generation von Naturforschern und Ökologen entstand, die sich mit den dramatischen Veränderungen im globalen Ökosystem befassten. Zum ersten Mal seit über einem Jahrhundert sank der $CO_2$-Anteil in der Erdatmosphäre wieder.

ESTer sahen eine Zukunft für flexibles Leben, einen Weg, wie Menschen gut auf dem Raumschiff Erde oder, falls gewünscht, fernab des Planeten leben konnten. Persönliche Module konnten zum Mars verschifft und dort in eine Kolonie integriert werden.

Manchmal gingen ESTer bei Nacht an die Oberfläche. Sie legten sich auf den Boden und bewunderten den Sternenhimmel, der aufgrund der fehlenden Lichtverschmutzung besonders prächtig war. Die funkelnden Sterne schienen ihnen zuzuflüstern: „Kommt, Menschen, geht auf Entdeckungsfahrt!“

Der Mars und andere Planeten warteten.

# 14

SZENARIO 5

# DAS MEMO

Federal Bureau of Investigation

Büro San Francisco

11. Oktober 2026

MEMORANDUM FÜR: FBI-Direktor

THEMA: Dringende Hilfe erbeten für Bekämpfung von neuartigem Cyber-Bio-Angriff

Am 9. Oktober 2026 reagierte unsere Außenstelle in San Francisco um 17 Uhr 23 auf einen Massenanfall von Verletzten auf dem Campus von 23xGenomics. Beim Eintreffen der FBI-Agenten waren sämtliche acht Mitarbeiter des Labors nicht ansprechbar, allen strömte Blut aus Augen, Nase, Ohren und Mund. Der private Sicherheitsdienst, der von 23xGenomics beschäftigt wird, meldete einen Chemie-Unfall, die FBI-Agenten stellten jedoch keinerlei Chemikalien fest. Die Agenten nahmen Proben für weitere Untersuchungen und sicherten das Labor.

Am 10. Oktober erhielt die Außenstelle San Francisco einen anonymen Anruf, bei dem die Agenten auf einen Eintrag in einem 4chan-Board hingewiesen wurden. In dem Eintrag erklärt das Dark Chaos Syndicate, es übernehme die Verantwortung für den Vorfall. Das Dark Chaos Syndicate war dem FBI im Vorfeld bekannt, es handelt sich um ein dezentralisiertes, militantes Anti-GVO-Kollektiv mit Mitgliedern in Ländern wie Großbritannien, Russland, Deutschland, Schweden, Brasilien, Frankreich, Indien, Island und den USA. Die Mitglieder des Syndikats verbreiten über End-to-End-verschlüsselte Kommunikations-Apps wie Telegram und Signal Verschwörungstheorien, was bis heute eine Überwachung erschwert.

Auf www.gag.org entdeckten wir ein Online-Forum, in dem unterschiedliche Verschwörungstheorien rund um Genmanipulation diskutiert wurden. Die Syndikatsmitglieder glauben, die CIA habe während des Höhepunkts der Black-Lives-Matter-Bewegung den COVID-19-Impfstoff entwickelt, um die Menschen unterwürfiger zu machen. Außerdem handele es sich bei Walmart, CVS und Johnson & Johnson um heimliche Ableger des Staates, die gemeinsam darauf hinarbeiten, die Menschen zu einer Impfung zu zwingen. Syndikatsmitglieder sind zudem überzeugt, dass der Impfstoff in den Zellkern eindringt und die DNA dauerhaft so verändert, dass die Menschen deutlich friedlicher werden. Sind die Menschen biologisch nicht imstande, Wut zu empfinden, werden sie ihre Proteste einstellen und den Anweisungen der Gesetzeshüter folgen, so die Argumentation der Syndikatsmitglieder. Bereits im Juni 2021 waren Agenten auf Aufrufe gestoßen, gegen Gentechnologie-Unternehmen aktiv zu werden.

Aktuell vertreten wir die Ansicht, dass es sich bei dem Zwischenfall im 23xGenomics-Labor nicht um einen Unfall handelt, sondern um einen zielgerichteten, hybriden Cyber-Bio-Anschlag, in den die Computer des Labors, ein Genom-Synthesizer in China und eine privatwirtschaftliche Laborkette involviert waren. Es scheint sich hier um eine neue Form von Angriff zu handeln, bei dem traditionelles Cyberhacking und Genmanipulation zu einer neuen, tödlichen Form des Bioterrorismus kombiniert werden.

Basierend auf den Beiträgen des Dark Chaos Syndicate könnte ein landesweiter Cyber-Bio-Angriff auf weitere kompromittierte Einrichtungen im Gange sein. Das könnte ein sich verstärkendes Versagen multipler Formen kritischer, lebenserhaltender Infrastruktur zur Folge haben.

## HINTERGRUND

Das Unternehmen 23xGenomics forscht in Agrochemie und Agrobiotechnologie mit Schwerpunkt Genchirurgie und angewandte Technologien. Die Biotechniker im Labor arbeiteten an der Entwicklung synthetischer Vanille-Stämme. Dem Dark Chaos Syndicate scheint es nicht um Vanille im Speziellen oder um GVO-Vanille zu gehen. Auch führte 23xGenomics keine bahnbrechende Genforschung durch. Wir glauben, 23xGenomics wurde zum Ziel erkoren, weil man dort einige Abkürzungen nahm, um sein Genmaterial aus China zu beziehen. Das ist billiger und schneller hergestellt, als es in den Vereinigten Staaten möglich ist, machte das Unternehmen zugleich aber anfällig für Hacker-Angriffe.

Sowohl die physische Infrastruktur als auch die digitale Infrastruktur, mit deren Hilfe 23xGenomics an synthetischer Biologie arbeitete, wurden kompromittiert – Daten, DNA und anderes Genmaterial, Laborgeräte, Kommunikationsnetzwerke, Lieferketten und Personal. Die Folge war ein beispielloser Malware-Angriff.

## EINZELHEITEN ZUM ANGRIFF

23xGenomics arbeitete an einem künstlichen Vanille-Stamm, der sich im Labor unter Zuhilfenahme weniger Ressourcen erschaffen lässt. Die Wissenschaftler entwickelten Experimente, die die Widerstandsfähigkeit der Vanille unter unterschiedlichen Bedingungen auf die Probe stellen sollten. Ein zuvor unbekannter Angriffsvektor innerhalb von 23xGenomics erlaubte es Dark Chaos, in ein kommerzielles Betriebssystem einzudringen, von dort aus Abläufe zu überwachen, Daten herauszuschleusen und Schadsoftware zu installieren. Das ist unsere derzeitige Einschätzung des Angriffs:

1. Ein Biotechniker von 23xGenomics lud ein verseuchtes Browser-Plugin herunter, das die Synthetic Biology Open Language (SBOL) für die Übermittlung von Daten an Online-Datenbanken automatisieren sollte. Dieses Plugin wurde von der

IT-Abteilung bei 23xGenomics nicht blockiert und ermöglichte einen Man-in-the-Middle-Angriff.

2. Der Biotechniker entwickelte ein Experiment, für das er auf die Datensequenzier-Software des Unternehmens zurückgriff. Man ließ die üblichen Simulationen laufen, um Anomalien zu finden und die Sequenz zu bestätigen.
3. Der Biotechniker bestellte dann synthetische DNA bei Livivo, einem chinesischen Verkäufer, den 23xGenomics für all sein genetisches Material sowie für Anreicherungspanele und für Kits verwendet. Livivo wurde wegen der geringen Kosten ausgewählt und weil man dort schneller als bei US-Unternehmen arbeitet, die im Gegensatz zu Livivo sämtliche Screening-Protokolle des International Gene Synthesis Consortium befolgen. 23xGenomics machte sich eine Ausnahmeregelung des amerikanischen Gesundheitsministeriums für spezielle Sequenzen zunutze und konnte auf diesem Weg bestimmte Screening-Protokolle umgehen.
4. Zwischen 23xGenomics und Livivo kam Schadsoftware zum Einsatz, die die Gensequenz verschleierte. Die Schadsoftware ersetzte die DNA-Sequenz mit bösartigem biologischem Code, und zwar auf eine Weise, die es der Screening-Software unmöglich machte, zu erkennen, dass die Sequenz verändert worden war.
5. Livivo produzierte die bestellte synthetische DNA und sandte sie an 23xGenomics. Der Biotechniker und sein Team sequenzierten die DNA mithilfe des befallenen Computersystems im 23xGenomics-Labor.
6. Als das Team das Experiment fortführte, verwendete es die bösartige DNA und kombinierte sie mit anderem Material. Anstatt einen Routineversuch durchzuführen, erschufen die Forscher unwissentlich einen tödlichen Erreger und setzten ihn frei.
7. Mehrere Schwächen in der DNA-Lieferkette waren verantwortlich für diesen Cyber-Bio-Angriff, darunter bei der Software,

dem Screening auf Biosicherheit und bei den End-to-End-Protokollen.

## MÖGLICHERWEISE TÖDLICHER AUSBRUCH

Am 5. Oktober ging beim Labor von 23xGenomics die bestellte DNA von Livivo ein, und den Laborunterlagen zufolge wurde sie am Morgen des 6. Oktobers eingesetzt, das heißt, die Inkubationsphase des Erregers betrug 72 Stunden. Innerhalb der drei Tage, nachdem sie dem Erreger ausgesetzt waren, kamen die acht Labor-Angestellten mit schätzungsweise 120 Personen in Kontakt. Abhängig von der Übertragbarkeit des Pathogens könnte gerade jetzt eine exponentielle Katastrophe in Gang geraten sein.

Die Außenstelle San Francisco hat das Gesundheitsamt von San Francisco und die Seuchenschutzbehörde Centers for Disease Control & Prevention (CDC) kontaktiert. Die CDC untersucht derzeit den Erreger in der Absicht, seine Gensequenz zu bestimmen und herauszufinden, um was genau es sich handelt. Eine Autopsie zeigte, dass bei einem Opfer aus Arterien, Venen und Kapillargefäße Blut und Plasma leckten. Der von uns befragte forensische Pathologe sprach von „vollständig verflüssigten Organen" und „Zellen, die aussahen, als wären sie spontan explodiert".

## GEFORDERTE MASSNAHMEN

Die Behörden auf Bundes-, Staats- und Kommunalebene sollten unverzüglich die Protokolle zur Bioabdichtung in Kraft setzen. Zu den weiteren Maßnahmen sollte gehören:

- Sämtliche Labore, die in den vergangenen fünf Tagen DNA oder andere Genproben erhalten haben, sollten geschlossen und versiegelt werden. Sie könnten kontaminiert sein und eine Gefahr darstellen.
- Sämtliche anderen Forschungslabore, kommerziellen Unternehmen und Regierungseinrichtungen, die in irgendeiner

Form an synthetischer Biologie beteiligt sind, sollten unverzüglich geschlossen werden und sämtliche Computer, Sequenzierer, Assembler und sonstigen Geräte vom Netz nehmen.

- Beauftragte für Informationssicherheit und IT-Manager sollten sämtliche von Threat Actors kontrollierten Plugins, Software-Anwendungen und Konten identifizieren und entfernen sowie durch Fernzugriff gesteuerte Persistenzmechanismen identifizieren.
- Reisebewegungen sollten eingeschränkt oder vollständig unterbunden werden. Kalifornien verfügt nicht über standardisierte Maßnahmen zur Kontaktnachverfolgung. Es gibt keine Möglichkeit, zu wissen, wie viele Personen möglicherweise bereits die Stadt verlassen haben und in andere Ziele innerhalb des Bundesstaats, in andere Bundesstaaten oder andere Länder gereist sind.
- Lockdown-Maßnahmen („Shelter-in-place") müssen in Kraft treten, mindestens in San Francisco, möglicherweise auch in anderen Orten. Notfallprotokolle sind erforderlich, um diese Anweisungen zwingend umzusetzen.

## BITTE UM HILFE

Die Agenten der Außenstelle San Francisco haben mehrere Behörden kontaktiert und um Unterstützung gebeten. Diese Antworten haben wir erhalten:

- NATIONALER SICHERHEITSRAT: Hat gesagt, er könne damit beginnen, den Cyberhack zu untersuchen, es müssten aber CDC, HHS und NIH zur Unterstützung dazugeholt werden. Verwies uns an das Programm BioWatch des Heimatschutzministeriums.
- PROGRAMM BIOWATCH DES HEIMATSCHUTZMINISTERIUMS: Teilte uns mit, dass das Programm BioWatch

nur Risikoeinschätzungen für traditionelle Angriffe mit biologischen Waffen abgibt, und zwar durch die Abteilung, die sich mit der Bekämpfung von Massenvernichtungswaffen beschäftigt. Abgesehen davon habe man in dieser Angelegenheit keinerlei Befugnis. Verwies uns an die Abteilung Wissenschaft und Technologie des Heimatschutzministeriums.

- ABTEILUNG FÜR WISSENSCHAFT UND TECHNOLOGIE DES HEIMATSCHUTZMINISTERIUMS: Informierte uns, dass sie sich auf risikobasierte chemische und biologische Gegenmaßnahmen konzentriert. Für Cybersecurity habe man keinerlei Befugnis. Verwies uns an die Cybersecurity & Infrastructure Security Agency (CISA).
- CYBERSECURITY AND INFRASTRUCTURE SECURITY AGENCY: Teilte mit, dass man bei den Untersuchungen des Schadsoftware-Angriffs Unterstützung leisten könne, aber über keinerlei besondere Erfahrung mit Gencode verfüge. Wir warten auf ihr Update.
- CENTERS FOR DISEASE CONTROL & PREVENTION: Wir kontaktierten die CDC und wiesen sie auf die Möglichkeit hin, dass sich derzeit ein neues Virus oder ein anderer Krankheitserreger ausbreitet. Die CDC koordiniert nun eine Untersuchung dazu, worum es sich bei dem Pathogen handelt, teilte uns aber mit, dass man sich nicht direkt mit Cybersecurity befasse. Weil wir glauben, dass weitere Labore befallen sein könnten, empfahl uns die CDC, Kontakt zur National Security Agency oder dem Verteidigungsministerium aufzunehmen.
- NATIONAL SECURITY AGENCY: Erklärte uns, wir sollten das *National Security Council Memo, Abschnitt 5* lesen, und verwies uns zurück an die CDC.
- VERTEIDIGUNGSMINISTERIUM: Wir kontaktierten JPEO-CBRND (das Joint Program Executive Office for Chemical, Biological, Radiological and Nuclear Defense), Teil

des Programms des Verteidigungsministeriums zur Abwehr von Angriffen mit Chemie- und Biowaffen. Die Abteilung verwaltet Investitionen in Abwehrmaßnahmen gegen Angriffe mit chemischen, biologischen, Strahlungs- und Atomwaffen und in medizinische Gegenmaßnahmen. JPEO-CBRND schützt die Streitkräfte (Heer, Marine, Luftwaffe, Marineinfanterie, Küstenwache und Ersthelfer) vor Massenvernichtungswaffen. Man erklärte uns, dass JPEO-CBRND nicht eingreifen würde, solange nicht militärische Einrichtungen oder Staatseigentum angegriffen würden. Da es sich bei dem Labor um Privatbesitz handelt, würde JPEO-CBRND nicht aktiv werden. Das Verteidigungsministerium riet uns, mit dem Energieministerium zu sprechen.

- ENERGIEMINISTERIUM: Man informierte uns, dass der Auftrag des Ministeriums im Rahmen des genomwissenschaftlichen Programms die Erforschung und Rückentwicklung fossiler Brennstoffe umfasse, aber sofern der Angriff nicht die atomaren Reserven der USA in Gefahr bringe, könne man uns nicht assistieren.
- FEDERAL EMERGENCY MANAGEMENT AGENCY: Schließlich kontaktierten wir die Katastrophenschutzbehörde FEMA, in erster Linie, um sie auf die Möglichkeit eines tödlichen Angriffs hinzuweisen, der unzählige Amerikaner das Leben kostet. Man versicherte uns, dass es Notfallpläne für eine landesweite Reaktion gebe. Sollten weitere Labore betroffen sein, decke der Notfallplan kaskadierende Ausfälle als Folge von Naturkatastrophen und anderen Notfällen ab. Als wir speziell nach Protokollen für einen komplexen Cyber-Bio-Angriff fragten, verwies man uns an das FBI. Wir erinnerten sie daran, dass *wir* das FBI sind.

Es scheint keinerlei koordinierte Cyber-Biologie-Abteilung oder Behörde zu geben, die sowohl für Cybersecurity als auch Biosecurity Jurisdiktion besitzt. Wir können keinerlei Behörde mit Protokollen oder Plänen für den Umgang mit einem ausgeklügelten Angriff finden, der als bösartiger Computercode beginnt und zu genetischem Code führt, der für eine Nutzung als Biowaffe ausgelegt ist. Wir scheinen uns in der Frühphase eines gewaltigen Bioterror-Anschlags auf amerikanischem Boden zu befinden und verfügen über keinerlei zentrale Anlaufstelle, keine etablierten Protokolle und keine Strategie dafür, dieser unmittelbaren Bedrohung entgegenzutreten.

Erbitten Anweisungen.[1]

TEIL

4

# DIE ZUKUNFT

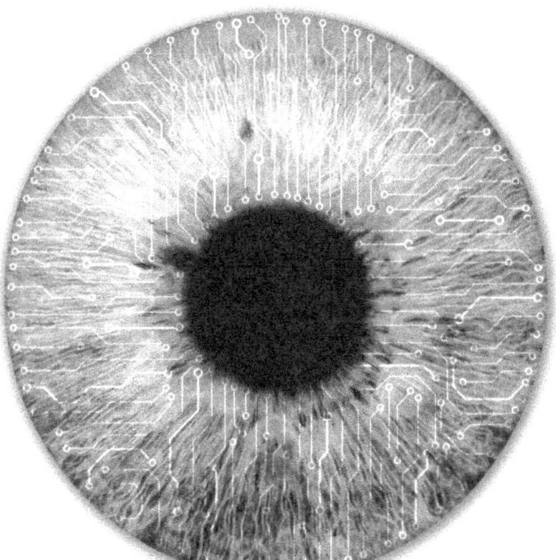

# 15

# EIN NEUANFANG

Fahren Sie von der FBI-Außenstelle in San Francisco südwärts und biegen Sie in Half Moon Bay auf die Route 1 ab. Entlang der Straße öffnet sich der Blick auf atemberaubende, saphirblaue Strudel und zerklüftete Felsen, die aus dem Ozean ragen. Die Pazifikküste dort ist gesprenkelt mit groben Sanddünen, hohen Gräsern und Wäldern mit uralten Mammutbäumen, Zypressen und Kiefern. In der Nähe von Monterey gabelt sich die Straße, schlängelt sich entlang Teppichen gelber und orangefarbener Wildblumen und erreicht schließlich das Asilomar Conference Center, einen Zufluchtsort unterhalb eines Baldachins aus Bäumen, der um die Idee herum errichtet wurde, die natürliche Umgebung mit einer von Menschen entworfenen Welt zu vereinen.

Zum Ende des 19. Jahrhunderts hin drängten die Frauen auf den Arbeitsmarkt und nahmen schlecht bezahlte Stellen in Fabriken und Büros an. Die Ortsgruppe des Christlichen Vereins Junger Frauen (CVJF) in San Francisco wurde damals von drei Feministinnen geführt – Ellen Browning Scripps (Verlegerin), Mary Sroufe Merrill (Aktivistin, Philanthropin und Autorin) und Phoebe Apperson Hearst (eine bekannte

Frauenrechtlerin und Philanthropin, die Mutter des Medienmagnaten William Randolph Hearst). Sie hatten sich diesen Küstenabschnitt für eine Außenstelle des CVJF ausgesucht, verfolgten aber größere Ziele. Alle drei waren wohlhabend, sie hätten also jeden Spitzenarchitekten ihrer Zeit mit dem Bau beauftragen können. Stattdessen entschieden sie sich für eine wenig bekannte Ingenieurin und Architektin namens Julia Morgan und erteilten ihr den Auftrag, einen kleinen Campus zu entwerfen. Helen Salisbury, eine Studentin aus Stanford, gewann den Namensgebungs-Wettbewerb mit einem Vorschlag, der zwei spanische Worte kombiniert – *asilo*, „Zuflucht" oder „Asyl", und *mar*, das Meer. Als dort 1913 die erste Führungskonferenz von und für Frauen stattfand, war Asilomar mehr als nur eine „Zuflucht am Meer" und ein simpler Ableger des CVJF – Asilomar war ein Versprechen. Ein Ort, an dem Frauen voneinander lernen und sich mit anderen progressiven Kräften vernetzen konnten, zu denen im Laufe der Zeit auch eine handverlesene Gruppe von Männern gehören sollte. Wer in Asilomar zusammenkam, wollte die amerikanische Gesellschaft auf ihr Allernötigstes reduzieren und dann völlig neu zu einer inklusiveren und gleichberechtigteren Gesellschaft aufbauen, die den Weg in eine bessere Zukunft weisen würde.[1]

Scripps, Merrill und Hearst waren der Meinung, alle Menschen hätten die heilige Pflicht, die Machtsysteme zu hinterfragen, die ihr Leben bestimmten, und zwar auch dann, wenn dieser Weg zu großer Ungewissheit führt. Eines war ihnen klar: Angesichts der Fortschritte in Wissenschaft und Technologie würde man sich das Leben neu vorstellen müssen, wieder und wieder.

1973 war nicht weit von Asilomar entfernt Forschung im Gange, die sich schon bald als enorm bedeutungsvoll erweisen sollte. Wissenschaftler der UC San Francisco und Stanford experimentierten mit Restriktionsenzymen. Sie nutzten die Enzyme, um lange Stränge von Nukleotiden in kleinere Stücke zu zerschneiden und sie dann in andere Zellen einzusetzen. Auf diese Weise wollten sie einen Prozess erschaffen, der es ihnen ermöglicht, DNA zwischen unterschiedlichen Spezies zu tauschen. Die Technologie, die sie entwickelten, wurde als rekombinante DNA (oder rDNA) bezeichnet und hatte weitreichende Folgen. Wenn es den Forschern gelang, DNA in Bakterien zu tauschen, welche Organismen wären dann die nächsten? Eine Sorge, die aufkam: Mikroben, die bei Mäusen Krebs verursachten, ließen sich nun theoretisch beispielsweise auf Pferde übertragen. Was, wenn die Pferdeviren den Weg zum Menschen fanden? Eine schreckliche neue Möglichkeit tat sich da auf: Forscher konnten – ob vorsätzlich oder ungewollt – neue Krankheiten erschaffen, über die wenig bekannt war und für die es keinen Schutz und keine Heilmittel gab. (Bedenken Sie, dass es zu dieser Zeit keine Gensequenzierer gab, sodass es einen langen und zähen Prozess darstellte, den Code eines neuartigen Erregers zu knacken.) Es gab auch keine Möglichkeit, abzuschätzen, wie sich diese manipulierten Organismen in der freien Wildbahn verhalten würden oder wie sie sich entwickeln könnten. Eines jedoch war gewiss: Menschen waren götterähnlich geworden. Sie hatten das Leben nicht nur neu interpretiert, sie hatten es neu erschaffen und verwandelt.

An dieser Entdeckung beteiligt war auch der Biochemiker Paul Berg aus Stanford. Kurz nachdem er 1972 erstmals ein rDNA-Molekül künstlich hergestellt hatte, schrieb er dem Fachmagazin *Science* einen mahnenden Brief: „Mehrere Forschungsteams beabsichtigen nun, diese Technologie für die Erschaffung rekombinanter DNA aus einer Vielfalt anderer viraler, tierischer und bakterieller Quellen zu nutzen", schrieb er. „Derartige Experimente dürften in der Tat die Lösung wichtiger theoretischer und praktischer biologischer Probleme erleichtern, aber sie würden auch zur Erschaffung neuartiger Typen infektiöser DNA-Elemente führen, deren biologische Eigenschaften sich im Vorfeld nicht abschließend vorhersagen lassen."[2] Berg hatte sich mit anderen prominenten Wissenschaftlern getroffen, etwa den Biologen und Biologinnen Maxine Singer, David Baltimore, Norton Zinder und James Watson. Watson leitete damals das Cold Spring Harbor Laboratory, ein weltweit führendes Bio-Forschungszentrum. Die Wissenschaftler machten sich Sorgen über die möglichen Gefahren von rDNA-Molekülen, denn sie wussten, dass daraus sich selbst vervielfältigende Viren, gefährliche Bakterien oder sogar Biowaffen mit verheerender Wirkung entstehen konnten. Aber sie wussten auch um das Potenzial von rDNA. Würden die Wissenschaftler im weiteren Verlauf ihrer Forschung sichere Verwendungsmöglichkeiten der Technik entdecken, verfügten die Menschen über ein mächtiges Werkzeug zur Verbesserung und Verlängerung des Lebens. Sie konnten künstliches Insulin herstellen, Antibiotika erschaffen und neue Therapien entwickeln, an die bislang noch niemand gedacht hatte. Berg und seine Kollegen forderten ein Moratorium für weitere Experimente, bis man Grundsätze für die Nutzung von Forschung an Gentechnologie entwickelt hätte.[3]

Das führte sie zu zwei großen Fragen: Wie sollten diese Grundsätze aussehen? Und wer würde sie festlegen? Es galt, geopolitische Überlegungen zu berücksichtigen. Gerade waren die US-Truppen aus Vietnam abgezogen, und die Sowjetunion legte das Fundament dafür, in Südostasien, Lateinamerika und Afghanistan kommunistische Regimes zu installieren.[4,5] Zwischen den Vereinigten Staaten und China gab es noch keine diplomatischen Beziehungen.[6] Würde die Gruppe ausschließlich aus amerikanischen Wissenschaftlern bestehen, würden andere Länder die ausgearbeiteten Grundsätze vermutlich ignorieren oder ablehnen. Es galt, moralische, ethische und religiöse Überlegungen zu berücksichtigen. In Großbritannien experimentierten Ärzte mit einer neuen Prozedur, die zur Erschaffung eines Embryos in einem „Reagenzglas" führen würde.[7] Theologen waren erschüttert und überhaupt nicht darauf vorbereitet, die weitreichenden moralischen Fragen zu beantworten, die diese Entwicklung aufwarf.[8] Die Grundsätze würden zudem althergebrachte religiöse Ansichten zur Entstehung des Lebens verstärken – insbesondere bei jenen, für die es Sünde war, Genmaterial zu erschaffen oder zu zerstören. Das könnte die Forschung eher ausbremsen als ihr zu helfen. Würde die Gruppe ausschließlich aus Wissenschaftlern bestehen, könnten die Grundsätze später von der Politik infrage gestellt werden. Politiker könnten überzeugend argumentieren, dass alle Gesetze, auch solche, die das Leben an sich betreffen, von Regierungen und nicht von Wissenschaftlern zu bestimmen seien.

Berg und seine Kollegen wussten: Um die Zahl der Risiken zu reduzieren, die diese Art der Forschung mit sich bringen würde, musste eine große Zahl interessierter Parteien zu einem Konsens gelangen. Sie beschlossen, eine Konferenz abzuhalten. Diese fand dann auch am 24. Februar 1975 statt und befasste sich mit zwei grundlegenden Fragen:

1. Wie kann man ein Gleichgewicht zwischen dem Schutz der Wissenschaftsfreiheit auf der einen Seite und dem Schutz des öffentlichen Wohls auf der anderen Seite erzielen?
2. Wie sollen – speziell in einem ungewissen Klima – Entscheidungen über wissenschaftliche Forschung und ihre technologische Anwendung in der Gesellschaft getroffen werden?[9]

Sie erstellten eine Liste inländischer wie ausländischer führender Molekularbiologen, Journalisten, Ärzte, Anwälte und anderer Berufsstände und luden sie nach Asilomar ein, an diesen Ort radikaler Gedankenspiele, um einen Weg für die Zukunft des künstlichen Lebens zu erarbeiten.[10]

Als Berg und Baltimore die Bühne von Asilomar für die Eröffnungssitzung betraten, wussten sie: Nicht alle Anwesenden waren vertraut damit, was rDNA ist. Sie erklärten also zunächst die Technologie in einfachen Begriffen, ohne zu übertreiben oder die Auswirkungen sensationsheischend aufzubauschen. Sie machten aber auch deutlich, wie ernst diese Veranstaltung war. Diese Gruppe von Menschen, die aus den Vereinigten Staaten gekommen waren, aus der Sowjetunion, aus der Bundesrepublik Deutschland, Kanada, Japan, England, Israel, der Schweiz und anderen Ländern, wurde bereits als „verfassungsgebende Versammlung der Biotechnologie“ bezeichnet.[11] Entsprechend beendete Baltimore die Sitzung auch mit einer ominösen Aussage: Sollte diese Gruppe keinen Konsens erzielen können, was die Nutzung von rDNA anging, dann würde es auch sonst niemand.

Die Organisatoren verfolgten noch weitere Motive: Wie andere neue Biotechnologien auch würde diese früher oder später das Interesse der Gesetzgeber wecken. Die Politik würde aber genauso wie die Allgemeinheit Schwierigkeiten haben, die rDNA zu begreifen.

Unter denjenigen, die die rDNA nicht verstanden, würden sich Falschinformationen rasch ausbreiten. Die Organisatoren wussten, dass sich Wissenschaft selbst regulieren muss, aber damit das möglich ist, müssen Wissenschaftler und Forscher das Vertrauen der Öffentlichkeit verdienen und die Sicherheitsbedenken der Politik aus der Welt schaffen. Die Gruppe von Asilomar war sorgfältig aus vielen unterschiedlichen Bereichen ausgewählt worden. Wenn sie offen ihre Ansichten vertreten konnte und zu einem Konsens finden würde, würde dies belegen, dass Wissenschaftler fähig waren, wissenschaftliches Eigeninteresse mit freiwilliger Selbstbeschränkung zu kombinieren.

Deshalb hatten die Organisatoren auch mehr als ein Dutzend Journalisten eingeladen – von der *New York Times*, dem *Wall Street Journal*, der *Canadian Broadcasting Corporation*, der *Frankfurter Allgemeinen Zeitung* und sogar vom *Rolling Stone*.[12] Sie erwarteten von den Pressevertretern, dass sie nicht nur über das endgültige Ergebnis des Treffens schrieben, sondern auch über all die vorangegangenen Abwägungen. Das bedeutete, jedwedes Gezänk, alle Beschimpfungen und hässlichen Streits zwischen den Wissenschaftlern würden in den Berichten öffentlich, die die Politiker und die Allgemeinheit zu lesen bekamen. Wissenschaftler agieren meistens hinter verschlossenen Labortüren, veröffentlichen schwer verständliche akademische Berichte und halten sich größtenteils aus dem Rampenlicht heraus. Sie waren besorgt, dass eine öffentlich geführte Debatte dazu führen würde, dass die Biotechnologie erneut auf den Prüfstand kam. Berg und seine Kollegen jedoch rechneten mit einem anderen Ergebnis: Wenn die Öffentlichkeit besser verstand, was rDNA ist, und wusste, dass die Wissenschaftler hart daran arbeiteten, Worst-Case-Szenarien zu vermeiden, dann würde sie sowohl den Forschern als auch der Wissenschaft insgesamt Vertrauen schenken.

Sie sollten Recht behalten. Die Teilnehmer gelangten zu einem Konsens und verständigten sich auf Einschränkungen und Sicherheitsprotokolle, die einzuführen seien, bevor die rDNA-Forschung weiter voranschritt. Kurz darauf wurden offizielle Richtlinien herausgegeben, und der *Rolling Stone* druckte eine lange, aus der Ich-Perspektive geschriebene Reportage über Asilomar ab. In dieser Ausgabe wurden gleichzeitig der Musiker Stevie Wonder und der Genforscher James Watson präsentiert. Auf der Titelseite ist Wonder in einer psychedelischen 1970er-Jahre-Illustration zu sehen, in seiner Sonnenbrille spiegeln sich farbige abstrakte Formen und er trägt Kopfhörer, einen zotteligen braunen Mantel, Perlen und eine bauschige, vielfarbige Kappe. Im Magazin selbst findet sich ein Schwarzweißfoto von einem ungelenk wirkenden Watson in einem zerknitterten Pullover, wie er während einer Kaffeepause einem anderen Teilnehmer zuhört (der einen nur etwas weniger zerknitterten Pullover trägt).[13]

Am wichtigsten bei alledem ist jedoch, dass die rDNA-Technologie in den vergangenen 40 Jahren zu gewaltigen wissenschaftlichen Fortschritten geführt hat, ohne dass es negative Folgen für die öffentliche Gesundheit gab. Und was besonders erstaunlich ist: Bis auf die allerjüngste Zeit ging das auch völlig ohne Epidemien von Falschinformationen ab. Wissenschaftler verdienten sich das Vertrauen der Öffentlichkeit, indem sie bewiesen, dass sie Risiken analysieren, einen Konsens erreichen und ihre Arbeit selbst regulieren können. In Asilomar brach ein neues Zeitalter für Wissenschaft, Transparenz und öffentliche Ordnung an.

Vor dem Hintergrund der CRISPR-Experimente eines He Jiankui, der Falschinformationen über mRNA-Impfstoffe und der Möglichkeit, dass Forscher Mensch-Tier-Chimären entwickeln, werden Rufe laut, erneut Interessenvertretungen in Asilomar zu versammeln und über die Risiken und Möglichkeiten der synthetischen Biologie zu sprechen.[14] Aber die heutige Welt unterscheidet sich sehr stark von der Welt von 1975. Es gibt zahlreiche Biotechnologien, die es uns ermöglichen, das Leben grundlegend zu verändern, und Entwicklungen bei künstlicher Intelligenz, der Infrastruktur von Computernetzwerken sowie Mobilfunktechnologien der fünften und sechsten Generation (5G und 6G) erlauben uns neue Möglichkeiten der Forschung und Entwicklung. Es dürfte einen Innovationsschub und einen steten Strom neuer kommerzieller Produkte geben. Es wäre ein Fehler, eine Konferenz über die Auswirkungen von CRISPR abzuhalten, ohne dabei auch über die Gefahren und Risiken tiefer neuronaler KI-Netze zu sprechen. Es wäre eine große

Herausforderung, einen Konsens herbeizuführen, der die Technologienmatrix abdeckt, die die synthetische Biologie darstellt. Zugleich ist die Patentlandschaft zum jetzigen Zeitpunkt verwirrend, und es werden noch Rechtsstreitigkeiten vor Gericht ausgetragen. Einige der Wissenschaftler, die man einladen würde, um einen Konsens zur Zukunft der synthetischen Biologie zu erarbeiten, verklagen sich gerade gegenseitig.

Die Technologie hat Fortschritte gemacht, die globalen Ziele (und Schwierigkeiten) der Länder, die in diesem Bereich führend sind, aber genauso. Russland kollaboriert bei der Biotechnologie inzwischen nicht mehr. In seinem Streben nach globaler Vorrangstellung bei Forschung und Technologie räumt China der synthetischen Biologie Priorität ein. Den USA ist es nicht gelungen, eine politische Haltung zu Wissenschaft und Technologie zu entwickeln, die Machtwechsel im Weißen Haus überdauert. Und inzwischen sind deutlich mehr Investoren dabei, Forschung zu finanzieren. Life Sciences gehört zu den größten und attraktivsten Sektoren für Wagniskapitalgeber, Hedgefonds und Beteiligungsgesellschaften. An einem modernen Asilomar müssten die Chefs von Investmentfirmen beteiligt sein, deren Erfolg davon abhängt, möglichst zügig kommerzielle Produkte auf den Markt zu bringen. Bei ihnen ist davon auszugehen, dass sie Vorurteile gegen langfristige Risikomodelle hegen.

Asilomar fand 1975 statt, und die Redenschreiber von Präsident Nixon hatten gerade begonnen, den Begriff „die Medien" als etwas Negatives zu verwenden, um Zweifel am Journalismus zu säen.[15] Heute ist das Vertrauen der Allgemeinheit in die Medien so gering wie nie zuvor, und weil Erfolg in sozialen Medien an Aufmerksamkeit und Reichweite gemessen wird, werden Nutzer belohnt, die anzügliche und aufgebauschte Inhalte veröffentlichen.[16] Angenommen, heute würde ein neues Asilomar veranstaltet und die Medien würden über die Beratungen berichten. Wie stünden da wohl die Chancen, dass ein flüchtiger Dialog sehr rasch aus dem Kontext gerissen wird? Die Organisatoren eines neuen Asilomar müssten davon ausgehen, dass jeder Bericht über die Abläufe – und sei er noch so wahrheitsgetreu – online zur Steigerung des Misstrauens verdreht würde.

Während wir dies schreiben, sind drei Veranstaltungen im Gange, die die Zukunft des Lebens prägen. Kaliforniens Parlamentarier wollen Mail-order-DNA-Unternehmen vorschreiben, künftig Screenings auf Biosicherheit durchzuführen. Ginkgo Bioworks ist mit einer Bewertung von 15 Milliarden Dollar an die Börse gegangen. Impfgegner haben Uni-Campus übernommen und protestieren gegen neue Vorschriften, wonach sich Studierende, bevor sie zum Wintersemester 2021 zurückkehren, gegen COVID-19 impfen lassen müssen.[17,18] Das Feld der synthetischen Biologie entwickelt sich rasch, aber das Fundament – das rechtliche Gerüst, die Bioökonomie und das öffentliche Vertrauen – ist wacklig.

Sofern es kein zweites Asilomar gibt, werden einige politische Entscheider detaillierte Fahrpläne für den weiteren Verlauf der synthetischen Biologie einfordern. Diese entsprechen größtenteils Roadmaps aus der Wirtschaft, inklusive Entwicklung, Meilensteinen und messbaren Ergebnissen entlang einer linearen Zeitachse. Aber Wissenschaft ist – insbesondere, wenn man es mit einer jungen Technologie zu tun hat – nicht linear. Durchbrüche führen zu Fortschritten, aber größtenteils schlagen die Versuche fehl. Entdeckungen erfolgen zumeist nach vielen Irrungen und Wirrungen, Kehrtwenden, Sackgassen und Zusammenstößen mit unüberwindbaren Hindernissen.

Es gibt einen Weg, die synthetische Biologie auf einen positiven Zukunftskurs zu bringen, einen Weg, der sehr viel den grundlegenden Fragen zu verdanken hat, die Berg und seine Kollegen stellten, und viel dem Vorbild, das Scripps, Merrill und Hearst setzten. Wir können nicht wissen, wie genau die Zukunft der synthetischen Biologie aussehen wird, aber wir können uns ins Ungewisse wagen und daraus lernen, indem wir Fragen stellen, die mit „Wie sollten ...“ oder „Was wäre ...“ oder „Können wir ...“ beginnen und den Passus „zum Wohle der Allgemeinheit“ enthalten. Dafür wird man sich selbst vermutlich in einer Zukunft vorstellen müssen, die dem zuwiderläuft, was man heute glaubt. Das wird unbequem sein. Es wird Mut erfordern. Die eigene Perspektive zu erweitern, um gut informiert Entscheidungen über die Zukunft zu treffen und dann in diese Richtung aufzubrechen, ohne zu wissen, wohin der Weg führen wird, das sind radikale Handlungen.

Wenn die synthetische Biologie ihr Potenzial bestmöglich abrufen soll, während die gefährlichen Risiken möglichst gering sind, müssen wir uns eine Zukunft vorstellen, die uns völlig unvertraut ist, eine Zukunft, in der unser regulatorisches Vorgehen, unsere geopolitischen Abkommen und unsere Anlagestrategien anders aussehen als heute. In dieser Zukunft wird Vertrauen auf Inklusivität basieren, auf Kommunikation und auf Rechenschaftspflicht. Wissenschaftliche Erkenntnisse und Kenntnisse werden demokratisiert, Religion wird Seite an Seite mit der Wissenschaft koexistieren und die Politik wird der Innovation den Weg bahnen. (Ja, wir wissen, dass das wie ein unmöglicher, fantastischer Plan für einen Umbau der Gesellschaft klingt.)

Dieses Buch ist unsere Version von Asilomar. Wir haben eine globale Gruppe von Stakeholdern – Sie und alle anderen Leser und Leserinnen dieses Buchs – eingeladen, mehr über Technologien der synthetischen Biologie und über die Ereignisse zu erfahren, die zum heutigen Zustand geführt haben. Sie haben Forscher kennengelernt, haben etwas über ihre Streitigkeiten gehört und ihre Sichtweisen erfahren. Wir haben Sie mit einigen Investoren und Unternehmen aus der Bioökonomie bekannt gemacht. Wir haben mit jedem neuen Kapitel Ihre Vorstellungskraft gefordert. Wir haben Ihre bisherige Denkweise infrage gestellt, was wissenschaftliche Forschung angeht und wie wir über die künftige Nutzung der synthetischen Biologie entscheiden sollten.

Wie soll ein Gleichgewicht zwischen Wissenschaftsfreiheit und Schutz des Allgemeinwohls aussehen? Wie sollen speziell in einem ungewissen Klima Entscheidungen über wissenschaftliche Forschung und ihre technologische Umsetzung innerhalb der Gesellschaft getroffen werden? Nachfolgend unsere Empfehlungen für globale Zusammenarbeit, Regulierung, unternehmerische Tätigkeit und die Gemeinschaft der synthetischen Biologie. Sie sind als Einstieg in eine Diskussion gedacht. Sie sind Möglichkeiten, weitere Fragen zu stellen und einen Konsens aufzubauen.

## EINE GEMEINSAME GRUNDLAGE FINDEN

Wann immer eine exponentiell wachsende Technologie auftaucht, kommt es zu einem Wettrennen – umso mehr, wenn diese Entwicklung beträchtliche Auswirkungen auf Wirtschaft und nationale Sicherheit mit sich bringt. So war es bei der Eroberung des Weltraums (wo die Vereinigten Staaten und die Sowjetunion um die Oberhoheit wetteiferten), es trifft auf die künstliche Intelligenz zu (dieses Mal konkurrieren die Vereinigten Staaten und China) und es gilt nun ganz genauso für die synthetische Biologie. Dem Sieger winken große Preise: Er kann den Strom der Kapitalinvestitionen steuern, er kann die besten akademischen Talente anlocken, er kann das Innovationstempo vorgeben und er kann sogar die globalen Standards diktieren.

In Kapitel 3 haben wir eine kurze Einführung in die Geschichte der KI gegeben, die als Konzept bereits in den 1820er-Jahren entwickelt wurde und 1956 ihren heutigen Namen erhielt. Die erste Welle an KI-Technologien trat zwischen 1960 und 1980 ein und ermöglichte ein neues wirtschaftliches Ökosystem, sie lockte Talente und Investitionen an und erschuf einen Großteil der unsichtbaren Infrastruktur, die heute unseren Alltag antreibt – das Antiblockiersystem in Ihrem Wagen, die Systeme, die Ihre Kreditkarten auf Betrugsversuche hin überwachen, und so weiter. Doch KI bewegt sich mittlerweile entlang anderer Entwicklungswege mit eindeutig anderen Intentionen. Die Vereinigten Staaten verfügen, was KI angeht, über keinerlei Strategie oder integrierte Politik und über keinen Plan, der die Ziele oder das Wachstum steuert. Damit lässt man zu, dass Unternehmen aus der Privatwirtschaft sämtliche Entscheidungen treffen, und diese Firmen stellen häufig ihre Aktionäre über das öffentliche Interesse. In der Praxis bedeutet das, dass der Datenschutz der Verbraucher geopfert wurde und Daten an skrupellose Dritte veräußert wurden. Es führte weiter dazu, dass zentrale Produkte und Dienstleistungen wie Facebook und YouTube von algorithmischer Voreingenommenheit durchzogen sind.

Seit jeher betreiben Konzerne Lobbyarbeit, um Einfluss auf Politik und Regulierer zu nehmen. Aber die Technologie-Riesen haben Macht und Vermögen in einem Ausmaß angehäuft, wie es einst unvorstellbar gewesen wäre, und auf dem Weg dorthin haben sie wichtige Entscheidungen gefällt, die diplomatisch und geopolitisch bedeutsame Folgen hatten. Einige haben sogar eine eigene Art „Außenministerium“ eingerichtet. Microsoft-President Brad Smith trifft sich regelmäßig mit ausländischen Staats- und

Regierungschefs und Ministern, um über aufziehende Cyberbedrohungen zu sprechen und Themen wie den Kampf gegen die digitale Kluft in Schwellenländern zu erörtern. 2017 regte er eine „Digitale Genfer Konvention" an, ein internationales Abkommen, das dem Schutz der Bürger vor staatlich geförderten Cyberangriffen dienen soll.[19] Die Digital Diplomacy Group von Microsoft arbeitet aktiv auf einen technologielastigen Ansatz der Außenpolitik hin. Dutzende Politik-Fachleute wirken unterstützend an internationalen Abkommen zu Cybersicherheit, aber auch an kommunalen Regelungen mit. Die Digital Diplomacy Group veranstaltet sogar nicht-öffentliche Treffen mit Diplomaten zum Thema Menschenrechte.[20] Das Unternehmen weiß: Betreibt das Unternehmen Außenpolitik, ist das gut fürs Geschäft, denn auf diese Weise baut man Vertrauen auf und trägt zur langfristigen Planung bei. Facebook, Apple, Google und Amazon fahren allesamt eine ähnliche Strategie. Wie ist es um die langfristigen Folgen bestellt, die die Einflussnahme der Technologieunternehmen auf geoökonomische Angelegenheiten hat? Was, wenn ein Unternehmen wie Facebook Prioritäten verfolgt, die sich von denen seiner Regierung unterscheiden? Was, wenn das Unternehmen bei diesen diplomatischen Treffen eine Politik propagiert, mit der sich die politischen Entscheidungsträger noch nicht befasst haben – oder schlimmer noch, die im Widerspruch zur offiziellen Politik der USA steht? Derartige Szenarien wirken immer plausibler und führen immer häufiger zu Auseinandersetzungen mit politischen Entscheidern auf Landes- und auf Bundesstaatsebene sowie zu Ermittlungen der Bundesbehörden. Unternehmen haben sich in der Vergangenheit auf diese Weise den Zorn amerikanischer Präsidenten zugezogen. Jetzt greift man diese Konzerne – Amerikas führende Akteure in Sachen KI – an, weil sie zu viel Macht und Vermögen angehäuft haben. Und die Technologiebranche, die Investoren und der Staat werden das nächste Jahrzehnt damit verbringen, darüber zu diskutieren.

Unterdessen wird die KI-Entwicklung in China von den drei größten Technologiekonzernen des Landes – Baidu, Alibaba und Tencent (zusammenfassend als „BAT" bezeichnet) – sowie von unterschiedlichen akademischen Einrichtungen vorangetrieben. Die BAT mögen börsennotierte Unternehmen sein, aber sie werden von der Kommunistischen Partei Chinas gesteuert, und die Ansichten der KPCh zu Datenschutz, Überwachung und Menschenrechten unterscheiden sich gewaltig von der Haltung der Vereinigten Staaten und deren Verbündeten. Peking richtet KI so aus, dass sie das autoritäre Regime perfektioniert, sowohl innenpolitisch als auch durch außenpolitische Maßnahmen wie die „One Belt, One Road"-Initiative, bei der es die Infrastruktur-Entwicklung in Schwellenländern gegen Schulden eintauscht. Für die KI-Supermächte China und USA ist künstliche Intelligenz eine Stütze von nationaler Sicherheit, Wirtschaftswachstum und militärischer Dominanz. Aber es liegt auf der Hand, welche Risiken ein ungezügeltes KI-Wettrüsten mit sich bringen würde. Zahlreiche Gründe sprechen dafür, dass die Vereinigten Staaten und China motiviert sein sollten, eine Beziehung einzugehen, die für beide zum Erfolg führen kann.

Im Verlauf ihrer Entwicklung zeigt die synthetische Biologie Parallelen zu dem, was wir bei der KI beobachtet haben. Tatsächlich sind einige der Akteure, die unsere moderne KI-Wirtschaft aufgebaut haben, jetzt auch eng in den Aufbau der Bioökonomie eingebunden. Microsoft forscht an DNA-Speichern und baut automatisierte Technologien, die Biotech-Reaktoren unterstützen. In den vergangenen Jahren hat sich Bill Gates für Investitionen in synthetische Biologie als Weg zur Bekämpfung des weltweiten Hungers und des Klimawandels stark gemacht.[21] Jeff Bezos unterstützt mehrere Firmen aus dem Feld der synthetischen Biologie, und sein Raumfahrtunternehmen Blue Origin würde von Werkzeugen und Technologien profitieren, die den Menschen dabei helfen, abseits des Planeten zu überleben.[22] Der ehemalige Google-CEO Eric Schmidt unterstützt das Broad Institute mit 150 Millionen Dollar, um das Verschmelzen von KI und Biologie zu beschleunigen.[23] Die Forschung mag von Akademikern durchgeführt werden, aber der kommerzielle Sektor stellt die Mittel bereit, die uns mit Hochdruck zu neuen Innovationen führen werden. Und Mittel bedeuten natürlich Einfluss, insbesondere wenn es um die Ausrichtung der Forschung geht.

China hat deutlich gemacht, dass es sowohl bei der synthetischen Biologie wie auch bei der künstlichen Intelligenz eine Vorrangstellung anstrebt. Bis 2050 soll das Land zum „globalen Zentrum für wissenschaftliche und technologische Innovation" aufsteigen, so die politische Vorgabe.[24]

Chinas Kommunistische Partei arbeitet seit einem Jahrzehnt unermüdlich daran, den langjährigen technischen Vorsprung der Vereinigten Staaten aufzuholen.[25] Die Regierung rief 2016 ihre eigene nationale Genbank ins Leben, die zum weltgrößten Archiv genetischer Daten werden soll.[26] Die KPCh sieht in DNA strategischen Wert, sei es für die Entwicklung von Medikamenten, die Weiterentwicklung der Landwirtschaft oder zum Erhalt der gesellschaftlichen Ordnung. Bei ihren Bemühungen wird sie von BGI unterstützt, einem führenden Anbieter günstiger Gensequenzierung, über den wir in diesem Buch bereits an anderer Stelle gesprochen haben.

Offenbar bestehen Verbindungen zwischen der Forschungsarbeit von BGI und Chinas Militär, der Volksbefreiungsarmee (VBA), die Supercomputer zur Verarbeitung von Geninformationen betreibt. Es ist gut dokumentiert, dass die VBA Forschung an Gentechnologie, Leistungssteigerung und anderen Offensivfähigkeiten fördert, zudem haben Führungspersonen der VBA ausdrücklich synthetische Biologie als einen künftigen Bereich der Kriegsführung genannt. Einige haben öffentlich davon gesprochen, Waffen zur Gehirnkontrolle zu entwickeln. An medizinischen Einrichtungen, die mit der VBA verbunden sind, findet eine auffallend große Zahl an CRISPR-Versuchen statt.[27,28]

Wir möchten an dieser Stelle eines deutlich machen: Viele Wissenschaftler, die in China tätig sind, teilen die Ziele von KPCh und VBA nicht. Die globale Gemeinde der synthetischen Biologie ist offen und zur Zusammenarbeit bereit, und dazu zählt auch die Großzügigkeit viel zu vieler chinesischer Forscher und Forscherinnen, als dass man sie hier alle namentlich aufführen könnte. Der Agrarforscher Yuan Longping entwickelte in den 1970er-Jahren Reishybride, die dazu beitrugen, in Teilen von Asien und Afrika Hungersnöte zu lindern.[29] Anstatt sich in seinem Labor zu vergraben oder der KPCh beizutreten und einen gut dotierten Posten im Staatsdienst zu übernehmen, widmete er sein Leben dem Ausmerzen des Hungers, wofür er viel Zeit auf den Feldern im Gespräch mit den Bauern verbrachte. Yuan war Mentor für die nächste Generation von Wissenschaftlern aus aller Welt.[30] Denken Sie an Dr. Li Wenliang, den Augenarzt aus Wuhan, der frühzeitig versuchte, seine Kollegen vor SARS-CoV-2 zu warnen, und dafür Weibo nutzte, Chinas sorgfältig überwachtes soziales Netzwerk.[31] Während seine Beiträge viral gingen, räumte er ein, dass ihm eine harte Strafe durch den Staat drohe, dennoch machte er weiter – zuletzt von seinem Bett im Krankenhaus aus –, bis er starb. Zhang Yongzhen und sein Team sequenzierten das SARS-CoV-2-Genom und bemühten sich sehr darum, dass die allgemeine Biologie-Gemeinschaft das Ergebnis zu sehen bekam. Dafür veröffentlichten sie ihre Erkenntnisse sogar in einem öffentlich zugänglichen Forum.

Die wissenschaftliche Gemeinschaft mag offen und global vernetzt sein, aber der KPCh ist daran gelegen, chinesische Talente zurück in die Heimat zu holen. Bislang sind über 250.000 Fachleute aus den Life Sciences diesem Ruf gefolgt.[32] China zählt nunmehr zu den weltweit führenden Nationen, was Patente und wissenschaftliche Veröffentlichungen anbelangt. Es hat zudem dank seiner „Made in China"-Industriepolitik, die auch auf Fortschritte in der Biotechnologie setzt, einen gewaltigen Satz bei der Hightech-Herstellung gemacht.[33] Die Regierung arbeitet aktiv daran, über das Land verteilt Kapazitäten von Bio-Unternehmen, im Bildungswesen und Life-Sciences-Parks aufzubauen, auch wenn die Gesetzgebung zum geistigen Eigentum und das regulatorische Umfeld internationalen Standards noch nicht genügen. Die Weltöffentlichkeit mag schockiert darauf reagiert haben, dass von He Jiankui mit CRISPR bearbeitete Embryos zur Welt gekommen sind, aber aller Wahrscheinlichkeit nach wusste die KPCh über seine Arbeit Bescheid. Es ist nicht so, als hätte er in aller Heimlichkeit gearbeitet, und ohnehin verfügt China über die weltweit modernsten Überwachungssysteme. Das in China vorherrschende Klima ließ die Art Gen-Experimente zu, die andernorts völlig undenkbar gewesen wären, möglicherweise ermutigte das Klima sogar dazu.

Es ist mehr als offenkundig, dass China kein Interesse daran hat, die Biotech-Fabrik der Welt zu werden. Vielmehr strebt das Land an, zur globalen Supermacht im Feld der synthetischen Biologie wie auch der KI zu werden. 2030 wird China nach BIP voraussichtlich die weltgrößte Volkswirtschaft sein, 2050 könnte das Land zu den größten Besitzern von Patenten und geistigem Eigentum zählen und das erste Land sein, in dem alle Säuglinge bei der Geburt sequenziert werden. China hegt starkes

Interesse daran, dass die Bioökonomie zu seinen Bedingungen aufgebaut wird. Das Land verfügt über eine gewaltige Bevölkerung, und die Welt steht aufgrund des Klimawandels vor Herausforderungen, was Migration und Lebensmittelproduktion anbelangt. Ist China erfolgreich, wird das Land Weltmarktführer bei der Ausfuhr von Sequenzierern, Pharmazeutika, Grundnahrungsmitteln und Lösungen zur Eindämmung von Umweltverschmutzung und extremen Wetterereignissen sein.[34]

Auch in anderen Ländern, in denen die Gesetzgebung in Sachen Gentechnologie, Biotechnologie und Datenschutz stark von der internationalen Norm abweicht, sind wichtige Entwicklungen im Gange. Indien wird bis 2050 zum bevölkerungsreichsten Land der Welt aufsteigen und könnte dann zum Kreis der weltgrößten Volkswirtschaften zählen. Außerdem wird es ein wichtiger Lebensmittelproduzent sein. Allein durch seine Marktgröße und seine Bedeutung als Lebensmittelproduzent wird Indien unvermeidlich Einfluss darauf nehmen, wie und wohin sich die synthetische Biologie entwickelt. In den 1980er-Jahren rief die indische Regierung eine Behörde für Biotechnologie ins Leben, die Strategien für die Zukunft gentechnischer Veränderungen und anderer Technologien entwickeln sollte.[35] Aber der berüchtigte Bürokratieapparat des Landes bremste die Bemühungen der Behörde aus, einen Regulierungsrahmen zu entwickeln und durchzusetzen. Gleichzeitig wurden Arzneimittelfabriken dabei erwischt, wie sie es bei der Produktion nicht so genau nahmen und Daten fälschten, um ihre Gewinnziele erreichen zu können.[36] Zurzeit verfügt Indien über viele begabte Wissenschaftler, Technologen und Unternehmer, doch es mangelt dem Land an einer nationalen Strategie und dem globalen Vertrauen, was die Fähigkeiten angeht, qualitativ hochwertige Biotechnologie zu entwickeln und herzustellen. Das lasche Regulierungsumfeld könnte sich zur Bedrohung für alle auswachsen. Indien könnte dazu bewogen werden, eine Vielzahl Regulierungen zu verabschieden, die Investoren anlocken und Märkte für seine Produkte eröffnen sollen – aber angesichts seiner Vorgeschichte ist es auch gut denkbar, dass Indien diese Bestimmungen dann nicht umsetzt.

Israel und Singapur bauen Kapazitäten in der Biotechnologie auf, arbeiten mit anderen Ländern zusammen und sind auf der Suche nach ausländischen Geldgebern. Beide haben politische Maßnahmen beschlossen, die das Innovationstempo erhöhen sollen. Israel rief das Programm „Innovationsbox“ ins Leben, das multinationale Konzerne durch Steuervergünstigungen und andere finanzielle Anreize dazu bewegen soll, ihre Forschungs- und Entwicklungsarbeit nach Israel zu verlagern (und sei es nur in Teilen).[37] Das Programm Tzatam stellt für die Forschungs- und Entwicklungsarbeit in der synthetischen Biologie erforderliche Gerätschaften zur Verfügung und bietet weitere Unterstützung an.[38] Es ist verboten, die Keimbahn von Menschen genetisch zu manipulieren, aber es wird zur Forschung an Pflanzen und Tieren ermutigt, während strenge Prozesse zur Risikobewertung darüber entscheiden, welche Produkte zum kommerziellen Verkauf zugelassen werden. Singapur wiederum hat eine hochmoderne Politik zur Biotech-Innovation eingeführt, und die Maßnahmen sind mit dem Bildungswesen, der Wirtschaft, dem Gesundheitswesen und der Landwirtschaft verzahnt. Insofern überrascht es nicht, dass das weltweit erste kommerziell angebotene Bioreaktor-Fleisch in Singapur erhältlich ist.[39]

Und die Europäische Union? Sie hat 1997 strenge Gesetze zu genetisch veränderten Lebensmitteln erlassen, und die europäische Öffentlichkeit bringt den Technologien der synthetischen Biologie nur geringes Vertrauen entgegen. Eine Untersuchung von Eurobarometer ergab 2020, dass zwei Drittel aller Europäer selbst dann kein genetisch verändertes Obst kaufen würden, wenn es besser schmecken sollte oder sein Anbau nachhaltiger als der von herkömmlichem Obst wäre. 2018 verschärfte Frankreich seine Bestimmungen zur CRISPR-Technologie, die nun genauso hart reguliert wird wie genetisch veränderte Organismen.[40] Ältere Methoden dagegen fallen nicht darunter, etwa dass man Pflanzen Strahlung aussetzt, um zufällige Mutationen auszulösen. Das wirkte abschreckend auf die Forschungsgemeinde in Europa und Großbritannien. Internationale Forschungsprojekte, bei denen man mithilfe von CRISPR Pflanzen veränderte, wurden sofort eingestellt. Ein Wissenschaftler hatte CRISPR dazu genutzt, die Produktion gesunder Omega-3-Öle in Leindotter anzukurbeln. Nun erklärte man ihm, dass sich der regulatorische Status seines Feldversuchs geändert habe – während die Pflanzen noch im Boden waren.

Es ist offenkundig, dass Wissenschaft und Wissenschaftspolitik nicht im Gleichschritt laufen. Die synthetische Biologie kann dazu beitragen, planetenweite Herausforderungen zu lösen – unseren Klimanotstand, das Artensterben, Lebensmittelknappheit und das Auftauchen neuer Krankheitserreger –, aber es ist dafür auch eine planetenweite Zusammenarbeit vonnöten. Doch Länder haben guten Grund, um Marktanteile zu konkurrieren, und in einigen Fällen besteht auch der Anreiz, die Art Biowaffen zu entwickeln, die noch nicht von internationalen Abkommen reguliert werden. Was die Natur von sich aus tun wird, lässt sich nicht verhindern, und es lassen sich auch nicht sämtliche Wege vorhersagen, wie Menschen Technologie doppelt nutzen werden. Dennoch können wir drei globale Empfehlungen anbieten, wie sich Risiken reduzieren lassen, die mit synthetischer Biologie einhergehen.

## EMPFEHLUNG 1: VERBOT VON GAIN-OF-FUNCTION-FORSCHUNG

Wann immer eine Technologie entwickelt wird, finden die Menschen Mittel und Wege, diese Technologie anders zu nutzen, als es ursprünglich gedacht war. Wir sollten davon ausgehen, dass das für die synthetische Biologie ganz genauso gelten wird. Aus diesem Grund muss Gain-of-Function-Forschung verboten werden. Wir erinnern uns an Kapitel 7: Gain-of-Function-Forschung macht Viren gefährlicher. Nennen wir das Kind also beim Namen: Es geht um die Entwicklung von Biowaffen.

Selbst wenn jedes Land auf der Welt, jedes Labor und jeder allein vor sich hin werkelnde Biologe damit einverstanden wäre, nicht mehr mit Technologien aus der synthetischen Biologie zu arbeiten, würde die Natur weiterhin ihre eigenen Wege der doppelten Nutzung finden. Nehmen wir nur das Bakterium Yersinia pestis, das in den 1340er-Jahren begann, das Heer des mongolischen Herrschers Dschani Beg zu attackieren. Gegen ihre Feinde aus dem Westen mochten die Krieger von Dschani Beg erfolgreich gewesen sein, aber diesem tödlichen Krankheitserreger waren sie immunologisch unterlegen. Die Ausbrüche breiteten sich auf

Truppen in Konstantinopel aus, dann auf Sizilien und schließlich erreichte die Pest Marseille. Als Y. pestis schließlich das Persische Reich erreichte, war es nur noch als „der schwarze Tod“ bekannt. Das Bakterium entwickelte sich über Hunderte von Jahren und fand seinen Weg über Flöhe, den Erdboden und Säugetiere bis zur Bevölkerung Europas. Ein Drittel der Menschen in Europa starb einen furchtbaren und grauenvollen Tod.[41] Aber es gibt zahlreiche weitere Beispiele: Malaria, Tollwut, Tuberkulose, Ebola. Oder COVID-19 – vorausgesetzt, Sie glauben, dass seine Ursprünge tatsächlich natürlich sind. Es besteht absolut keinerlei Grund für uns, der Natur auch noch zur Hand zu gehen. Wenn man sich die technischen Möglichkeiten ansieht, die heute problemlos zum Modellieren und Sequenzieren zur Verfügung stehen, besteht wenig Notwendigkeit, sich als Vorbereitung auf Virus-Epidemien mit Gain-of-Function-Forschung zu befassen. Als Ron Fouchier 2012 den Erreger von H5N1-Vogelgrippe „bis zum Exzess mutierte“, ging es darum, Virusmodelle für Forschungszwecke zu entwickeln. Damals fürchteten einige Wissenschaftler, dass, sollte ein neuartiger Krankheitserreger entdeckt werden, eine Sequenzierung des Genoms zu viel Zeit in Anspruch nehmen würde. Stünden dagegen im Vorfeld eines Ausbruchs extrem ansteckende, tödliche Versionen des Virus zur Verfügung, wäre man eher imstande, rasch Impfstoffe und Therapiemöglichkeiten zu entwickeln, so die Theorie. Doch die überwältigende Mehrheit der Wissenschaftler und der Gemeinschaft der synthetischen Biologie beunruhigte Fouchiers Arbeit. Die Werkzeuge der synthetischen Biologie werden besser und besser, insofern wird diese Art von Forschung immer gefährlicher – und ist aus unserer Sicht unnötig.

Ein Jahrzehnt nach Fouchiers Experiment ist die Leistungsfähigkeit unserer Computersysteme exponentiell gestiegen, und unsere Gen-Datenbanken sind gewaltig. Sequenzierer können innerhalb weniger Stunden einen Gencode bestimmen. Computersimulationen nehmen Analysen vor und erstellen Modelle wahrscheinlicher Mutationen. Gleichzeitig sind selbst die als am sichersten geltenden Biolabore, sei es nun in den Vereinigten Staaten oder andernorts, wiederholt wegen Sicherheitsproblemen kritisiert worden, wobei die Mängel von schlechtem Inventurmanagement bis hin zu einer unzureichenden Dekontaminierung von Abwässern reichte. Dass wir zum jetzigen Zeitpunkt (Mitte 2021) die Möglichkeit nicht ausschließen können, dass COVID-19 das Produkt von Gain-of-Function-Forschung in Wuhan ist, ist ein deutlicher Beleg dafür, dass die Risiken solcher Arbeiten viel größer sind als der Nutzen für die öffentliche Sicherheit. Zudem hat COVID-19 enthüllt, in welch enormem Ausmaß wir unvorbereitet darauf waren, uns einem moderat ansteckenden und moderat tödlichen Virus entgegenzustellen. Man stelle sich nur vor, was hätte geschehen können, wenn das Virus nur etwas ansteckender und etwas tödlicher wäre.

Im Dezember 2017 veröffentlichte die Regierung Trump neue Richtlinien, die den Weg für staatlich geförderte Gain-of-Function-Projekte bereiteten, bei denen es nicht nur um die Überwachung möglicher neuer Krankheitserreger ging, sondern auch dazu ermutigen, vorsätzlich an Gain-of-Function-Mutationen zu forschen. Für andere Nationen ist das ein klares Signal: Die Vereinigten Staaten forschen an viralen Biowaffen. Das Letzte, was wir derzeit gebrauchen können, ist ein biologisches Wettrüsten. Übrigens: Die Unternehmen, die Impfstoffe herstellen, haben sich öffentlich bislang nicht für Gain-of-Function-Forschung ausgesprochen oder angedeutet, dass ihnen die Forschung dabei helfen würde, ihre Lieferketten besser auf künftige Impfstoffe einzustellen.[42]

Wenn man Gain-of-Function-Forschung verbietet, bedeutet das keineswegs, dass man die Arbeit an synthetischen Viren, Impfstoffen, antiviralen Medikamenten oder Virustests insgesamt stoppt. Wir sind von Viren umgeben. Sie sind wichtig und ein integraler Bestandteil unserer Umwelt. Sie lassen sich nutzbringend einsetzen, etwa in Form von Präzisions-Antibiotika, die gegen nur schwer zu tötende Mikroben zum Einsatz kommen, für Krebstherapien oder als Lieferanten für Gentherapien. Wir sollten diese Art von Arbeit jedoch genauso eng überwachen, wie wir es bei der Entwicklung von Atomtechnologie tun.

## EMPFEHLUNG 2: WIR BRAUCHEN EIN BIOTECH-BRETTON-WOODS

Üblicherweise finden Länder erst in einer Krise zusammen, nicht vorher. Es ist einfach, sich auf eine Gefahr zu einigen, viel schwerer ist es jedoch, sich auf eine gemeinsame Vision und eine große Transformation zu verständigen. Aber die Nationen sollten Anreize bekommen, gemeinsame Sache für das Allgemeinwohl zu machen, denn sie alle haben ein überwältigendes Interesse daran, beispielsweise ihre Bioökonomie zu entwickeln, anstatt das Geld in neue Werkzeuge für biologische Kriegsführung stecken zu müssen.

Ein Vorbild ist das Bretton-Woods-System, ein Pakt, den die Alliierten 1944 schlossen, also während des Zweiten Weltkriegs, und der die Grundlagen für ein neues globales Währungssystem bildete. Vereinbart wurde unter anderem der Aufbau von zwei neuen Organisationen, die den Auftrag erhielten, das neue System zu überwachen und das Wirtschaftswachstum zu fördern – die Weltbank und der Internationale Währungsfonds (IWF). Die Teilnehmerstaaten von Bretton Woods verständigten sich darauf, dass man sich gegenseitig zu Hilfe kommen würde, sollte die Währung eines Landes zu schwach werden. Sollte es zu einer Abwertung über einen bestimmten Punkt hinaus kommen, würde der IWF dem Land finanziell unter die Arme greifen. Gleichzeitig vereinbarten sie, keinen Handelskrieg gegeneinander zu führen. Aber der IWF war nicht als eine Art globaler Zentralbank gedacht, sondern eher wie eine Art freie Bibliothek, aus der sich die Mitglieder nach Bedarf etwas leihen konnten. Gleichzeitig mussten sie durch Einlagen in Form von Gold und Devisen das System am Laufen halten. Letztlich beteiligten sich 44 Nationen am Bretton-Woods-System, bei dem ein Konsens zur Regulierung und Förderung des Außenhandels erzielt wurde. Der gemeinsame Ansatz funktionierte gut, da alle Mitglieder davon profitierten beziehungsweise alle leiden würden, wenn sie gegen das Abkommen verstießen. Das Bretton-Woods-System wurde in den 1970er-Jahren abgeschafft, aber IWF und Weltbank stellen bis zum heutigen Tag eine starke Grundlage für den internationalen Devisenhandel dar.[43,44]

Das System, das wir vorschlagen, ist nicht dafür gedacht, globale Geldströme zu überwachen und zu regulieren, sondern einen globalen Pool von Gen-Daten. Die Mitgliedstaaten würden sich auf ein Stammbuch auf Basis der Blockchain (und damit verfälschungssicher) und auf ein Überwachungssystem zur Erfassung von Gensequenzen, von standardisierten Teilen, Aufträgen und Produkten verständigen. Egal, ob Wissenschaftler dem Beutelwolf zu neuem Leben verhelfen, mithilfe von CRISPR die Kollagenproduktion bei Erwachsenen anregen oder einen neuen Krankheitserreger entdecken – die genutzten oder erstellten Geninformationen würden allesamt in dieses gemeinsame globale System einfließen. Inspektionen in Einrichtungen und Produktüberprüfungen müssten strikt zu befolgenden Standards genügen und würden ebenfalls ins System eingetragen, sodass eine ungebrochene Kette der Rechenschaftspflicht entsteht. Ein Beispiel: Angesehene Unternehmen befolgen strenge Vorsichtsmaßnahmen zur Biosicherheit. Twist Biosciences screent jeden Monat Tausende Aufträge für Gensequenzierungen von Hochschullaboren, Pharmaunternehmen und Chemikalienherstellern und sucht dabei nach Auffälligkeiten. Immer wieder einmal stößt es dabei auf eine gefährliche Bestellung (in den allermeisten Fällen stellt sich heraus, dass es sich um einen ungewollten Fehler des Kunden handelt). Aber wir haben unser FBI-Szenario geschrieben, weil dies nicht für alle Wettbewerber von Twist gilt. Ein globales System würde es den Unternehmen auferlegen, Aufträge für synthetische Gene mit unterschiedlichen DNA-Datenbanken abzugleichen, die die Sequenzierungsdaten regulierter Pathogene und bekannter Toxine enthalten. Anschließend müssten die Firmen die Echtheit des Auftraggebers bestätigen und die Transaktion in einer öffentlich zugänglichen Datenbank festhalten.

Zum globalen Pool von Gen-Daten gehört auch die DNA, die unsere heikelsten und persönlichsten Geheimnisse offenbart. Versicherer, die Polizei und Widersacher würden derartige Informationen nur zu gern in ihre Hände bekommen. Mindestens 70 Länder betreiben zurzeit nationale DNA-Datenbanken, und einige enthalten Daten, die ohne ausdrückliche Zustimmung der Betroffenen erhoben wurden. Aktuell dienen nationale DNA-Datenbanken vor allem als Werkzeug der Polizeiarbeit, während man die Gelegenheit verstreichen lässt, genetische Daten für globale Forschungsprojekte zu nutzen, von denen wir alle profitieren könnten.[45]

Wie es besser gemacht werden könnte, zeigt ein kleines Land mit gerade einmal 1,3 Millionen Einwohnern.[46,47] Estland, im Norden Europas unangenehm nahe am ihm feindselig gegenüberstehenden Russland gelegen, gilt als eine der fortschrittlichsten Digitalwirtschaften. Mit ihrem vom Staat ausgegebenen digitalen Ausweis können die Menschen in Estland Online-Geschäfte mit Behörden, dem Finanzamt und dem Einwohnermeldeamt sowie mit vielen anderen öffentlichen und privaten Diensten sicher abwickeln. Seit 2005 geben die Wähler ihre Stimme elektronisch ab und nutzen zur Identifizierung ihre digitale ID. Diese dient auch als Grundgerüst für das estnische Gesundheitssystem, das die Menschen und ihre zentral abgespeicherten persönlichen medizinischen Unterlagen mit den Ärzten und den Gesundheitsdienstleistern verbindet. Das digitale Ökosystem des Landes erlaubt es zudem, datenintensive Genforschung durchzuführen. Die Biobank des Landes enthält Gen- und Gesundheitsinformationen derjenigen 20 Prozent der volljährigen Bürger und Bürgerinnen, die freiwillig einer Teilnahme an Genforschungsprogrammen zugestimmt haben. Estlands System bietet den Teilnehmenden eine kostenlose Genotypisierung und begleitende Informationsveranstaltungen, zu denen die Menschen tatsächlich auch hingehen (Gott segne die Esten für ihre Einstellung!). Das System der digitalen ID garantiert den Teilnehmenden zudem Sicherheit und Anonymität.[48]

In einem Bretton-Woods-System für Biotechnologie könnten die Mitgliedstaaten eine ähnliche, auf der Blockchain basierende digitale ID entwickeln und ein nicht manipulierbares Stammbuch persönlicher Genomdaten für Forschungsprogramme erschaffen. Estlands Modell der qualifizierten Zustimmung ist ein gutes Vorbild für die Mitglieder des Systems, das wir vorschlagen. Die Mitgliedstaaten würden dann einen bestimmten Prozentsatz der Gen-Daten ihrer Bevölkerung zu einem globalen Pool beitragen. Ein derartiges System würde zu einer vernünftigen Nutzung und Entwicklung von Gen-Daten ermutigen und Anreize für eine Rechenschaftspflicht schaffen. Ein Standardsystem für die

Speicherung und den Abruf von Sequenzierungsdaten würde Kontrollen erleichtern und besser skalierbar machen.

## EMPFEHLUNG 3: LIZENZEN SIND PFLICHT

Das moderne Auto ist eine mächtige Technologie. In jedem Land werden Fahrzeugführern beziehungsweise den Fahrzeugherstellern Ausbildungen, ein Führerschein, Sicherheitsmaßnahmen, Registrierungen, Überwachungen und regulatorische Auflagen abverlangt. Jedes Land führt ein landesweites und regelmäßig aktualisiertes Register der Personen, die eine Fahrerlaubnis besitzen. Zusätzliche Zertifizierungen und Lizenzen werden für Motorräder, Lkw und Lieferfahrzeuge verlangt, und wir erwarten, dass in naher Zukunft auch die selbstfahrenden Fahrzeuge ihre eigenen entsprechenden Versionen haben werden. Um nachzuweisen, dass sie dafür geeignet sind, am Straßenverkehr teilzunehmen, müssen die Menschen schriftliche und praktische Prüfungen ablegen. Und aktuell verlangen 150 Länder von Ausländern, die auf ihren Straßen fahren möchten, einen internationalen Führerschein. Dazu muss ein Antrag gestellt und ein gültiger Führerschein ihres Heimatlands vorgelegt werden.[49] Hersteller wiederum müssen Dutzende unterschiedlicher Inspektionen durchlaufen, bevor sie ihre Fahrzeuge verkaufen dürfen – Airbags müssen korrekt auslösen, Bremsen dürfen nicht blockieren, Sicherheitsgurte nicht versagen. Die Fahrzeuge werden in Computersimulationen getestet, dann unter Laborbedingungen mit Dummys, dann auf geschlossenen Parcours mit menschlichen Fahrern. Die Fahrzeuge selbst müssen Kennzeichen und Umweltplaketten aufweisen. Sind diese Fahrzeuge auf der Straße, sorgen Radaranlagen und Rotlichtblitzer dafür, dass die Menschen anhalten, wo und wann sie sollen, während die örtliche Polizei auf rücksichtslose, betrunkene oder einfach nur schlechte Fahrer im Verkehr achtet. Wenn Sie ein Auto verkaufen möchten, beginnen der Papierkram und die Datenkette aus Inspektionen, Lizenzierungen und Registrierungen erneut.

Könnten wir für die synthetische Biologie nicht ähnliche Verfahren aufbauen, ein System, das alles von heimischen Biohackern bis hin zu professionellen Forschern abdeckt, das Produkte und Prozesse reguliert, das strengen Tests unterliegt und dafür sorgt, dass Handel und Gewerbe eng überwacht werden? Das ist ein vernünftiger Ansatz. Und es ist nicht unsere Idee – sondern die von George Church. In seinem Buch „Regenesis“ empfiehlt Church ein „Paket von Sicherheitsmaßnahmen, ähnlich denen, die wir heute für Automobile haben“.[50]

Wir würden noch einige Schritte weiter gehen. Ein internationales Lizenzsystem würde eine Zertifizierung erteilen und auf diese Weise mehr Menschen für dieses Feld interessieren, das heute bis zu einem gewissen Maß mit der KI konkurriert. Biologie ist nicht statisch, insofern müsste die Zertifizierung durch fortwährende Aus- und Weiterbildung begleitet werden, damit gewährleistet ist, dass selbst Personen, die sich nur privat dafür interessieren, auf dem aktuellen Stand des Wissens sind. Die Länder könnten die Kosten der Lizenzerteilung subventionieren oder sie in ihre Bildungsprogramme aufnehmen, um mehr junge Menschen für die Bioökonomie zu interessieren. Die Lizenzen würden in allen Mitgliedstaaten anerkannt werden, sodass die Zusammenarbeit von Wissenschaftlern leichter fällt. Teil des Lizenzsystems wären Sicherheitsstandards für die Hersteller von Technik für synthetische Biologie, Biofoundrys und kommerzielle Unternehmen, die in einem Bereich dieser Disziplin aktiv sind. Künftige Sequenzierer oder Synthesizer könnten über ein direkt in die Hardware integriertes Screeningsystem verfügen, das es erschwert, vorsätzlich oder unbeabsichtigt einen zerstörerischen Organismus zu entwickeln. Auch eine Art „Notbremse“ als künftige Sicherheitsmaßnahme wäre denkbar – ein Selbstzerstörungsmechanismus, der aktiv wird, sollten die Zellen ihre Laborumgebung verlassen. Ein Lizenzierungssystem würde standardisierte Systeme und die Interoperabilität fördern, und das würde der Bioökonomie in sämtlichen Ländern zugutekommen.

Eines ist sicher: Der jetzige Pfad ist gut für geopolitische Spannungen, außer Kontrolle geratenen Wettbewerb und widersprüchliche Regulierungen. Er wird zu globalen Konflikten führen. Unsere Version von Churchs alternativem Ansatz verspricht Sicherheit genauso wie wirtschaftlichen Nutzen durch Zusammenarbeit.

## DIE VEREINIGTEN STAATEN BENÖTIGEN EINE BESSERE WISSENSCHAFTS- UND TECHNOLOGIEPOLITIK

Die Vereinigten Staaten mögen heute zu den weltweit führenden Nationen in Sachen synthetische Biologie zählen, aber wir haben Spannungen erschaffen, Spannungen zwischen Forschern, Investoren und örtlichen Regulatoren. Zum einen bremst unser Regulierungsrahmen die Innovation, während es ihm gleichzeitig nicht gelingt, unsere Bürger vor künftigem Schaden zu schützen. Das Coordinated Framework for the Regulation of Biotechnology diktiert, dass in den USA drei Behörden – Umweltministerium, FDA und Agrarministerium – die Biotechnologie regulieren sollen, aber das System wird nicht regelmäßig auf den neuesten Stand gebracht. Das Ergebnis sind klaffende Schwachstellen, was die Aufsicht anbelangt. Das Szenario mit der FBI-Außenstelle haben wir entwickelt, nachdem wir recherchiert hatten, welche staatliche Einrichtung denn für Produkte der synthetischen Biologie und gleichzeitig mögliche Hackerangriffe auf genetische Daten zuständig sein könnte.[51] Unsere Neugier war geweckt worden, nachdem im November 2020 Wissenschaftler der israelischen Ben-Gurion-Universität des Negev einen ähnlichen Cyber-Bio-Angriff simuliert hatten. Dabei ging es um die Annahme, man habe einen Wissenschaftler ohne dessen Wissen dazu gebracht, eine gefährliche Gensequenz zu erschaffen, die einen Giftstoff hervorbringt.[52,53] Natürlich beunruhigte uns das, also verbrachten wir drei volle Tage damit, Unterlagen des Heimatschutzministeriums sowie des Nationalen Sicherheitsrats zu lesen, um herauszufinden, wer denn wohl in den USA bei biologischer Schadsoftware zuständig wäre. Wir befragten wichtige Quellen im Verteidigungsministerium, im Außenministerium, im Rechnungshof und der Seuchenschutzbehörde, außerdem Analysten für nationale Sicherheit und Kongressmitarbeiter. Man verwies uns an unterschiedliche Leute und unterschiedliche Behörden, bis uns ein ranghoher Mitarbeiter endlich die Antwort gab: Die Vereinigten Staaten sind auf einen cyber-biologischen Angriff komplett unvorbereitet.

2019 weichte die Regierung Trump das Coordinated Framework auf. Das Regelwerk lässt nun nicht-kommerzielle Experimente ohne ein allzu großes Maß an Überprüfung zu, anstatt spezielle Richtlinien für die aufkommende Vielfalt an Technologien der synthetischen Biologie vorzugeben. Stemmt sich niemand dagegen, werden wir voraussichtlich nur weitere Ergänzungen am Coordinated Framework vornehmen und zusätzliche Klauseln daran heften, was bloß zu noch mehr Verwirrung und Rechtsstreits führen wird. Wir fühlen uns an die Zeit erinnert, als die Grundlagen des Internets Stück für Stück zusammengefügt wurden und zu den heutigen Systemen führten. Das Internet Protocol ist von zentraler Bedeutung, genauso grundlegend wie die DNA. Aber weil es keine zentralisierte Planung und Abstimmung gab, entstanden Systeme mit Anfälligkeiten, Monopole, die an den Schalthebeln sitzen, und Geschäftsmodelle, bei denen der Gewinn über die Menschen gestellt wird. Die synthetische Biologie sollte diese Lernkurve nicht durchlaufen müssen.

Zustände, wie sie zu dem in Kapitel 7 beschriebenen Champignon-Problem geführt haben, sollte es in Zukunft nicht mehr geben dürfen, dennoch werden diesbezüglich wenig Anstrengungen unternommen. Wir müssen ein System erschaffen, das eine verantwortungsbewusste Entwicklung von Technologien der synthetischen Biologie und der Bioökonomie vorantreibt. Ein guter Anfang wäre es, wenn sich die Parteien darauf einigen könnten, eine Behörde ins Leben zu rufen, die sich mit Cyber-Bio-Sicherheit befasst und eine zeitgemäße Regulierungspolitik entwickelt. Auf diese Weise ließe sich die Sicherheit der Biotech-Branche und die Beständigkeit unserer langfristigen Finanzierung von Forschungs- und Entwicklungszielen gewährleisten. Es ließe sich Amerikas Vision formulieren, wie die synthetische Biologie die Konjunktur ankurbeln könnte, und es ließe sich die künftige Arbeitnehmerschaft auf den Wandel vorbereiten. Es ließe sich die nationale Sicherheit stützen und das Wohlergehen der Gesellschaft fördern. Der Schlüsselbegriff hier ist „langfristig". Jeder Plan muss die zyklischen Veränderungen überdauern, bei denen es nach Machtwechseln im Kongress (theoretisch alle zwei Jahre) und beim Amt des Präsidenten (theoretisch alle vier oder acht Jahre) kommen kann.

Geht es um komplexe gesellschaftliche Themen, neigt die Zentralregierung dazu, den Bundesstaaten freie Hand zu lassen. Auf diese Weise bleibt unsere demokratische Regierungsstruktur erhalten, und ideologische Hegemonie wird verhindert. Gleichzeitig ist es ein bequemer Weg, bei einem Problem, an dem sich niemand die Finger verbrennen möchte, den Schwarzen Peter weiterzureichen. Zu Beginn von COVID-19 versäumte es Washington, die knappe persönliche Schutzausrüstung und Beatmungsgeräte zentral einzukaufen und zu verteilen. Das führte zu einem verschwenderischen und erbitterten Bieterkrieg zwischen einzelnen Bundesstaaten. Masken wurden während der Pandemie rasch zu einer politischen Aussage, und die enorme Schieflage führte zu weitverbreiteten Protesten. Sowohl unter Trump als auch unter Biden weigerte sich die Regierung, eine landesweite Maskenpflicht zu verhängen. Aus Sorge vor negativen Reaktionen der Wählerschaft überließen einige Gouverneure die Entscheidung den Bürgermeistern und Stadträten. Masken wurden zum Politikum, dabei sind die wissenschaftlichen Fakten ganz simpel: Viren verbreiten sich durch Tröpfchen, wenn Menschen niesen, sprechen, husten und atmen. Bedeckt man die Quelle der Tröpfchen, wird es schwieriger, die Viren zu verbreiten und zu inhalieren.

Aber was, wenn die wissenschaftlichen Grundlagen deutlich komplizierter sind? Key West hat ein furchtbares Problem mit Stechmücken, die das Zika-Virus verbreiten. Genmanipulierte Moskitos stellen einen möglichen Lösungsansatz dar. Eine Gruppe von Wissenschaftlern hat vorgeschlagen, die Keimbahn männlicher Moskitos genetisch so zu verändern, dass die (stechenden) weiblichen Nachkommen nicht überleben würden. Um die Keimbahn von Insekten zu verändern, ist eine Genehmigung des Umweltministeriums erforderlich, und in diesem Fall wurde sie auch erteilt. Den Umgang mit der Gemeinde überließ man anschließend dem Stadtrat von Islamorada, der zum damaligen Zeitpunkt aus fünf Personen bestand – einem Fotografen, einem pensionierten Immobilienanwalt und Teilzeit-Fischer, einem örtlichen Geschäftsmann, einem weiteren örtlichen Geschäftsmann und einem pensionierten FedEx-Piloten.[54] Diese Leute waren keine Wissenschaftler, aber nun erwartete man von ihnen, dass sie Anhörungen abhielten und Entscheidungen fällten, bei denen es um komplexe Belange der Gentherapie ging. Unglaublich viel stand auf dem Spiel. Die kleine Gemeinde könnte Sturm laufen gegen die Pläne. Das Pilotprogramm könnte auf furchtbare Weise aus dem Ruder laufen. In Key Wests Umwelt könnten unvorhergesehene Entwicklungen auftreten. Der Stadtrat befand sich in einer furchtbaren Position. Mit guter Führungsarbeit und einer beständigen Langzeitvision für die Zukunft der synthetischen Biologie ließe sich die Verwirrung in den Kommunen reduzieren, die Behördenvertreter vor Ort könnten solide Entscheidungen treffen und es entstünden mehr Möglichkeiten für ein vernünftiges Wachstum der Bioökonomie.

## UNTERNEHMEN: STELLEN SIE SICH AUF STÖRUNGEN EIN

Die synthetische Biologie wird früher oder später jeden einzelnen Industriezweig und damit auch jedes einzelne Unternehmen betreffen. Die Weiterentwicklungen werden Industriematerialien verändern, Beschichtungen, das Recycling, Verpackungen, Lebensmittel, Getränke, Schönheitsprodukte, Pharmazeutika, Gesundheitsprodukte, Energie, Transport und die Lieferkette. Die synthetische Biologie wird auch das Design verändern (was wir erschaffen und wie wir es erschaffen), die Arbeit (weniger Krankheitstage der Belegschaft), das Rechtswesen (was und wen wir schützen), die Nachrichten und die Unterhaltungsbranche (die Art Geschichten, die wir erzählen), das Bildungswesen (was wir lehren) und die Religion (was wir glauben). Mit der Zeit werden ganze Wertschöpfungsketten von Grund auf verwandelt. Nehmen wir beispielsweise die Wertschöpfungskette für Fleisch. Sie ist lang und kostspielig. Tiere müssen gezüchtet werden, sie müssen gefüttert werden, untergebracht werden, dann werden sie geschlachtet, das Fleisch wird zu unterschiedlichen Produkten verarbeitet und für den Vertrieb vorbereitet. In naher Zukunft wird gezüchtetes Fleisch diese Kette auf drastische Weise zu einigen wenigen Gliedern komprimieren – Gewebe wird ausgewählt und gelagert, Zellen werden kultiviert und gezüchtet, das Fleisch wird gemasert und dann für den Vertrieb vorbereitet. All dies könnte schon bald innerhalb einer einzigen Anlage stattfinden. Diese Entwicklung wird weitreichende Auswirkungen auf die Betreiber von Kühlflotten und Kühlhäusern haben, auf die Hersteller von Verpackungen für

Fleischprodukte und auf die Zehntausende Menschen, die in Schlachthöfen arbeiten. Einen ersten Eindruck dieser Entwicklung erleben wir gerade beim Vertical Farming, wo Unternehmen wie Bowery Farming, Plenty und Aerofarms ihre computergesteuerten Indoor Farms in Stadtzentren errichten.

Unserer Erfahrung nach sind allerdings nur wenige Unternehmen bereit, ihre Vision und ihre Strategie auf Technologien einzustellen, die noch fünf bis zehn Jahre von der weitverbreiteten Einführung entfernt sind. Je länger die Firmen damit warten, Szenarien zu entwickeln, die bestimmte Entwicklungspfade beschreiben, desto größer sind die Risiken, die sie dadurch erschaffen, und desto anfälliger werden sie für Störfaktoren. Genau wie alle anderen transformativen Technologien wird die synthetische Biologie verschiedene Wellen von Innovationen, Rückschlägen und Erfolgen durchlaufen. Trotzdem sollten die Unternehmen bereits jetzt Kapazitäten aufbauen, die es ihnen erlauben, Infrastruktur, Abläufe und Qualifikation der Arbeitskräfte zu bewerten. Sie werden zudem ihre Geschäftsmodelle auf den Prüfstand stellen müssen, um möglicherweise erforderliche Korrekturen zu erkennen. Eine häufig von Führungskräften gestellte Frage lautet: „Wann genau wird die synthetische Biologie für unser Geschäft und unsere Branche zum Disruptor?“ Unsere Antwort darauf: Das „Wann“ ist nicht von Belang. Die Unternehmen müssen Störfaktoren erkennen, bevor sie eintreten, und sich dann entsprechend aufstellen.

Unternehmen aus der Bioökonomie dürfen zudem einen weiteren Aspekt nicht aus den Augen verlieren: Ultimativer Stakeholder der synthetischen Biologie ist letztlich unser planetares Ökosystem mit allen darin lebenden Organismen. Bei den Akademikern gibt es die Tradition der Peer Review, der Überprüfung von zu veröffentlichenden Texten durch Fachleute. Bei Unternehmen gibt es etwas Derartiges nicht. Um den bekannten Spruch abzuwandeln: Unternehmen innovieren rasch, brechen Regeln und entschuldigen sich dann später. Grundlagenforschung ist mit den Erwartungen der Investoren oftmals unvereinbar. Investoren, Verwaltungsräte und Vermarkter sollten Wissenschaftlern den Raum und die Zeit lassen, die sie benötigen, um zu forschen und

Studien und Feldversuche durchzuführen, nicht in wilde und verfrühte Behauptungen über mögliche Resultate verfallen und nicht Produkte überhastet auf den Markt werfen. Der Erfolg (oder Misserfolg) eines Unternehmens aus dem Ökosystem der synthetischen Biologie wirkt sich auf sämtliche Unternehmen aus. Wir haben mit dem SynBioBeta-Gründer John Cumbers über den Börsengang von Ginkgo Bioworks gesprochen, der wenige Tage zuvor angekündigt worden war. Er klang begeistert. Er klang gleichzeitig besorgt. „Es ist ein großer Gewinn, gar keine Frage", sagte er. „Wir alle haben die Vision einer neuen Plattform, die die verarbeitenden Industrien revolutionieren kann, aber die Höhe der Bewertung überraschte mich. Es ist eine große Wette auf die Zukunft – eine große Wette insgesamt – und wirkt sich auf alle in diesem Feld aus."[55]

Biotech-Unternehmen müssen zudem in Sachen Data Governance Maßnahmen entwickeln, die auch gewöhnliche Menschen verstehen können. 2018 verkündete 23andMe eine seit Langem vorbereitete Partnerschaft mit GlaxoSmithKline (GSK). GSK kaufte sich für 300 Millionen Dollar bei 23andMe ein und erhielt dadurch für die Entwicklung neuer Medikamente Zugriff auf den genetischen Datenschatz des Start-up-Unternehmens. Die Firmen sprachen von einer „Zusammenarbeit", aber für Millionen 23andMe-Nutzer war es nicht leicht, sich aus der Medikamentenentwicklung des Pharma-Riesen auszuklinken.[56] Wenig überraschend reagierten viele Verbraucher verärgert – sie hatten sich nicht als Freiwillige für medizinische Forschung gemeldet, die einem Arzneimittelhersteller gewaltige neue Geldquellen eröffnen könnte. Trotz aller öffentlichen Kritik verkaufen die meisten Anbieter von Genanalysen für Privatpersonen die Verbraucherdaten an Dritte weiter. Das ist fester Bestandteil ihres Geschäftsmodells und wird gern im Kleingedruckten der Nutzungsbedingungen versteckt. Zu den Abnehmern dieser Daten zählen unter anderem große Einzelhändler, die DNA-Daten nun dazu nutzen, mehr Kunden für ihr Online-Lebensmittelgeschäft zu werben.[57,58]

Was geschieht, wenn ein Unternehmen, das Genproben von Verbrauchern sammelt und lagert, verkauft wird? (In den Branchen Ahnenforschung, Nabelschnurblut und Fruchtbarkeit gab es derartige Fälle bereits.) Es ist nicht unüblich, dass privatwirtschaftliche Unternehmen den Besitzer wechseln, und in anderen Branchen zählt zu den Käufern ein bunter Strauß aus wohlhabenden Einzelpersonen, Beteiligungsgesellschaften, Fonds oder Wettbewerbern. Was geschieht im Falle einer Übernahme mit den Verbraucherdaten? Was geschieht, wenn derartige Daten gekauft und verkauft werden, und was ist, wenn eine ausländische Regierung der Käufer ist? Data Governance sollte klar und verständlich sein. Es muss jede Anstrengung unternommen werden, das Vertrauen der Verbraucher zu gewinnen und auch zu halten.

## WISSENSCHAFT MUSS DEUTLICHER KOMMUNIZIERT WERDEN

Öffentliches Vertrauen setzt klare Kommunikation voraus. Im Jahr 2006 untersuchten Wissenschaftler von Carnegie Mellon, Stanford und MIT gemeinsam, welche Bereiche des Gehirns aktiviert werden, wenn der Mensch einkaufen geht. Die Probanden erhielten 20 Dollar, die sie in einem eigens entwickelten Online-Geschäft ausgeben sollten, während sie an ein Gerät zur funktionellen Magnetresonanztomographie (fMRI) angeschlossen waren. Im Verlauf des Experiments fanden die Forscher heraus, welche Teile des Gehirns aktiv waren, während die Menschen über einen Kauf nachdachten. Es ließ sich sogar vorhersagen, ob sie sich letztlich für einen Kauf entscheiden würden. Die Wissenschaftler veröffentlichten im Fachmagazin *Neuron* eine Arbeit, in der sie ganz nüchtern von ihren Erkenntnissen sprachen. Es war nicht unbedingt perfekte Bettlektüre (außer man möchte sofort einschlafen). Den Auftakt machte eine Beschreibung der mikroökonomischen Theorie (wonach „Käufe von einer Kombination aus Verbraucherpräferenz und Preis getrieben werden“). Die Arbeit war nuanciert und kompliziert, und sie stellte eine beträchtliche Leistung dar.[59] Die Universitäten hofften, mit ihrer Arbeit Aufmerksamkeit zu generieren, weshalb die Presseabteilung von Carnegie Mellon eine Mitteilung herausgab, die einen entschieden anderen Ansatz verfolgte. Die Schlagzeile lautete: „Wissenschaftler erkennen anhand von Gehirnscans, wann Menschen einkaufen werden.“[60] Mit der Zeit schaffte es die Meldung zu *MTV*, wo es dann hieß: „Was ist besser: Sex oder Shopping?“ Der Fernsehsender erklärte dann, dass für unser Gehirn Shopping genauso aufregend ist wie eine heiße Nacht zwischen den Laken.[61] Noch ein Beispiel dafür, dass die Menschen, die die wissenschaftliche Arbeit leisten, und die Menschen, die darüber schreiben, nur selten auf einer Wellenlänge sind.

Wissenschaftler sollten unter der Prämisse arbeiten, dass ihre Studien und ihre Arbeiten von Menschen gelesen werden, die nicht über ausreichend Hintergrund verfügen, um Details und Kontext ihrer Arbeit zu begreifen. Wissenschaftliche Arbeiten werden heutzutage von Preprint-Servern (Online-Anlaufstellen für Arbeiten, die noch nicht die Peer Review traditioneller wissenschaftlicher Fachmagazine durchlaufen haben) zu Magazinen mit Peer Review weitergereicht, dann an Presseabteilungen, Journalisten, Regulierer, Widersacher (konkurrierende Forscher und Unternehmen, Länder und einzelne Bad Actors), Aktivisten, Investoren, und natürlich erreichen sie auch Menschen, die in den sozialen Medien nur die Überschrift eines Artikels überfliegen. Während sich das Feld der synthetischen Biologie entwickelt, müssen die Wissenschaftler imstande sein, ihre Arbeit klar zu kommunizieren. Das heißt, dass man die Anfragen der Presseabteilung nicht abbügelt, und es heißt, dass man auf Korrekturen besteht, wenn Behauptungen über die Forschungsarbeit übertrieben werden, unklar oder schlicht falsch sind. Eine Lösung bestünde darin, sich einen Weg zu suchen, wie man mögliche Falschinterpretationen bereits im Vorfeld ausschließen kann. Ein Forscherteam beispielsweise veröffentlichte auf Biorxiv.org, einem Preprint-Server für Biologie-Themen, eine Studie, die einen Zusammenhang zwischen Genetik und Bildungserfolgen herstellte. Unmittelbar vor der Veröffentlichung stellten die Wissenschaftler ein gewaltiges FAQ auf den Server, das in einfacher, klarer Sprache verfasst war. Darin wurde nahezu jede nur vorstellbare Frage beantwortet. Tatsächlich ist das FAQ deutlich länger als die Arbeit selbst.[62] Was aber wichtiger ist: Das FAQ ist deutlich einfacher zu lesen als die Arbeit. Dieser Ansatz könnte zum Standard für Forscher, Preprint-Server und Fachmagazine mit Peer Review gleichermaßen werden: Jeder Arbeit täte es gut, wenn sie bei der

Online-Veröffentlichung ein, zwei Absätze mit einer nicht an Fachleute gerichteten Zusammenfassung enthielte (neben dem Standard-Abstract, der für Forscher gedacht ist). Im Zusammenspiel mit einem FAQ ließe sich möglicherweise viel gegen Fehlinterpretationen erreichen.

## DIE WISSENSCHAFT HAT EIN RASSISMUSPROBLEM

Nehmen wir an, Sie würden an einer Studie teilnehmen, bei der Sie mit einer Blutspende dabei helfen, eine genetische Verbindung zu einer Krankheit nachzuweisen, die gerade den Menschen in Ihrer Gemeinschaft schwer zusetzt. Sie würden gewiss erwarten, dass Ihre Genproben unter Verschluss bleiben. Nehmen wir nun weiter an, dass Sie viele Jahre später feststellen, dass man Sie in die Irre geführt hat, aber nicht nur das: Andere Forscher arbeiten mit Ihrer DNA auf Arten und Weisen, über die man mit Ihnen niemals gesprochen hatte. Dieses widerliche Szenario haben die Havasupai, amerikanische Ureinwohner, die seit Jahrhunderten im heutigen Arizona leben, erleben müssen.[63] Ende des 20. Jahrhunderts registrierten die Havasupai eine Zunahme der Diabetesfälle. 1990 erlaubten sie Forschern der Arizona State University (ASU), eine Studie durchzuführen, denn sie erhofften sich dadurch Hilfe bei der Bekämpfung der Krankheit. Die Forscher nahmen Blutproben, weiteten dann aber ohne das Wissen der Havasupai den Umfang der Untersuchungen aus. Nun ging es auch um Genmarker für Alkoholismus und diverse geistige Krankheiten. Die ASU-Forscher veröffentlichten zahlreiche Artikel über ihre Erkenntnisse in Fachmagazinen, Arbeiten, die Nachrichtengeschichten über Inzucht und Schizophrenie bei Stammesmitgliedern nach sich zogen. Verständlicherweise waren die Havasupai entsetzt und fühlten sich gedemütigt. 2004 reichten sie ihre erste Klage gegen die ASU ein. Die Universität bezahlte für eine private Untersuchung und legte die Klage schließlich 2010 außergerichtlich bei. Die Blutproben wurden dem Stamm übergeben, und man versprach ein Ende der Veröffentlichungen.[64] Aber die ganze Erfahrung verärgerte die Havasupai und andere amerikanische Ureinwohner zutiefst. Die Navajo, das zweitgrößte indigene Volk in den Vereinigten Staaten, verboten jegliche Gen-Sequenzierung, Analyse und vergleichbare Forschung an seinen Mitgliedern. Ihre Einwände waren voll und ganz berechtigt, aber nun gibt es ein weiteres Problem: Der Pool an Gen-Daten in den Vereinigten Staaten enthält keine Daten indigener Menschen.[65]

In unseren Datenbanken mangelt es auch an afroamerikanischer DNA. Das überrascht etwas, schließlich stammte die erste menschliche Zelllinie, die in der Forschung zum Einsatz kam, von einer afroamerikanischen Frau. 1951 entnahmen Forscher einer Patientin namens Henrietta Lacks im Johns Hopkins Hospital in Baltimore Krebszellen. Sie litt unter einem großen, bösartigen Zervixkarzinom. Damals behandelte man derartige Erkrankungen mit Radium, was bei den meisten Patienten zum Zelltod führte. Die Zellen von Lacks dagegen überlebten und verdoppelten alle 20 bis 24 Stunden ihre Zahl. Die Hopkins-Forscher beschlossen, ihre Zellen auch weiterhin zu nutzen (sie wurden als „HeLa-Zellen" bekannt) und daraus verschiedene Behandlungen gegen Krebs zu entwickeln. Weder Lacks noch ihre Angehörigen wurden davon in Kenntnis gesetzt, und die Familie wurde auch nicht für den enormen Beitrag entschädigt, den sie bei der Entwicklung von Krebstherapien geleistet hatte. (2020 endlich erhielt die Familie dann doch noch eine große Zahlung von einer nicht gewinnorientiert arbeitenden medizinischen Forschungsorganisation.)[66]

Die Geschichte von Henrietta Lacks ist nicht die einzige Geschichte, bei der People of Color ohne ihr Wissen in der Medizinforschung eingesetzt wurden. 1932 startete der amerikanische Gesundheitsdienst am Tuskegee-Institut, einem historisch von Schwarzen besuchten College im Bundesstaat Alabama, eine Syphilis-Studie, an der zunächst 600 afroamerikanische Männer beteiligt waren. 399 der Teilnehmenden hatten Syphilis, 201 nicht.[67] Die Wissenschaftler erklärten allen Teilnehmenden, man würde sie wegen „schlechten Bluts" behandeln, ein Begriff, der in der Region für mehrere Erkrankungen verwendet wurde, unter anderem für Syphilis, Anämie und Erschöpfungszustände. Als Dank für ihre Teilnahme wurden die Männer kostenlos medizinisch untersucht, erhielten kostenlose Mahlzeiten und – eher etwas makaber – eine Sterbeversicherung. Ab 1943 wurde Penicillin zur Behandlung von Syphilis eingesetzt und stand allgemein zur Verfügung, doch den Probanden wurde diese Behandlungsmöglichkeit nicht angeboten. Mindestens 28 der Männer, die an der Studie teilnahmen, starben, Hunderte litten unnötig an schmerzhaften Ausschlägen und Geschwüren, an Gewichtsverlust, an Erschöpfung und an Organschäden. Die Geschichte um Henrietta Lacks, die Syphilis-Studie von Tuskegee und viele andere, weniger bekannte Fälle machen es in Summe absolut nachvollziehbar, warum einige Schwarze sich schwer damit tun, einen Arzt aufzusuchen oder sich an Medizinforschung zu beteiligen.

Das Ergebnis: Der Pool genetischer Daten in den Vereinigten Staaten besteht nahezu ausschließlich aus Menschen mit europäischen Wurzeln. Ein ähnliches Problem findet man in Großbritannien. Für eine Studie untersuchten das Broad Institute des MIT, Harvard und Massachusetts General Hospital 2017 die Gen-Daten der britischen Biobank, um Vorhersage-Scores für Körpergröße, Body-Mass-Index, Typ-2-Diabetes und andere Eigenschaften und Erkrankungen zu entwickeln. Diese Scores sollten Ärzte bei der Behandlung von Patienten anwenden, und sie sollten Pharmaunternehmen helfen, neue Medikamente zu entwickeln. Schon bald jedoch zeichnete sich ein gefährliches Muster ab – für Menschen mit europäischen Wurzeln waren die Scores 4,5-mal genauer als für Menschen mit afrikanischen Wurzeln. In den beiden größten englischsprachigen Ländern der Welt stoßen wir auf einen schockierenden Mangel an Wissen, was die Gesundheit und Krankheit von People of Color angeht.[68]

Immer häufiger werden genetische Daten im Rahmen der Gesundheitsforschung eingesetzt. Besteht in unseren Gen-Datenbanken keine Gleichheit, schreiben wir massive Ungleichheiten beim Wissen und bei der Versorgung fort. Gerechterweise muss man aber auch sagen, dass einige Schritte unternommen werden, die für mehr Diversität in der Forschung sorgen sollen. 2018 startete die unter Präsident Obama entwickelte Initiative „All of Us Research Program" in der Absicht, Proben von einer Million Amerikanern (oder mehr) zu sammeln. Stand Dezember 2020 hatten 270.000 Personen Bioproben beigetragen, und über 80 Prozent davon stammten aus Gemeinschaften, die in der Biomedizinforschung historisch unterrepräsentiert sind.[69] Aber es ist noch sehr viel Aufholarbeit zu leisten.

Auch die allgemeine wissenschaftliche Gemeinde, zu der die Hochschulen, die Verlage und die politischen Entscheidungsträger zählen, hat Probleme in Sachen Diversität, Gleichheit und Inklusion. Die Organisationen, die die Biowissenschaften unterstützen – etwa die American Association for the Advancement of Science (AAAS), die britische Royal Society und der nicht gewinnorientiert arbeitende Open-Access-Verlag PLOS –, sind in überwältigendem Maß homogen. Bei der AAAS sind nahezu 80 Prozent der Führung weiß, in den Beiräten der Royal Society sind es 90 Prozent, und 74 Prozent der Redakteure von PLOS sind weiß.[70] Grundsätzlich fehlt es den Redaktionsbeiräten der angesehensten Bioscience-Publikationen mit Peer Review an Diversität: Menschen mit Wurzeln im Nahen Osten, Nordafrika oder Lateinamerika sind stark unterrepräsentiert. Im Impressum des Peer-Review-Fachmagazins *Cell*, einer Anlaufstelle für akademische Arbeiten aus dem Feld der synthetischen Biologie, sind 15 Redakteure, 7 Mitarbeiter und 119 Mitglieder des Redaktionsbeirats aufgeführt. Darunter ist nur eine schwarze Person.[71] In renommierten Spitzenmagazinen veröffentlicht zu werden ist eine akademische Währung, und dieser Prozess setzt üblicherweise persönliche Beziehungen zwischen den Wissenschaftlern und den Redakteuren voraus, die die Manuskripte sichten. Wollen wir für die synthetische Biologie eine Zukunft erschaffen, die uns alle repräsentiert, dann müssen wir das System divers gestalten.

## IHR LEBEN, NEU GEDACHT

Die Genesis-Maschine ist eingeschaltet und läuft. Sie führt uns unaufhaltsam hin zu einer großen Transformation unserer Gesellschaft und unserer Spezies. In den kommenden Jahren werden neue Gentechnologien Ihre zentralen Glaubenssätze erschüttern. Sie werden sich entscheiden müssen: Wollen Sie Ihre DNA sequenzieren lassen? Wollen Sie Ihr Kind mit einem mRNA-Impfstoff impfen lassen? Sie werden viel darüber lesen, ob Gen-Auswahl – und Gen-Verbesserung – zugelassen werden sollte und wer Zugang zu den Technologien haben sollte, die das Versprechen auf ein besseres Leben mit sich bringen. Sie werden entscheiden müssen, welche Meinung Sie zu diesen Themen haben, und wenn die Zeit gekommen ist, werden Sie auch darüber nachdenken müssen, ob Sie Verbesserungen an sich vornehmen lassen möchten. Der Klimawandel wird sich auf Ihre Lebensqualität in einer Art und Weise auswirken, die Ihren Job, Ihre Lebensumstände und Ihr Umfeld verändern könnte. Wenn die Zeit gekommen ist, werden Sie dann auf Fleisch aus dem Labor umsteigen? Haben Sie Vertrauen in genetisch verändertes Obst und Gemüse? Und wenn nicht, was wäre nötig, damit Sie Ihre Haltung ändern?

Wieder und wieder werden Sie genauso wie der Rest der Gesellschaft vor einer der schwierigsten und zeitlosesten Fragen der Menschheit stehen: Was ist Leben? Auf der Suche nach Antworten werden Sie zahlreiche Entwicklungen der synthetischen Biologie bedenken müssen: synthetisches Insulin, Venters Minimalgenom, das wiederauferstandene Wollhaarmammut, menschliche Pankreaszellen, die in einem Affen heranwachsen. Ganz eventuell werden Sie auch darüber nachdenken müssen, dass eine Ihrer Hautzellen darauf wartet, in ein Embryo verwandelt zu werden.

Es ist ein globaler Diskurs in Gang gekommen, und er wird die weitere Entwicklung der synthetischen Biologie in jeder Gemeinschaft prägen. Sie sind jetzt Teil dieses Dialogs. Sie sind Teil der Genesis-Maschine und der großen Neuerfindung der Menschheit.

# EPILOG

Biotechnologie hat uns unsere Familien gegeben.

Wir haben auf unsere beträchtliche Erfahrung als Forschende und Arbeitende im Bereich der synthetischen Biologie zurückgegriffen, um unsere Fruchtbarkeitsprobleme zu lösen. Wir haben uns mit Kollegen und mit Fachleuten innerhalb ihrer Netzwerke besprochen, und wir haben auf die modernsten zur Verfügung stehende Technologien zurückgegriffen. Andrew und seine Frau haben zwei gesunde Babys erschaffen – ein Mädchen, Rosalind, und einen Jungen, Darwin –, mithilfe von IVF und im Fall von Darwin mit Präimplantationsdiagnostik. Amy und ihr Ehemann haben ihre Tochter durch eine Kombination aus Gentests, medikamentös unterstützter Ovulationsinduktion und Akupunktur erschaffen.

Uns ist bewusst, was für ein Glück wir hatten. Unsere Generation ist hoffentlich die letzte, die diese Tortur über sich ergehen lassen muss. Künftig werden Schwangerschaften, die mit technischer Hilfe herbeigeführt werden – mit Gendiagnostik, Sequenzierung, Embryoauswahl und zahlreichen unterschiedlichen Möglichkeiten, die jeder Person zum

Austragen der Schwangerschaft zur Verfügung stehen –, hoffentlich gesellschaftlich akzeptiert und breit verfügbar sein und nicht bloß die verzweifelte letzte Option von betuchten Menschen darstellen, denen es nicht gelungen ist, auf natürlichem Weg ein Kind zu bekommen.

Es ist ein gewaltiger Wandel des Lebens im Gange. Schon bald wird die Genesis-Maschine bestimmen, wie wir schwanger werden, wie wir Familie definieren, wie wir Krankheiten behandeln, wo und wie wir uns häuslich niederlassen und wie wir uns ernähren. Sie wird uns beim Kampf gegen den Klimanotstand helfen, und sie wird dazu beitragen, dass die Biodiversität zunimmt. Sie könnte eine bessere Welt für unsere Kinder erschaffen und ihnen möglicherweise auch dabei helfen, andere Welten zu erkunden. Ihnen zuliebe bleiben wir voller Hoffnung, dass die synthetische Biologie die beste Zukunft erreichen wird, die für sie möglich ist.

# DANKSAGUNG

Ähnlich wie die synthetische Biologie auch verwandelte sich dieses Buch und entwickelte sich weiter, während wir im vergangenen Jahrzehnt die unterschiedlichen Dimensionen und Zukünfte der Biotechnologie erkundeten. Wir schulden vielen Menschen Dank.

**AMY**: „Die Neuentdeckung der Schöpfung" ist das Ergebnis Hunderter Treffen, Telefonate, Interviews, E-Mail-Korrespondenzen und weitreichender Diskussionen während wunderbarer Mahlzeiten. Ich danke Arfiya Eri, Jake Sotiriadis, Jodi Halpern, John Cumbers, Kara Snesko, Frances Colon, Noriyuki Shikata, John Noonan, Masao Takahashi, Kathryn Kelly, Craig Beauchamp, Jim Baker, Bill McBain, Sewell Chan, Ros Deegan, Alfonso Wenker, Julia Mossbridge, Camille Fournier, Paola Antonelli, Kris Schenck, Hardy Kagimoto, Maggie Lewis, Jeff Le, Megan Palmer, Andrea Wong und Matt Chessen, der mir großzügig Möglichkeiten schuf, etwas über die Themen zu lernen, die wir in diesem Buch präsentieren: künstliche Intelligenz, Biotechnologie, Kriegsführung, Geopolitik, globale Wirtschaft, globale Lieferketten und Entscheidungsfindung auf den höchsten Ebenen der US-Regierung sowie die ethischen Herausforderungen der synthetischen Biologie, die geopolitischen Folgen und die wirtschaftlichen Möglichkeiten. Die Personen, denen ich hier danke, erklärten mir geduldig komplizierte Aspekte der Biologie, lasen frühe Fassungen des Manuskripts und machten mich mit anderen Menschen vertraut, die in dem Feld tätig sind.

Zu tiefem Dank verpflichtet bin ich meinem Partner und Ehemann Dr. Brian Woolf, der sich meine Hypothesen anhört, meine Entwürfe liest und meine Ideen hinterfragt. Beim Schreiben dieses Buches habe ich seine Geduld regelmäßig auf die Probe gestellt, als ich ihm Fragen zu akademischer Forschung stellte, mit ihm die Einzelheiten der Gentherapie durchging und endlose Debatten zu der Frage führte, ob eine biologische Teleportation möglich ist (oder ob ich nur ein Hightech-Faxgerät beschrieb). Mein Vater, Don Webb, wohnte während des ersten Jahres der COVID-19-Pandemie bei uns und las viele frühe Fassungen, meine Tochter Petra half beim Brainstorming für die Szenarien-Kapitel.

Meine unglaubliche Spark-Camp-Gemeinschaft hörte sich erste Ideen und Konzepte an. Insbesondere Esther Dyson war eine ständige Inspirationsquelle. Sie erinnert mich daran, meine liebgewonnenen Glaubenssätze zu hinterfragen, ermutigt zur Selbstbetrachtung und gibt mir Energie, größer zu denken. James Geary und Ann Marie Lipinski von Harvard waren über viele Jahre hinweg unglaublich großzügig und ermöglichten es mir, Treffen abzuhalten, auf denen über die Zukunft gesprochen wurde und bei denen ich meine Methoden der Vorausschau weiterentwickeln konnte.

Die Gemeinschaft des US-Japan Leadership Program, wo ich Fellow bin, ist eine unterstützende und brillante Gruppe von Menschen, denen es darum geht, bessere Zukünfte zu entwickeln. Kelly Nixon, James Ulak, George Packard, Tomoyuki Watanabe und Aya Tsujita: Dank eurer Hingabe und Anstrengungen sehe ich die Welt anders. Sowohl „Die Neuentdeckung der Schöpfung“ als auch „Die großen Neun“ änderten infolge unserer Delegates-Wochen und Fellows-Wochenenden und infolge der fortwährenden Konversationen mit USJLP-Mitgliedern die Richtung.

Die SynBioBeta-Gemeinschaft war unglaublich herzlich, und mich beschämte die Großzügigkeit der Innovatoren, die mir die Gelegenheit gaben, mehr über ihre Arbeit zu erfahren. Mitten in der COVID-19-Pandemie verlagerte SynBioBeta im Herbst 2020 seine Jahreskonferenz in ein digitales Format, und sie fand statt, als wir gerade anfingen, das Buch zu schreiben. Die Gespräche, die ich online wie offline mit Vortragenden und Teilnehmenden geführt habe, waren von unschätzbarem Wert. Auch Hintergrundgespräche mit meinen Kollegen und Kolleginnen vom Council on Foreign Relations spielten für meine Recherchen eine wichtige Rolle.

Ich habe das Glück, mein strategisches Zukunftsdenken zum größten Teil an der Stern School of Business der University of New York betreiben zu können, wo ich zu Unternehmen und zu der Frage recherchiere, wie sie sich für die Zukunft aufstellen. Ich danke Professor Sam Craig dafür, dass er mich in das MBA-Programm gebracht hat und mir während der vergangenen zwei Jahre beratend zur Seite stand. Ich kann die unglaublich klugen und kreativen MBA-Studierenden, die meine Kurse besuchen, nicht genug loben. Während des Herbstsemesters 2020 und des Frühjahrssemesters 2021 bekam ich die Gelegenheit, in Übungen einige Szenarien zur synthetischen Biologie zu testen, und meine Studierenden lieferten großartige Erkenntnisse.

Ich habe das Glück, den Über-Verbinder Danny Stern zu kennen, der darauf besteht, dass ich stärker exponentiell denke. Mel Blake war mein Mentor, hat meine Ideen beeinflusst, mich aus meiner Komfortzone gedrängt und mich aufgefordert, einem größeren Zweck zu dienen als dem, den ich mir ursprünglich für mich vorgestellt hatte. Er hat mich außerdem mit Andrew bekannt gemacht, wofür ich ihm ewig dankbar sein werde. Danke an Mark Fortier und Lisa Barnes bei Fortier Public Relations und an Jamie Leifer und Miguel Cervantes bei PublicAffairs, die mit scheinbar grenzenloser Geduld ausgestattet sind, dafür sorgen, dass meine Bücher gleichermaßen von Vertretern der Nachrichtenmedien und Nachrichtenmachern gelesen werden und dass ich stets darauf vorbereitet bin, eine sinnvolle Unterhaltung führen zu können. Tiefste Wertschätzung möchte ich Clive Priddle dafür ausdrücken, dass er meine beiden vorangegangenen Bücher veröffentlichte und zuließ, dass ich anspruchsvolle Themen erkunde. Wie immer bin ich Professor Sam

Friedman dankbar, der mir als graduierter Studentin der Columbia den Einstieg in meine Reise als Buchautorin ermöglichte.

Ohne mein Team vom Future Today Institute hätte ich dieses Buch niemals fertig bekommen. Cheryl Cooney organisierte unsere Kundenprojekte und Arbeitsabläufe so, dass ich die Zeit hatte, die ich zum Recherchieren und Schreiben benötigte. Meine unglaubliche Kollegin Emily Caulfield leitete die Gestaltung und die Herstellung unseres jährlichen Trendreports, während ich an den finalen Kapiteln saß. Maureen Adams hielt uns alle in einem sehr hektischen Jahr der virtuellen Arbeit in der Spur und zog mich zur Verantwortung.

Und schließlich schulde ich noch Jon Fine, Carol Franco, Kent Lineback und John Mahaney Dank. Jon ist seit Jahren mein Lektor – er kennt meine Stimme besser als sonst jemand (und er mag es gar nicht, wenn ich so wie eben einen Gedankenstrich verwende). Jon half, die Geschichten in diesem Buch zu animieren, er sorgte dafür, dass wir Farbe und Detail anboten, und er erinnerte uns daran, die wissenschaftlichen Grundlagen zu erklären. Jon ist (buchstäblich) ein Punkrock-Star, ein begabter Lektor, aber noch viel wichtiger: Er ist ein lieber Freund. Wann immer ich ein neues Projekt beginne, laden meine Agentin Carol und ihr Ehemann Kent mich zu sich nach Santa Fe in ihr wunderschönes Zuhause ein, um Ideen durchzukauen, Themen auszuarbeiten und das „Versprechen“ des Buchs zu formulieren. Wir haben Tage und Nächte damit verbracht, Rechercheergebnisse, Konzepte, Charakter und Ideen zu Kernargumenten zu destillieren. Zwischendurch sind wir in der Stadt herumgeschlendert und haben in hervorragenden Restaurants lebhaft diskutiert. Über Carol habe ich meinen Lektor John Mahaney kennengelernt, der inzwischen drei meiner Bücher begleitet hat. Dieses Buch erforderte einen beträchtlichen Vertrauensvorschuss, insbesondere ab dem Zeitpunkt, als die ersten Deadlines verstrichen waren. John, ich genieße es so sehr, dich seit so vielen Jahren zu kennen, und ich kann noch immer mein Glück nicht fassen, mit dir arbeiten zu dürfen.

**ANDREW:** So viele Menschen waren Teil der Erfahrungen, die wir in diesem Buch zusammengefasst haben, dass es unmöglich wäre, sie alle aufzuführen. Die folgenden Personen haben zentrale Rollen bei meiner Entwicklung gespielt, und ich würde ihnen gern meinen Dank aussprechen: Betty McCaffrey, die mich – größtenteils – gemacht hat; Frank Herbert, Arthur C. Clarke, James Cameron, Ridley Scott, Michael Crichton und viele andere für ihre unglaublichen Geschichten; Dr. Ken Sanderson, weil er mich in die Wunderwelt der Bakterien und der Genomkartierung eingeführt hat; Dr. Tak Mak und Amgen, weil sie mich in die Welt von Big Science und Big Pharma gebracht haben; Dr. Craig Venter und Dr. Ham Smith, das dynamische Duo des Lesens und Schreibens von Genomen, weil sie so weit vor der Kurve sind; Stephanie Selig, weil sie einem Wissenschaftsnerd eine völlig andere Seite von Leben, Liebe und Spiritualität gezeigt hat; Dr. Tom Ray, der mich gelehrt hat, dass der Geist genauso programmierbar ist wie die Zelle; Drew Endy, Rob Carlson, Tom Knight, Randy Rettberg, Meagan Lizarazo und andere, weil sie das geniale IGEM-Programm und die dazugehörige Gemeinschaft aufgebaut haben.

Mein Dank geht auch an Aubrey de Grey und Kevin Perrott, die mich in Langlebigkeit und Altern eingeführt haben; Marc Hodosh für TEDMED; Dres. Chris Dambrowitz, Hans-Joachim Wieden, Christian Jacob, Michael Ellison und viele andere in Alberta, weil sie die Synbio-Gemeinschaft in Kanada anführen; John Carlson und Jason Tymko, weil sie gemeinsam mit mir kooperative Biotech erkundet haben; Peter Diamandis für die Singularity University und X-Prize; alle bei Autodesk, insbesondere Jonathan Knowles, Carl Bass, Jeff Kowalski, Carlos Olguin und Larry Peck für ihre Arbeit mit biologischem CAD; Alicia Jackson für ihren in alle Richtungen strebenden Geist; George Church, Jef Boeke und Nancy Kelley, weil sie das Genome Project-Write gegründet haben, und Amy Schwartz, weil sie dessen Wachstum angeführt hat; Jane Metcalfe für *Wired* und *Neo.Life* und lange Gespräche.

Danke außerdem an Rajeev Ronanki, Chad Moles, Peter Weijmarshausen und 2048 Ventures, die Humane Genomics zum Leben erweckt haben; Michael Hopmeier für Freundschaft, Perspektiven und Raketensilo; die NASA, weil sie Mächtiges gewagt hat; Elon Musk, weil er wieder und wieder das nahezu Unmögliche geschafft hat; Mickey McManus, weil er so ein in jeder Hinsicht fantastisches menschliches Wesen ist; und natürlich Hani, Ro, Dax und dem Rest der erweiterten Familie Hong für ihre bedingungslose Liebe und den Grund, eine bessere Zukunft zu bauen. Ich würde ohne Ausnahme jeden Einzelnen von euch klonen, wenn ich dürfte. Aber „Die Neuentdeckung der Schöpfung" würde ohne Amys umfassende Recherche, Schreibarbeit und Beherrschung des Veröffentlichungsapparats nicht existieren. Unendlichen Dank an sie, Mel Blake und Danny Stern dafür, dass sie uns miteinander bekannt gemacht haben. Alle Erstlingsautoren sollten so ein Glück haben.

# ENDNOTEN

## EINLEITUNG: Sollte das Leben ein Glücksspiel sein?

1 Amy Webb, „All the Pregnancies I Couldn't Talk About“, zuerst veröffentlicht in *The Atlantic*, 21. Oktober 2019.

2 Heidi Ledford, „Five Big Mysteries About CRISPR's Origins,“ *Nature News 541*, Nr. 7637 (19. Januar 2017): 280, https://doi.org/10.1038/541280a.

3 „Daily Updates of Totals by Week and State“, Centers for Disease Control and Prevention, www.cdc.gov/nchs/nvss/vsrr/covid19/index.htm.

4 Julius Fredens, Kaihang Wang, Daniel de la Torre, Louise F. H. Funke, Wesley E. Robertson, Yonka Christova, Tiongsun Chia et al., „Total Synthesis of Escherichia coli with a Recoded Genome“, *Nature 569*, Nr. 7757 (1. Mai 2019): 514–18, https://doi.org/10.1038/s41586-019-1192-5.

5 Embriette Hyde, „Why China Is Primed to Be the Ultimate SynBio Market“, *SynBioBeta*, 12. Februar 2019, https://synbiobeta.com/why-china-is-primed-to-be-the-ultimate-synbio-market.

6 Thomas Hout und Pankaj Ghemawat, „China vs the World: Whose Technology Is It?“, *Harvard Business Review*, 1. Dezember 2010, https://hbr.org/2010/12/china-vs-the-world-whose-technology-is-it.

## 1. Schlechte Gene lehnen wir ab

1 Videointerview, das Amy Webb am 9. Oktober 2020 mit Bill McBain führte.

2 Awad M. Ahmed, „History of Diabetes Mellitus", *Saudi Medical Journal 23*, Nr. 4 (April 2002): 373–78.

3 Jacob Roberts, „Sickening Sweet", *Science History Institute*, 8. Dezember 2015, www.sciencehistory.org/distillations/sickening-sweet.

4 L. J. Dominguez und G. Licata, „The discovery of insulin: what really happened 80 years ago", *Annali Italiani di Medicina Interna 16*, Nr. 3 (September 2001): 155–62.

5 Robert D. Simoni, Robert L. Hill und Martha Vaughan, „The Discovery of Insulin: The Work of Frederick Banting and Charles Best", *Journal of Biological Chemistry 277*, Nr. 26 (28. Juni 2002): e1–2, https://doi.org/10.1016/S0021-9258(19)66673-1.

6 Ebd.

7 „The Nobel Prize in Physiology or Medicine 1923", Nobel Prize, www.nobelprize.org/prizes/medicine/1923/summary.

8 „100 Years of Insulin", Eli Lilly & Company, www.lilly.com/discovery/100-years-of-insulin.

9 „Two Tons of Pig Parts: Making Insulin in the 1920s", National Museum of American History, 1. November 2013, https://americanhistory.si.edu/blog/2013/11/two-tons-of-pig-parts-making-insulin-in-the-1920s.html.

10 „Statistics About Diabetes", American Diabetes Association, www.diabetes.org/resources/statistics/statistics-about-diabetes.

11 „Eli Lilly Dies at 91", *New York Times*, 25. Januar 1977, www.nytimes.com/1977/01/25/archives/eli-lilly-dies-at-91-philanthropist-and-exhead-of-drug-company.html.

12 „Cloning Insulin", Genentech, 7. April 2016, www.gene.com/stories/cloning-insulin.

13 „Our Founders", Genentech, www.gene.com/about-us/leadership/our-founders.

14 Victor K. McElheny, „Technology: Making Human Hormones with Bacteria", *New York Times*, 7. Dezember 1977, http://timesmachine.nytimes.com/timesmachine/1977/12/07/96407192.html.

15 Victor K. McElheny, „Coast Concern Plans Bacteria Use for Brain Hormone and Insulin", *New York Times*, 2. Dezember 1977, www.nytimes.com/1977/12/02/archives/coast-concern-plans-bacteria-use-for-brain-hormone-and-insulin.html.

16 „Kleiner-Perkins and Genentech: When Venture Capital Met Science", https://store.hbr.org/product/kleiner-perkins-and-genentech-when-venture-capital-met-science/813102.

17 „Value of 1976 US Dollars Today—Inflation Calculator", https://www.inflationtool.com/us-dollar/1976-to-present-value?amount=1000000.

18 K. Itakura, T. Hirose, R. Crea, A. D. Riggs, H. L. Heyneker, F. Bolivar und H. W. Boyer, „Expression in Escherichia coli of a Chemically Synthesized Gene for the

Hormone Somatostatin“, *Science 198*, Nr. 4321 (9. Dezember 1977): 1056–63, https://doi.org/10.1126/science.412251.

19 „Genentech“, Kleiner Perkins, www.kleinerperkins.com/case-study/genentech.

20 „Cloning Insulin.“

21 Ebd.

22 Suzanne White Junod, „Celebrating a Milestone: FDA's Approval of First Genetically-Engineered Product“, https://www.fda.gov/media/110447/download.

23 „An Estimation of the Number of Cells in the Human Body“, *Annals of Human Biology*, https://informahealthcare.com/doi/abs/10.3109/03014460.2013.807878.

24 Christopher T. Walsh, Robert V. O'Brien und Chaitan Khosla, „Nonproteinogenic Amino Acid Building Blocks for Nonribosomal Peptide and Hybrid Polyketide Scaffolds“, *Angewandte Chemie* 52, Nr. 28 (8. Juli 2013): 7098–124, https://doi.org/10.1002/anie.201208344.

25 Kavya Balaraman, „Fish Turn on Genes to Adapt to Climate Change“, *Scientific American*, 27. Oktober 2016, www.scientificamerican.com/article/fish-turn-on-genes-to-adapt-to-climate-change.

26 Ewen Callaway, „DeepMind's AI Predicts Structures for a Vast Trove of Proteins“, *Nature News*, 22. Juli 2021, www.nature.com/articles/d41586-021-02025-4.

27 AlphaFold-Team, „A Solution to a 50-Year-Old Grand Challenge in Biology“, DeepMind, 30. November 2020, https://deepmind.com/blog/article/alphafold-a-solution-to-a-50-year-old-grand-challenge-in-biology.

28 „Why Diabetes Patients Are Getting Insulin from Facebook“, *Science Friday*, 13. Dezember 2019, www.sciencefriday.com/segments/diabetes-insulin-facebook.

29 „Diabetic Buy Sell Trade Community“, Facebook, www.facebook.com/groups/483202212435921.

30 Michael Fralick und Aaron S. Kesselheim, „The U.S. Insulin Crisis—Rationing a Lifesaving Medication Discovered in the 1920s“, *New England Journal of Medicine 381*, Nr. 19 (7. November 2019): 1793–95, https://doi.org/10.1056/NEJMp1909402.

31 „‚The Absurdly High Cost of Insulin‘ – as High as $350 a Bottle, Often 2 Bottles per Month Needed by Diabetics“, National AIDS Treatment Advocacy Project, www.natap.org/2019/HIV/052819_02.htm.

32 „Insulin Access and Affordability Working Group: Conclusions and Recommendations | Diabetes Care“, abgerufen: 31. Mai 2021, https://care.diabetesjournals.org/content/41/6/1299.

33 William T. Cefalu, Daniel E. Dawes, Gina Gavlak, Dana Goldman, William H. Herman, Karen Van Nuys, Alvin C. Powers, Simeon I. Taylor und Alan L. Yatvin im Namen der Insulin Access and Affordability Working Group, „Insulin Access and Affordability Working Group: Conclusions and Recommendations“, *Diabetes Care 41*, Nr. 6 (2018): 1299–1311, https://care.diabetesjournals.org/content/41/6/1299.

34 Briana Bierschbach, „What You Need to Know About the Insulin Debate at the Capitol", *MPR News*, 16. August 2019, www.mprnews.org/story/2019/08/16/what-you-need-to-know-about-the-insulin-debate-at-the-capitol.

35 Fralick und Kesselheim, „The U.S. Insulin Crisis."

36 Daniel G. Gibson, John I. Glass, Carole Lartigue, Vladimir N. Noskov, Ray-Yuan Chuang, Mikkel A. Algire, Gwynedd A. Benders et al., „Creation of a Bacterial Cell Controlled by a Chemically Synthesized Genome", *Science 329*, Nr. 5987 (2. Juli 2010): 52–56, https://doi.org/10.1126/science.1190719.

37 „No More Needles! Using Microbiome and Synthetic Biology Advances to Better Treat Type 1 Diabetes", J. Craig Venter Institute, 25. März 2019, www.jcvi.org/blog/no-more-needles-using-microbiome-and-synthetic-biology-advances-better-treat-type-1-diabetes.

38 Carl Zimmer, „Copyright Law Meets Synthetic Life Meets James Joyce", *National Geographic*, 15. März 2011, www.nationalgeographic.com/science/article/copyright-law-meets-synthetic-life-meets-james-joyce.

## 2. Wettrennen zur Startlinie

1 „A Brief History of the Department of Energy", US-Energieministerium, www.energy.gov/lm/doe-history/brief-history-department-energy.

2 Robert Cook-Deegan, „The Alta Summit, Dezember 1984", *Genomics 5* (Oktober 1989): 661–63, archiviert bei: Human Genome Project Information Archive, 1990–2003, https://web.ornl.gov/sci/techresources/Human_Genome/project/alta.shtml.

3 Ebd.

4 „Oral History Collection", National Human Genome Research Institute, www.genome.gov/leadership-initiatives/History-of-Genomics-Program/oral-history-collection.

5 „About the Human Genome Project", Human Genome Project Information Archive, 1990–2003, https://web.ornl.gov/sci/techresources/Human_Genome/project/index.shtml.

6 Institute of Medicine, Committee to Study Decision, Division of Health and Sciences Policy, *Biomedical Politics*, Hrsg. Kathi Hanna (Washington, DC: National Academies Press, 1991).

7 „Human Genome Project Timeline of Events", National Human Genome Research Institute, www.genome.gov/human-genome-project/Timeline-of-Events.

8 Ebd.

9 „Mills HS Presents Craig Venter, Ph.D.", Millbrae Community Television, 2017, https://mctv.tv/events/mills-hs-presents-craig-venter-ph-d.

10 Stephen Armstrong, „How Superstar Geneticist Craig Venter Stays Ahead in Science", *Wired UK*, 9. Juni 2017, www.wired.co.uk/article/craig-venter-synthetic-biology-success-tips.

11 Jason Schmidt, „The Genome Warrior", *New Yorker*, 4. Juni 2000, www.newyorker.com/magazine/2000/06/12/the-genome-warrior-2.

12 „Genetics and Genomics Timeline: 1991", Genome News Network, www.genomenewsnetwork.org/resources/timeline/1991_Venter.php.

13 Schmidt, „Genome Warrior".

14 Zur damaligen Zeit herrschte kein Konsens in der Frage, wie viele Gene das menschliche Genom wohl enthält. Noch im Jahr 2000 schlossen Forscher Wetten auf die Zahl ab, wobei die durchschnittliche Schätzung bei etwa 62.500 lag.

15 Douglas Birch, „Race for the Genome", *Baltimore Sun*, 18. Mai 1999.

16 John Crace, „Double Helix Trouble", *The Guardian*, 16. Oktober 2007, www.theguardian.com/education/2007/oct/16/highereducation.research.

17 „Human Genome Project Budget", Human Genome Project Information Archive, 1990–2003, https://web.ornl.gov/sci/techresources/Human_Genome/project/budget.shtml.

18 „CPI Calculator by Country", Inflation Tool, www.inflationtool.com.

19 „Rosalind Franklin: A Crucial Contribution", Nachdruck aus Ilona Miko und Lorrie LeJeune (Hrsg.), *Essentials of Genetics* (Cambridge, MA: NPG Education, 2009), Unit 1.3, Nature Education, www.nature.com/scitable/topicpage/rosalind-franklin-a-crucial-contribution-6538012.

20 James D. Watson, *The Double Helix: A Personal Account of the Discovery of the Structure of DNA* (London: Weidenfeld and Nicolson, 1981), (deutscher Titel: *Die Doppel-Helix: Ein persönlicher Bericht über die Entdeckung der DNS-Struktur*, aus dem Englischen von Wilma Fritsch, Rowohlt, 2011).

21 Julia Belluz, „DNA Scientist James Watson Has a Remarkably Long History of Sexist, Racist Public Comments", *Vox*, 15. Januar 2019, www.vox.com/2019/1/15/18182530/james-watson-racist.

22 Tom Abate, „Nobel Winner's Theories Raise Uproar in Berkeley: Geneticist's Views Strike Many as Racist, Sexist", *SF Gate*, 13. November 2000, www.sfgate.com/science/article/Nobel-Winner-s-Theories-Raise-Uproar-in-Berkeley-3236584.php.

23 Brandon Keim, „James Watson Suspended from Lab, but Not for Being a Sexist Hater of Fat People", *Wired*, Oktober 2007, www.wired.com/2007/10/james-watson-su.

24 „James Watson: Scientist Loses Titles After Claims over Race", *BBC News*, 13. Januar 2019, www.bbc.com/news/world-us-canada-46856779.

25 John H. Richardson, „James Watson: What I've Learned", *Esquire*, 19. Oktober 2007, www.esquire.com/features/what-ive-learned/ESQ0107jameswatson.

26 Belluz, „James Watson Has a Remarkably Long History."

27 Clive Cookson, „Gene Genies", *Financial Times*, 19. Oktober 2007, www.ft.com/content/3cd61dbc-7b7d-11dc-8c53-0000779fd2ac.

28 J. Craig Venter, *A Life Decoded: My Genome, My Life* (New York: Viking, 2007) (dt. Titel: *Entschlüsselt. Mein Genom, mein Leben*. Aus dem Englischen von Sebastian Vogel. Fischer, 2011)

29 L. Roberts, „Why Watson Quit as Project Head", *Science* 256, Nr. 5055 (17. April 1992): 301–2, https://doi.org/10.1126/science.256.5055.301.

30 „Norman Schwarzkopf, U.S. Commander in Gulf War, Dies at 78", *Reuters*, 28. Dezember 2012, www.reuters.com/news/picture/norman-schwarzkopf-us-commander-in-gulf-idUSBRE8BR01920121228.

31 Anjuli Sastry und Karen Grigsby Bates, „When LA Erupted in Anger: A Look Back at the Rodney King Riots", *National Public Radio*, 26. April 2017, www.npr.org/2017/04/26/524744989/when-la-erupted-in-anger-a-look-back-at-the-rodney-king-riots.

32 Schmidt, „Genome Warrior".

33 Leslie Roberts, „Scientists Voice Their Opposition", *Science 256*, Nr. 5061 (29. Mai 1992): 1273ff, https://link.gale.com/apps/doc/A12358701/HRCA?sid=googleScholar&xid=72ac1090.

34 Schmidt, „Genome Warrior".

35 Robert Sanders, „Decoding the Lowly Fruit Fly", *Berkeleyan*, 3. Februar 1999, www.berkeley.edu/news/berkeleyan/1999/0203/fly.html.

36 Nicholas J. Loman und Mark J. Pallen, „Twenty Years of Bacterial Genome Sequencing", *Nature Reviews Microbiology 13*, Nr. 12 (Dezember 2015): 787–94, https://doi.org/10.1038/nrmicro3565.

37 Genetics and Genomics Timeline: 1995", *Genome News Network*, www.genomenewsnetwork.org/resources/timeline/1995_Haemophilus.php.

38 Kate Reddington, Stefan Schwenk, Nina Tuite, Gareth Platt, Danesh Davar, Helena Coughlan, Yoann Personne et al., „Comparison of Established Diagnostic Methodologies and a Novel Bacterial SmpB Real-Time PCR Assay for Specific Detection of Haemophilus influenzae Isolates Associated with Respiratory Tract Infections", *Journal of Clinical Microbiology 53*, Nr. 9 (September 2015): 2854–60, https://doi.org/10.1128/JCM.00777-15.

39 „Two Bacterial Genomes Sequenced", *Human Genome News* 7, Nr. 1 (Mai-Juni 1995), Human Genome Project Information Archive, 1990–2003, https://web.ornl.gov/sci/techresources/Human_Genome/publicat/hgn/v7n1/05microb.shtml.

40 H. O. Smith, J. F. Tomb, B. A. Dougherty, R. D. Fleischmann und J. C. Venter, „Frequency and Distribution of DNA Uptake Signal Sequences in the Haemophilus Influenzae Rd Genome", *Science 269*, Nr. 5223 (28. Juli 1995): 538–40, https://doi.org/10.1126/science.7542802.

41 Claire M. Fraser, Jeannine D. Gocayne, Owen White, Mark D. Adams, Rebecca A. Clayton, Robert D. Fleischmann, Carol J. Bult et al., „The Minimal Gene

Complement of Mycoplasma Genitalium", *Science 270*, Nr. 5235 (20. Oktober 1995): 397–404, https://doi.org/10.1126/science.270.5235.397.

42 „3700 DNA Analyzer", National Museum of American History, https://americanhistory.si.edu/collections/search/object/nmah_1297334.

43 Ohne dass Dovichi es wusste, hatte Hideki Kambara vom japanischen Unternehmen Hitachi zeitgleich eine ähnliche Technologie entwickelt. Applied Biosystems lizenzierte später beide Technologien und setzte die Entwicklungsarbeit gemeinsam mit Hitachi fort. 2001 bezeichnete *Science* beide Wissenschaftler als „unbesungene Helden" des Genomprojekts.

44 Jim Kling, „Where the Future Went", *EMBO Reports* 6, Nr. 11 (November 2005): 1012–14, https://doi.org/10.1038/sj.embor.7400553.

45 Douglas Birch, „Race for the Genome", *Baltimore Sun*, 18. Mai 1999.

46 Nicholas Wade, „In Genome Race, Government Vows to Move Up Finish", *New York Times*, 15. September 1998, www.nytimes.com/1998/09/15/science/in-genome-race-government-vows-to-move-up-finish.html.

47 Lisa Belkin, „Splice Einstein and Sammy Glick. Add a Little Magellan", *New York Times*, 23. August 1998, www.nytimes.com/1998/08/23/magazine/splice-einstein-and-sammy-glick-add-a-little-magellan.html.

48 Schmidt, „Genome Warrior."

49 Douglas Birch, „Daring Sprint to the Summit. The Quest: A Determined Hamilton Smith Attempts to Scale a Scientific Pinnacle—and Reconcile with Family", *Baltimore Sun*, 13. April 1999, www.baltimoresun.com/news/bs-xpm-1999-04-13-9904130335-story.html.

50 „Gene Firm Labelled a ,Con Job'" *BBC News*, 6. März 2000, http://news.bbc.co.uk/2/hi/science/nature/667606.stm.

51 Mark D. Adams, Susan E. Celniker, Robert A. Holt, Cheryl A. Evans, Jeannine D. Gocayne, Peter G. Amanatides, Steven E. Scherer et al., „The Genome Sequence of Drosophila melanogaster", *Science 287*, Nr. 5461 (24. März 2000): 2185–95, https://doi.org/10.1126/science.287.5461.2185.

52 Nicholas Wade, „Rivals on Offensive as They Near Wire in Genome Race", *New York Times*, 7. Mai 2000, www.nytimes.com/2000/05/07/us/rivals-on-offensive-as-they-near-wire-in-genome-race.html.

53 Nicholas Wade, „Analysis of Human Genome Is Said to Be Completed", *New York Times*, 7. April 2000, https://archive.nytimes.com/www.nytimes.com/library/national/science/040700sci-human-genome.html.

54 Wade, „Analysis of Human Genome".

55 „Press Briefing by Dr. Neal Lane, Assistant to the President for Science and Technology; Dr. Frances Collins, Director of the National Human Genome Research Institute; Dr. Craig Venter, President and Chief Scientific Officer, Celera Genomics Corporation; and Dr. Ari Patrinos, Associate Director for Biological and

Environmental Research, Department of Energy, on the Completion of the First Survey of the Entire Human Genome", Pressemitteilung des Weißen Hauses, 26. Juni 2000, Human Genome Project Information Archive, 1990–2003, https://web.ornl.gov/sci/techresources/Human_Genome/project/clinton3.shtml.

56 „June 2000 White House Event", Pressemitteilung des Weißen Hauses, 26. Juni 2000, National Human Genome Research Institute, www.genome.gov/10001356/june-2000-white-house-event.

57 Ebd.

58 Ebd.

59 Andrew Brown, „Has Venter Made Us Gods?", *The Guardian*, 20. Mai 2010, www.theguardian.com/commentisfree/andrewbrown/2010/may/20/craig-venter-life-god.

## 3. Die Bausteine des Lebens

1 „Marvin Minsky, Ph.D", Academy of Achievement, https://achievement.org/achiever/marvin-minsky-ph-d.

2 Martin Campbell-Kelly, „Marvin Minsky Obituary", *The Guardian*, 3. Februar 2016, www.theguardian.com/technology/2016/feb/03/marvin-minsky-obituary.

3 Jeremy Bernstein, „Marvin Minsky's Vision of the Future", *New Yorker*, 6. Dezember 1981, www.newyorker.com/magazine/1981/12/14/a-i.

4 Amy Webb, *The Big Nine: How the Tech Titans and Their Thinking Machines Could Warp Humanity* (New York: PublicAffairs, 2019) (dt. Titel: *Die großen Neun: Wie wir die Tech-Titanen bändigen und eine Künstliche Intelligenz zum Wohle aller entwickeln können*; Börsenmedien, 2019)

5 „HMS Beagle: Darwin's Trip Around the World", National Geographic Resource Library, undatiert, www.nationalgeographic.org/maps/hms-beagle-darwins-trip-around-world.

6 Webb, *The Big Nine.*

7 „Tom Knight", Internet Archive Wayback Machine, http://web.archive.org/web/20040202103232/http://www.ai.mit.edu/people/tk/tk.html.

8 „Synthetic Biology, IGEM and Ginkgo Bioworks: Tom Knight's Journey", *iGem Digest*, 2018, https://blog.igem.org/blog/2018/12/4/tom-knight.

9 Sam Roberts, „Harold Morowitz, 88, Biophysicist, Dies; Tackled Enigmas Big and Small", *New York Times*, 1. April 2016, www.nytimes.com/2016/04/02/science/harold-morowitz-biophysicist-who-tackled-enigmas-big-and-small-dies-at-88.html.

10 Adam Bluestein, „Tom Knight, Godfather of Synthetic Biology, on How to Learn Something New", *Fast Company*, 28. August 2012, www.fastcompany.com/3000760/tom-knight-godfather-synthetic-biology-how-learn-something-new.

11 Ebd.

[12] „Synthetic Biology, IGEM and Ginkgo Bioworks."

[13] Roger Collis, „The Growing Threat of Malaria", *New York Times*, 10. Dezember 1993, www.nytimes.com/1993/12/10/style/IHT-the-growing-threat-of-malaria.html.

[14] Institute of Medicine, Committee on the Economics of Antimalarial Drugs, *Saving Lives, Buying Time: Economics of Malaria Drugs in an Age of Resistance*, Hrsg. Kenneth J. Arrow, Claire Panosian und Hellen Gelband (Washington, DC: National Academies Press, 2004).

[15] Nicholas J. White, Tran T. Hien und François H. Nosten, „A Brief History of Qinghaosu", *Trends in Parasitology 31*, Nr. 12 (Dezember 2015): 607–10, https://doi.org/10.1016/j.pt.2015.10.010.

[16] Eran Pichersky und Robert A. Raguso, „Why Do Plants Produce So Many Terpenoid Compounds?", *New Phytologist 220*, Nr. 3 (2018): 692–702, https://doi.org/10.1111/nph.14178.

[17] Michael Specter, „A Life of Its Own", *New Yorker*, 21. September 2009, www.newyorker.com/magazine/2009/09/28/a-life-of-its-own.

[18] Institute of Medicine, *Saving Lives, Buying Time*.

[19] Ben Hammersley, „At Home with the DNA Hackers", *Wired UK*, 8. Oktober 2009, www.wired.co.uk/article/at-home-with-the-dna-hackers.

[20] Lynn Conway, „The M.I.T. 1978 MIT VLSI System Design Course", University of Michigan, abgerufen am 31. Mai 2021, https://ai.eecs.umich.edu/people/conway/VLSI/MIT78/MIT78.html.

[21] Oliver Morton, „Life, Reinvented", *Wired*, 1. Januar 2005, www.wired.com/2005/01/mit-3.

[22] Sollten Sie Kinder haben, die die TV-Serie *Phineas und Ferb* schauen – ein „Repressilator" ist genau die Art fantastischer Maschine, wie sie Dr. Doofenshmirzt erfinden würde.

[23] Drew Endy, Tom Knight, Gerald Sussman und Randy Rettberg, „IAP 2003 Activity", IAP-Webseite des MIT, zuletzt aktualisiert am 5. Dezember 2002, http://web.mit.edu/iap/www/iap03/searchiap/iap-4968.html.

[24] „Synthetic Biology 1.0 SB 1.0", gesammelte Notizen auf www.coursehero.com/file/78510074/Sb10doc.

[25] Vincent J. J. Martin, Douglas J. Pitera, Sydnor T. Withers, Jack D. Newman und Jay D. Keasling, „Engineering a Mevalonate Pathway in Escherichia coli for Production of Terpenoids", *Nature Biotechnology 21* (2003): 796–802, doi:10.1038/ nbt833.

[26] Specter, „A Life of Its Own".

[27] Ron Weiss, Joseph Jacobson, Paul Modrich, Jim Collins, George Church, Christina Smolke, Drew Endy, David Baker und Jay Keasling, „Engineering Life: Building a FAB for Biology", *Scientific American*, Juni 2006, www.scientificamerican.com/article/engineering-life-building.

[28] Richard Van Noorden, „Demand for Malaria Drug Soars", *Nature 466*, Nr. 7307 (August 2010): 672–73, https://doi.org/10.1038/466672a.

[29] Daniel Grushkin, „The Rise and Fall of the Company That Was Going to Have Us All Using Biofuels", *Fast Company*, 8. August 2012, www.fastcompany.com/3000040/rise-and-fall-company-was-going-have-us-all-using-biofuels.

[30] Ebd.

[31] Kevin Bullis, „Amyris Gives Up Making Biofuels: Update", *MIT Technology Review*, 10. Februar 2012, www.technologyreview.com/2012/02/10/20483/amyris-gives-up-making-biofuels-update.

[32] „Not Quite the Next Big Thing", *Prism*, Februar 2018, www.asee-prism.org/not-quite-the-next-big-thing.

[33] James Hendler, „Avoiding Another AI Winter", *IEEE Intelligent Systems 23*, Nr. 2 (1. März 2008): 2–4, https://doi.org/10.1109/MIS.2008.20.

## 4. Gott, eine Kirche und ein Wollhaarmammut

[1] Jill Lepore, „The Strange and Twisted Life of ‚Frankenstein'", *New Yorker*, 5. Februar 2018, www.newyorker.com/magazine/2018/02/12/the-strange-and-twisted-life-of-frankenstein.

[2] Paul Russell und Anders Kraal, „Hume on Religion", in: *The Stanford Encyclopedia of Philosophy*, Hrsg. Edward N. Zalta, Stanford University, Frühjahr 2020, https://plato.stanford.edu/archives/spr2020/entries/hume-religion.

[3] „George Church", *Colbert Report*, Staffel 9, Episode 4, 4. Oktober 2012 (Video), *Comedy Central*, www.cc.com/video-clips/fkt99i/the-colbert-report-george-church.

[4] „George Church", Oral History Collection, National Human Genome Research Institute, www.genome.gov/player/h5f7sh3K7L0/PL1ay9k04A8sk009O-YhseFHzbU2I2HQQp.

[5] Ebd.

[6] Sharon Begley, „A Feature, Not a Bug: George Church Ascribes His Visionary Ideas to Narcolepsy", *Stat News*, 8. Juni 2017, www.statnews.com/2017/06/08/george-church-narcolepsy.

[7] Ebd.

[8] Patricia Thomas, „DNA as Data", *Harvard Magazine*, 1. Januar 2004, www.harvardmagazine.com/2004/01/dna-as-data.html.

[9] J. Tian, H. Gong, N. Sheng, X. Zhou, E. Gulari, X. Gao und G. Church, „Accurate Multiplex Gene Synthesis from Programmable DNA Microchips", *Nature*, 23. Dezember 2004, 432(7020): 1050–54, doi: 10.1038/nature03151, PMID: 15616567.

[10] Jin Billy Li, Yuan Gao, John Aach, Kun Zhang, Gregory V. Kryukov, Bin Xie, Annika Ahlford et al., „Multiplex Padlock Targeted Sequencing Reveals Human

Hypermutable CpG Variations“, *Genome Research 19*, Nr. 9 (1. September 2009): 1606–15, doi.org/10.1101/gr.092213.109.

11 Jon Cohen, „How the Battle Lines over CRISPR Were Drawn“, *Science*, 15. Februar 2017, www.sciencemag.org/news/2017/02/how-battle-lines-over-crispr-were-drawn.

12 „The Nobel Prize in Chemistry 2020“, Nobel Prize, www.nobelprize.org/prizes/chemistry/2020/summary.

13 Elizabeth Cooney, „George Church Salutes Fellow CRISPR Pioneers' Historic Nobel Win“, *Stat News*, 7. Oktober 2020, www.statnews.com/2020/10/07/a-terrific-choice-george-church-salutes-fellow-crispr-pioneers-historic-nobel-win.

14 „George M. Church, Ph.D., Co-Founder and Advisor“, eGenesis, www.egenesisbio.com/portfolio-item/george-m-church.

15 Peter Miller, „George Church: The Future Without Limit“, *National Geographic*, 1. Juni 2014, www.nationalgeographic.com/science/article/140602-george-church-innovation-biology-science-genetics-de-extinction.

16 Personal Genome Project, https://www.personalgenomes.org/.

17 Blaine Bettinger, „Esther Dyson and the ‚First 10'“, *The Genetic Genealogist*, 27. Juli 2007, https://thegeneticgenealogist.com/2007/07/27/esther-dyson-and-the-first-10/.

18 Amy Harmon, „6 Billion Bits of Data About Me, Me, Me!“, *New York Times*, 3. Juni 2007, https://www.nytimes.com/2007/06/03/weekinreview/03harm.html.

19 Bettinger, „Esther Dyson.“

20 Stephen Pinker, „My Genome, My Self“, *New York Times*, 7. Januar 2009, www.nytimes.com/2009/01/11/magazine/11Genome-t.html.

21 „The Life of Dolly“, Universität Edinburgh, https://dolly.roslin.ed.ac.uk/facts/the-life-of-dolly/index.html.

22 Charles Q. Choi, „First Extinct-Animal Clone Created“, *National Geographic*, 10. Februar 2009, www.nationalgeographic.com/science/article/news-bucardo-pyrenean-ibex-deextinction-cloning.

23 Nicholas Wade, „The Woolly Mammoth's Last Stand“, *New York Times*, 2. März 2017, www.nytimes.com/2017/03/02/science/woolly-mammoth-extinct-genetics.html.

24 David Biello, „3 Billion to Zero: What Happened to the Passenger Pigeon?“, *Scientific American*, 27. Juni 2014, www.scientificamerican.com/article/3-billion-to-zero-what-happened-to-the-passenger-pigeon.

25 TEDx DeExtinction, https://reviverestore.org/events/tedxdeextinction.

26 „Hybridizing with Extinct Species: George Church at TEDx DeExtinction“, www.youtube.com/watch?v=oTH_fmQo3Ok.

27 Christina Agapakis, „Alpha Males and Adventurous Human Females: Gender and Synthetic Genomics“, *Scientific American*, 22. Januar 2013, https://blogs

.scientificamerican.com/oscillator/alpha-males-and-adventurous-human-females-gender-and-synthetic-genomics.

28 George Church und sein Coautor Ed Regis beschreiben dieses Szenario in der Einleitung von *Regenesis: How Synthetic Biology Will Reinvent Nature and Ourselves* (New York: Basic Books, 2014).

29 Gina Kolata, „Scientist Reports First Cloning Ever of Adult Mammal", *New York Times*, 23. Februar 1997, https://archive.nytimes.com/www.nytimes.com/books/97/12/28/home/022397clone-sci.html.

30 „Experts Detail Obstacles to Human Cloning", *MIT News*, 14. Mai 1997, https://news.mit.edu/1997/cloning-0514.

31 „Human Cloning: Ethical Issues", Church of Scotland, Church and Society Council, Pamphlet, undatiert, www.churchofscotland.org.uk/data/assets/pdf_file/0006/3795/Human_Cloning_Ethical_Issues_leaflet.pdf.

32 „President Bill Clinton, March 4, 1997", Transkript bei *CNN*, www.cnn.com/ALLPOLITICS/1997/03/04/clinton.money/transcript.html.

33 „Poll: Most Americans Say Cloning Is Wrong", *CNN.com*, 1. März 1997, www.cnn.com/TECH/9703/01/clone.poll.

34 Herausgeber, „Why Efforts to Bring Extinct Species Back from the Dead Miss the Point", *Scientific American*, 1. Juni 2013, www.scientificamerican.com/article/why-efforts-bring-extinct-species-back-from-dead-miss-point, https://doi.org/10.1038/scientificamerican0613-12.

35 George Church, „George Church: De-Extinction Is a Good Idea", *Scientific American*, 1. September 2013, www.scientificamerican.com/article/george-church-de-extinction-is-a-good-idea, https://doi.org/10.1038/scientificamerican0913-12.

36 TEDx DeExtinction, https://reviverestore.org/projects/woolly-mammoth/.

37 Ross Andersen, „Welcome to Pleistocene Park", *The Atlantic*, April 2017, www.theatlantic.com/magazine/archive/2017/04/pleistocene-park/517779.

38 Nathan Nunn und Nancy Qian, „The Columbian Exchange: A History of Disease, Food, and Ideas", *Journal of Economic Perspectives 24*, Nr. 2 (1. Mai 2010): 163–88, https://doi.org/10.1257/jep.24.2.163.

39 Ebd.

40 „The Human Cost of Disasters", UNDRR, 12. Oktober 2020, https://reliefweb.int/report/world/human-cost-disasters-overview-last-20-years-2000-2019.

41 „The Human Cost of Disasters—An Overview of the Last 20 Years, 2000–2019", Relief Web, 12. Oktober 2020, https://reliefweb.int/report/world/human-cost-disasters-overview-last-20-years-2000-2019.

42 Camilo Mora, Chelsie W. W. Counsell, Coral R. Bielecki und Leo V Louis, „Twenty-Seven Ways a Heat Wave Can Kill You in the Era of Climate Change", *Circulation: Cardiovascular Quality and Outcomes 10*, Nr. 11 (1. November 2017): e004233, https://doi.org/10.1161/CIRCOUTCOMES.117.004233.

43 „UN Report: Nature's Dangerous Decline ‚Unprecedented'; Species Extinction Rates ‚Accelerating,'" United Nations, Sustainable Development Goals, 6. Mai 2019, www.un.org/sustainabledevelopment/blog/2019/05/nature-decline-unprecedented-report.

44 Sinéad M. Crotty, Collin Ortals, Thomas M. Pettengill, Luming Shi, Maitane Olabarrieta, Matthew A. Joyce und Andrew H. Altieri, „Sea-Level Rise and the Emergence of a Keystone Grazer Alter the Geomorphic Evolution and Ecology of Southeast US Salt Marshes", *Proceedings of the National Academy of Sciences 117*, Nr. 30 (28. Juli 2020): 17891–902, www.pnas.org/content/117/30/17891.

45 „The Almond and Peach Trees Genomes Shed Light on the Differences Between These Close Species: Transposons Could Lie at the Origin of the Differences Between the Fruit of Both Species or the Flavor of the Almond", *Science Daily*, 25. September 2019, www.sciencedaily.com/releases/2019/09/190925123420.htm.

46 „President Obama Announces Intent to Nominate Francis Collins as NIH Director", Presseveröffentlichung des Weißen Hauses, 8. Juli 2009, https://obamawhitehouse.archives.gov/the-press-office/president-obama-announces-intent-nominate-francis-collins-nih-director.

## 5. Die Bioökonomie

1 Zhuang Pinghui, „Chinese Laboratory That First Shared Coronavirus Genome with World Ordered to Close for ‚Rectification,' Hindering Its Covid-19 Research", *South China Morning Post*, 28. Februar 2020, www.scmp.com/news/china/society/article/3052966/chinese-laboratory-first-shared-coronavirus-genome-world-ordered.

2 Grady McGregor, „How an Overlooked Scientific Feat Led to the Rapid Development of COVID-19 Vaccines", *Fortune*, 23. Dezember 2020, https://fortune.com/2020/12/23/how-an-overlooked-scientific-feat-led-to-the-rapid-development-of-covid-19-vaccines.

3 Yong-Zhen Zhang und Edward C. Holmes, „A Genomic Perspective on the Origin and Emergence of SARS-CoV-2", *Cell 181*, Nr. 2 (16. April 2020): 223–27, https://doi.org/10.1016/j.cell.2020.03.035.

4 „Novel 2019 Coronavirus Genome", *Virological*, 11. Januar 2020, https://virological.org/t/novel-2019-coronavirus-genome/319.

5 „GenBank Overview", National Center for Biotechnology Information, www.ncbi.nlm.nih.gov/genbank.

6 „Novel 2019 Coronavirus Genome."

7 Walter Isaacson, „How mRNA Technology Could Upend the Drug Industry", *Time*, 11. Januar 2021, https://time.com/5927342/mrna-covid-vaccine.

[8] Susie Neilson, Andrew Dunn und Aria Bendix, „Moderna Groundbreaking Coronavirus Vaccine Was Designed in Just 2 Days", *Business Insider*, 19. Dezember 2020, www.businessinsider.com/moderna-designed-coronavirus-vaccine-in-2-days-2020-11.

[9] „The Speaking Telephone: Prof. Bell's Second Lecture Sending Multiple Dispatches in Different Directions over the Same Instrument at the Same Time Doing Away with Transmitters and Batteries a Substitute for a Musical Ear Autographs and Pictures By Telegraph", *New York Times*, 19. Mai 1877, www.nytimes.com/1877/05/19/archives/the-speaking-telephone-prof-bells-second-lecture-sending-multiple.html.

[10] Ebd.

[11] „AT&T's History of Invention and Breakups", *New York Times*, 13. Februar 2016, www.nytimes.com/interactive/2016/02/12/technology/att-history.html.

[12] Arthur C. Clarke, „Extra-Terrestrial Relays: Can Rocket Stations Give World-Wide Radio Coverage?", In: *Progress in Astronautics and Rocketry*, Hrsg. Richard B. Marsten, 19: 3–6, Communication Satellite Systems Technology (Amsterdam: Elsevier, 1966), https://doi.org/10.1016/B978-1-4832-2716-0.50006-2.

[13] Donald Martin, Paul Anderson und Lucy Bartamian, „The History of Satellites", *Sat Magazine*, Nachdruck von: *Communication Satellites*, 5. Auflage (Reston, VA: American Institute of Aeronautics and Astronautics, 2007), www.satmagazine.com/story.php?number=768488682.

[14] Mark Erickson, *Into the Unknown Together: The DOD, NASA, and Early Spaceflight* (Maxwell Air Force Base, AL: Air University Press, 2005).

[15] Stand: 2021.

[16] J. C. R. Licklider, „Memorandum for Members and Affiliates of the Intergalactic Computer Network", 23. April 1963, Advanced Research Projects Agency, archiviert unter: Metro Olografix, www.olografix.org/gubi/estate/libri/wizards/memo.html.

[17] Leonard Kleinrock, „The First Message Transmission", Internet Corporation for Assigned Names and Numbers (ICANN), 29. Oktober 2019, www.icann.org/en/blogs/details/the-first-message-transmission-29-10-2019-en.

[18] Ryan Singel, „Vint Cerf: We Knew What We Were Unleashing on the World", *Wired*, 23. April 2012, www.wired.com/2012/04/epicenter-isoc-famers-qa-cerf.

[19] „History of the Web", World Wide Web Foundation, https://webfoundation.org/about/vision/history-of-the-web.

[20] Sharita Forrest, „NCSA Web Browser ‚Mosaic' Was Catalyst for Internet Growth", *Illinois News Bureau*, 17. April 2003, https://news.illinois.edu/view/6367/212344.

[21] „Net Benefits", *The Economist*, 9. März 2013, www.economist.com/finance-and-economics/2013/03/09/net-benefits.

[22] „U.S. Bioeconomy Is Strong, But Faces Challenges—Expanded Efforts in Coordination, Talent, Security und Fundamental Research Are Needed“, National Academies of Sciences, Engineering & Medicine, Pressemitteilung, 14. Januar 2020, www.nationalacademies.org/news/2020/01/us-bioeconomy-is-strong-but-faces-challenges-expanded-efforts-in-coordination-talent-security-and-fundamental-research-are-needed.

[23] Michael Chui, Matthias Evers, James Manyika, Alice Zheng und Travers Nisbet, „The Bio Revolution: Innovations Transforming Economies, Societies and Our Lives“, McKinsey & Company, 13. Mai 2020, www.mckinsey.com/industries/pharmaceuticals-and-medical-products/our-insights/the-bio-revolution-innovations-transforming-economies-societies-and-our-lives.

[24] Stephanie Wisner, „Synthetic Biology Investment Reached a New Record of Nearly $8 Billion in 2020—What Does This Mean for 2021?“, *SynBioBeta*, 28. Januar 2021, https://synbiobeta.com/synthetic-biology-investment-set-a-nearly-8-billion-record-in-2020-what-does-this-mean-for-2021.

[25] Zhou Xin und Coco Feng, „ByteDance Value Approaches US$400 Billion as It Explores Douyin IPO“, *South China Morning Post*, 1. April 2021, www.scmp.com/tech/big-tech/article/3128002/value-tiktok-maker-bytedance-approaches-us400-billion-new-investors.

[26] Wisner, „Synthetic Biology Investment Reached a New Record“.

[27] „DNA Sequencing in Microgravity on the International Space Station (ISS) Using the MinION“, Nanopore, 29. August 2016, https://nanoporetech.com/resource-centre/dna-sequencing-microgravity-international-space-station-iss-using-minion.

[28] „Polynucleotide Synthesizer Model 280, Solid Phase Microprocessor Controller Model 100B“, National Museum of American History, https://americanhistory.si.edu/collections/search/object/nmah_1451158.

[29] Antrag von Twist Bioscience bei der US Security & Exchange Commission, Form S-1/A, 17. Oktober 2018, SEC-Archiv, www.sec.gov/Archives/edgar/data/1581280/000119312518300580/ d460243ds1a.htm.

[30] „Building a Platform for Programming Technology“, Microsoft Station B, https://www.microsoft.com/en-us/research/project/stationb.

[31] Microsoft DNA Storage, https://www.microsoft.com/en-us/research/project/dna-storage.

[32] „With a ‚Hello,‘ Microsoft and UW Demonstrate First Fully Automated DNA Data Storage“, Microsoft Innovation Stories, 21. März 2019, https://news.microsoft.com/innovation-stories/hello-data-dna-storage.

[33] Robert F. Service, „DNA Could Store All of the World’s Data in One Room“, *Science*, 2. März 2017, www.sciencemag.org/news/2017/03/dna-could-store-all-worlds-data-one-room.

[34] Nathan Hillson, Mark Caddick, Yizhi Cai, Jose A. Carrasco, Matthew Wook Chang, Natalie C. Curach, David J. Bell et al., „Building a Global Alliance of Biofoundries", *Nature Communications 10*, Nr. 1 (9. Mai 2019): 2040, https://doi.org/10.1038/s41467-019-10079-2.

[35] „Moderna's Work on Our COVID-19 Vaccine", Moderna, www.modernatx.com/modernas-work-potential-vaccine-against-covid-19.

[36] Ebd.

[37] „‚The Never Again Plan': Moderna CEO Stéphane Bancel Wants to Stop the Next Covid-19—Before It Happens", Advisory Board Company, 22. Dezember 2020, www.advisory.com/Blog/2020/12/moderna-ceo-covid-vaccine-bancel.

[38] Jacob Knutson, „Baltimore Plant Ruins 15 Million Johnson & Johnson Coronavirus Vaccines", *Axios*, 31. März 2021, www.axios.com/emergent-biosolutions-johnson-and-johnson-vaccine-dfd781a8-d007-4354-910a-e30d5007839b.html.

[39] Jinshan Hong, Chloe Lo und Michelle Fay Cortez, „Hong Kong Suspends BioNTech Shot over Loose Vial Caps, Stains", *Bloomberg*, 24. März 2021, www.bloomberg.com/news/articles/2021-03-24/macau-halts-biontech-shots-on-vials-hong-kong-rollout-disrupted.

[40] Beatriz Horta, „Yale Lab Develops Revolutionary RNA Vaccine for Malaria", *Yale Daily News*, 12. März 2021, https://yaledailynews.com/blog/2021/03/12/yale-lab-develops-revolutionary-rna-vaccine-for-malaria.

[41] Gordon E. Moore, „Cramming More Components onto Integrated Circuits, Reprinted from Electronics", *IEEE Solid-State Circuits Society Newsletter 11*, Nr. 3 (September 2006): 33–35, https://doi.org/10.1109/N-SSC.2006.4785860.

[42] „The Cost of Sequencing a Human Genome", National Human Genome Research Institute, www.genome.gov/about-genomics/fact-sheets/Sequencing-Human-Genome-cost.

[43] Antonio Regalado, „China's BGI Says It Can Sequence a Genome for Just $100", *MIT Technology Review*, 26. Februar 2020, www.technologyreview.com/2020/02/26/905658/china-bgi-100-dollar-genome.

[44] Brian Alexander, „Biological Teleporter Could Seed Life Through Galaxy", *MIT Technology Review*, 2. August 2017, www.technologyreview.com/2017/08/02/150190/biological-teleporter-could-seed-life-through-galaxy.

## 6. Das biologische Alter

[1] Videointerview mit Amy Webb, 24. September 2020.

[2] Philippa Roxby, „Malaria Vaccine Hailed as Potential Breakthrough", *BBC News*, 23. April 2021, www.bbc.com/news/health-56858158.

3 Hayley Dunning, „Malaria Mosquitoes Eliminated in Lab by Creating All- Male Populations“, Imperial College London, „*News*“, 11. Mai 2020, www.imperial.ac.uk/news/197394/malaria-mosquitoes-eliminated-creating-all-male-populations.

4 „Scientists Release Controversial Genetically Modified Mosquitoes in High-Security Lab“, *National Public Radio*, www.npr.org/sections/goatsandsoda/2019/02/20/693735499/scientists-release-controversial-genetically-modified-mosquitoes-in-high-securit.

5 „Landmark Project to Control Disease Carrying Mosquitoes Kicks Off in the Florida Keys“, *Cision*, 29. April 2021, www.prnewswire.com/news-releases/landmark-project-to-control-disease-carrying-mosquitoes-kicks-off-in-the-florida-keys-301280593.html.

6 Lindsay Brownell, „Human Organ Chips Enable Rapid Drug Repurposing for COVID-19“, Wyss Institute, 3. Mai 2021, https://wyss.harvard.edu/news/human-organ-chips-enable-rapid-drug-repurposing-for-covid-19.

7 „Body on a Chip“, Wake Forest School of Medicine, https://school.wakehealth.edu/Research/Institutes-and-Centers/Wake-Forest-Institute-for-Regenerative-Medicine/Research/Military-Applications/Body-on-A-Chip.

8 Cleber A. Trujillo und Alysson R. Muotri, „Brain Organoids and the Study of Neurodevelopment“, *Trends in Molecular Medicine 24*, Nr. 12 (Dezember 2018): 982–90, https://doi.org/10.1016/j.molmed.2018.09.005.

9 „Stanford Scientists Assemble Human Nerve Circuit Driving Voluntary Movement“, *Stanford Medicine News Center*, 16. Dezember 2020, http://med.stanford.edu/news/all-news/2020/12/scientists-assemble-human-nerve-circuit-driving-muscle-movement.html.

10 „DeCODE Launches DeCODEmeTM“, DeCODE Genetics, www.decode.com/decode-launches-decodeme.

11 Thomas Goetz, „23AndMe Will Decode Your DNA for $1,000. Welcome to the Age of Genomics“, *Wired*, 17. November 2007, www.wired.com/2007/11/ff-genomics.

12 „23andMe Genetic Service Now Fully Accessible to Customers in New York and Maryland“, 23andMe, 4. Dezember 2015, https://mediacenter.23andme.com/press-releases/23andme-genetic-service-now-fully-accessible-to-customers-in-new-york-and-maryland.

13 „‚Smart Toilet‘ Monitors for Signs of Disease“, Stanford Medicine News Center, 6. April 2020, http://med.stanford.edu/news/all-news/2020/04/smart-toilet-monitors-for-signs-of-disease.html.

14 Mark Mimee, Phillip Nadeau, Alison Hayward, Sean Carim, Sarah Flanagan, Logan Jerger, Joy Collins et al., „An Ingestible Bacterial-Electronic System to Monitor Gastrointestinal Health“, *Science 360*, Nr. 6391 (25. Mai 2018): 915–18, https://doi.org/10.1126/science.aas9315.

15 Tori Marsh, „Live Updates: January 2021 Drug Price Hikes", *GoodRx*, 19. Januar 2021, www.goodrx.com/blog/january-drug-price-hikes-2021.

16 „2019 Employer Health Benefits Survey. Section 1: Cost of Health Insurance", Kaiser Family Foundation, 25. September 2019, www.kff.org/report-section/ehbs-2019-section-1-cost-of-health-insurance.

17 Bruce Budowle und Angela van Daal, „Forensically Relevant SNP Classes", *BioTechniques 44*, Nr. 5 (1. April 2008): 603–10, https://doi.org/10.2144/000112806.

18 Leslie A. Pray, „Embryo Screening and the Ethics of Human Genetic Engineering", *Nature Education 1*, Nr. 1 (2008): 207, www.nature.com/scitable/topicpage/embryo-screening-and-the-ethics-of-human-60561.

19 Antonio Regalado, „Engineering the Perfect Baby", *MIT Technology Review*, 5. März 2015, www.technologyreview.com/2015/03/05/249167/engineering-the-perfect-baby.

20 Rachel Lehmann-Haupt, „Get Ready for Same-Sex Reproduction", *NEO.LIFE*, 28. Februar 2018, https://neo.life/2018/02/get-ready-for-same-sex-reproduction.

21 Daisy A. Robinton und George Q Daley, „The Promise of Induced Pluripotent Stem Cells in Research and Therapy", *Nature 481*, Nr. 7381 (18. Januar 2012): 295-305, doi:10.1038/nature10761.

22 „‚Artificial Womb' Invented at the Children's Hospital of Philadelphia", *WHYY PBS*, 25. April 2017, https://whyy.org/articles/artificial-womb-invented-at-the-childrens-hospital-of-philadelphia.

23 Antonio Regalado, „A Mouse Embryo Has Been Grown in an Artificial Womb—Humans Could Be Next", *MIT Technology Review*, 17. März 2021, www.technology-review.com/2021/03/17/1020969/mouse-embryo-grown-in-a-jar-humans-next.

24 „Our Current Water Supply", Southern Nevada Water Authority, https://www.snwa.com/water-resources/current-water-supply/index.html.

25 „Food Loss and Waste Database", United Nations, Food and Agriculture Organization, www.fao.org/food-loss-and-food-waste/flw-data.

26 „Sustainable Management of Food Basics", US Environmental Protection Agency, 11. August 2015, www.epa.gov/sustainable-management-food/sustainable-management-food-basics.

27 „Worldwide Food Waste", Think Eat Save, United Nations Environment Programme, www.unep.org/thinkeatsave/get-informed/worldwide-food-waste.

28 Kenneth A. Barton, Andrew N. Binns, Antonius J.M. Matzke und Mary-Dell Chilton, „Regeneration of Intact Tobacco Plants Containing Full Length Copies of Genetically Engineered T-DNA und Transmission of T-DNA to R1 Progeny", *Cell 32*, Nr. 4 (1. April 1983): 1033–43, https://doi.org/10.1016/0092-8674(83)90288-X.

29 „Tremors in the Hothouse", *New Yorker*, 19. Juli 1993, www.newyorker.com/magazine/1993/07/19/tremors-in-the-hothouse.

30 „ISAAA Brief 55-2019: Executive Summary: Biotech Crops Drive Socio-Economic Development and Sustainable Environment in the New Frontier", *International Service for the Acquisition of Agribiotech Applications,* 2019, www.isaaa.org/resources/publications/briefs/55/executivesummary/default.asp.

31 „Recent Trends in GE Adoption", US Department of Agriculture Economic Research Service, www.ers.usda.gov/data-products/adoption-of-genetically-engineered-crops-in-the-us/recent-trends-in-ge-adoption.aspx.

32 Javier Garcia Martinez, „Artificial Leaf Turns Carbon Dioxide into Liquid Fuel", *Scientific American,* 26. Juni 2017, www.scientificamerican.com/article/liquid-fuels-from-sunshine.

33 Max Roser und Hannah Ritchie, „Hunger and Undernourishment", Our World in Data, 8. Oktober 2019, https://ourworldindata.org/hunger-and-undernourishment.

34 „Growing at a Slower Pace, World Population Is Expected to Reach 9.7 Billion in 2050 and Could Peak at Nearly 11 Billion Around 2100", United Nations, Department of Economic and Social Affairs, 17. Juni 2019, www.un.org/development/desa/en/news/population/world-population-prospects-2019.html.

35 Julia Moskin, Brad Plumer, Rebecca Lieberman, Eden Weingart und Nadja Popovich, „Your Questions About Food and Climate Change, Answered", *New York Times,* 30. April 2019, www.nytimes.com/interactive/2019/04/30/dining/climate-change-food-eating-habits.html.

36 „China's Breeding Giant Pigs That Are as Heavy as Polar Bears", *Bloomberg,* 6. Oktober 2019, www.bloomberg.com/news/articles/2019-10-06/china-is-breeding-giant-pigs-the-size-of-polar-bears.

37 Kristine Servando, „China's Mutant Pigs Could Help Save Nation from Pork Apocalypse", *Bloomberg,* 3. Dezember 2019, www.bloomberg.com/news/features/2019-12-03/china-and-the-u-s-are-racing-to-create-a-super-pig.

38 „Belgian Blue", The Cattle Site, www.thecattlesite.com/breeds/beef/8/belgian-blue.

39 Antonio Regalado, „First Gene-Edited Dogs Reported in China", *MIT Technology Review,* 19. Oktober 2015, www.technologyreview.com/2015/10/19/165740/first-gene-edited-dogs-reported-in-china.

40 Robin Harding, „Vertical Farming Finally Grows Up in Japan", *Financial Times,* 22. Januar 2020, www.ft.com/content/f80ea9d0-21a8-11ea-b8a1-584213ee7b2b.

41 Winston Churchill, „Fifty Years Hence", *Maclean's,* 15. November 1931, https://archive.macleans.ca/article/1931/11/15/fifty-years-hence.

42 Alok Jha, „World's First Synthetic Hamburger Gets Full Marks for ‚Mouth Feel,'" *The Guardian,* 6. August 2013, www.theguardian.com/science/2013/aug/05/world-first-synthetic-hamburger-mouth-feel.

43 Bec Crew, „Cost of Lab-Grown Burger Patty Drops from $325,000 to $11.36", *Science Alert,* 2. April 2015, www.sciencealert.com/lab-grown-burger-patty-cost-drops-from-325-000-to-12.

44 Karen Gilchrist, „This Multibillion-Dollar Company Is Selling Lab-Grown Chicken in a World-First", *CNBC*, 1. März 2021, www.cnbc.com/2021/03/01/eat-just-good-meat-sells-lab-grown-cultured-chicken-in-world-first.html.

45 Kai Kupferschmidt, „Here It Comes … The $375,000 Lab-Grown Beef Burger", *Science*, 2. August 2013, www.sciencemag.org/news/2013/08/here-it-comes-375000-lab-grown-beef-burger.

46 „WHO's First Ever Global Estimates of Foodborne Diseases Find Children Under 5 Account for Almost One Third of Deaths", Weltgesundheitsorganisation, 3. Dezember 2015, www.who.int/news/item/03-12-2015-who-s-first-ever-global-estimates-of-foodborne-diseases-find-children-under-5-account-for-almost-one-third-of-deaths.

47 „Outbreak of E. coli Infections Linked to Romaine Lettuce", Centers for Disease Control and Prevention, 15. Januar 2020, www.cdc.gov/ecoli/2019/o157h7-11-19/index.html.

48 Kevin Jiang, „Synthetic Microbial System Developed to Find Objects' Origin", *Harvard Gazette*, 4. Juni 2020, https://news.harvard.edu/gazette/story/2020/06/synthetic-microbial-system-developed-to-find-objects-origin.

49 Jen Alic, „Is the Future of Biofuels in Algae? Exxon Mobil Says It's Possible", *Christian Science Monitor*, 13. März 2013, www.csmonitor.com/Environment/Energy-Voices/2013/0313/Is-the-future-of-biofuels-in-algae-Exxon-Mobil-says-it-s-possible.

50 „J. Craig Venter Institute–Led Team Awarded 5-Year, $10.7 M Grant from US Department of Energy to Optimize Metabolic Networks in Diatoms, Enabling Next-Generation Biofuels and Bioproducts", J. Craig Venter Institute, 3. Oktober 2017, www.jcvi.org/media-center/j-craig-venter-institute-led-team-awarded-5-year-107-m-grant-us-department-energy.

51 „Advanced Algal Systems", US-Energieministerium, www.energy.gov/eere/bioenergy/advanced-algal-systems.

52 Morgan McFall-Johnsen, „These Facts Show How Unsustainable the Fashion Industry Is", World Economic Forum, 31. Januar 2020, www.weforum.org/agenda/2020/01/fashion-industry-carbon-unsustainable-environment-pollution.

53 Rachel Cormack, „Why Hermès, Famed for Its Leather, Is Rolling Out a Travel Bag Made from Mushrooms", *Robb Report*, 15. März 2021, https://robbreport.com/style/accessories/hermes-vegan-mushroom-leather-1234601607.

54 „Genomatica to Scale Bio-Nylon 50-Fold with Aquafil", Genomatica, Pressemitteilung, 19. November 2020, www.genomatica.com/bio-nylon-scaling-50x-to-support-global-brands.

55 L. Lebreton, B. Slat, F. Ferrari, B. Sainte-Rose, J. Aitken, R. Marthouse, S. Hajbane et al., „Evidence That the Great Pacific Garbage Patch Is Rapidly Accumulating Plastic", *Scientific Reports 8*, Nr. 1 (22. März 2018): 4666, https://doi.org/10.1038/s41598-018-22939-w.

56 „Ocean Trash: 5.25 Trillion Pieces and Counting, but Big Questions Remain“, National Geographic Resource Library, undatiert, www.nationalgeographic.org/article/ocean-trash-525-trillion-pieces-and-counting-big-questions-remain/6th-grade.

## 7. Neun Risiken

1 Emily Waltz, „Gene-Edited CRISPR Mushroom Escapes U.S. Regulation: Nature News and Comment“, *Nature 532*, Nr. 293 (2016), www.nature.com/news/gene-edited-crispr-mushroom-escapes-us-regulation-1.19754.

2 Ebd.

3 Antonio Regalado, „Here Come the Unregulated GMOs“, *MIT Technology Review*, 15. April 2016, www.technologyreview.com/2016/04/15/8583/here-come-the-unregulated-gmos.

4 Waltz, „Gene-Edited CRISPR Mushroom“.

5 Doug Bolton, „Mushrooms that don't turn brown could soon be on sale thanks to loophole in GM food regulations“, *The Independent*, 18. April 2016, https://www.independent.co.uk/news/science/gene-editing-mushrooms-usda-regulations-approved-edited-brown-a6989531.html.

6 „如果你不能接受转基因，基因编辑食品你敢吃吗？|转基因|基因编辑|食物_新浪科技_新浪网“, *Sina Technology*, 30. Juni 2016, http://tech.sina.com.cn/d/i/2016-06-30/doc-ifxtsatn7803705.shtml.

7 Andrew MacFarlane, „Genetically Modified Mushrooms May Lead the Charge to Ending World Hunger“, *Weather Channel*, 20. April 2016, https://weather.com/science/news/genetically-modified-mushrooms-usda.

8 „Secretary Perdue Issues USDA Statement on Plant Breeding Innovation“, US-Landwirtschaftsministerium, Animal and Plant Health Inspection Service, 28. März 2018, https://content.govdelivery.com/accounts/USDAAPHIS/bulletins/1e599ff.

9 Pam Belluck, „Chinese Scientist Who Says He Edited Babies' Genes Defends His Work“, *New York Times*, 28. November 2018, www.nytimes.com/2018/11/28/world/asia/gene-editing-babies-he-jiankui.html.

10 Ebd.

11 „He Jiankui's Gene Editing Experiment Ignored Other HIV Strains“, *Stat News*, 15. April 2019, www.statnews.com/2019/04/15/jiankui-embryo-editing-ccr5.

12 Antonio Regalado, „China's CRISPR Twins Might Have Had Their Brains Inadvertently Enhanced“, *MIT Technology Review*, 21. Februar 2019, www.technologyreview.com/2019/02/21/137309/the-crispr-twins-had-their-brains-altered.

13 Für die ursprüngliche Agenda siehe: „Second International Summit on Human Gene Editing“, National Academies of Sciences, Engineering, and Medicine,

27. November 2018, www.nationalacademies.org/event/11-27-2018/second-international-summit-on-human-gene-editing.

[14] David Cyranoski, „What CRISPR-Baby Prison Sentences Mean for Research", *Nature* 577, Nr. 7789 (3. Januar 2020): 154–55, https://doi.org/10.1038/d41586-020-00001-y.

[15] Anders Lundgren, „Carl Wilhelm Scheele: Swedish Chemist", Encyclopedia Britannica, www.britannica.com/biography/Carl-Wilhelm-Scheele.

[16] Gilbert King, „Fritz Haber's Experiments in Life and Death", *Smithsonian Magazine*, 6. Juni 2012, www.smithsonianmag.com/history/fritz-habers-experiments-in-life-and-death-114161301.

[17] Jennifer Couzin-Frankel, „Poliovirus Baked from Scratch", *Science*, 11. Juli 2002, www.sciencemag.org/news/2002/07/poliovirus-baked-scratch.

[18] „Traces of Terror. The Science: Scientists Create a Live Polio Virus", *New York Times*, 12. Juli 2002, www.nytimes.com/2002/07/12/us/traces-of-terror-the-science-scientists-create-a-live-polio-virus.html.

[19] Kai Kupferschmidt, „How Canadian Researchers Reconstituted an Extinct Poxvirus for $100,000 Using Mail-Order DNA", *Science*, 6. Juli 2017, www.sciencemag.org/news/2017/07/how-canadian-researchers-reconstituted-extinct-poxvirus-100000-using-mail-order-dna.

[20] Denise Grady und Donald G. McNeil Jr., „Debate Persists on Deadly Flu Made Airborne", *New York Times*, 27. Dezember 2011, www.nytimes.com/2011/12/27/science/debate-persists-on-deadly-flu-made-airborne.html.

[21] Monica Rimmer, „How Smallpox Claimed Its Final Victim", *BBC News*, 10. August 2018, www.bbc.com/news/uk-england-birmingham-45101091.

[22] J. Kenneth Wickiser, Kevin J. O'Donovan, Michael Washington, Stephen Hummel und F. John Burpo, „Engineered Pathogens and Unnatural Biological Weapons: The Future Threat of Synthetic Biology", *CTC Sentinel* 13, Nr. 8 (31. August 2020): 1–7, https://ctc.usma.edu/engineered-pathogens-and-unnatural-biological-weapons-the-future-threat-of-synthetic-biology.

[23] Ian Sample, „Craig Venter Creates Synthetic Life Form", *The Guardian*, 20. Mai 2010, www.theguardian.com/science/2010/may/20/craig-venter-synthetic-life-form.

[24] Margaret Munro, „Life, From Four Chemicals", *Ottawa Citizen*, 21. Mai 2010, www.pressreader.com/canada/ottawa-citizen/20100521/285121404908322.

[25] Sample, „Craig Venter Creates Synthetic Life Form."

[26] Ian Sample, „Synthetic Life Breakthrough Could Be Worth over a Trillion Dollars", *The Guardian*, 20. Mai 2010, www.theguardian.com/science/2010/may/20/craig-venter-synthetic-life-genome.

[27] Clyde A. Hutchison, Ray-Yuan Chuang, Vladimir N. Noskov, Nacyra Assad-Garcia, Thomas J. Deerinck, Mark H. Ellisman, John Gill et al., „Design and Synthesis of a

Minimal Bacterial Genome", *Science 351*, Nr. 6280 (25. März 2016), https://doi.org/10.1126/science.aad6253.

28 „Scientists Create Simple Synthetic Cell That Grows and Divides Normally", National Institute of Standards and Technology, 29. März 2021, www.nist.gov/news-events/news/2021/03/scientists-create-simple-synthetic-cell-grows-and-divides-normally.

29 Ken Kingery, „Engineered Swarmbots Rely on Peers for Survival", Duke Pratt School of Engineering, 29. Februar 2016, https://pratt.duke.edu/about/news/engineered-swarmbots-rely-peers-survival.

30 Rob Stein, „Blind Patients Hope Landmark Gene-Editing Experiment Will Restore Their Vision", *National Public Radio*, 10. Mai 2021, www.npr.org/sections/health-shots/2021/05/10/993656603/blind-patients-hope-landmark-gene-editing-experiment-will-restore-their-vision.

31 Sigal Samuel, „A Celebrity Biohacker Who Sells DIY Gene-Editing Kits Is Under Investigation", *Vox*, 19. Mai 2019, www.vox.com/future-perfect/2019/5/19/18629771/biohacking-josiah-zayner-genetic-engineering-crispr.

32 Arielle Duhaime-Ross, „In Search of a Healthy Gut, One Man Turned to an Extreme DIY Fecal Transplant", *The Verge*, 4. Mai 2016, www.theverge.com/2016/5/4/11581994/fmt-fecal-matter-transplant-josiah-zayner-microbiome-ibs-c-diff.

33 Stephanie M. Lee, „This Biohacker Is Trying to Edit His Own DNA and Wants You to Join Him", *BuzzFeed*, 14. Oktober 2017, www.buzzfeednews.com/article/stephaniemlee/this-biohacker-wants-to-edit-his-own-dna.

34 Molly Olmstead, „The Fuzzy Regulations Surrounding DIY Synthetic Biology", *Slate*, 4. Mai 2017, https://slate.com/technology/2017/05/the-fuzzy-regulations-surrounding-diy-synthetic-biology.html.

35 Doudna und Zheng haben jeweils vier gegründet – Scribe Therapeutics, Intellia Therapeutics, Mammoth Biosciences und Caribou Biosciences (Doudna) sowie Sherlock Biosciences, Arbor Biotechnologies, Beam Therapeutics und Editas Medicine (Zheng). Charpentier gründete zwei weitere: CRISPR Therapeutics und ERS Genomics. Doudna gehörte zu den Gründerinnen von Editas, überwarf sich wegen des Patentstreits aber mit Zheng.

36 „Statement from Ambassador Katherine Tai on the Covid-19 Trips Waiver", Office of the United States Trade Representative, 5. Mai 2021, https://ustr.gov/about-us/policy-offices/press-office/press-releases/2021/may/statement-ambassador-katherine-tai-covid-19-trips-waiver.

37 Kate Taylor, „More Parents Plead Guilty in College Admissions Scandal", *New York Times*, 21. Oktober 2019, www.nytimes.com/2019/10/21/us/college-admissions-scandal.html.

38 Andrew Martinez, „Lawyer Who Paid $75G to Fix Daughter's Test Answers Gets One-Month Prison Term", *Boston Herald*, 3. Oktober 2019, www.bostonherald.com/2019/10/03/lawyer-who-paid-75g-to-fix-daughters-test-answers-gets-one-month-prison-term.

39 Matthew Campbell und Doug Lyu, „China's Genetics Giant Wants to Tailor Medicine to Your DNA", *Bloomberg*, 13. November 2019, www.bloomberg.com/news/features/2019-11-13/chinese-genetics-giant-bgi-wants-to-tailor-medicine-to-your-dna.

40 „China: Minority Region Collects DNA from Millions", Human Rights Watch, 13. Dezember 2017, www.hrw.org/news/2017/12/13/china-minority-region-collects-dna-millions.

41 Sui-Lee Wee, „China Uses DNA to Track Its People, with the Help of American Expertise", *New York Times*, 21. Februar 2019, www.nytimes.com/2019/02/21/business/china-xinjiang-uighur-dna-thermo-fisher.html.

42 „China's Ethnic Tinderbox", *BBC*, 9. Juli 2009, http://news.bbc.co.uk/2/hi/asia-pacific/8141867.stm.

43 Simon Denyer, „Researchers May Have ‚Found' Many of China's 30 Million Missing Girls", *Washington Post*, 30. November 2016, www.washingtonpost.com/news/worldviews/wp/2016/11/30/researchers-may-have-found-many-of-chinas-30-million-missing-girls.

44 Kirsty Needham, „Special Report: COVID Opens New Doors for China's Gene Giant", *Reuters*, 5. August 2020, www.reuters.com/article/us-health-coronavirus-bgi-specialreport-idUSKCN2511CE.

45 Das Seasteading Institute beabsichtigt, in den Weltmeeren außerhalb der Hoheitsgebiete bestehender Nationen neuen Wohn- und Lebensraum zu erschaffen, sogenannte Seasteads. Zu den Geldgebern des Instituts gehören Patri Friedman, der Enkel des Nobelpreisträgers und Ökonomen Milton Friedman, sowie der PayPal-Mitgründer und Wagniskapitalgeber Peter Thiel. https://www.seasteading.org/.

46 „Todai-Led Team Creates Mouse Pancreas in Rat in Treatment Breakthrough", *Japan Times*, 26. Januar 2017, www.japantimes.co.jp/news/2017/01/26/national/science-health/treatment-breakthrough-todai-led-team-creates-mouse-pancreas-rat-transplants-diabetic-mouse.

47 Nidhi Subbaraman, „First Monkey–Human Embryos Reignite Debate over Hybrid Animals", *Nature 592*, Nr. 7855 (15. April 2021): 497, https://doi.org/10.1038/d41586-021-01001-2.

48 Julian Savulescu und César Palacios-González, „First Human–Monkey Embryos Created—A Small Step Towards a Huge Ethical Problem", *The Conversation*, 22. April 2021, https://theconversation.com/first-human-monkey-embryos-created-a-small-step-towards-a-huge-ethical-problem-159355.

49 Alex Fox, „Compared with Hummingbirds, People Are Rather Colorblind“, *Smithsonian Magazine*, 18. Juni 2020, www.smithsonianmag.com/smart-news/compared-hummingbirds-were-all-colorblind-180975111.

50 Guy Rosen, „How We're Tackling Misinformation Across Our Apps“, Facebook, 22. März 2021, https://about.fb.com/news/2021/03/how-were-tackling-misinformation-across-our-apps.

51 Ebd.

52 Fortune 500, https://fortune.com/fortune500.

53 Healthy and Natural World Facebook Page, „Scientists Warn People to Stop Eating Instant Noodles Due to Cancer and Stroke Risks“, Facebook.com, 20. März 2019, www.facebook.com/HealthyAndNaturalWorld/posts/scientists-warn-people-to-stop-eating-instant-noodles-due-to-cancer-and-stroke-r/2262994090426410.

54 Michelle R. Smith und Johnathan Reiss, „Inside One Network Cashing In on Vaccine Disinformation“, *Associated Press*, 13. Mai 2021, https://apnews.com/article/anti-vaccine-bollinger-coronavirus-disinformation-a7b-8e1f33990670563b4c469b462c9bf.

55 Ebd.

56 Ben Guarino, Ariana Eunjung Cha, Josh Wood und Griff Witte, „‚The Weapon That Will End the War‘: First Coronavirus Vaccine Shots Given Outside Trials in U.S.“, 14. Dezember 2020, www.washingtonpost.com/nation/2020/12/14/first-covid-vaccines-new-york.

57 „Coronavirus (COVID-19) Vaccinations“, *Our World In Data*, https://ourworldindata.org/covid-vaccinations?country=USA.

58 „Provisional COVID-19 Death Counts by Week Ending Date and State“, Centers for Disease Control and Prevention, https://data.cdc.gov/NCHS/Provisional-COVID-19-Death-Counts-by-Week-Ending-D/r8kw-7aab.

59 Jack Healy, „These Are the 5 People Who Died in the Capitol Riot“, *New York Times*, 11. Januar 2021, https://www.nytimes.com/2021/01/11/us/who-died-in-capitol-building-attack.html.

60 „Public Trust in Government: 1958–2021“, Pew Research Center, https://www.pewresearch.org/politics/2021/05/17/public-trust-in-government-1958-2021.

## 8. Die Geschichte vom Goldenen Reis

1 Ian McNulty, „Next Generation to Reopen Li'l Dizzy's, Reviving New Orleans Restaurant Legacy“, 2. Januar 2021, NOLA.com, www.nola.com/entertainment_life/eat-drink/article_a346001a-4d49-11eb-b927-a73cacd63596.html.

2 Konfuzius, *The Analects of Confucius*, Übersetzung von Arthur Waley (New York: Random House, 1989), Buch 10.

3 Sarah Zhang, „Archaeologists Find Evidence of the First Rice Ever Grown“, *The Atlantic*, 29. Mai 2017, www.theatlantic.com/science/archive/2017/05/rice-domestication/528288.

4 John Christensen, „Scientist at Work. Ingo Potrykus: Golden Rice in a Grenade-Proof Greenhouse“, *New York Times*, 21. November 2000, www.nytimes.com/2000/11/21/science/scientist-at-work-ingo-potrykus-golden-rice-in-a-grenade-proof-greenhouse.html.

5 Interview von Amy Webb mit Dr. Brian Woolf, 15. August 2020.

6 J. Madeleine Nash, „This Rice Could Save a Million Kids a Year“, *Time*, 31. Juli 2000, http://content.time.com/time/magazine/article/0,9171,997586,00.html.

7 „The Rockefeller Foundation: A Long-Term Bet on Scientific Breakthrough“, Rockefeller Foundation, https://engage.rockefellerfoundation.org/story-sketch/rice-biotechnology-research-network.

8 Christensen, „Scientist at Work.“

9 Mary Lou Guerinot, „The Green Revolution Strikes Gold“, *Science 287*, Nr. 5451 (14. Januar 2000): 241–43, https://doi.org/10.1126/science.287.5451.241.

10 Nash, „This Rice Could Save a Million Kids.“

11 David Barboza, „AstraZeneca to Sell a Genetically Engineered Strain of Rice“, *New York Times*, 16. Mai 2000, www.nytimes.com/2000/05/16/business/astrazeneca-to-sell-a-genetically-engineered-strain-of-rice.html.

12 „GM Rice Patents Given Away“, *BBC News*, 4. August 2000, http://news.bbc.co.uk/2/hi/science/nature/865946.stm.

13 Margaret Wertheim, „Frankenfoods“, *LA Weekly*, 5. Juli 2000, www.laweekly.com/frankenfoods.

14 „Monsanto Pushes ‚Golden Rice‘“, *CBS News*, 4. August 2000, www.cbsnews.com/news/monsanto-pushes-golden-rice.

15 Ed Regis, „The True Story of the Genetically Modified Superfood That Almost Saved Millions“, *Foreign Policy*, 17. Oktober 2019, https://foreignpolicy.com/2019/10/17/golden-rice-genetically-modified-superfood-almost-saved-millions.

16 Robert Paarlberg, „A Dubious Success: The NGO Campaign Against GMOs“, *GM Crops and Food* 5, Nr. 3 (6. November 2014): 223–28, https://doi.org/10.4161/21645698.2014.952204.

17 Mark Lynas, „Anti-GMO Activists Lie About Attack on Rice Crop (and About So Many Other Things)“, *Slate*, 26. August 2013, https://slate.com/technology/2013/08/golden-rice-attack-in-philippines-anti-gmo-activists-lie-about-protest-and-safety.html.

18 Regis, „The True Story of the Genetically Modified Superfood.“

19 Joel Achenbach, „107 Nobel Laureates Sign Letter Blasting Greenpeace over GMOs“, *Washington Post*, 30. Juni 2016, www.washingtonpost.com/news/

speaking-of-science/wp/2016/06/29/more-than-100-nobel-laureates-take-on-greenpeace-over-gmo-stance.

20 Jessica Scarfuto, „Do You Trust Science? These Five Factors Play a Big Role", *Science*, 16. Februar 2020, www.sciencemag.org/news/2020/02/do-you-trust-science-these-five-factors-play-big-role.

21 Cary Funk, Alex Tyson, Brian Kennedy und Courtney Johnson, „Scientists Are Among the Most Trusted Groups Internationally, Though Many Value Practical Experience over Expertise", Pew Research Center, 29. September 2020, www.pewresearch.org/science/2020/09/29/scientists-are-among-the-most-trusted-groups-in-society-though-many-value-practical-experience-over-expertise.

## 9. Betrachtungen zum neuerdings Plausiblen

1 Sam Meredith, „Brazil Braces for Renewed Covid Surge as Bolsonaro Faces Parliamentary Inquiry over Pandemic Response", *CNBC*, 14. Mai 2021, www.cnbc.com/2021/05/14/brazil-fears-third-covid-wave-as-bolsonaro-faces-parliamentary-inquiry.html.

2 Sanjeev Miglani und Devjyot Ghoshal, „PM Modi's Rating Falls to New Low as India Reels from COVID-19", *Reuters*, 18. Mai 2021, www.reuters.com/world/india/pm-modis-rating-falls-india-reels-covid-19-second-wave-2021-05-18.

3 „English Rendering of PM's Address at the World Economic Forum's Davos Dialogue", Press Information Bureau, Government of India, 28. Januar 2021, https://pib.gov.in/PressReleseDetail.aspx?PRID=1693019.

4 David Klepper und Neha Mehrotra, „Misinformation Surges amid India's COVID-19 Calamity", *Seattle Times*, 13. Mai 2021, www.seattletimes.com/business/misinformation-surges-amid-indias-covid-19-calamity.

## 10. SZENARIO 1: Erschaffen Sie sich Ihr Kind mit Wellspring

1 Katsuhiko Hayashi, Orie Hikabe, Yayoi Obata und Yuji Hirao, „Reconstitution of Mouse Oogenesis in a Dish from Pluripotent Stem Cells", *Nature Protocols 12*, Nr. 9 (September 2017): 1733–44, https://doi.org/10.1038/nprot.2017.070.

2 Tess Johnson, „Human Genetic Enhancement Might Soon Be Possible—but Where Do We Draw the Line?", *The Conversation*, 3. Dezember 2019, http://theconversation.com/human-genetic-enhancement-might-soon-be-possible-but-where-do-we-draw-the-line-127406.

3 David Cyranoski, „The CRISPR-Baby Scandal: What's Next for Human Gene-Editing", *Nature* 566, Nr. 7745 (26. Februar 2019): 440–42, https://doi.org/10.1038/d41586-019-00673-1.

4 Nathaniel Scharping, „How Are Neanderthals Different from Homo Sapiens?“, *Discover*, 5. Mai 2020, www.discovermagazine.com/planet-earth/how-are-neanderthals-different-from-homo-sapiens.

5 Rachel Becker, „An Artificial Womb Successfully Grew Baby Sheep—and Humans Could Be Next“, *The Verge*, 25. April 2017, www.theverge.com/2017/4/25/15421734/artificial-womb-fetus-biobag-uterus-lamb-sheep-birth-premie-preterm-infant.

6 Emily A. Partridge, Marcus G. Davey, Matthew A. Hornick, Patrick E. McGovern, Ali Y. Mejaddam, Jesse D. Vrecenak, Carmen Mesas-Burgos et al., „An Extra-Uterine System to Physiologically Support the Extreme Premature Lamb“, *Nature Communications 8*, Nr. 1 (25. April 2017): 15112, https://doi.org/10.1038/ncomms15112.

7 Neera Bhatia und Evie Kendal, „We May One Day Grow Babies Outside the Womb, but There Are Many Things to Consider First“, *The Conversation*, 10. November 2019, http://theconversation.com/we-may-one-day-grow-babies-outside-the-womb-but-there-are-many-things-to-consider-first-125709.

## 11. SZENARIO 2: Als wir das Altern abschafften

1 „CRISPR/Cas9 Therapy Can Suppress Aging, Enhance Health and Extend Life Span in Mice“, *Science Daily*, 19. Februar 2019, www.sciencedaily.com/releases/2019/02/ 190219111747.htm.

2 Chinese Academy of Sciences, „Scientists Develop New Gene Therapy Strategy to Delay Aging and Extend Lifespan“, *SciTechDaily*, 9. Januar 2021, https://scitechdaily.com/scientists-develop-new-gene-therapy-strategy-to-delay-aging-and-extend-lifespan.

3 Adolfo Arranz, „Betting Big on Biotech“, *South China Morning Post*, 9. Oktober 2018, https://multimedia.scmp.com/news/china/article/2167415/china-2025-biotech/index.html.

4 Georgina M. Ellison-Hughes, „First Evidence That Senolytics Are Effective at Decreasing Senescent Cells in Humans“, *EBioMedicine*, 23. Mai 2020, www.thelancet.com/journals/ebiom/article/PIIS2352-3964(19)30641-3/fulltext.

5 „CRISPR/Cas9 Therapy Can Suppress Aging.“

6 Hughes, „First Evidence.“

7 Amber Dance, „Science and Culture: The Art of Designing Life“, Proceedings of the National Academy of Sciences 112, Nr. 49 (8. Dezember 2015): 14999–15001, https://doi.org/10.1073/pnas.1519838112.

8 Ning Zhang und Anthony A. Sauve, „Nicotinamide Adenine Dinucleotide“, *Science Direct*, undatiert, www.sciencedirect.com/topics/neuroscience/nicotinamide-adenine-dinucleotide.

9 Jared Friedman, „How Biotech Startup Funding Will Change in the Next 10 Years“, YC Startup Library, undatiert, www.ycombinator.com/library/4L-how-biotech-startup-funding-will-change-in-the-next-10-years.

[10] Emily Mullin, „Five Ways to Get CRISPR into the Body“, MIT Technology Review, 22. September 2017, www.technologyreview.com/2017/09/22/149011/five-ways-to-get-crispr-into-the-body.

[11] Wir haben historische Daten aus dem S&P sowie Pflichtangaben der Unternehmen für den Zeitraum 2015 bis 2020 verwendet.

[12] „Population Distribution by Age“, Kaiser Family Foundation, 2019, www.kff.org/other/state-indicator/distribution-by-age/?currentTimeframe=0&sort Model=%7B%22colId%22:%22Location%22,%22sort%22:%22asc%22%7D.

[13] „Policy Basics: The Supplemental Nutrition Assistance Program (SNAP)“, Center on Budget and Policy Priorities, www.cbpp.org/research/food-assistance/the-supplemental-nutrition-assistance-program-snap.

[14] „Trust Fund Data“, Social Security, www.ssa.gov/oact/STATS/table4a3.html.

[15] Der Begriff ist eine Erfindung von Amy.

[16] Wir bitten Anthony Rizzo um Entschuldigung. Er war der wohl beste First Baseman, den die Chicago Cubs je hatten. Statistiken von MLB.com.

[17] „The Age Discrimination in Employment Act of 1967“, US Equal Employment Opportunity Commission, www.eeoc.gov/statutes/age-discrimination-employment-act-1967.

## 12. SZENARIO 3: Akira Golds Restauranttipps 2037

[1] Als Inspiration für dieses Szenario diente Adam Platt, Restaurantkritiker des *New York Magazine*. Wir haben ihn gedanklich in das Jahr 2037 versetzt und lassen ihn dort seinen jährlichen Leitfaden mit Restaurantempfehlungen vorstellen.

[2] Niina Heikkinen, „U.S. Bread Basket Shifts Thanks to Climate Change“, *Scientific American*, 23. Dezember 2015, www.scientificamerican.com/article/u-s-bread-basket-shifts-thanks-to-climate-change.

[3] Daten von Euromonitor, Juli 2020, www.euromonitor.com/usa.

[4] „The Future of Agriculture: The Convergence of Tech and Bio Bringing Better Food to Market“, *SynBioBeta*, 9. Februar 2020, https://synbiobeta.com/the-future-of-agriculture-the-convergence-of-tech-and-bio-bringing-better-food-to-market.

[5] „Fermentation & Bioreactors“, Sartorius, www.sartorius.com/en/products/fermentation-bioreactors.

[6] Marktwertdaten für Bioreaktoren, Statista, Februar 2020, www.statista.com.

[7] Gareth John Macdonald, „Bioreactor Design Adapts to Biopharma’s Changing Needs“, *Genetic Engineering and Biotechnology News (GEN)*, 1. Juli 2019, www.genengnews.com/insights/bioreactor-design-adapts-to-biopharmas-changing-needs.

[8] Senthold Asseng, Jose R. Guarin, Mahadev Raman, Oscar Monje, Gregory Kiss, Dickson D. Despommier, Forrest M. Meggers und Paul P. G. Gauthier, „Wheat Yield Potential in Controlled-Environment Vertical Farms“, *Proceedings of the National Academy of Sciences*, 23. Juli 2020, https://doi.org/10.1073/pnas.2002655117.

9 Karen Gilchrist, „This Multibillion-Dollar Company Is Selling Lab-Grown Chicken in a World-First", *CNBC*, 1. März 2021, www.cnbc.com/2021/03/01/eat-just-good-meat-sells-lab-grown-cultured-chicken-in-world-first.html.

10 Emily Waltz, „Club-Goers Take First Bites of Lab-Made Chicken", *Nature Biotechnology* 39, Nr. 3 (1. März 2021): 257–58, https://doi.org/10.1038/s41587-021-00855-1.

11 Prognose für Laborfleisch bis 2026, Source: BIS Research, April 2021.

12 Zoë Corbyn, „Out of the Lab and into Your Frying Pan: The Advance of Cultured Meat", *The Guardian*, 19. Januar 2020, www.theguardian.com/food/2020/jan/19/cultured-meat-on-its-way-to-a-table-near-you-cultivated-cells-farming-society-ethics.

13 Raito Ono, „Robotel: Japan Hotel Staffed by Robot Dinosaurs", *Phys.org*, 31. August 2018, https://phys.org/news/2018-08-robotel-japan-hotel-staffed-robot.html.

14 Weltweiter Absatz von Service-Robotern für den professionellen Einsatz, 2018-2020. Quelle: IFR, September 2020.

15 James Borrell, „All Our Food Is ‚Genetically Modified' in Some Way—Where Do You Draw the Line?", *The Conversation*, 4. April 2016, http://theconversation.com/all-our-food-is-genetically-modified-in-some-way-where-do-you-draw-the-line-56256.

16 Billy Lyons, „Is Molecular Whiskey the Futuristic Booze We've Been Waiting For?", *Fortune*, 25. Mai 2019, https://fortune.com/2019/05/25/endless-west-glyph-engineered-whiskey.

17 „Morpheus", DC Comics, 29. Februar 2012, www.dccomics.com/characters/morpheus.

18 Alice Liang, „World's First Molecular Whiskey Expands Its Portfolio", *Drinks Business*, 5. November 2020, www.thedrinksbusiness.com/2020/11/worlds-first-molecular-whiskey-expands-its-portfolio.

19 Nicole Trian, „Australia Prepares for ‚Day Zero' – the Day the Water Runs Out", *France 24*, 19. September 2019, www.france24.com/en/20190919-australia-day-zero-drought-water-climate-change-greta-thunberg-paris-accord-extinction-rebe.

20 Kevin Winter, „Day Zero Is Meant to Cut Cape Town's Water Use: What Is It und Is It Working?", *The Conversation*, 10. Februar 2018, http://theconversation.com/day-zero-is-meant-to-cut-cape-towns-water-use-what-is-it-and-is-it-working-92055.

21 Dave McIntyre, „It Was Only a Matter of Time. Lab-Created ‚Molecular' Wine Is Here", *Washington Post*, 6. März 2020, www.washingtonpost.com/lifestyle/food/it-was-only-a-matter-of-time-lab-created-molecular-wine-is-here/2020/03/06/2f354ce8-5ef3-11ea-b014-4fafa866bb81_story.html.

22 Esther Mobley, „SF Startup Is Making Synthetic Wine in a Lab. Here's How It Tastes", *San Francisco Chronicle*, 20. Februar 2020, www.sfchronicle.com/wine/article/San-Francisco-startup-unveils-synthetic-wine-and-15068890.php.

[23] Collin Dreizen, „Test-Tube Tasting? Bev Tech Company Unveils Grapeless ‚Molecular Wine,'" *Wine Spectator*, 26. Februar 2020, www.winespectator.com/articles/test-tube-tasting-bev-tech-company-unveils-grape-less-molecular-wine-unfiltered.

## 13. SZENARIO 4: Der Untergrund

[1] Die Idee für den Untergrund geht auf Coober Pedy zurück, eine australische Bergbaustadt, in der viele Menschen unterirdisch leben, weil dort die Temperaturen im Sommer mittlerweile an der 50-Grad-Marke kratzen. Einen detaillierten Überblick über Coober Pedy finden Sie bei Atlas Obscura (www.atlasobscura.com/places/coober-pedy). Eingeflossen in dieses Szenario ist auch die Fernsehserie *The Expanse*, geschrieben vom Autorenduo James S.A. Corey, und von Elon Musks beharrlich propagiertem und ausführlich in den Medien besprochenen Wunsch, den Mars zu besiedeln.

[2] „Climate Action Note—Data You Need to Know", United Nations Environment Programme, 19. April 2021, www.unep.org/explore-topics/climate-change/what-we-do/climate-action-note.

[3] „The Paris Agreement", United Nations Framework Convention on Climate Change, https://unfccc.int/process-and-meetings/the-paris-agreement/the-paris-agreement.

[4] „Transforming Food Systems", United Nations Environment Programme, 20. April 2021, www.unep.org/resources/factsheet/transforming-food-systems.

[5] „Facts About the Climate Emergency", United Nations Environment Programme, 25. Januar 2021, www.unep.org/explore-topics/climate-change/facts-about-climate-emergency.

[6] Mark Fischetti, „We Are Living in a Climate Emergency und We're Going to Say So", *Scientific American*, 12. April 2021, www.scientificamerican.com/article/we-are-living-in-a-climate-emergency-and-were-going-to-say-so.

[7] Mike Wall, „Elon Musk, X Prize Launch $100 Million Carbon-Removal Competition", *Space.com*, 23. April 2021, www.space.com/elon-musk-carbon-removal-x-prize.

[8] Eric Berger, „Inside Elon Musk's Plan to Build One Starship a Week—and Settle Mars", *Ars Technica*, 5. März 2020, https://arstechnica.com/science/2020/03/inside-elon-musks-plan-to-build-one-starship-a-week-and-settle-mars.

[9] Morgan McFall-Johnsen und Dave Mosher, „Elon Musk Says He Plans to Send 1 Million People to Mars by 2050 by Launching 3 Starship Rockets Every Day and Creating ‚a Lot of Jobs' on the Red Planet", *Business Insider*, 17. Januar 2020, www.businessinsider.com/elon-musk-plans-1-million-people-to-mars-by-2050-2020-1.

[10] Wall, „Elon Musk, X Prize Launch $100 Million Carbon-Removal Competition."

[11] „Astronauts Answer Student Questions", NASA, www.nasa.gov/centers/johnson/pdf/569954main_astronaut%20_FAQ.pdf.

[12] Eric Berger, „Meet the Real Ironman of Spaceflight: Valery Polyakov", *Ars Technica*, 7. März 2016.

[13] „Longest Submarine Patrol", Guinness Book of World Records, www.guinnessworldrecords.com/world-records/submarine-patrol-longest.

[14] Jackie Wattles, „Colonizing Mars Could Be Dangerous and Ridiculously Expensive. Elon Musk Wants to Do It Anyway", *CNN*, 8. September 2020, www.cnn.com/2020/09/08/tech/spacex-mars-profit-scn/index.html.

[15] Gael Fashingbauer Cooper, „Elon Musk's First Name Shows Up in 1953 Book About Colonizing Mars", *CNET*, 7. Mai 2021, www.cnet.com/news/elon-musks-first-name-shows-up-in-1953-book-about-colonizing-mars.

[16] Ali Bekhtaoui, „Egos Clash in Bezos and Musk Space Race", *Phys.org*, 2. Mai 2021, https://phys.org/news/2021-05-egos-clash-bezos-musk-space.html.

[17] Sean O'Kane, „The Boring Company Tests Its ‚Teslas in Tunnels' System in Las Vegas", *The Verge*, 26. Mai 2021, www.theverge.com/2021/5/26/22455365/elon-musk-boring-company-las-vegas-test-lvcc-loop-teslas.

[18] Kathryn Hardison, „What Will Become of All This?", *American City Business Journals*, 28. Mai 2021, www.bizjournals.com/houston/news/2021/05/28/tesla-2500-acres-travis-county-plans.html.

[19] Philip Ball, „Make Your Own World with Programmable Matter", *IEEE Spectrum*, 27. Mai 2014, https://spectrum.ieee.org/robotics/robotics-hardware/make-your-own-world-with-programmable-matter.

[20] Neuralink-Website: https://neuralink.com.

[21] Chia-Website: https://www.chia.net.

[22] Novofarm-Website: https://www.f6s.com/novofarm.

[23] Chris Impey, „This Is the Year the First Baby Will Be Born in Space", *Inverse*, 30. Mai 2021, www.inverse.com/science/when-will-the-first-baby-be-born-in-space.

[24] Lisa Ruth Rand, „Colonizing Mars: Practicing Other Worlds on Earth", *Origins 11*, Nr. 2 (November 2017), https://origins.osu.edu/article/colonizing-mars-practicing-other-worlds-earth.

[25] Derek Thompson, „Is Colonizing Mars the Most Important Project in Human History?", *The Atlantic*, 29. Juni 2018, www.theatlantic.com/technology/archive/2018/06/could-colonizing-mars-be-the-most-important-project-in-human-history/564041.

[26] „What Is Biosphere 2", Biosphere 2, University of Arizona, https://biosphere2.org/visit/what-is-biosphere-2.

[27] Bei unseren Ansichten zur Wirtschaft und Regierungsstruktur von EST haben wir uns grob an Norwegen und Schweden orientiert. Interview mit Dr. Christian Guilette, Institut für Skandinavistik der Universität von Kalifornien in Berkeley, 23. April 2021.

## 14. SZENARIO 5: Das Memo

1 Nachdem wir einige wenige Arbeiten gelesen hatten, waren wir neugierig, welcher Teil der US-Regierung im Falle eines Cyber-Bio-Angriffs reagieren würde. (Zu den Arbeiten zählten Dor Farbiash und Rami Puzis: „Cyberbiosecurity: DNA Injection Attack in Synthetic Biology", *ArXiv*:2011.14224 [cs.CR], 28. November 2020, http://arxiv.org/abs/2011.14224; und Antonio Regalado: „Scientists Hack a Computer Using DNA", *MIT Technology Review*, 10. August 2017, www.technology-review.com/2017/08/10/150013/scientists-hack-a-computer-using-dna.) Wir begannen, Ansprechpartner bei der Heimatschutzbehörde und bei der Cybersecurity & Infrastructure Security Agency zu fragen, und stellten fest, dass von diesen Organisationen keine ein Protokoll für eine derartige Situation besaß. Wir sprachen als Nächstes mit Kontakten in der US Air Force, der US Navy, dem Verteidigungsministerium, dem Außenministerium, dem Rechnungshof Government Accountability Office und der Seuchenschutzbehörde Centers for Disease Control & Prevention sowie mit Analysten für nationale Sicherheit und mit Kongresspersonal. Einige wenige Kontakte führten uns durch den Schritt-für-Schritt-Prozess, der im Falle eines Cyber-Bio-Angriffs greifen würde. Hier eine repräsentative Antwort, wobei es erwähnenswert ist, dass uns keine zwei Personen dieselben Antworten gegeben haben:
„Eine großartige Frage. Ich vermute, dass es ähnlich wie die Antwort auf Covid aussehen würde, und zwar insofern, als der Nationale Sicherheitsrat eine behördenübergreifende Taskforce ins Leben rufen würde. Angeführt würde sie vermutlich von dem Viersternegeneral, der gleichzeitig das US Cyber Command und den Nachrichtendienst NSA leitet. Das ist für den Cyber-Teil. Man würde [die Seuchenschutzbehörde] CDC, [das Gesundheitsministerium] HHS und [die Gesundheitsbehörde] NIH an Bord holen, das Außenministerium, um zu sehen, was wir über das chinesische Labor wissen, das die [Arbeit] erledigte, und zu guter Letzt auch das FBI, damit es eventuell erforderliche Ermittlungen im Inland durchführt (vorausgesetzt, diese linksgerichtete Gruppe hätte ihren Sitz in den USA). Der Berater für nationale Sicherheit oder wahrscheinlicher noch der Vizechef der NSA würden die Taskforce anführen. Wäre der Fall gravierend genug, würde der Vizepräsident die Leitung der Taskforce übernehmen."

## 15. Ein Neuanfang

1 „Park History", Asilomar Conference Grounds, www.visitasilomar.com/discover/park-history.

2 Paul Berg, David Baltimore, Herbert W. Boyer, Stanley N. Cohen, Ronald W. Davis, David S. Hogness, Daniel Nathans et al., „Potential Biohazards of Recombinant

DNA Molecules“, *Science 185*, Nr. 4148 (26. Juli 1974): 303, https://doi.org/10.1126/science.185.4148.303.

3 Nicolas Rasmussen, „DNA Technology: ‚Moratorium‘ on Use and Asilomar Conference“, Wiley Online Library, 27. Januar 2015, https://onlinelibrary.wiley.com/doi/abs/10.1002/9780470015902.a0005613.pub2.

4 „Transcript of Nixon's Address on Troop Withdrawals and Situation in Vietnam“, *New York Times*, 27. April 1972, www.nytimes.com/1972/04/27/archives/transcript-of-nixons-address-on-troop-withdrawals-and-situation-in.html.

5 Douglas MacEachin, „Predicting the Soviet Invasion of Afghanistan: The Intelligence Community's Record“, Center for the Study of Intelligence Monograph, März 2003, veröffentlicht bei Federation of American Scientists, Intelligence Resource Program, https://fas.org/irp/cia/product/afghanistan/index.html.

6 „A Guide to the United States' History of Recognition, Diplomatic und Consular Relations, by Country, Since 1775: China“, US Department of State, Office of the Historian, https://history.state.gov/countries/china/china-us-relations.

7 Ashley M. Eskew und Emily S. Jungheim, „A History of Developments to Improve in Vitro Fertilization“, *Missouri Medicine 114*, Nr. 3 (2017): 156–59, vollständiger Text: National Center for Biotechnology Information, www.ncbi.nlm.nih.gov/pmc/articles/PMC6140213.

8 Ariana Eunjung Cha, „40 Years After 1st ‚Test Tube‘ Baby, Science Has Produced 7 Million Babies—and Raised Moral Questions“, *Chicago Tribune*, 27. April 2018, www.chicagotribune.com/lifestyles/parenting/ct-test-tube-babies-moral-questions-20180427-story.html.

9 Institute of Medicine (US) Committee to Study Decision Making; Hanna KE, Hrsg., „Asilomar and Recombinant DNA: The End of the Beginning“, *Biomedical Politics*, Washington (DC): National Academies Press (US), 1991, www.ncbi.nlm.nih.gov/books/NBK234217.

10 Ebd.

11 Ebd.

12 Ebd.

13 Michael Rogers, „The Pandora's Box Congress“, *Rolling Stone*, 19. Juni 1975, 37–42, 74–82.

14 Dan Ferber, „Time for a Synthetic Biology Asilomar?“, *Science 303*, Nr. 5655 (9. Januar 2004): 159, https://doi.org/10.1126/science.303.5655.159.

15 Richard Harris, „The Presidency and the Press“, *New Yorker*, 24. September 1973, www.newyorker.com/magazine/1973/10/01/the-presidency-and-the-press.

16 „Edelman Trust Barometer 2021“, Edelman, www.edelman.com/trust/2021-trust-barometer.

17 Tomi Kilgore, „Ginkgo Bioworks to Be Taken Public by SPAC Soaring Eagle at a Valuation of $15 Billion“, *MarketWatch*, 11. Mai 2021, www.marketwatch.com/story/

ginkgo-bioworks-to-be-taken-public-by-spac-soaring-eagle-at-a-valuation-of-15-billion-2021-05-11.

18 „New Jersey Coronavirus Update: Rutgers Students Protest COVID-19 Vaccine Requirement", *ABC7 New York*, 21. Mai 2021, https://abc7ny.com/health/rutgers-students-protest-covid-19-vaccine-requirement-/10672983.

19 Brad Smith, „The Need for a Digital Geneva Convention", *Microsoft*, 14. Februar 2017, https://blogs.microsoft.com/on-the-issues/2017/02/14/need-digital-geneva-convention.

20 Romesh Ratnesar, „How Microsoft's Brad Smith is Trying to Restore Your Trust in Big Tech", *Time.com*, 9. September 2019, https://time.com/5669537/brad-smith-microsoft-big-tech.

21 Bill Gates, „Here's My Plan to Improve Our World—and How You Can Help", *Wired*, 12. November 2013, www.wired.com/2013/11/bill-gates-wired-essay.

22 „News, Trends und Stories from the Synthetic Biology Industry", *Synbiobeta Digest*, August 2019, https://synbiobeta.com/wp-content/uploads/2019/08/Digest-288.html.

23 „Broad Institute Launches the Eric and Wendy Schmidt Center to Connect Biology, Machine Learning for Understanding Programs of Life", Broad Institute, 25. März 2021, www.broadinstitute.org/news/broad-institute-launches-eric-and-wendy-schmidt-center-connect-biology-machine-learning.

24 „China Focus: China Stepping Closer to ‚Innovative Nation,'" *Xinhua*, 5. Mai 2017, www.xinhuanet.com/english/2017-05/05/c_136260598.htm.

25 Simon Johnson, „China, the Innovation Dragon", Peterson Institute for International Economics, 3. Januar 2018, www.piie.com/blogs/china-economic-watch/china-innovation-dragon.

26 Ayala Ochert, „National Gene Bank Opens in China", *BioNews*, 26. September 2016, www.bionews.org.uk/page_95701.

27 Siehe beispielsweise eine Probe von Suchergebnissen auf ClinicalTrials.gov, US National Library of Medicine, https://clinicaltrials.gov/ct2/results?cond=cancer+&term=crispr&cntry=CN&state=&city=&dist=.

28 Elsa B. Kania und Wilson Vorndick, „Weaponizing Biotech: How China's Military Is Preparing for a ‚New Domain of Warfare'", *Defense One*, 14. August 2019, www.defenseone.com/ideas/2019/08/chinas-military-pursuing-biotech/159167.

29 „Yuan Longping Died on May 22nd", *The Economist*, 29. Mai 2021, www.economist.com/obituary/2021/05/29/yuan-longping-died-on-may-22nd.

30 Keith Bradsher und Chris Buckley, „Yuan Longping, Plant Scientist Who Helped Curb Famine, Dies at 90", *New York Times*, 23. Mai 2021, www.nytimes.com/2021/05/23/world/asia/yuan-longping-dead.html.

31 Li Yuan und Rumsey Taylor, „How Thousands in China Gently Mourn a Coronavirus Whistle-Blower", *New York Times*, 13. April 2020, www.nytimes.com/interactive/2020/04/13/technology/coronavirus-doctor-whistleblower-weibo.html.

32 Shannon Ellis, „Biotech Booms in China", *Nature 553*, Nr. 7688 (17. Januar 2018): S19–22, https://doi.org/10.1038/d41586-018-00542-3.

33 James McBride und Andrew Chatzky, „Is ‚Made in China 2025' a Threat to Global Trade?", Council on Foreign Relations, aktualisiert am 13. Mai 2019, www.cfr.org/backgrounder/made-china-2025-threat-global-trade.

34 „The World in 2050", PricewaterhouseCoopers, www.pwc.com/gx/en/research-insights/economy/the-world-in-2050.html.

35 Renu Swarup, „Biotech Nation: Support for Innovators Heralds a New India", *Nature India*, 30. April 2018, www.natureasia.com/en/nindia/article/10.1038/nindia.2018.55.

36 Meredith Wadman, „Falsified Data Gets India's Largest Generic Drug-Maker into Trouble", *Nature*, 2. März 2009, https://doi.org/10.1038/news.2009.130.

37 „New Israeli Innovation Box Regime: An Update and Review of Key Features", Ernst & Young, Tax News Update, 31. Mai 2019, https://taxnews.ey.com/news/2019-1022-new-israeli-innovation-box-regime-an-update-and-review-of-key-features.

38 Broschüre „Endless Possibilities to Promote Innovation", als PDF abrufbar unter https://innovationisrael.org.il.

39 Aradhana Aravindan und John Geddie, „Singapore Approves Sale of Lab-Grown Meat in World First", *Reuters*, 2. Dezember 2020, www.reuters.com/article/us-eat-just-singapore-idUKKBN28C06Z.

40 Patrice Laget und Mark Cantley, „European Responses to Biotechnology: Research, Regulation und Dialogue", *Issues in Science and Technology* 17, Nr. 4 (Sommer 2001), https://issues.org/laget.

41 Jenny Howard, „Plague Was One of History's Deadliest Diseases—Then We Found a Cure", *National Geographic*, 6. Juli 2020, www.nationalgeographic.com/science/article/the-plague.

42 Nidhi Subbaraman, „US Officials Revisit Rules for Disclosing Risky Disease Experiments", *Nature*, 27. Januar 2020, https://doi.org/10.1038/d41586-020-00210-5.

43 Sandra Kollen Ghizoni, „Creation of the Bretton Woods System", Federal Reserve History, 22. November 2013, www.federalreservehistory.org/essays/bretton-woods-created.

44 Michael Bordo, Owen Humpage und Anna J. Schwartz, „U.S. Intervention During the Bretton Wood Era, 1962–1973", Working Paper 11-08, Federal Reserve Bank of Cleveland, www.clevelandfed.org/en/newsroom-and-events/publications/working-papers/2011-working-papers/wp-1108-us-intervention-during-the-bretton-woods-era-1962-to-1973.aspx.

45 „DNA", Interpol, www.interpol.int/en/How-we-work/Forensics/DNA.

46 TOTL?locations=EE.

47 „Estonia", Place Explorer, Data Commons, https://datacommons.org/place/country/EST?utm_medium=explore&mprop=count&popt=Person&hl.

48 „The Estonian Biobank“, EIT Health Scandinavia, www.eithealth-scandinavia.eu/biobanks/the-estonian-biobank.

49 „International Driving Permit“, AAA, www.aaa.com/vacation/idpf.html.

50 George M. Church und Edward Regis, *Regenesis: How Synthetic Biology Will Reinvent Nature and Ourselves* (New York: Basic Books, 2014).

51 „FBI Laboratory Positions“, Federal Bureau of Investigation, www.fbi.gov/services/laboratory/laboratory-positions.

52 „New Cyberattack Can Trick Scientists into Making Dangerous Toxins or Synthetic Viruses, According to BGU Cyber-Researchers“, Ben-Gurion University of the Negev, 30. November 2020, https://in.bgu.ac.il/en/pages/news/toxic_viruses.aspx.

53 Rami Puzis, Dor Farbiash, Oleg Brodt, Yuval Elovici und Dov Greenbaum, „Increased Cyber-Biosecurity for DNA Synthesis“, *Nature Biotechnology 38*, Nr. 12 (Dezember 2020): 1379–81, https://doi.org/10.1038/s41587-020-00761-y.

54 Islamorada, Florida, Seite des Stadtrats: https://www.islamorada.fl.us/village_council/index.php.

55 Amy Webb interviewte John Cumbers am 20. Mai 2021.

56 Megan Molteni, „23andMe's Pharma Deals Have Been the Plan All Along“, *Wired*, 3. August 2018, www.wired.com/story/23andme-glaxosmithkline-pharma-deal.

57 Ben Stevens, „Waitrose Launches DNA Test Pop-Ups Offering Shoppers Personal Genetic Health Advice“, *Charged*, 3. Dezember 2019, www.chargedretail.co.uk/2019/12/03/waitrose-launches-dna-test-pop-ups-offering-shoppers-personal-genetic-health-advice.

58 Catherine Lamb, „CES 2020: DNANudge Guides Your Grocery Shopping Based Off of Your DNA“, *The Spoon*, 7. Januar 2020, https://thespoon.tech/dnanudge-guides-your-grocery-shopping-based-off-of-your-dna.

59 Brian Knutson, Scott Rick, G. Elliott Wimmer, Drazen Prelec und George Loewenstein, „Neural Predictors of Purchases“, *Neuron 53*, Nr. 1 (4. Januar 2007): 147–56, https://doi.org/10.1016/j.neuron.2006.11.010.

60 „Researchers Use Brain Scans to Predict When People Will Buy Products“, Carnegie Mellon University, 3. Januar 2007, Pressemitteilung, veröffentlicht bei EurekAlert, American Association for the Advancement of Science, www.eurekalert.org/pub_releases/2007-01/cmu-rub010307.php.

61 Carl Williott, „What's Better, Sex or Shopping? Your Brain Doesn't Know and Doesn't Care“, *MTV News*, www.mtv.com/news/2134197/shopping-sex-brain-study.

62 „FAQs About ‚Resource Profile and User Guide of the Polygenic Index Repository'“, Social Science Genetic Association Consortium, www.thessgac.org/faqs.

63 Nanibaa' A. Garrison, „Genomic Justice for Native Americans: Impact of the Havasupai Case on Genetic Research“, *Science, Technology and Human Values 38*, Nr. 2 (2013): 201–23, https://doi.org/10.1177/0162243912470009.

[64] Amy Harmon, „Indian Tribe Wins Fight to Limit Research of Its DNA“, *New York Times*, 21. April 2010, www.nytimes.com/2010/04/22/us/22dna.html.

[65] Sara Reardon, „Navajo Nation Reconsiders Ban on Genetic Research“, *Nature 550*, Nr. 7675 (6. Oktober 2017): 165–66, www.nature.com/news/navajo-nation-reconsiders-ban-on-genetic-research-1.22780.

[66] „The Legacy of Henrietta Lacks“, Johns Hopkins Medicine, www.hopkinsmedicine.org/henriettalacks.

[67] „The Tuskegee Timeline“, The U.S. Public Health Service Syphilis Study at Tuskegee, CDC.com, www.cdc.gov/tuskegee/timeline.htm.

[68] „Need to Increase Diversity Within Genetic Data Sets: Diversifying Population-Level Genetic Data Beyond Europeans Will Expand the Power of Polygenic Scores“, *Science Daily*, 29. März 2019, www.sciencedaily.com/releases/2019/03/190329134743.htm.

[69] Daten aus dem All of Us Research Program, National Institutes of Health, https://allofus.nih.gov.

[70] Katherine J. Wu, „Scientific Journals Commit to Diversity but Lack the Data“, *New York Times*, 30. Oktober 2020, www.nytimes.com/2020/10/30/science/diversity-science-journals.html.

[71] „Staff and Advisory Board“, *Cell*, www.cell.com/cell/editorial-board, abgerufen am 15. Mai 2021.

# BIBLIOGRAFIE

Es handelt sich hier um eine verkürzte Bibliografie. Die vollständige Liste aller Quellen, die wir für Recherchezwecke und zum Schreiben des Buches genutzt haben, finden Sie in unserer Dropbox (http://bit.ly/GenesisMachine) oder indem Sie den nachfolgenden QR-Code scannen.

SCAN ME

Abbott, Timothy R., Girija Dhamdhere, Yanxia Liu, Xueqiu Lin, Laine Goudy, Leiping Zeng, Augustine Chemparathy et al. „Development of CRISPR as an Antiviral Strategy to Combat SARS-CoV-2 and Influenza." *Cell 181*, Nr. 4 (14. Mai 2020): 865–76 .e12. https://doi.org/10.1016/j.cell.2020.04.020.

„About the Protocol." Convention on Biological Diversity, https://bch.cbd.int/protocol/background.

Agius, E. „Germ-Line Cells: Our Responsibilities for Future Generations." *In Our Responsibilities Towards Future Generations*, Hrsg. S. Busuttil. Malta: Foundation for International Studies, 1990.

Ahammad, Ishtiaque und Samia Sultana Lira. „Designing a Novel mRNA Vaccine Against SARS-CoV-2: An Immunoinformatics Approach." *International Journal of Biological Macromolecules 162* (1. November 2020): 820–37. https://doi.org/10.1016/j.ijbiomac.2020.06.213.

Akbari, Omar S., Hugo J. Bellen, Ethan Bier, Simon L. Bullock, Austin Burt, George M. Church, Kevin R. Cook et al. „Safeguarding Gene Drive Experiments in the Laboratory." *Science 349* (2015): 972–79.

Alem, Sylvain, Clint J. Perry, Xingfu Zhu, Olli J. Loukola, Thomas Ingraham, Eirik Sovik und Lars Chittka. „Associative Mechanisms Allow for Social Learning and Cultural Transmission of String Pulling in an Insect." *PLOS Biology 14* (2016): e100256.

Alivisatos, A. Paul, Miyoung Chun, George M. Church, Ralph J. Greenspan, Michael L. Roukes und Rafael Yuste. „The Brain Activity Map Project and the Challenge of Functional Connectomics." *Neuron 74*, Nr. 6 (21. Juni 2012): 970–74. https://doi.org/10.1016/j.neuron.2012.06.006.

———. „A National Network of Neurotechnology Centers for the BRAIN Initiative." *Neuron 88*, Nr. 3 (2015): 445–48. https://doi.org/10.1016/j.neuron.2015.10.015.

Allen, Garland. „Eugenics and Modern Biology: Critiques of Eugenics, 1910–1945." *Annals of Human Genetics 75* (2011): 314–25.

———. „Mendel and Modern Genetics: The Legacy for Today." *Endeavour 27* (2003): 63–68.

Andersen, Ross. „Welcome to Pleistocene Park." *The Atlantic*, April 2017, www.theatlantic.com/magazine/archive/2017/04/pleistocene-park/517779.

Anderson, Sam. „The Last Two Northern White Rhinos on Earth." *New York Times*, 6. Januar 2021, www.nytimes.com/2021/01/06/magazine/the-last-two-northern-white-rhinos-on-earth.html.

Andrianantoandro, Ernesto. „Manifesting Synthetic Biology." *Trends in Biotechnology 33*, Nr. 2 (1. Februar 2015): 55–56. https://doi.org/10.1016/j.tibtech.2014.12.002.

Arkin, Adam. „Setting the Standard in Synthetic Biology." *Nature Biotechnology 26*, Nr. 7 (Juli 2008): 771–74. https://doi.org/10.1038/nbt0708-771.

Asseng, Senthold, Jose R. Guarin, Mahadev Raman, Oscar Monje, Gregory Kiss, Dickson D. Despommier, Forrest M. Meggers und Paul P. G. Gauthier. „Wheat Yield Potential in Controlled-Environment Vertical Farms." *Proceedings of the National Academy of Sciences*, 23. Juli 2020. https://doi.org/10.1073/pnas.2002655117.

Ball, Philip. „The Patent Threat to Designer Biology." *Nature*, 22. Juni 2007. https://doi.org/10.1038/news070618-17.

Baltes, Nicholas J. und Daniel F. Voytas. „Enabling Plant Synthetic Biology Through Genome Engineering." *Trends in Biotechnology 33*, Nr. 2 (1. Februar 2015): 120–31. https://doi.org/10.1016/j.tibtech.2014.11.008.

Bartley, Bryan, Jacob Beal, Kevin Clancy, Goksel Misirli, Nicholas Roehner, Ernst Oberortner, Matthew Pocock et al. „Synthetic Biology Open Language (SBOL)

Version 2.0.0." *Journal of Integrative Bioinformatics 12*, Nr. 2 (1. Juni 2015): 902–91. https://doi.org/10.1515/jib-2015-272.

Bartley, Bryan A., Jacob Beal, Jonathan R. Karr und Elizabeth A. Strychalski. „Organizing Genome Engineering for the Gigabase Scale." *Nature Communications 11*, Nr. 1 (4. Februar 2020): 689. https://doi.org/10.1038/s41467-020-14314-z.

Beal, Jacob, Traci Haddock-Angelli, Natalie Farny und Randy Rettberg. „Time to Get Serious About Measurement in Synthetic Biology." *Trends in Biotechnology 36*, Nr. 9 (1. September 2018): 869–71. https://doi.org/10.1016/j.tibtech.2018.05.003.

Belluck, Pam. „Chinese Scientist Who Says He Edited Babies' Genes Defends His Work." *New York Times*, 28. November 2018, www.nytimes.com/2018/11/28/world/asia/gene-editing-babies-he-jiankui.html.

Benner, Steven A. „Synthetic Biology: Act Natural." *Nature 421*, Nr. 6919 (Januar 2003): 118. https://doi.org/10.1038/421118a.

Berg, Paul, David Baltimore, Herbert W. Boyer, Stanley N. Cohen, Ronald W. Davis, David S. Hogness, Daniel Nathans et al. „Potential Biohazards of Recombinant DNA Molecules." *Science 185*, Nr. 4148 (26. Juli 1974): 303. https://doi.org/10.1126/science.185.4148.303.

Bettinger, Blaine. „Esther Dyson and the ‚First 10.'" *The Genetic Genealogist*, 27. Juli 2007, https://thegeneticgenealogist.com/2007/07/27/esther-dyson-and-the-first-10.

Bhattacharya, Shaoni. „Stupidity Should Be Cured, Says DNA Discoverer." *New Scientist*, 28. Februar 2003, www.newscientist.com/article/dn3451-stupidity-should-be-cured-says-dna-discoverer.

Biello, David. „3 Billion to Zero: What Happened to the Passenger Pigeon?" *Scientific American*, 27. Juni 2014, www.scientificamerican.com/article/3-billion-to-zero-what-happened-to-the-passenger-pigeon.

Billiau, Alfons. „At the Centennial of the Bacteriophage: Reviving the Overlooked Contribution of a Forgotten Pioneer, Richard Bruynoghe (1881–1957)." *Journal of the History of Biology 49*, Nr. 3 (1. August 2016): 559–80. https://doi.org/10.1007/s10739-015-9429-0.

„Biosecurity and Dual-Use Research in the Life Sciences", in: National Research Council, Committee on a New Government-University Partnership for Science and Security, *Science and Security in a Post 9/11 World: A Report Based on Regional Discussions Between the Science and Security Communities*. Washington, DC: National Academies Press, 2007, 57–68, www.ncbi.nlm.nih.gov/books/NBK11496.

Birch, Douglas. „Race for the Genome." *Baltimore Sun*, 18. Mai 1999.

Blake, William J. und Farren J. Isaacs. „Synthetic Biology Evolves." *Trends in Biotechnology 22*, Nr. 7 (1. Juli 2004): 321–24. https://doi.org/10.1016/j.tibtech.2004.04.008.

Blendon, Robert J., Mary T. Gorski und John M. Benson. „The Public and the Gene-Editing Revolution." *New England Journal of Medicine 374*, Nr. 15 (14. April 2016): 1406–11. https://doi.org/10.1056/NEJMp1602010.

Bonnet, Jérôme und Drew Endy. „Switches, Switches, Every Where, in Any Drop We Drink." *Molecular Cell 49*, Nr. 2 (24. Januar 2013): 232–33. https://doi.org/10.1016/j.molcel.2013.01.005.

Borrell, James. „All Our Food Is ‚Genetically Modified' in Some Way—Where Do You Draw the Line?" *The Conversation*, 4. April 2016, http://theconversation.com/all-our-food-is-genetically-modified-in-some-way-where-do-you-draw-the-line-56256.

Brandt, K. und R. Barrangou. „Applications of CRISPR Technologies Across the Food Supply Chain." *Annual Review of Food Sciences Technology 10*, Nr. 133 (2019).

Bueno de Mesquita, B. und A. Smith. *The Dictator's Handbook: Why Bad Behavior Is Almost Always Good Politics.* New York: PublicAffairs, 2012.

Bueso, Yensi Flores und Mark Tangney. „Synthetic Biology in the Driving Seat of the Bioeconomy." *Trends in Biotechnology 35*, Nr. 5 (1. Mai 2017): 373–78. https://doi.org/10.1016/j.tibtech.2017.02.002.

Büllesbach, Erika E. und Christian Schwabe. „The Chemical Synthesis of Rat Relaxin and the Unexpectedly High Potency of the Synthetic Hormone in the Mouse." *European Journal of Biochemistry 241*, Nr. 2 (1996): 533–37. https://doi.org/10.1111/j.1432-1033.1996.00533.x.

Burkhardt, Peter K., Peter Beyer, Joachim Wünn, Andreas Klöti, Gregory A. Armstrong, Michael Schledz, Johannes von Lintig und Ingo Potrykus. „Transgenic Rice (Oryza sativa) Endosperm Expressing Daffodil (Narcissus pseudonarcissus) Phytoene Synthase Accumulates Phytoene, a Key Intermediate of Provitamin A Biosynthesis." *Plant Journal 11*, Nr. 5 (1997): 1071–78. https://doi.org/10.1046/j.1365-313X.1997.11051071.x.

Caliendo, Angela M. und Richard L. Hodinka. „A CRISPR Way to Diagnose Infectious Diseases." *New England Journal of Medicine 377*, Nr. 17 (26. Oktober 2017): 1685–87. https://doi.org/10.1056/NEJMcibr1704902.

Callaway, Ewen. „Small Group Scoops International Effort to Sequence Huge Wheat Genome." *Nature News*, 31. Oktober 2017. https://doi.org/10.1038/nature.2017.22924.

Calos, Michele P. „The CRISPR Way to Think About Duchenne's." *New England Journal of Medicine 374*, Nr. 17 (28. April 2016): 1684–86. https://doi.org/10.1056/NEJMcibr1601383.z

Carlson, Robert H. *Biology Is Technology: The Promise, Peril und New Business of Engineering Life.* Cambridge, MA: Harvard University Press, 2010.

Carrington, Damian. „Giraffes Facing Extinction After Devastating Decline, Experts Warn." *The Guardian*, 8. Dezember 2016, www.theguardian.com/environment/2016/dec/08/giraffe-red-list-vulnerable-species-extinction.

Carter, William. Aussage vor dem House Armed Services Committee, Subcommittee on Emerging Threats and Capabilities, 115. Kongress, 2. Sitzung, 9. Januar 2018, Homeland Security Digital Library, www.hsdl.org/?abstract&did=822422.

Ceballos, Gerardo, Paul R. Ehrlich, Anthony D. Barnosky, Andrés García, Robert M. Pringle und Todd M. Palmer. „Accelerated Modern Human–Induced Species Losses: Entering the Sixth Mass Extinction." *Science Advances 1*, Nr. 5 (Juni 2015): e1400253. https://doi.org/10.1126/sciadv.1400253.

„Celera Wins Genome Race." *Wired*, 6. April 2000, www.wired.com/2000/04/celera-wins-genome-race.

Cha, Ariana Eunjung. „Companies Rush to Build ‚Biofactories' for Medicines, Flavorings and Fuels." *Washington Post*, 24. Oktober 2013, www.washingtonpost.com/national/health-science/companies-rush-to-build-biofactories-for-medicines-flavorings-and-fuels/2013/10/24/f439dc3a3032-11e3-8906-3daa2bcde110_story.html.

Chadwick, B. P., L. J. Campbell, C. L. Jackson, L. Ozelius, S. A. Slaugenhaupt, D. A. Stephenson, J. H. Edwards, J. Wiest und S. Povey. „Report on the Sixth International Workshop on Chromosome 9 Held at Denver, Colorado, 27 October 1998." *Annals of Human Genetics 63*, Nr. 2 (1999): 101–17. https://doi.org/10.1046/j.1469-1809.1999.6320101.x.

Chalmers, D. J. *The Conscious Mind: In Search of a Fundamental Theory. Philosophy of Mind Series*. New York: Oxford University Press, 1996.

Check, Erika. „Synthetic Biologists Try to Calm Fears." *Nature 441*, Nr. 7092 (1. Mai 2006): 388–89. https://doi.org/10.1038/441388a.

Chen, Ming und Dan Luo. „A CRISPR Path to Cutting-Edge Materials." *New England Journal of Medicine 382*, Nr. 1 (2. Januar 2020): 85–88. https://doi.org/10.1056/NEJMcibr1911506.

Chen, Shi-Lin, Hua Yu, Hong-Mei Luo, Qiong Wu, Chun-Fang Li und André Steinmetz. „Conservation and Sustainable Use of Medicinal Plants: Problems, Progress and Prospects." *Chinese Medicine 11* (30. Juli 2016). https://doi.org/10.1186/s13020-016-0108-7.

Chien, Wade W. „A CRISPR Way to Restore Hearing." *New England Journal of Medicine 378*, Nr. 13 (29. März 2018): 1255–56. https://doi.org/10.1056/NEJMcibr1716789.

Cho, Renee. „How Climate Change Will Alter Our Food." State of the Planet, Columbia Climate School, 25. Juli 2018, https://blogs.ei.columbia.edu/2018/07/25/climate-change-food-agriculture.

Christiansen, Jen. „Gene Regulation, Illustrated." *Scientific American* Blog Network, 12. Mai 2016, https://blogs.scientificamerican.com/sa-visual/gene-regulation-illustrated.

Christensen, Jon. „Scientist at Work. Ingo Potrykus: Golden Rice in a Grenade-Proof Greenhouse." *New York Times*, 21. November 2000, www.nytimes.com/2000/11/21/science/scientist-at-work-ingo-potrykus-golden-rice-in-a-grenade-proof-greenhouse.html.

Church, George. „Compelling Reasons for Repairing Human Germlines." *New England Journal of Medicine 377*, Nr. 20 (16. November 2017): 1909–11. https://doi.org/10.1056/NEJMp1710370.

——. „Genomes for All." *Scientific American*, Januar 2006, www.scientificamerican.com/article/genomes-for-all. https://doi.org/10.1038/scientificamerican0106-46.

——. „George Church: De-Extinction Is a Good Idea." *Scientific American*, 1. September 2013, www.scientificamerican.com/article/george-church-de-extinction-is-a-good-idea. https://doi.org/10.1038/scientificamerican0913-12.

Church, George und Ed Regis. *Regenesis: How Synthetic Biology Will Reinvent Nature and Ourselves*. New York: Basic Books, 2014.

Clarke, Arthur C. „Extra-Terrestrial Relays: Can Rocket Stations Give World-Wide Radio Coverage?" In: *Progress in Astronautics and Rocketry*, Hrsg. Richard B. Marsten, 19: 3–6. Communication Satellite Systems Technology. Amsterdam: Elsevier, 1966. https://doi.org/10.1016/B978-1-4832-2716-0.50006-2.

„Cloning Insulin." Genentech, 7. April 2016, www.gene.com/stories/cloning-insulin.

Coffey, Rebecca. „Bison versus Mammoths: New Culprit in the Disappearance of North America's Giants." *Scientific American*, www.scientificamerican.com/article/bison-vs-mammoths.

Cohen, Jacques und Henry Malter. „The First Clinical Nuclear Transplantation in China: New Information About a Case Reported to ASRM in 2003." *Reproductive BioMedicine Online 33*, Nr. 4 (1. Oktober 2016): 433–35. https://doi.org/10.1016/j.rbmo.2016.08.002.

Cohen S. N., A. C. Chang, H. W. Boyer und R. B. Helling. „Construction of Biologically Functional Bacterial Plasmids in Vitro." *Proceedings of the National Academy of Sciences 70*, Nr. 11 (1. November 1973): 3240–44. https://doi.org/10.1073/pnas.70.11.3240.

Coley, Conner W., Dale A. Thomas III, Justin A.M. Lummiss, Jonathan N. Jaworski, Christopher P. Breen, Victor Schultz, Travis Hart et al. „A Robotic Platform for Flow Synthesis of Organic Compounds Informed by AI Planning." *Science 365*, Nr. 6453 (August 2019).

Committee on Strategies for Identifying and Addressing Potential Biodefense Vulnerabilities Posed by Synthetic Biology, Board on Chemical Sciences and Technology, Board on Life Sciences, Division on Earth and Life Studies und National Academies of Sciences, Engineering and Medicine. *Biodefense in the Age of Synthetic Biology*. Washington, DC: National Academies Press, 2018. https://doi.org/10.17226/24890.

Coxworth, Ben. „First Truly Synthetic Organism Created Using Four Bottles of Chemicals and a Computer." *New Atlas*, 21. Mai 2010, https://newatlas.com/first-synthetic-organism-created/15165.

Cravens, A., J. Payne und C. D. Smolke. „Synthetic Biology Strategies for Microbial Biosynthesis of Plant Natural Products." *Nature Communications 10*, Nr. 2142 (13. Mai 2019).

Cyranoski, David. „What CRISPR-Baby Prison Sentences Mean for Research." *Nature 577*, Nr. 7789 (3. Januar 2020): 154–55. https://doi.org/10.1038/d41586-020-00001-y.

Dance, Amber. „Science and Culture: The Art of Designing Life." *Proceedings of the National Academy of Sciences 112*, Nr. 49 (8. Dezember 2015): 14999–15001. https://doi.org/10.1073/pnas.1519838112.

Davey, Melissa. „Scientists Sequence Wheat Genome in Breakthrough Once Thought ‚Impossible.'" *The Guardian*, 16. August 2018, www.theguardian.com/science/2018/aug/16/scientists-sequence-wheat-genome-in-breakthrough-once-thought-impossible.

Diamond, Jared. *Collapse: How Societies Choose to Fail or Succeed*, überarbeitete Ausgabe. New York: Penguin, 2011. (Deutscher Titel: *Kollaps. Warum Gesellschaften überleben oder untergehen*. Erweiterte Ausgabe Frankfurt: Fischer, 2011.)

Dolgin, Elie. „Synthetic Biology Speeds Vaccine Development." *Nature Research*, 28. September 2020. https://doi.org/10.1038/d42859-020-00025-4.

Doudna, Jennifer A. und Samuel H. Sternberg. *A Crack in Creation: Gene Editing and the Unthinkable Power to Control Evolution*. Boston: Houghton Mifflin Harcourt, 2017. (Dt. Titel: *Eingriff in die Evolution: Die Macht der CRISPR-Technologie und die Frage, wie wir sie nutzen wollen*. Berlin: Springer, 2018]

Dowdy, Steven F. „Controlling CRISPR-Cas9 Gene Editing." *New England Journal of Medicine 381*, Nr. 3 (18. Juli 2019): 289–90. https://doi.org/10.1056/NEJMcibr1906886.

Drexler, Eric K. *Engines of Creation—The Coming Era of Nanotechnology*. New York: Anchor, 1987.

Duhaime-Ross, Arielle. „In Search of a Healthy Gut, One Man Turned to an Extreme DIY Fecal Transplant." *The Verge*, 4. Mai 2016, www.theverge.com/2016/5/4/11581994/fmt-fecal-matter-transplant-josiah-zayner-microbiome-ibs-c-diff.

Dyson, Esther. „Full Disclosure." *Wall Street Journal*, 25. Juli 2007, www.wsj.com/articles/SB118532736853177075.

Dyson, George B. *Darwin Among the Machines: The Evolution of Global Intelligence*. New York: Basic Books, 1997. (Dt. Titel: *Darwin im Reich der Maschinen: Die Evolution der globalen Intelligenz*. Wien: Springer, 2001)

Eden, A., J. Søraker, J. H. Moor und E. Steinhart (Hrsg.). *Singularity Hypotheses: A Scientific and Philosophical Assessment. The Frontiers Collection*. Berlin: Springer, 2012.

Editors, The. „Why Efforts to Bring Extinct Species Back from the Dead Miss the Point." *Scientific American*, 1. Juni 2013, www.scientificamerican.com/article/why-efforts-bring-extinct-species-back-from-dead-miss-point.

Ellison-Hughes, Georgina M. „First Evidence That Senolytics Are Effective at Decreasing Senescent Cells in Humans." *EBioMedicine*, 23. Mai 2020, www.thelancet.com/journals/ebiom/article/PIIS2352-3964(19)30641-3/fulltext.

Endy, Drew. „Foundations for Engineering Biology." *Nature 438*, Nr. 7067 (November 2005): 449–53. https://doi.org/10.1038/nature04342.

„Engineered Swarmbots Rely on Peers for Survival." Duke Pratt School of Engineering, 29. Februar 2016, https://pratt.duke.edu/about/news/engineered-swarmbots-rely-peers-survival.

European Commission, Directorate-General for Research. *Synthetic Biology: A NEST Pathfinder Initiative*, 2007, www.eurosfaire.prd.fr/7pc/doc/1182320848_5_nest_synthetic_080507.pdf.

Evans, Sam Weiss. „Synthetic Biology: Missing the Point." *Nature 510*, Nr. 7504 (Juni 2014).

Extance, Andy. „The First Gene on Earth May Have Been a Hybrid." *Scientific American*, 22. Juni 2020, www.scientificamerican.com/article/the-first-gene-on-earth-may-have-been-a-hybrid.

Farny, Natalie G. „A Vision for Teaching the Values of Synthetic Biology." *Trends in Biotechnology 36*, Nr. 11 (1. November 2018): 1097–1100. https://doi.org/10.1016/j.tibtech.2018.07.019.

„FBI Laboratory Positions." Federal Bureau of Investigation, www.fbi.gov/services/laboratory/laboratory-positions.

Filosa, Gwen. „GMO Mosquitoes Have Landed in the Keys. Here's What You Need to Know." *Miami Herald*, 3. Mai 2021, www.miamiherald.com/news/local/community/florida-keys/article251031419.html.

Fisher, R. A. „The Use of Multiple Measurements in Taxonomic Problems." *Annals of Eugenics 7*, Nr. 2 (1936): 179–88. https://doi.org/10.1111/j.1469-1809.1936.tb02137.x.

——. „The Wave of Advance of Advantageous Genes." *Annals of Eugenics 7*, Nr. 4 (1937): 355–69. https://doi.org/10.1111/j.1469-1809.1937.tb02153.x.

Fralick, Michael und Aaron S. Kesselheim. „The U.S. Insulin Crisis—Rationing a Lifesaving Medication Discovered in the 1920s." *New England Journal of Medicine 381*, Nr. 19 (7. November 2019): 1793–95. https://doi.org/10.1056/NEJMp1909402.

French, H. *Midnight in Peking: How the Murder of a Young Englishwoman Haunted the Last Days of Old China*, überarbeitete Ausgabe. New York: Penguin, 2012.

Friedman, Jared. „How Biotech Startup Funding Will Change in the Next 10 Years." YC Startup Library, nicht datiert, www.ycombinator.com/library/4L-how-biotech-startup-funding-will-change-in-the-next-10-years.

Funk, Cary. „How Much the Public Knows About Science und Why It Matters." *Scientific American*, 9. April 2019, https://blogs.scientificamerican.com/observations/how-much-the-public-knows-about-science-and-why-it-matters.

Gao, Huirong, Mark J. Gadlage, H. Renee Lafitte, Brian Lenderts, Meizhu Yang, Megan Schroder, Jeffry Farrell et al. „Superior Field Performance of Waxy Corn Engineered Using CRISPR-Cas9." *Nature Biotechnology 38*, Nr. 579 (9. März 2020).

„Genetics and Genomics Timeline: 1995." *Genome News Network*, www.genomenewsnetwork.org/resources/timeline/1995_Haemophilus.php.

„George Church." Colbert Report, Saison 9, Episode 4, 4. Oktober 2012 (Video). *Comedy Central*, www.cc.com/video-clips/fkt99i/the-colbert-report-george-church.

„George Church" (oral history). National Human Genome Research Institute, National Institutes of Health, 26. Juli 2017, www.genome.gov/Multimedia/Transcripts/OralHistory/GeorgeChurch.pdf.

„German Research Bodies Draft Synthetic-Biology Plan." *Nature 460*, Nr. 563 (Juli 2009): 563, www.nature.com/articles/460563a.

Gilbert, C. und T. Ellis. „Biological Engineered Living Materials: Growing Functional Materials with Genetically Programmable Properties." *ACS Synthetic Biology 8*, Nr. 1 (2019).

Gostin, Lawrence O., Bruce M. Altevogt und Andrew M. Pope. „Future Oversight of Recombinant DNA Research: Recommendations of an Institute of Medicine Committee." *JAMA 311*, Nr. 7 (19. Februar 2014): 671–72. https://doi.org/10.1001/jama.2013.286312.

Gronvall, Gigi Kwik. „US Competitiveness in Synthetic Biology." *Health Security 13*, Nr. 6 (1. Dezember 2015): 378–89. https://doi.org/10.1089/hs.2015.0046.

Gross, Michael. „What Exactly Is Synthetic Biology?" *Current Biology 21*, Nr. 16 (23. August 2011): R611–14. https://doi.org/10.1016/j.cub.2011.08.002.

Grushkin, Daniel. „The Rise and Fall of the Company That Was Going to Have Us All Using Biofuels." *Fast Company*, 8. August 2012, www.fastcompany.com/3000040/rise-and-fall-company-was-going-have-us-all-using-biofuels.

„Hacking DNA Sequences: Biosecurity Meets Cybersecurity." *American Council on Science and Health*, 14. Januar 2021, www.acsh.org/news/2021/01/14/hacking-dna-sequences-biosecurity-meets-cybersecurity-15273.

Hale, Piers J. „Monkeys into Men and Men into Monkeys: Chance and Contingency in the Evolution of Man, Mind and Morals in Charles Kingsley's Water Babies." *Journal of the History of Biology 46*, Nr. 4 (1. November 2013): 551–97. https://doi.org/10.1007/s10739-012-9345-5.

Hall, Stephen S. „New Gene-Editing Techniques Could Transform Food Crops – or Die on the Vine." *Scientific American*, 1. März 2016, www.scientificamerican.com/article/new-gene-editing-techniques-could-transform-food-crops-or-die-on-the-vine. https://doi.org/10.1038/scientificamerican0316-56.

Harmon, Amy. „Golden Rice: Lifesaver?" *New York Times*, 24. August 2013, www.nytimes.com/2013/08/25/sunday-review/golden-rice-lifesaver.html.

——. „My Genome, Myself: Seeking Clues in DNA." *New York Times*, 17. November 2007, www.nytimes.com/2007/11/17/us/17dna.html.

——. „6 Billion Bits of Data About Me, Me, Me!" *New York Times*, 3. Juni 2007, www.nytimes.com/2007/06/03/weekinreview/03harm.html.

Harmon, Katherine. „Endangered Species Get Iced in Museum DNA Repository." *Scientific American*, 8. Juli 2009, www.scientificamerican.com/article/endangered-species-dna.

——. „Gene Sequencing Reveals the Dynamics of Ancient Epidemics." *Scientific American*, 1. September 2013, www.scientificamerican.com/article/gene-sequencing-reveals-the-dynamics-of-ancient-epidemics. https://doi.org/10.1038/scientificamerican0913-24b.

„He Jiankui's Gene Editing Experiment Ignored Other HIV Strains", *Stat News*, 15. April 2019, www.statnews.com/2019/04/15/jiankui-embryo-editing-ccr5.

Heinemann, Matthias und Sven Panke. „Synthetic Biology: Putting Engineering into Bioengineering." In: *Systems Biology and Synthetic Biology*, Hrsg. Pengcheng Fu und Sven Panke, 387–409. Hoboken, NJ: John Wiley and Sons, 2009. https://doi.org/10.1002/9780470437988.ch11.

Herrera, Stephan. „Synthetic Biology Offers Alternative Pathways to Natural Products." *Nature Biotechnology 23*, Nr. 3 (1. März 2005): 270–71. https://doi.org/10.1038/nbt0305-270.

„How Diplomacy Helped to End the Race to Sequence the Human Genome." *Nature 582*, Nr. 7813 (24. Juni 2020): 460. https://doi.org/10.1038/d41586-020-01849-w.

„How Do Scientists Turn Genes on and off in Living Animals?" *Scientific American*, 8. August 2005, www.scientificamerican.com/article/how-do-scientists-turn-ge.

Ingbar, Sasha. „Japan's Population Is in Rapid Decline." *National Public Radio*, 21. Dezember 2018, www.npr.org/2018/12/21/679103541/japans-population-is-in-rapid-decline.

Institute of Medicine, Committee on the Economics of Antimalarial Drugs. *Saving Lives, Buying Time: Economics of Malaria Drugs in an Age of Resistance*, Hrsg. Kenneth J. Arrow, Claire Panosian und Hellen Gelband. Washington, DC: National Academies Press, 2004.

Institute of Medicine, Committee to Study Decision Making, Division of Health Sciences Policy. *Biomedical Politics*, Hrsg. Kathi E. Hanna. Washington, DC: National Academies Press, 1991.

Isaacs, Farren J., Daniel J. Dwyer und James J. Collins. „RNA Synthetic Biology." *Nature Biotechnology 24*, Nr. 5 (Mai 2006): 545–54. https://doi.org/10.1038/nbt1208.

Jenkins, McKay. *Food Fight: GMOs and the Future of the American Diet*. New York: Penguin, 2018.

Jia, Jing, Yi-Liang Wei, Cui-Jiao Qin, Lan Hu, Li-Hua Wan und Cai-Xia Li. „Developing a Novel Panel of Genome-Wide Ancestry Informative Markers for Bio-Geographical Ancestry Estimates." *Forensic Science International: Genetics 8*, Nr. 1 (Januar 2014): 187–94. https://doi.org/10.1016/j.fsigen.2013.09.004.

Jones, Richard. „The Question of Complexity." *Nature Nanotechnology 3*, Nr. 5 (Mai 2008): 245–46. https://doi.org/10.1038/nnano.2008.117.

Juhas, Mario, Leo Eberl und George M. Church. „Essential Genes as Antimicrobial Targets and Cornerstones of Synthetic Biology." *Trends in Biotechnology 30*, Nr. 11 (1. November 2012): 601–7. https://doi.org/10.1016/j.tibtech.2012.08.002.

Kania, Elsa B. und Wilson Vorndick. „Weaponizing Biotech: How China's Military Is Preparing for a ‚New Domain of Warfare.'" *Defense One*, 14. August 2019, www.defenseone.com/ideas/2019/08/chinas-military-pursuing-biotech/159167.

Karp, David. „Most of America's Fruit Is Now Imported. Is That a Bad Thing?" *New York Times*, 13. März 2018, www.nytimes.com/2018/03/13/dining/fruit-vegetables-imports.html.

Keating, K. W. und E. M. Young. „Synthetic Biology for Bio-Derived Structural Materials." *Current Opinion in Chemical Engineering 24*, Nr. 107 (2019).

Keim, Brandon. „James Watson Suspended from Lab, But Not for Being a Sexist Hater of Fat People." *Wired*, Oktober 2007, www.wired.com/2007/10/james-watson-su.

Kerlavage, Anthony R., Claire M. Fraser und J. Craig Venter. „Muscarinic Cholinergic Receptor Structure: Molecular Biological Support for Subtypes." *Trends in Pharmacological Sciences 8*, Nr. 11 (1. November 1987): 426–31. https://doi.org/10.1016/0165-6147(87)90230-6.

Kettenburg, Annika J., Jan Hanspach, David J. Abson und Joern Fischer. „From Disagreements to Dialogue: Unpacking the Golden Rice Debate." *Sustainability Science 13*, Nr. 5 (2018): 1469–82. https://doi.org/10.1007/s11625-018-0577-y.

Kovelakuntla, Vamsi und Anne S. Meyer. „Rethinking Sustainability Through Synthetic Biology." *Nature Chemical Biology*, 10. Mai 2021, 1–2. https://doi.org/10.1038/s41589-021-00804-8.

Kramer, Moritz. „Epidemiological Data from the NCoV-2019 Outbreak: Early Descriptions from Publicly Available Data." *Virological*, 23. Januar 2020, https://virological.org/t/epidemiological-data-from-the-ncov-2019-outbreak-early-descriptions-from-publicly-available-data/337.

Lander, Eric S. „Brave New Genome." *New England Journal of Medicine 373*, Nr. 1 (2. Juli 2015): 5–8. https://doi.org/10.1056/NEJMp1506446.

Lane, Nick. *The Vital Question: Energy, Evolution und the Origins of Complex Life*. New York: W. W. Norton, 2015. (Dt. Titel: *Der Funke des Lebens*. Stuttgart: Theiss, 2017)

Lavickova, Barbora, Nadanai Laohakunakorn und Sebastian J. Maerkl. „A Partially Self-Regenerating Synthetic Cell." *Nature Communications 11*, Nr. 1 (11. Dezember 2020): 6340. https://doi.org/10.1038/s41467-020-20180-6.

Lentzos, Filippa. „How to Protect the World from Ultra-Targeted Biological Weapons." *Bulletin of the Atomic Scientists*, 7. Dezember 2020, https://thebulletin.org/premium/2020-12/how-to-protect-the-world-from-ultra-targeted-biological-weapons.

Lin, F. K., S. Suggs, C. H. Lin, J. K. Browne, R. Smalling, J. C. Egrie, K. K. Chen, G. M. Fox, F. Martin und Z. Stabinsky. „Cloning and Expression of the Human Erythropoietin Gene." *Proceedings of the National Academy of Sciences 82*, Nr. 22 (1985): 7580–84. https://doi.org/10.1073/pnas.82.22.7580.

Liu, Wusheng und C. Neal Stewart. „Plant Synthetic Biology." *Trends in Plant Science 20*, Nr. 5 (1. Mai 2015): 309–17. https://doi.org/10.1016/j.tplants.2015.02.004.

Lynas, Mark. „Anti-GMO Activists Lie About Attack on Rice Crop (and About So Many Other Things)." *Slate*, 26. August 2013, https://slate.com/technology/2013/08/golden-rice-attack-in-philippines-anti-gmo-activists-lie-about-protest-and-safety.html.

Macilwain, Colin. „World Leaders Heap Praise on Human Genome Landmark." *Nature 405*, Nr. 6790 (1. Juni 2000): 983. https://doi.org/10.1038/35016696.

Malech, Harry L. „Treatment by CRISPR-Cas9 Gene Editing—A Proof of Principle." *New England Journal of Medicine 384*, Nr. 3 (21. Januar 2021): 286–87. https://doi.org/10.1056/NEJMe2034624.

Mali, Prashant, Luhan Yang, Kevin M. Esvelt, John Aach, Marc Guell, James E. DiCarlo, Julie E. Norville und George M. Church. „RNA-Guided Human Genome Engineering via Cas9." *Science 339*, Nr. 6121 (15. Februar 2013): 823–26. https://doi.org/10.1126/science.1232033.

Marner, Wesley D. „Practical Application of Synthetic Biology Principles." *Biotechnology Journal 4*, Nr. 10 (2009): 1406–19. https://doi.org/10.1002/biot.200900167.

Maxson Jones, Kathryn, Rachel A. Ankeny und Robert Cook-Deegan. „The Bermuda Triangle: The Pragmatics, Policies und Principles for Data Sharing in the History of the Human Genome Project." *Journal of the History of Biology 51*, Nr. 4 (1. Dezember 2018): 693–805. https://doi.org/10.1007/s10739-018-9538-7.

Menz, J., D. Modrzejewski, F. Hartung, R. Wilhelm und T. Sprink. „Genome Edited Crops Touch the Market: A View on the Global Development and Regulatory Environment." *Frontiers in Plant Science 11*, Nr. 586027 (2020).

Metzl, Jamie. *Hacking Darwin: Genetic Engineering and the Future of Humanity*. Naperville, IL: Sourcebooks, 2019. (Dt. Titel: *Der designte Mensch: Wie die Gentechnik Darwin überlistet*. Hamburg: Edition Körber, 2020)

Mitka, Mike. „Synthetic Cells." JAMA 304, Nr. 2 (14. Juli 2010): 148. https://doi.org/10.1001/jama.2010.879.

„Modernizing the Regulatory Framework for Agricultural Biotechnology Products." Federal Register, 14. Juni 2019, www.federalregister.gov/documents/2019/06/14/2019-12802/modernizing-the-regulatory-framework-for-agricultural-biotechnology-products.

Molteni, Megan. „California Could Be First to Mandate Biosecurity for Mail-Order DNA." *Stat News*, 20. Mai 2021, www.statnews.com/2021/05/20/california-couldbecome-first-state-to-mandate-biosecurity-screening-by-mail-order-dna-companies.

Moore, James. „Deconstructing Darwinism: The Politics of Evolution in the 1860s." *Journal of the History of Biology 24*, Nr. 3 (1. September 1991): 353–408. https://doi.org/10.1007/BF00156318.

Mora, Camilo, Chelsie W. W. Counsell, Coral R. Bielecki und Leo V. Louis. „Twenty-Seven Ways a Heat Wave Can Kill You: Deadly Heat in the Era of Climate Change." *Circulation: Cardiovascular Quality and Outcomes 10*, Nr. 11 (1. November 2017), https://doi.org/10.1161/CIRCOUTCOMES.117.004233.

Morowitz, Harold J. „Thermodynamics of Pizza." *Hospital Practice 19*, Nr. 6 (1. Juni 1984): 255–58. https://doi.org/10.1080/21548331.1984.11702854.

Mukherjee, Siddhartha. *The Gene: An Intimate History*. New York: Scribner, 2016. (Dt. Titel: *Das Gen: eine sehr persönliche Geschichte*. Frankfurt am Main: Fischer, 2017)

Müller, K. M. und K. M. Arndt. „Standardization in Synthetic Biology." *Methods in Molecular Biology 813* (2012): 23–43.

Musk, Elon. „Making Humans a Multi-Planetary Species." *New Space 5*, Nr. 2 (1. Juni 2017): 46–61. https://doi.org/10.1089/space.2017.29009.emu.

National Academies of Sciences, Engineering und Medicine. *Biodefense in the Age of Synthetic Biology*. Washington, DC: National Academies Press, 2018. https://doi.org/10.17226/24890.

——. *The Current Biotechnology Regulatory System: Preparing for Future Products of Biotechnology*. Washington, DC: National Academies Press, 2017.

——. *Safeguarding the Bioeconomy*. Washington, DC: National Academies Press, 2020. https://doi.org/10.17226/25525.

Nielsen, Jens und Jay D. Keasling. „Engineering Cellular Metabolism." *Cell 164*, Nr. 6 (10. März 2016): 1185–97. https://doi.org/10.1016/j.cell.2016.02.004.

„No More Needles! Using Microbiome and Synthetic Biology Advances to Better Treat Type 1 Diabetes." J. Craig Venter Institute, 25. März 2019, www.jcvi.org/blog/no-more-needles-using-microbiome-and-synthetic-biology-advances-better-treat-type-1-diabetes.

O'Neill, Helen C. und Jacques Cohen. „Live Births Following Genome Editing in Human Embryos: A Call for Clarity, Self-Control and Regulation." *Reproductive BioMedicine Online 38*, Nr. 2 (1. Februar 2019): 131–32. https://doi.org/10.1016/j.rbmo.2018.12.003.

Ossola, Alexandra. „Scientists Build a Living Cell with Minimum Viable Number of Genes." *Popular Science*, 24. März 2016, www.popsci.com/scientists-create-living-cell-with-minimum-number-genes.

„Park History." Asilomar Conference Grounds, www.visitasilomar.com/discover/park-history.

„Parties to the Cartagena Protocol and Its Supplementary Protocol on Liability and Redress." Convention on Biological Diversity, https://bch.cbd.int/protocol/parties.

Patterson, Andrea. „Germs and Jim Crow: The Impact of Microbiology on Public Health Policies in Progressive Era American South." *Journal of the History of Biology* 42, Nr. 3 (29. Oktober 2008): 529. https://doi.org/10.1007/s10739-008-9164-x.

People's Republic of China, State Council. *Made in China 2025*. Juli 2015.

——. *Notice on the Publication of the National 13th Five-Year Plan for S&T Innovation*. Juli 2016.

Pinker, Steven. „My Genome, My Self." *New York Times*, 7. Januar 2009, www.nytimes.com/2009/01/11/magazine/11Genome-t.html.

„Polynucleotide Synthesizer Model 280, Solid Phase Microprocessor Controller Model 100B." National Museum of American History, https://americanhistory.si.edu/collections/search/object/nmah_1451158.

„President Clinton Announces the Completion of the First Survey of the Entire Human Genome." Pressemitteilung des Weißen Hauses, 25. Juni 2000. Human Genome Project Information Archive, 1990–2003, https://web.ornl.gov/sci/techresources/Human_Genome/project/clinton1.shtml.

„Press Briefing by Dr. Neal Lane, Assistant to the President for Science and Technology; Dr. Frances Collins, Director of the National Human Genome Research Institute; Dr. Craig Venter, President and Chief Scientific Officer, Celera Genomics Corporation; and Dr. Ari Patrinos, Associate Director for Biological and Environmental Research, Department of Energy, on the Completion of the First Survey of the Entire Human Genome." Pressemitteilung des Weißen Hauses, 26. Juni 2000. Human Genome Project Information Archive, 1990–2003, https://web.ornl.gov/sci/techresources/Human_Genome/project/clinton3.shtml.

Puzis, Rami, Dor Farbiash, Oleg Brodt, Yuval Elovici und Dov Greenbaum. „Increased Cyber-Biosecurity for DNA Synthesis." *Nature Biotechnology* 38, Nr. 12 (Dezember 2020): 1379–81. https://doi.org/10.1038/s41587-020-00761-y.

Race, Tim. „New Economy: There's Gold in Human DNA und He Who Maps It First Stands to Win on the Scientific, Software and Business Fronts." *New York Times*, 19. Juni 2000, www.nytimes.com/2000/06/19/business/new-economy-there-s-gold-human-dna-he-who-maps-it-first-stands-win-scientific.html.

„Reading the Book of Life: White House Remarks on Decoding of Genome." *New York Times*, 27. Juni 2000, www.nytimes.com/2000/06/27/science/reading-the-book-of-life-white-house-remarks-on-decoding-of-genome.html.

Reardon, Sara. „US Government Lifts Ban on Risky Pathogen Research." *Nature* 553, Nr. 7686 (19. Dezember 2017): 11. https://doi.org/10.1038/d41586-017-08837-7.

Regis, Ed. „Golden Rice Could Save Children. Until Now, Governments Have Barred It." *Washington Post*, 11. November 2019, www.washingtonpost.com/

opinions/2019/11/11/golden-rice-long-an-anti-gmo-target-may-finally-get-chance-help-children.

——. „The True Story of the Genetically Modified Superfood That Almost Saved Millions." *Foreign Policy*, 17. Oktober 2019, https://foreignpolicy.com/2019/10/17/golden-rice-genetically-modified-superfood-almost-saved-millions.

Remington, Karin A., Karla Heidelberg und J. Craig Venter. „Taking Metagenomic Studies in Context." *Trends in Microbiology 13*, Nr. 9 (1. September 2005): 404. https://doi.org/10.1016/j.tim.2005.07.001.

Rich, Nathaniel. „The Mammoth Cometh." *New York Times*, 27. Februar 2014, www.nytimes.com/2014/03/02/magazine/the-mammoth-cometh.html.

Ro, D. K., E. Paradise, M. Ouellet, K. J. Fisher, K. L. Newman, J. M. Ndungu, K. A. Ho et al. „Production of the Antimalarial Drug Precursor Artemisinic Acid in Engineered Yeast." *Nature 440*, Nr. 7086 (2006): 940–43. https://doi.org/10.1038/nature04640.

Robbins, Rebecca. „A Genomics Pioneer Is Selling a Full DNA Analysis for $1,400. Is It Worth It?" *Stat News*, 21. März 2017, www.statnews.com/2017/03/21/craig-venter-sequence-genome.

——. „Judge Dismisses Lawsuit Accusing Craig Venter of Stealing Trade Secrets." *Stat News*, 19. Dezember 2018, www.statnews.com/2018/12/19/judge-dismisses-lawsuit-accusing-craig-venter-of-stealing-trade-secrets.

Roosth, Sophia. *Synthetic—How Life Got Made*. Chicago: University of Chicago Press, 2017.

Rutjens, Bastiaan. „What Makes People Distrust Science? Surprisingly, Not Politics." *Aeon*, 28. Mai 2018, https://aeon.co/ideas/what-makes-people-distrust-science-surprisingly-not-politics.

Salem, Iman, Amy Ramser, Nancy Isham und Mahmoud A. Ghannoum. „The Gut Microbiome as a Major Regulator of the Gut-Skin Axis." *Frontiers in Microbiology 9* (10. Juli 2018). https://doi.org/10.3389/fmicb.2018.01459.

Scarfuto, Jessica. „Do You Trust Science? These Five Factors Play a Big Role." *Science*, 16. Februar 2020, www.sciencemag.org/news/2020/02/do-you-trust-science-these-five-factors-play-big-role.

Schmidt, Markus, Malcolm Dando und Anna Deplazes. „Dealing with the Outer Reaches of Synthetic Biology Biosafety, Biosecurity, IPR und Ethical Challenges of Chemical Synthetic Biology." In: *Chemical Synthetic Biology*, Hrsg. P. L. Luisi und C. Chiarabelli, 321–42. New York: John Wiley and Sons, 2011. https://doi.org/10.1002/9780470977873.ch13.

Scudellari, Megan. „Self-Destructing Mosquitoes and Sterilized Rodents: The Promise of Gene Drives." *Nature 571*, Nr. 7764 (9. Juli 2019): 160–62. https://doi.org/10.1038/d41586-019-02087-5.

Selberg, John, Marcella Gomez und Marco Rolandi. „The Potential for Convergence Between Synthetic Biology and Bioelectronics.“ *Cell Systems 7*, Nr. 3 (26. September 2018): 231–44. https://doi.org/10.1016/j.cels.2018.08.007.

Simon, Matt. „Climate Change Is Turning Cities into Ovens.“ *Wired*, 7. Januar 2021, www.wired.com/story/climate-change-is-turning-cities-into-ovens.

Skerker, Jeffrey M., Julius B. Lucks und Adam P. Arkin. „Evolution, Ecology and the Engineered Organism: Lessons for Synthetic Biology.“ *Genome Biology 10*, Nr. 11 (30. November 2009): 114. https://doi.org/10.1186/gb-2009-10-11-114.

Sprinzak, David und Michael B. Elowitz. „Reconstruction of Genetic Circuits.“ *Nature 438*, Nr. 7067 (November 2005): 443–48. https://doi.org/10.1038/nature04335.

Telenti, Amalio, Brad A. Perkins und J. Craig Venter. „Dynamics of an Aging Genome.“ *Cell Metabolism 23*, Nr. 6 (14. Juni 2016): 949–50. https://doi.org/10.1016/j.cmet.2016.06.002.

Topol, Eric. „A Deep and Intimate Inquiry of Genes.“ *Cell 165*, Nr. 6 (2. Juni 2016): 1299–1300. https://doi.org/10.1016/j.cell.2016.05.065.

US Department of Defense. „Summary of the 2018 National Defense Strategy of the United States of America: Sharpening the American Military's Competitive Edge.“ 2018, https://dod.defense.gov/Portals/1/Documents/pubs/2018-National-Defense-Strategy-Summary.pdf.

US Department of Health and Human Services, Office of the Assistant Secretary for Preparedness and Response (ASPR). „National Health Security Strategy, 2019–2222.“ ASPR, 2019, www.phe.gov/Preparedness/planning/authority/nhss/Pages/default.aspx.

US Department of Health and Human Services und US Department of Energy. „Understanding Our Genetic Inheritance. The Human Genome Project: The First Five Years, FY 1991–1995.“ DOE/ER-0452P, April 1990, https://web.ornl.gov/sci/techresources/Human_Genome/project/5yrplan/firstfiveyears.pdf.

US Department of State und US Agency for International Development, „Joint Strategic Plan FY 2018–2022“, Februar 2018, www.state.gov/wp-content/uploads/2018/12/Joint-Strategic-Plan-FY-2018-2022.pdf.

Venter, J. Craig. *Life at the Speed of Light*. New York: Viking, 2013. (Dt. Titel: *Leben aus dem Labor: Von der Doppelhelix zum künstlichen Organismus*. Frankfurt am Main: S. Fischer. 2014)

Venter, J. Craig, Mark D. Adams, Antonia Martin-Gallardo, W. Richard McCombie und Chris Fields. „Genome Sequence Analysis: Scientific Objectives and Practical Strategies.“ *Trends in Biotechnology 10* (1. Januar 1992): 8–11. https://doi.org/10.1016/0167-7799(92)90158-R.

Venter, J. Craig und Claire M. Fraser. „The Structure of α- and β-Adrenergic Receptors.“ *Trends in Pharmacological Sciences 4* (1. Januar 1983): 256–58. https://doi.org/10.1016/0165-6147(83)90390-5.

Vinge, V. „The Coming Technological Singularity: How to Survive in the Post-Human Era." In: *Vision-21: Interdisciplinary Science and Engineering in the Era of Cyberspace*, NASA Conference Publication 10129, 1993, 11–22, http://ntrs.nasa.gov/archive/nasa/casi.ntrs.nasa.gov/19940022855_1994022855.pdf.

Waltz, Emily. „Gene-Edited CRISPR Mushroom Escapes US Regulation: Nature News and Comment." *Nature 532*, Nr. 293 (2016). www.nature.com/news/gene-edited-crispr-mushroom-escapes-us-regulation-1.19754.

Webb, Amy. „CRISPR Makes It Clear: The US Needs a Biology Strategy and Fast." *Wired*, 11. Mai 2017, www.wired.com/2017/05/crispr-makes-clear-us-needs-biology-strategy-fast.

Wee, Sui-Lee. „China Uses DNA to Track Its People, with the Help of American Expertise." *New York Times*, 21. Februar 2019, www.nytimes.com/2019/02/21/business/china-xinjiang-uighur-dna-thermo-fisher.html.

Weiss, Robin A. „Robert Koch: The Grandfather of Cloning?" *Cell 123*, Nr. 4 (18. November 2005): 539–42. https://doi.org/10.1016/j.cell.2005.11.001.

Weiss, Ron, Joseph Jacobson, Paul Modrich, Jim Collins, George Church, Christina Smolke, Drew Endy, David Baker und Jay Keasling. „Engineering Life: Building a FAB for Biology." *Scientific American*, Juni 2006, www.ScientificAmerican.com/article/engineering-life-building.

Weiss, Sheila Faith. „Human Genetics and Politics as Mutually Beneficial Resources: The Case of the Kaiser Wilhelm Institute for Anthropology, Human Heredity and Eugenics During the Third Reich." *Journal of the History of Biology 39*, Nr. 1 (1. März 2006): 41–88. https://doi.org/10.1007/s10739-005-6532-7.

White House, *National Biodefense Strategy*. Washington, DC: White House, 2018.

White House. „White House Precision Medicine Initiative." https://obamawhitehouse.archives.gov/node/333101.

Wickiser, J. Kenneth, Kevin J. O'Donovan, Michael Washington, Stephen Hummel und F. John Burpo. „Engineered Pathogens and Unnatural Biological Weapons: The Future Threat of Synthetic Biology", *CTC Sentinel 13*, Nr. 8 (31. August 2020): 1–7, https://ctc.usma.edu/engineered-pathogens-and-unnatural-biological-weapons-the-future-threat-of-synthetic-biology.

Wong, Pak Chung, Kwong-kwok Wong und Harlan Foote. „Organic Data Memory Using the DNA Approach." *Communications of the ACM 46*, Nr. 1 (Januar 2003): 95–98. https://doi.org/10.1145/602421.602426.

Wood, Sara, Jeremiah A. Henning, Luoying Chen, Taylor McKibben, Michael L. Smith, Marjorie Weber, Ash Zemenick und Cissy J. Ballen. „A Scientist Like Me: Demographic Analysis of Biology Textbooks Reveals Both Progress and Long-Term Lags." *Proceedings of the Royal Society B: Biological Sciences 287*, Nr. 1929 (24. Juni 2020): 20200877. https://doi.org/10.1098/rspb.2020.0877.

Woolfson, Adrian. *Life Without Genes*. New York: HarperCollins, 2000.

Wu, Katherine J. „Scientific Journals Commit to Diversity but Lack the Data." *New York Times*, 30. Oktober 2020, www.nytimes.com/2020/10/30/science/diversity-science-journals.html.

Wurtzel, Eleanore T., Claudia E. Vickers, Andrew D. Hanson, A. Harvey Millar, Mark Cooper, Kai P. Voss-Fels, Pablo I. Nikel und Tobias J. Erb. „Revolutionizing Agriculture with Synthetic Biology." *Nature Plants* 5, Nr. 12 (Dezember 2019): 1207–10. https://doi.org/10.1038/s41477-019-0539-0.

Yamey, Gavin. „Scientists Unveil First Draft of Human Genome." *British Medical Journal* 321, Nr. 7252 (1. Juli 2000): 7.

Yang, Annie, Zhou Zhu, Philipp Kapranov, Frank McKeon, George M. Church, Thomas R. Gingeras und Kevin Struhl. „Relationships Between P63 Binding, DNA Sequence, Transcription Activity und Biological Function in Human Cells." *Molecular Cell* 24, Nr. 4 (17. November 2006): 593–602. https://doi.org/10.1016/j.molcel.2006.10.018.

Yetisen, Ali K., Joe Davis, Ahmet F. Coskun, George M. Church und Seok Hyun Yun. „Bioart." *Trends in Biotechnology* 33, Nr. 12 (1. Dezember 2015): 724–34. https://doi.org/10.1016/j.tibtech.2015.09.011.

Zayner, Josiah. „How to Genetically Engineer a Human in Your Garage. Part III – The First Round of Experiments." *Science, Art, Beauty*, 15. Februar 2017, www.josiahzayner.com/2017/02/how-to-genetically-engineer-human-part.html.

Zimmer, Carl. „James Joyce's Words Come to Life und Are Promptly Desecrated." *Discover*, 21. Mai 2010, www.discovermagazine.com/planet-earth/james-joyces-words-come-to-life-and-are-promptly-desecrated.

# ÜBER DIE AUTOREN

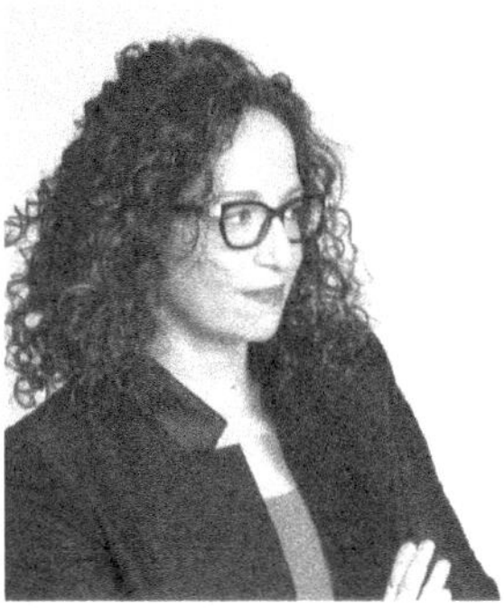

Elena Seibert

**AMY WEBB** hat mehrere beliebte Bücher über die Zukunft von Wissenschaft und Technologie verfasst, darunter „Die großen Neun: Wie wir die Tech-Titanen bändigen und eine Künstliche Intelligenz zum Wohle aller entwickeln können" (Plassen, 2019), das auf der Longlist für den Business Book of the Year Award von *Financial Times* und McKinsey stand, auf der Shortlist für den Thinkers50 Digital Thinking Award, und das mit der 2020 Gold Axiom Medal für das beste Buch über Wirtschaft und Technologie ausgezeichnet wurde. Ein früheres Werk, „The Signals Are Talking: Why Today's Fringe is Tomorrow's Mainstream", gewann den Thinkers50 Radar Award und die 2017 Gold Axiom Medal für das beste Buch über Wirtschaft und Technologie. Es wurde von *Fast Company* als eines der besten Wirtschaftsbücher des Jahres 2016 und von Amazon im

Dezember 2016 als eines der besten Bücher ausgewählt. Webb berät CEOs von einigen der am meisten bewunderten Unternehmen der Welt genauso wie 3-Sterne-Admiräle und -Generäle sowie die Führungsebene von Zentralbanken und zwischenstaatlichen Organisationen. Als Gründerin des Future Today Institute, eines führenden Prognose- und Strategie-Unternehmens, das Führungskräften und ihren Unternehmen dabei hilft, sich auf komplexe Zukünfte einzustellen, hat Amy eine datenlastige, technologiegetriebene Prognosemethode entwickelt, die mittlerweile in Hunderten Organisationen zum Einsatz kommt.

Sie ist Professorin für strategische Prognostik an der New York University Stern School of Business, wo sie den MBA-Kurs zu strategischer Prognostik entwickelt hat und lehrt. Sie ist Visiting Fellow an der Saïd Business School der Universität Oxford, Nonresident Senior Fellow am GeoTech Center des Atlantic Council, Fellow im US-Japan Leadership Program und Foresight Fellow im Center for Strategic Foresight des amerikanischen Rechnungshofs GAO. Sie wurde zum lebenslangen Mitglied des Council on Foreign Relations gewählt, gehört dem Bretton Woods Committee an und ist Mitglied des Weltwirtschaftsforums, wo sie im Global Future Council on Media, Entertainment and Culture sowie im Stewardship Board der Platform for Shaping the Future of Media, Entertainment and Culture sitzt. Sie war Visiting Nieman Fellow an der Universität Harvard und wurde für ihre Forschungsarbeit dort mit einem nationalen Sigma Delta Award ausgezeichnet. Außerdem gehörte sie der früheren amerikanisch-russischen Bilateral Presidential Commission an, wo sie an der Zukunft von Technologie, Medien und internationaler Diplomatie arbeitete.

Amy, seit jeher ein Science-Fiction-Fan, arbeitet eng mit Autoren und Prozenten in Hollywood an Filmen, Fernsehshows und Werbespots zusammen, bei denen es um Wissenschaft, Technologie und die Zukunft geht. *Forbes* hat sie in der Liste der „Frauen, die die Welt verändern" geführt, die BBC nahm sie für das Jahr 2020 in die Liste der „100 inspirierendstsen und einflussreichsten Frauen aus aller Welt" auf, und sie stand bei Thinkers50 Radar auf der Liste der „30 Managementvordenker/innen, die am wahrscheinlichsten die künftige Führungsweise von Unternehmen verändern". Sie lebt in New York.

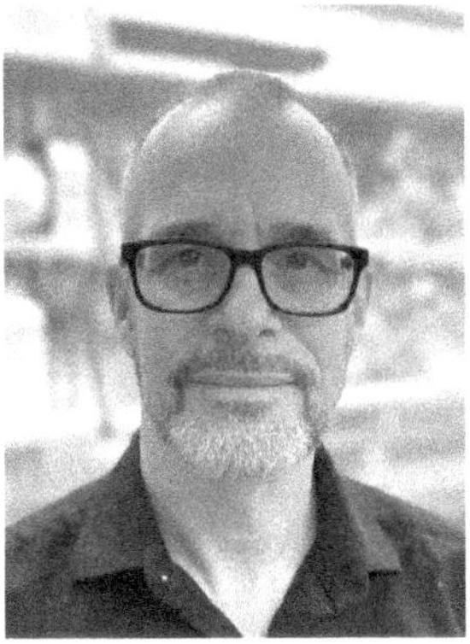

Humane Genomics

**ANDREW HESSEL** ist Genetiker, Unternehmer und Wissenschaftsvermittler, der die Grenzen der digitalen Biologie mit dem Schwerpunkt vollständige Genomsynthese erkundet. Er hat früher als Forscher bei Amgen und Autodesk gearbeitet, ist einer der Gründer von Humane Genomics, einem New Yorker Biotechnologie-Unternehmen, das auf künstliche Designer-Viren spezialisiert ist, die Krebszellen ins Visier nehmen. Er ist außerdem einer der Gründer von Genome Project-Write (GPW), einer internationalen Wissenschaftsinitiative, die die Entwicklung, den Bau und die Erprobung großer Genome vorantreiben möchte, darunter das menschliche Genom. Andrew ist Chairman von GPW. Zu seinen aktuellen Projekten gehören Biotechnologie- und Blockchain-Technologien, Online-Biofoundrys und geschlossene nachhaltige Ökosysteme. Er lebt in San Francisco, Kalifornien.